Prof. John S. Tregoning

Live
Forever?

Prof. John S. Tregoning

Live Forever?

Die wahrscheinlichsten Wege,
wie dein Körper dich umbringen wird,
und wie du das Unvermeidliche
hinauszögern kannst

riva

Bibliografische Information der Deutschen Nationalbibliothek
Die Deutsche Nationalbibliothek verzeichnet diese Publikation in der Deutschen Nationalbibliografie. Detaillierte bibliografische Daten sind im Internet über https://dnb.de abrufbar.

Für Fragen und Anregungen
info@m-vg.de

Wichtiger Hinweis
Ausschließlich zum Zweck der besseren Lesbarkeit wurde auf eine genderspezifische Schreibweise sowie eine Mehrfachbezeichnung verzichtet. Alle personenbezogenen Bezeichnungen sind somit geschlechtsneutral zu verstehen.

1. Auflage 2025
© 2025 by riva Verlag, ein Imprint der Münchner Verlagsgruppe GmbH
Türkenstraße 89
80799 München
Tel.: 089 651285-0

Die englische Originalausgabe erschien 2025 bei Oneworld Publications Ltd unter dem Titel *Live Forever?* Copyright © 2025 by John Tregoning. All rights reserved.

Übersetzung: Hans Freundl, Christina Hackenberg; vermittelt durch die VerlagsService Mihr GmbH
Redaktion: Susanne Schneider
Umschlaggestaltung: Sonja Stiefel
Umschlagabbildung: Shutterstock/Sensvector
Abbildungen Innenteil: Ash Uruchurtu
Satz: Daniel Förster
Druck: GGP Media GmbH, Pößneck
Printed in Germany

ISBN Print 978-3-7423-2856-4
ISBN E-Book (EPUB, Mobi) 978-3-7453-2641-3

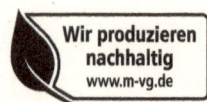

— Weitere Informationen zum Verlag finden Sie unter —

www.rivaverlag.de

Beachten Sie auch unsere weiteren Verlage unter www.m-vg.de

*Für meine Eltern, die sich schon seit Längerem
auf der Lebensreise befinden, und meine
Kinder, die diese erst begonnen haben.*

WARNUNG

Selbstversuche sind nicht ohne Risiko. Ich habe 25 Jahre Erfahrung im Labor und arbeite dabei sehr eng mit Ärzten zusammen. Alles ist mit Risiken verbunden – alles, was du, lieber Leser, liebe Leserin, tust, geschieht auf eigene Gefahr.

INHALT

PROLOG
ZEIT UND GEZEITEN 11

1   LASS UNS AM ANFANG ENDEN: ALTERN
    UND TOD 21

2   UNSER GENOM – EIN MIESER VERRÄTER 47

3   BESTANDSAUFNAHME:
    DIAGNOSE UND PROGNOSE 75

4   DAS HERZSTÜCK:
    KILLER NUMMER 1 – HERZKRANKHEITEN ... 93

5   EIN DERBER SCHLAG:
    KILLER NUMMER 2 – SCHLAGANFALL 125

6   EIN SCHICKSAL, DAS SCHLIMMER IST
    ALS ATEMNOT: KILLER NUMMER 3 –
    LUNGENKRANKHEITEN 153

7   DER EINDEUTIGE BEWEIS:
    KILLER NUMMER 4 – KREBS 191

8 EIN GEHIRN IST NUR SO STARK WIE SEIN
SCHWÄCHSTES GLIED:
KILLER NUMMER 5 – DEMENZ 229

9 KEIN ZUCKERSCHLECKEN:
KILLER NUMMER 6 – DIABETES UND
AUTOIMMUNITÄT 265

10 NEUE TIEFEN AUSLOTEN: DIE KILLER
NUMMER 7 UND NUMMER 8 – LEBER UND
NIEREN 311

11 WAS FÜR EINE QUAL: GEBRECHLICHKEIT
UND DAS ÄLTERWERDEN 343

12 ES KANN EIGENTLICH NUR BESSER WERDEN:
ABSICHTEN UND EINGRIFFE 369

ZUSAMMENFASSUNG
EWIG LEBEN ODER BESSER ALTERN? 389

SCHLUSS
SONNENBESCHIENENE HOCHEBENEN 411

GLOSSAR 413

DANKSAGUNG 419

QUELLEN 421

Um den wundervollen Frühling zu seh'n,
Und all die Bäume, die in Blüte steh'n,
Sind fünzigmal eine kurze Zeit,
Die ich beim Kirschbaum voll schneeweißer Blüten verweilt.

A. E. Housman, »Der schönste Baum«,
Die »Shropshire Lad«-Gedichte

ZEIT UND GEZEITEN

Geh nicht gelassen in diese gute Nacht,
Im Alter solltest du brennen und rasen am Ende des Tages,
Stemme dich wütend gegen das Ausflackern des Lichtes.

Dylan Thomas, »Geh nicht gelassen in die gute Nacht«

Die Zeit will, dass du irgendwann den Löffel abgibst. Nicht nur du, sondern jeder, den du jemals kennengelernt hast. Sie will, dass dein Herz aufhört zu schlagen und deine Lunge versagt. Sie will, dass deine Muskeln verkrampfen und deine Knochen schmerzen. Sie will, dass dein Verstand schwindet, dass dein Gehirn schwächer wird und du aus der Welt verschwindest, dass deine einzigen Spuren in den Erinnerungen von anderen zu finden sind.

Aber *ich* nicht, oder zumindest dachte ich das, als ich jung war, denn wie wir alle in unserer Jugend war ich – in meiner Vorstellung – *unsterblich*.

Doch dann kommt irgendwann der Moment, an dem wir uns ernsthaft mit unserer Sterblichkeit auseinandersetzen. Bei mir war das am 1. Dezember 2022, kurz nachdem ich mir das erste graue Brusthaar ausgerissen hatte. Dann fiel mir auf, dass die helleren Haare auf meinem Kopf nicht, wie ich mir vorgemacht hatte, blond, sondern ebenfalls grau waren. Zu allem Überfluss hatte ich begonnen, mein Handy weiter von mir wegzuhalten, wenn ich Textnachrichten las – das unvermeidliche Abgleiten in die Weitsichtigkeit. Ich fühlte mich wie an einem Scheideweg: Langsam »ging ich auf die 50 zu« und war damit am Übergang zum zweiten Akt meines Lebens. Ich begann darüber nachzudenken, wie ich wohl eines Tages sterben werde ... und ob man nicht etwas dagegen tun könne. *Für immer* leben? Nein, natürlich nicht. Traurigerweise siegt die Zeit irgendwann. Die brutale Wahrheit ist, dass wir alle sterben, sogar ich. Jeder, der etwas anderes erzählt, möchte einem etwas verkaufen.

Ich begann also darüber nachzudenken, wie ich wohl sterben werde ... und ob man etwas dagegen tun könne. Als Wissenschaftler hatte ich die Neugierde, das Fachwissen und vor allem die Kontakte für eine Reise zur Selbstfindung. Und ich bin nicht der Erste, der zu Todesursachen forscht. Praktischerweise listet die Weltgesundheitsorganisation (WHO) in den neuesten Leitlinien der Internationalen statistischen Klassifikation der Krankheiten und Verwandter Gesundheitsprobleme (International Classification of Diseases, ICD-11) 17 000 mögliche Krankheiten (infektiöse und nicht infektiöse Krankheiten) auf. Viele dieser Krankheiten sind recht selten. Und die meisten davon bringen einen nicht um: Es ist beispielsweise unwahrscheinlich, dass schlafbezogener Bruxismus – also Zähneknirschen im Schlaf – tödlich endet, es sei denn, man wird von seiner Partnerin mit einem Kissen erstickt.

Basierend auf ein paar Annahmen kann ich meinen Marsch in die Sterblichkeit eingrenzen. Erstens wird mein Leben wahrscheinlich mindestens 70 Jahre währen, wie es in Psalm 90,10 geschrieben steht. Tatsächlich liegt meine derzeitige Lebenserwartung als ein in England lebender Mann bei 79,3 Jahren, ganze 2,5 Jahre höher als die meiner walisischen Landsleute, aber 3,8 Jahre niedriger als die Lebenserwartung meiner Frau. Zweitens ist es in einem Land mit hohem Einkommen im 21. Jahrhundert unwahrscheinlich, an einer schrecklichen Infektionskrankheit (siehe Vorgängerbuch des Autors, *Infectious*[1]) zu sterben. Drittens ist es unwahrscheinlich, dass ich an einem Trauma sterbe – und selbst wenn es so wäre, kann ich nicht viel dagegen tun.[*] Der Tod wird mich also wahrscheinlich ereilen, weil eines (oder mehrere) meiner Organe versagen. Wir nennen diese Art von Krankheiten »nicht übertragbar«, weil man sich nicht damit anstecken kann (allerdings stimmt das nicht ganz, wie wir später sehen werden – man kann sich auch mit etwas infizieren, das letztlich zu Organschäden führt).

Die enormen Fortschritte der Wissenschaft bei der Vorbeugung und Behandlung von Infektionskrankheiten haben die durchschnittliche Lebenserwartung im letzten Jahrhundert praktisch verdoppelt. Heute ist für uns alle die Wahrscheinlichkeit, an nicht übertragbaren Krankheiten zu sterben, viel größer als an übertragbaren. Die Verbesserungen in der Infektionsprävention und ihre Auswirkungen auf die Todesursachen werden durch die jüngsten Statistiken der WHO bestätigt. Im Jahr 2022 entfielen drei Viertel aller Todesfälle auf nicht übertragbare Krankheiten.[2] Dieser globale Wandel spiegelt sich auch in den Todesursachen im Vereinigten Königreich wider, die sich im letzten Jahrhundert dramatisch verändert haben (Abbildung 1).

Der Rückgang an infektionsbedingten Todesfällen ist zu Recht ein Grund zum Feiern, doch stattdessen steht jetzt, dank der enormen Fortschritte bei der Vorbeugung und Behandlung von Infektionskrankheiten, Organversagen ganz oben auf meiner »Kick-the-Bucket-Liste«. Deshalb wollte ich herausfinden, welche der 79 Organe in meinem Körper wohl versagen könnten. Da die mir verbleibende Zeit drängt, wollte ich sie nicht damit vergeuden, mich mit den 17 000 verschiedenen Krankheiten zu beschäftigen, die in der ICD-11 katalogisiert sind. Um Prioritäten zu setzen, konsultierte ich das Orakel des britischen Lebens – das Office for National Statistics (ONS). Das ONS bietet eine Fülle von Details von Aaron's Hill bis Zouch, darunter eine Liste der Mangelerscheinungen in Küstenstädten, eine Aufschlüsselung der Internetnutzer

---

[*] Ich ignoriere bewusst ein Armageddon, denn das Älterwerden bereitet schon genug Sorgen, da muss ich mich nicht auch noch über eine mögliche nukleare Megakatastrophe aufregen (der beim Verfassen dieses Buches mal mehr, mal weniger akut drohte).

(überraschenderweise enthält sie nicht nur die eine Kategorie »jeder«) und natürlich die Tabellen, die ich suchte, nämlich die zum Tod.[3] Die fünf häufigsten Todesursachen (ohne Lungenentzündung, was eine Art von Infektion ist) im Jahr 2022 sind in Tabelle 1 aufgeführt. Zugegebe-

Männer

	1915	1925	1935	1945	1955	1965	1975	1985	1995	2005	2015
1-4	I	I	I	I	I	I	H	H	I	I	K
5-9	I	I	I	U	U	U	U	U	K	K	K
10-14	I	I	U	U	U	U	U	U	U	U	K
15-19	I	I	I	I	U	U	U	U	U	U	U
24-29	I	I	I	I	U	U	U	U	U	U	U
30-34	I	I	I	I	I	H	H	U	U	U	U
35-39	I	I	I	I	H	H	H	H	H	U	U
40-44	I	I	I	I	H	H	H	H	H	H	U
45-49	I	I	I	I	H	H	H	H	H	H	H
50-54	I	I	I	I	H	H	H	H	H	H	H
55-59	I	K	K	H	H	H	H	H	H	H	H
60-64	I	K	K	H	H	H	H	H	H	H	K
65-69	I	K	K	H	H	H	H	H	H	H	K
70-74	I	D	K	H	H	H	H	H	H	H	K
75-79	D	D	H	H	H	H	H	H	H	H	H
80+	D	D	H	H	H	H	H	H	I	H	H

Frauen

	1915	1925	1935	1945	1955	1965	1975	1985	1995	2005	2015
1-4	I	I	I	I	I	I	H	H	I	I	K
5-9	I	I	I	U	U	U	U	U	K	K	K
10-14	I	I	I	K	U	U	U	U	U	U	K
15-19	I	I	I	K	U	U	U	U	U	U	U
24-29	I	I	I	I	U	U	U	U	U	U	U
30-34	I	I	I	I	I	U	U	K	K	U	U
35-39	I	I	I	I	I	K	K	K	K	K	K
40-44	I	I	I	I	K	K	K	K	K	K	K
45-49	H	I	K	K	K	K	K	K	K	K	K
50-54	H	K	K	D	K	K	K	K	K	K	K
55-59	H	D	K	D	H	H	H	K	K	K	K
60-64	I	D	K	D	H	H	H	H	H	K	K
65-69	I	D	K	D	H	H	H	H	H	K	K
70-74	I	D	K	H	H	H	H	H	H	K	K
75-79	D	D	H	H	H	H	H	H	H	H	K
80+	D	D	H	H	H	H	I	H	I	I	D

Abkürzungen

I	Infektion
K	Krebs
U	Unfall
H	Herz
D	Demenz

Abbildung 1. Veränderungen bei den Todesursachen in Abhängigkeit von Zeit und Alter. Darstellung der häufigsten Todesursache in einer Altersgruppe in einem bestimmten Jahrzehnt. Quelle: Office for national statistics. www.ons.gov.uk/peoplepopulationandcommunity/birthsdeathsandmarriages/deaths/articles/causesofdeathover100years/2017-09-18.

nermaßen ist Großbritannien ein Land mit hohem Einkommen. In Ländern mit niedrigem Einkommen sterben immer noch viele Menschen (vor allem Kinder) an Infektionen. Die Reihenfolge der Haupttodesursachen für Männer und Frauen unterscheiden sich leicht; diese geschlechtsspezifischen Unterschiede sind Gegenstand einer späteren Untersuchung. Doch das ist, als würde man Liegestühle auf der *Titanic* umstellen, denn schließlich gehen wir alle, um im Bild zu bleiben, letztendlich unter.

Männer			Frauen		
Todesursache	Anzahl	Anteil der Todesfälle in %	Todesursache	Anzahl	Anteil der Todesfälle in %
Ischämische Herzkrankheiten (Herzinfarkt)	38 730	13,3	Ischämische Herzkrankheiten (Herzinfarkt)	42 635	15,0
Demenz und Alzheimer	23 332	8,0	Demenz und Alzheimer	20 626	7,2
Bösartige Geschwüre in Luftröhre, Bronchien und Lunge (Lungenkrebs)	14 856	5,1	Bösartige Geschwüre in Luftröhre, Bronchien und Lunge (Lungenkrebs)	16 228	5,7
Chronische Erkrankungen der unteren Atemwege (insbesondere COPD/chronisch obstruktive Lungenerkrankung)	14 690	5,0	Chronische Erkrankungen der unteren Atemwege (insbesondere COPD/chronisch obstruktive Lungenerkrankung)	15 125	5,3
Zerebrovaskuläre Erkrankungen (Schlaganfall)	13 046	4,5	Zerebrovaskuläre Erkrankungen (Schlaganfall)	13 715	4,8

Tabelle 1: Todesursachen im Vereinigten Königreich. ONS-Daten aus dem Jahr 2022

Und obwohl die ICD-Liste eigentlich 16 995 Todesursachen zu viel enthielt, war ich der Meinung, dass eine Liste, die nur drei Organe – das Herz, das Gehirn (zweimal) und die Lunge (zweimal) – umfasst, die Optionen meines Körpers, mich im Stich zu lassen, nicht vollständig widerspiegelt. Der Vollständigkeit halber beschloss ich, auch grundsätzlich Krebs, Diabetes, Nieren- und Leberversagen zu betrachten, die in den meisten Listen der nicht übertragbaren Todesursachen die Plätze 6, 7, 8 und 9 einnehmen. Natürlich ist diese Liste nicht erschöpfend, doch sie umfasst die wichtigsten Akteure.

Man sagt, Wissen sei Macht. Doch nur die verschiedenen Möglichkeiten zu kennen, wie ich eines Tages meinem Schöpfer gegenübertreten werde, fühlte sich nicht wirklich hilfreich an. Auf der Grundlage meiner 25-jährigen Erfahrung als Wissenschaftler beschloss ich, diese Todesursachen näher zu untersuchen. Ich ging an meine Sterblichkeit heran wie an ein Problem im Labor und verfolgte einen reduktionistischen Ansatz, um herauszufinden, wie Krankheit die normale Funktion jedes Organs beeinträchtigt, und zwar eines nach dem anderen, von der Zellebene aufwärts. In meiner anfänglichen Hybris nahm ich an, dass Gesundheit ausschließlich als eine physiologische Sache betrachtet werden könnte – wenn man die Organe versteht, versteht man auch die Krankheit.

Meine erste (nicht so schockierende) Feststellung ist, dass alle Menschen sterben. Zugegebenermaßen brauchte ich kein Vierteljahrhundert wissenschaftlicher Ausbildung, um das zu entdecken. Der Tod ist unvermeidbar, das ist eine Binsenwahrheit. Die Unausweichlichkeit des Todes begegnete mir immer wieder, als ich für dieses Buch recherchierte. Der Tod ist das ursprüngliche Nullsummenspiel*; wie in Abbildung 1 zu sehen, führt die Verringerung von Todesfällen durch eine Ursache zu einem Anstieg der Todesfälle durch eine andere. Trotz des

---

* Nullsummenspiele sind Spiele, bei denen eine Person auf Kosten einer anderen gewinnt – Monopoly ist dafür ein klassisches Beispiel: Die Gewinne, die ich erziele, wenn meine Kinder auf meinem Mayfair Hotel landen, sind für sie Verluste. Sie machen alle außer den Gewinner häufig ziemlich traurig, weshalb ich nach dem Ausruf »Miete« oft mein Geld und die Spielsteine im ganzen Zimmer einsammle.

etwas reißerischen Titels dieses Buches (und egal, was die Tech-Milliardäre auch immer hoffen mögen) kann und sollte man nicht ewig leben. Und während sich unsere Wahrnehmung der Seneszenz, also des Alterns samt seiner damit bedingten körperlichen Veränderungen, mit zunehmendem Alter verändert (Abbildung 2A), steigt auch die Wahrscheinlichkeit, dass wir sterben, exponentiell an (Abbildung 2B).

Wenn wir den Tod schon nicht vermeiden können, können wir denn dann etwas tun, um ihn hinauszuzögern oder zumindest die Zielgerade weniger unangenehm zu gestalten? Es gibt vier Grundregeln, die hoffentlich bereits jeder kennt: weniger essen, sich mehr bewegen, nicht trinken, nicht rauchen. Doch warum tragen diese vier zentralen Grundregeln zu einem gesünderen Leben bei? Und vor allem: Gibt es noch andere Dinge, die wichtig sind? Es existiert eine Fülle von Ideen, wie man die unangenehmen Auswirkungen des Alterns und die Wahrscheinlichkeit, eines vorzeitigen Todes zu sterben, reduzieren kann, was landläufig oft als »Wohlbefinden« bezeichnet wird.*

A
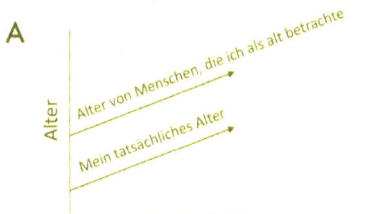

B
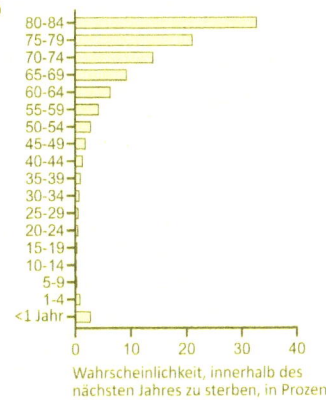

Abbildung 2: Das Altern und unsere Beziehung dazu. A) Altern ist subjektiv (in Anlehnung an ein Online-Meme, Urheber unbekannt). B) Wir alle sterben. Das Bild wurde von Our World in Data (ourworldindata.org) übernommen. Daten von der WHO, Global Health Observatory, 2022.

---

* Was auch immer das dann konkret bedeutet.

Einige dieser Ideen basieren auf wissenschaftlichen Grundlagen, andere sind halbwissenschaftlich und wieder andere entbehren jeglicher wissenschaftlicher Grundlage oder widersprechen gar dem gesunden Menschenverstand. Ich habe mich auf meine experimentelle Erfahrung gestützt, um zu untersuchen, ob einer der am häufigsten vorgeschlagenen Ansätze die Auswirkungen des Alterns auf meine Organe in der zweiten Lebenshälfte verringern kann und ob die Wissenschaft Fortschritte bei der Verzögerung des Todes gemacht hat (Spoiler: natürlich hat sie das). Ich werde die verwendeten Methoden angeben, auf denen meine Behauptungen basieren, damit die geneigte Leserschaft besser gegen die nächste pauschale Online-Behauptung gewappnet ist, dass eine ausschließliche Ernährung mit Blaubeeren vor Demenz schütze.

Als Immunologe verbringe ich den Großteil meiner Tage damit, darüber nachzudenken, wie unser Körper Infektionen abwehrt. Wie wir sehen werden, ist das Immunsystem sehr fein justiert. Während es uns in unseren besten Jahren fit und gesund hält, kann ein überaktives oder aus dem Ruder gelaufenes Immunsystem erheblich zu unserem Verfall beitragen. Durch mein Leben als Wissenschaftler fühle ich mich qualifiziert, mich mit dem Altern, der Krankheit und dem Tod zu befassen, aber als Wissenschaftler habe ich auch Fragen und es gibt Unsicherheiten. Die Wissenschaft erfasst (noch) nicht das ganze Bild – die grundlegenden Regeln, nach denen unser Körper funktioniert, sind zwar unveränderlich, wir Wissenschaftler erhaschen jedoch nur einen vagen Blick darauf, wie durch eine Glasscheibe. Während sich die Wissenschaft (also das Wissen der Menschen über die Natur) ständig weiterentwickelt, ändern sich »die Regeln« selbst nicht. Auch heute gibt es noch unendlich viel zu erforschen. Eine der Herausforderungen besteht darin, meinen Zynismus zu unterdrücken (der sich in zweieinhalb Jahrzehnten Forschung entwickelt hat), nachdem die meisten Anti-Aging-Tipps Humbug sind – womit ich einen kompletten Forschungszweig ablehne. Ich habe, soweit möglich, einen aufgeschlossenen Ansatz gewählt, um die wissenschaftliche Grundlage von »Wellness-Hacks« zu erforschen. Ich habe versucht, publizierte Belege aus Studien zu finden, die anhand einer großen Anzahl von Menschen der Gesamtpopulation gesammelt wurden, sogenannte epidemiologische Studien. Wenn nach der Epidemiologie eine Idee zutreffend erschien, ging ich der Sache auf den Grund, um die biologische Plausibilität einzuschätzen.

Wenn, und das ist ein großes *Wenn*, der vorgeschlagene Eingriff meine Plausibilitätsschwelle überschritten hat, habe ich ihn an mir selbst ausprobiert. Während ich jedes Organ erforschte, führte ich Experimente an mir selbst durch. Diese wurden immer verzweifelter, je weiter ich mich durch den Körper bewegte, und ich stellte fest, dass die Zeit keine Flutwelle war, die ich aufhalten konnte. Das klingt vielleicht etwas extrem, aber Selbstversuche haben eine lange (und teilweise ehrenwerte) Geschichte. Die Schlüssellochchirurgie, die es ermöglicht, weniger invasiv am Herzen zu operieren, geht direkt auf Werner Forßmann zurück, der einen Blasenkatheter in eine seiner eigenen Venen einführte und dann mithilfe einer Röntgenaufnahme nachweisen konnte, dass der Katheter sein Herz erreicht hatte. Barry Marshall hat berühmt (oder berüchtigt) bewiesen, dass ein infektiöses Bakterium *(Helicobacter pylori)* Magengeschwüre verursacht, indem er besagte Bakterien trank.

Am anderen Ende der Nützlichkeitsskala gibt es eine ganze Reihe von dummen Experimenten, die Menschen an sich selbst durchgeführt haben. Dr. Akira Horiuchi erhielt den Ig-Nobelpreis für seine Arbeit an der Selbstkolonoskopie.[4] John Stapp testete, wie schnell ein Mensch aus dem Stand heraus beschleunigen kann, indem er sich an einen Raketenschlitten hängte und dabei 1017 Kilometer pro Stunde erreichte – was die Blutgefäße in seinen beiden Augäpfeln platzen ließ. Und ein Michael Smith soll nicht unerwähnt bleiben, der sich täglich von einer Biene in verschiedene Körperteile stechen ließ, um einen Schmerzindex zu erstellen – es überrascht wenig, dass der Stich in den Penisschaft am schmerzhaftesten war.[5] Doch an schierer Idiotie ist der amerikanische Chirurg Nicholas Senn kaum zu überbieten, der sich 6 Liter Wasserstoff in den Anus pumpte (vermutlich, um seine Fürze piepsiger zu machen).

Meine Ambitionen sind viel bescheidener: Ich möchte herausfinden, welche Veränderungen ich im mittleren Alter vornehmen kann, die sich langfristig positiv auf meine Gesundheit auswirken.[*] Ich hoffe, dass die Experimente dazu beitragen, einige meiner Fragen zu beantworten.

Bevor ich anfange, mir im Namen der Wissenschaft Gas in den Hintern zu pumpen, um ewig (besser) zu leben, muss ich verstehen, was Tod und Altern eigentlich sind.

---

[*] Ein Hinweis zu Selbstversuchen. Für jede bahnbrechende Entdeckung gibt es Hunderte Beispiele von Menschen, die sich selbst vergiften oder schwer verletzen. Nehmen wir zum Beispiel Paul Karason. Um bestimmte Beschwerden zu lindern, begann er, regelmäßig eine Substanz namens kolloidales Silber einzunehmen, die seinen ganzen Körper dauerhaft blau färbte und ihm den Spitznamen »Papa Schlumpf« einbrachte. Man sollte äußerst vorsichtig sein, was man zu sich nimmt, die Warnhinweise auf den Verpackungen beachten, ärztlichen Rat befolgen und im Zweifelsfall lasse man es einfach sein.

KAPITEL 1

LASS UNS AM ANFANG ENDEN: ALTERN UND TOD

Das Altern endet unweigerlich mit dem Tod. Doch was ist der Tod? Die Definition des Todes ist überraschend knifflig. Eine Definition lautet: »Der Tod tritt ein, wenn ein dauerhafter Verlust der Bewusstseinsfähigkeit und ein Verlust aller Hirnstammfunktionen vorliegt.«[1] Alle Wege führen schließlich zum Hirntod, zuweilen auch über einen Herzstillstand. Also einfach gesagt: Wenn das Gehirn aufhört zu arbeiten, stirbt man. Das kann entweder passieren, weil das Gehirn selbst aufhört zu arbeiten (Abbildung 3) oder weil der Blutfluss zum Gehirn aufhört. Die Angabe »Hirntod« hilft den Statistikern jedoch nicht, die spezifischen Todesursachen für die Planung und Priorisierung bei der Prävention zu nutzen. Dies erklärt, warum es 17 000 ICD-Codes geben muss: Die Betrachtung der unmittelbaren Todesursache kann aufschlussreich sein.

Eine Möglichkeit, verschiedene Todesursachen darzustellen, ist, die Organe zu betrachten, die versagt haben. Im Allgemeinen liegen die Organe im Körperinneren verborgen – eine äußerst vernünftige Lösung der Natur –, gelegentlich können wir jedoch einen Blick darauf werfen, wie sie funktionieren.

Gehirn: Stillstand der Gehirnfunktionen – man stirbt (Tod).

Schlaganfall:
Es fließt kein Blut zum Gehirn – man stirbt.

Krebs: Ein Tumor streut auf andere Organe, sie versagen. Letztendlich fließt entweder kein Blut mehr zum Gehirn oder die Gehirnfunktionen versagen – man stirbt.

Leber-/Nierenversagen: Die Leber- und Nierenwerte im Blut sind erhöht. Es fließt kein Blut zum Gehirn – man stirbt.

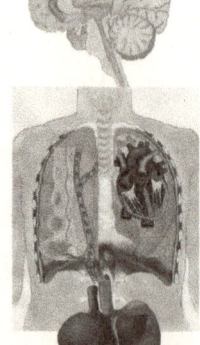

Demenz: Lunge oder Herz versagen. Es fließt kein Blut zum Gehirn – man stirbt.

Herz: Hört auf zu pumpen. Es fließt kein Blut zum Gehirn – man stirbt.

Lunge: Kein Sauerstoff. Gehirn versagt – man stirbt.

Diabetes: Verursacht Herzstillstand. Es fließt kein Blut zum Gehirn – man stirbt.

Abbildung 3: Alle Wege führen zum Hirntod. Die tatsächlichen und die unmittelbaren Ursachen. So führt das Versagen verschiedener Organe zum Hirntod.

Wie die meisten medizinischen Fakultäten beherbergt auch das Imperial College (an dem ich arbeite) ein Pathologiemuseum, in dem die vielfältigen Möglichkeiten dargestellt werden, wie uns unsere Organe im Stich lassen können (oder wie wir sie im Stich lassen). Sich dies vor Augen zu führen macht einem überdeutlich klar, was mit dem eigenen Körper alles Schreckliches passieren kann. Wenn man das Museum betritt, wird man von einem ganzen in Formalin eingelegten Babyarm begrüßt, gefolgt von zertrümmerten Knochen, rußgeschwärzten Lungen, riesigen Bandwürmern und unendlich vielen eingelegten Gehirnen. Die Sammlung umfasst einige außergewöhnliche, albtraumhafte Exponate (nicht mehr) gelebter Geschichte. Zu den bemerkenswerten *objets de mort* gehören ein von einer Musketenkugel in der Schlacht von Waterloo zertrümmerter Knochen, sieben Bettfedern aus dem Magen eines rhodesischen Gefängnisinsassen, der obligatorische Gummiknüppel, der aus dem Hinterteil eines Menschen geborgen wurde, ein Uterus aus der ersten im Vereinigten Königreich durchgeführten Hysterektomie und ein magenförmiges Haarknäuel eines Mädchens, das gestorben ist, weil es zu viel von seinem eigenen Haar gegessen hat.

Diese Sammlung wurde nicht von irgendeinem Igor im Rentenalter kuratiert, der sich mit Blitzen und reichlich Spinnweben umgab, sondern von einer hochgewachsenen, studierten Archäologin mit frischem Gesicht, Margaret Lever. Sie wies mich darauf hin, dass es kaum Jobs für Archäologen gäbe und sich die Möglichkeiten für freiberufliche Grabräuberei auf Kinofilme beschränke. Während Knochen weiterhin ihre Hauptleidenschaft blieben, lernte Lever dank des 1910 erschienenen Buches *Medical Museum Technology* von J. J. Edwards und M. J. Edwards das Handwerk der Organkonservierung. Das Buch, das für Kuratoren und Serienmörder gleichermaßen von unschätzbarem Wert ist, enthält praktische Hinweise zur Konservierung von Objekten in Flüssigkeit, Farbinjektion, die Verwendung von Implantaten, Mazeration (ein Präparationsverfahren) und Gelenkverbindungen von Knochen. Auf meine Frage, ob es nicht etwas seltsam sei, sein Mittagessen neben einem Raum voller Knochen und Leichenteile einzunehmen, erwiderte Lever: »Wenn Sie das seltsam finden, sollten Sie sich erst einmal den Sektionssaal im Obergeschoss ansehen!«

Ich ging weiter. Das Museum war nach Organen geordnet, so wie ganz viel Lego aus Fleisch. Bausteine von Menschen, die schon lange tot sind, vernarbt und geschwärzt durch ihr Leben. Und das Imperial College besitzt nur eine kleine Sammlung – die größte Sammlung gehört dem King's College London, unseren Nachbarn (und Konkurrenten, wie sie selbst meinen). Aufgrund der komplizierten Regeln des Human Tissue Act ist jedoch keine der beiden Sammlungen für die Öffentlichkeit zugänglich. Wenn man im Vereinigten Königreich lebt und unbedingt ein eingelegtes Gehirn sehen will, sollte man das Hunterian Museum in London besuchen, dessen Sammlung so alt ist, dass sie legal der Öffentlichkeit zugänglich ist.

Außer dem Tod* gehören auch Gesetze zu den Dingen, die sich leider nicht vermeiden lassen. Eigentlich würde man ja annehmen, dass es eine gesetzliche Definition des Todes gibt. Doch im Vereinigten Königreich existiert so etwas nicht; stattdessen akzeptieren die Gerichte weitgehend das neurologische Kriterium – den Hirntod (das Versagen des Hirnstamms). Nebenbei bemerkt: Wenn man im Vereinigten Königreich stirbt, *gehört* der Körper niemandem. Der Tod ist im britischen Recht eine recht undurchsichtige und vage Angelegenheit, und die Feststellung des Todeszeitpunktes ist in erster Linie eine medizinische und keine rechtliche Entscheidung. Dies hat Auswirkungen auf das Lebensende und die Beendigung der lebenserhaltenden Maßnahmen. Das britische Recht unterscheidet zwischen Handlungen, die ein Leben vorsätzlich beenden (zum Beispiel eine Überdosis Morphium), und dem Abbruch der lebenserhaltenden Maßnahmen – selbst wenn dies unweigerlich zum Tod führt. Die vorsätzliche Beendigung eines Lebens stellt einen Mord dar, die Einstellung der lebenserhaltenden Maßnahmen hingegen nicht. Medizinische Entscheidungen über den Abbruch lebenserhaltender Maßnahmen basieren darauf, ob die lebenserhaltenden Maßnahmen dem Patienten mehr nützen als schaden. Ursprünglich konnten nur Richter darüber entscheiden, ob lebenserhaltende Maßnahmen eingestellt werden sollen. Seit 2018 kann die Entscheidung jedoch auch außerhalb der Gerichte getroffen werden, wenn sich Familie und Ärzte einig sind. Bei geteilter Meinung greifen die Richter immer noch ein.

Ich für meinen Teil beabsichtige jedoch, die berührende Szene zu vermeiden, in der sich meine Liebsten darüber streiten, wer bei mir den Stecker ziehen darf, und zwar so lange wie möglich. Wenn ich nicht einem akuten Trauma erliege, dann sieht mein letzter Lebensabschnitt am wahrscheinlichsten so aus, dass das eine oder andere meiner Organe den Geist aufgibt (was letztlich zum Hirntod führt – siehe Abbildung 3). Der Tod markiert zwar das Ende des Weges, doch die letzte Etappe ist ge-

---

* Und Steuern natürlich.

nauso bedeutsam. Und genau hier spielt das Altern eine wichtige Rolle. Seit ich das erste echte graue Haar entdeckt habe, hoffe ich verzweifelt, die gespenstische Präsenz des Alterns möglichst hinauszuschieben.

ZELLALTERUNG

Den Tod zu definieren ist schon kompliziert, doch die Definition des Alterns ist noch viel schwieriger. Die Zellalterung spielt eine zentrale Rolle beim Älterwerden. Bekanntlich besteht unser Körper aus Zellen. Die Zelle ist die Grundeinheit des Lebens. Abgesehen von Viren ist alles, was kleiner als eine Zelle ist, nicht lebendig. Das Konzept des Lebens, das die Zelle als kleinste Einheit betrachtet, geht auf die 1660er-Jahre zurück, als einzelne Zellen zum ersten Mal von Robert Hooke identifiziert wurden, einem dieser irritierend außergewöhnlichen Universalgelehrten des 17. Jahrhunderts, der eine Vielzahl von grundlegenden Phänomenen entdeckte. Einige werden sich vielleicht an ein Experiment aus dem Physikunterricht erinnern, bei dem ein Gummiband so lange gedehnt wird, bis es reißt, was das Hooke'sche Gesetz illustriert. Wenn er nicht gerade mit Erfindungen in der Physik beschäftigt war, entwickelte Hooke eines der ersten Mikroskope und veröffentlichte 1665 seine Beobachtungen zu Pflanzenzellen. Hookes Studien führten schließlich zur Zelltheorie, die von Robert Remak weiterentwickelt wurde und deren Grundprinzipien lauten: Alle Organismen bestehen aus Zellen, und alle Zellen stammen von anderen, bereits vorher existierenden Zellen ab, auf Lateinisch kurz und prägnant: *Omnis cellula e cellula,* formuliert von Rudolf Virchow (der in unserer Erzählung noch einmal auftauchen wird. Fürs Erste reicht es, sich einfach »Würstchen« zu merken, später wird sich klären, warum).

Einige Organismen, wie Bakterien, bestehen nur aus einer einzigen Zelle. Diese Einzeller machen die große Mehrheit der biologischen Vielfalt auf unserem Planeten Erde aus. Sie leben üblicherweise an Orten wie heißen Quellen, gefrorenen Seen und allem, was dazwischen liegt – einige gedeihen sogar an den Wänden von Kernreaktoren. Komplexere mehrzellige Organismen wie wir Menschen machen nur einen sehr kleinen Teil der vorhandenen Lebensvielfalt aus. Dennoch besteht der größte Teil des belebten Materials, die sogenannte Biomasse, auf unserem Planeten aus mehrzelligen Organismen – zumindest bei den Pflanzen ist das so. Pflanzen machen 82 Prozent der gesamten Biomasse auf der Erde aus; der Mensch steuert läppische 0,01 Prozent bei.[2] Dennoch überwiegen wir massemäßig gegenüber den schlappen 0,004 Prozent der Fadenwürmer bei Weitem (da habt ihr's, ihr Fadenwürmer!). Doch obwohl die Nematoden nur mickrige 0,02 Gigatonnen Kohlenstoff zum gesamten Ökosystem der Erde beitragen, haben sie einen bedeutenden Beitrag zu unserem Wissen über das Altern geleistet, weil sie eine angenehm kurze Lebenszeit haben.

Komplexe Organismen, wie wir, bestehen aus vielen verschiedenen Zelltypen, die alle unterschiedliche Funktionen erfüllen. Mehrere Zellen, die das Gleiche tun, bilden ein Gewebe, und mehrere Gewebearten, die für einen übergeordneten Zweck zusammenarbeiten, bilden ein Organ. Trotz ihrer funktionellen Unterschiede verfügen alle Zellen über gemeinsame zelluläre Grundbestandteile, die sie für ihre Tätigkeit benötigen. Sie müssen in der Lage sein, ihre genetischen Informationen (die auf der DNA gespeichert sind) in Botenmoleküle (RNA) umzuwandeln und Proteine herzustellen. Dazu müssen sie Glukose in Energie umwandeln können, und zwar mithilfe der Mitochondrien, den Kraftwerken der Zelle, die die erforderlichen chemischen Reaktionen durchführen können. Die Zellen nehmen auch ihre Umgebung wahr und kommunizieren mit anderen Zellen sowohl in der Nähe als auch in der Ferne. Doch vom Tag unserer Geburt an verlieren unsere Zellen langsam an Funktionalität. Mit zunehmendem Alter häufen sie Merkmale von Zellalterung an und verlieren zunehmend die Fähigkeit, ihre grundlegenden Kernaufgaben zu erfüllen. Man kann es sich leisten, hier und da eine Zelle zu verlieren, doch schließlich macht sich der kumulative Schaden bemerkbar, und alternde Zellen führen zu alternden Organen.

Wie ich im Pathologiemuseum sehen konnte, hat der Mensch eine beeindruckende Palette von Möglichkeiten gefunden, seine Organe zu schädigen. Wenn wir jünger sind, können wir einige geschädigte Organfunktionen durch den Ersatz mit anderen Zellen wiederherstellen. Replikation und Reparatur sind auf eine spezielle Untergruppe von Zellen, die sogenannten Stammzellen, beschränkt. Zwar enthalten fast alle Zellen eine vollständige Kopie unserer DNA, aber nicht alle Zellen können sie in ihrer Gesamtheit lesen. Es ist, als ob man in eine Bibliothek eindringen würde und entdeckte, dass sich hinter *Doors of Stone** bestimmte Abteilungen verbergen. Die Funktion einer Zelle wird dadurch bestimmt, welche Abteilungen der DNA-Bibliothek sie betreten kann. Dadurch kann sie sich spezialisieren: Eine Zelle in der Netzhaut, die das Licht empfängt, um diese Worte zu lesen, unterscheidet sich wesentlich von einer Zelle im Gehirn, die das Gelesene in meine Stimme im Kopf des Lesers verwandelt. Stammzellen besitzen eine Zugangsberechtigung zu allen Bibliotheksbereichen, sodass sie zu allem werden können, was sie wollen. Dadurch können sie auch beschädigte Zellen ersetzen. Mit zunehmendem Alter verlieren unsere Stammzellen jedoch die Fähigkeit, sich zu vermehren, und beschädigte Bereiche können nicht mehr ersetzt werden. Der Verlust von Stammzellen ist eines der neun Kennzeichen** des Alterns.[3] Die Unfähigkeit, beschädigtes Gewebe durch gesundes zu ersetzen, trägt zu den häufigsten Todesursachen bei.

Doch warum altern unsere Zellen? Um das herauszufinden, sprach ich mit Dr. Cathy Slack, außerordentliche Professorin an der University of Warwick und Spezialistin zu allen Fragen rund um das Altern. Cathy und ich haben zeitgleich am Imperial College promoviert, ich über Tabakpflanzen, sie über Fruchtfliegen. Als Studenten in den

---

* Die wir vielleicht nie zu lesen bekommen.
** Die anderen sind genomische Instabilität, Telomerverschleiß, epigenetische Veränderungen, Verlust der Proteostase (ein Vorgang, der kurz gesagt für einen gesunden Proteinhaushalt in den Zellen sorgt), gestörte Nährstoffsensitivität, mitochondriale (Zellkraftwerks-)Dysfunktion, Zellalterung (zelluläre Seneszenz) und veränderte interzelluläre Kommunikation.

frühen 2000er-Jahren verbrachten wir viel Zeit in ihrem Labor und schauten uns Robbie-Williams-Videos im Internet an. Manche Dinge bleiben einem erhalten – ich habe das Imperial College nie verlassen, Cathy arbeitet immer noch an Fruchtfliegen. Auf manche Dinge trifft das jedoch nicht zu – keiner von uns beiden ist noch Fan von Robbie Williams. Ich traf sie nach längerer Zeit wieder, als sie sich von einer »Stinknase« erholte, wie sie es ausdrückte (sie ist nicht so bewandert in Infektionskrankheiten wie ich, sonst hätte sie vielleicht etwas Medizinischeres gesagt, wie sie habe eine Ozaena beziehungsweise eine *Rhinitis atrophicans*.)

Cathy erklärte mir zwei Haupttheorien zur Zellalterung – der genetisch veranlagten und der durch äußere Einflüsse und damit schädigungsbedingten. Sie werden oft als konkurrierend angesehen (vor allem, weil dies auch eine gute Möglichkeit ist, die eigenen Forschungsmittel auf Kosten des anderen Lagers zu erhöhen), doch mit ziemlicher Sicherheit tragen beide zum wissenschaftlichen Fortschritt bei. Die Theorie der genetisch veranlagten Zellalterung basiert auf der Arbeit von Leonard Hayflick, der 1968 nachwies, dass menschliche Zellen außerhalb des Körpers eine begrenzte Lebensdauer haben. Bis zu seiner Arbeit gingen die meisten davon aus, dass sich Zellen in einem Glasgefäß auf unbestimmte Zeit teilen – dies wird nach dem lateinischen Wort für »im Glas« als *in vitro* bezeichnet. Hayflick zeigte, dass die Zellen nach etwa 30 Teilungsrunden den Geist aufgeben. Diese Grenzen der Replikation sind nicht universell. Irgendwo in Ostkalifornien ragt Methuselah aus der Erde empor (englisch/hebräisch für Methusalem): eine 4855 Jahre alte Borstenkiefer, das älteste heute lebendige Lebewesen. Die Muschel Ming hält den Rekord für das älteste lebende Tier; sie wurde vor der Küste Islands gefunden und wurde 507 Jahre alt. Ich hege jedoch gewisse Zweifel an ihrer Lebensqualität – 500 Jahre sind zwar eine Menge, aber den lieben langen Tag nur Plankton aus dem Nordatlantik schlürfen kann auf Dauer doch etwas trist werden. Obwohl die Zunft der Biohacker zweifellos neidisch wäre.

Die allgemein anerkannte Obergrenze bei der menschlichen Lebenserwartung liegt bei 125 Jahren. Sollte ich diesen Meilenstein erreichen, hätte ich drei Jahrhunderte durchlebt. Der älteste Mensch (mit gesichertem Geburtsdatum), Jeanne Calment, wurde 122 Jahre alt. Sie rauchte bekanntermaßen, bis sie 100 Jahre alt war, trank Portwein und aß reichlich Schokolade. Optimistische Gerontologen sind der Meinung, dass die menschliche Lebensspanne keine Grenzen kennt und dass es heute bereits Menschen gibt, die noch länger leben werden als Calment. Slack dagegen ist fest davon überzeugt, dass die menschliche Lebensspanne eine Obergrenze hat, denn die Zellen enthalten unzählige biologische Beschränkungen: »Es ist wie bei der Hydra – man behebt einen Alterungsprozess, und dann tauchen drei andere auf.« Die meisten Wissenschaftler, mit denen ich gesprochen habe, waren derselben Meinung und vertraten die Ansicht, dass das Ziel darin bestehen sollte, die Gesundheitsspanne – also die Zeit, in der wir gesund sind – zu verlängern, nicht lediglich die Lebensspanne.

Ein Marker für die programmierte Zellalterung ist das Telomer, ein Bestandteil unserer DNA. Telomere befinden sich an beiden Enden unserer Chromosomen, sie umschließen unsere DNA-Stränge gewissermaßen wie das schützende Plastik an beiden Enden eines Schnürsenkels. Durch das Umschließen der Chromosomen wird die DNA stabiler, was zur genauen Replikation beiträgt, wenn sich die Zellen teilen. Mit jeder Replikationsrunde verkürzen sich die Telomere jedoch und werden weniger, bis ein wichtiger Schwellenwert unterschritten wird, der die Lesbarkeit und Replizierbarkeit des Chromosoms beeinträchtigt und die Zellreplikation schließlich ganz stoppt. Die Geschwindigkeit des Telomerverlusts ist bei den verschiedenen Arten unterschiedlich und korreliert möglicherweise mit der Lebensdauer. Hunde verlieren ihre DNA schneller als Menschen und Hunderassen mit kürzeren Telomeren leben kürzer; der Beagle mit langen Telomeren lebt beispielsweise länger als die Bulldogge mit kurzen Telomeren.[4] Das Verhältnis des DNA-Verlusts könnte sogar die »Hundejahre« erklären – Hunde verlieren ihre DNA neunmal schneller als Menschen und leben neunmal kürzer. Die Länge der Telomere wird in jeder folgenden Generation wiederhergestellt. Zum Glück vererben wir unser Zellalter nicht an unsere Kinder. Aber nur weil sich unsere Telomere im Laufe der Zeit verkürzen, heißt das nicht, dass sie allein für die Seneszenz, also das Altern, verantwortlich sind. »Die Kommunikation über das Altern ist ein wenig bruchstückhaft, Telomere sind nur *ein* Teil des Prozesses«, sagt Slack. Dies spiegelt den Wust an Informationen wider, den ich zum Thema längeres Leben entdeckt habe. Der komplexe Prozess des Alterns wird auf einen einzigen Faktor oder eine einzige Intervention reduziert, etwa: Wenn man seine Telomere verlängert, dann verlängert man sein Leben. Um auf Slack zurückzukommen: »In der öffentlichen Wahrnehmung werden die Telomere als absolut zentral für das Altern angesehen, weit mehr, als sie es tatsächlich sind.« Die Verlängerung der DNA und damit der Lebensspanne durch Telomere ist eine nette journalistische Geschichte, sie basiert nur leider nicht auf wissenschaftlichen Erkenntnissen.

ZUM STERBEN GEBOREN

Warum haben wir uns evolutionär so entwickelt, dass wir altern? Welche möglichen Vorteile könnte es dafür geben? Slack sagt: »Aus evolutionärer Sicht macht das Altern keinen Sinn. Man sollte nicht einen Prozess entwickeln, der schlecht für einen ist und letztlich zum Tod führt.« Evolutionsbiologen haben in den letzten 70 Jahren um die Quadratur dieses Kreises gerungen. Eine Theorie, von der selbst Slack zugibt, sie sei »ein bisschen sehr optimistisch«, ist die antagonistische Pleiotropie. Sie besagt, dass Gene, die für Fruchtbarkeit und Wachstum selektiert wurden, auch zu Alterung und Tod beitragen können. Die Evolution selektiert bei der Fortpflanzung, nicht bei der Langlebigkeit – wer mehr Kinder zeugt, aber jung stirbt, gibt mehr genetische Informationen an die nächste Generation weiter, als wenn er oder sie sich weniger häufig fortpflanzt, aber länger lebt. Dies wirkte sich vor allem in der frühen ökologischen Menschheitsgeschichte aus, als andere Faktoren ein längeres Leben verhinderten – wie Säbelzahntiger, Pocken und Verhungern. Wenn man zu alt ist, um sich fortzupflanzen, interessiert sich die Evolution (meistens) nicht mehr für einen. Slack vergleicht die antagonistische Pleiotropie mit dem Füllen einer Badewanne: »Man muss den Wasserhahn aufdrehen, damit die Wanne voll wird, aber wenn man ihn zu lange aufgedreht lässt, gibt es im Bad eine Überschwemmung.« Altern ist nicht das einzige Beispiel, bei dem das Endergebnis der Evolution keinen Sinn ergibt. Ein Großteil des männlichen menschlichen Körpers ist ergonomisch miserabel gestaltet: nicht funktionierende Brustwarzen, Hoden an der Körperaußenseite,[*] der Durchgang der Harnröhre durch die Prostata, der Blinddarm[5]. Die Evolution ist letztendlich ein zufälliger Prozess von Versuch und Irrtum, sie folgt keinem ausgetüftelten Plan.

Die Schäden an der Zelle werden dann auf die vorprogrammierte Zellalterung draufgepackt. Slack vergleicht das Modell des Zellschadens mit einer »alten Schüssel von einem Auto« – irgendwann setzt der Rost an und das Auto (unser Körper) fällt auseinander. Die DNA ist ein langes und äußerst komplexes Molekül und deshalb besonders anfällig für Schäden, und da sie von Zelle zu Zelle weitergegeben wird, häufen sich die genetischen Schäden mit der Zeit an. Dies kann in Form von Punktmutationen geschehen, kleinen Veränderungen in der Sequenz – so wie bei einer Fotokopie, die 1000-mal fotokopiert wurde. Die Art und Weise, wie die Zellen die DNA speichern, ist verantwortlich für Veränderungen, die sich auf die Genfunktion auswirkt. Dank Franklin, Crick und Watson haben wir ein Bild von

---

[*] Es gibt eine erstaunliche Anzahl konkurrierender Theorien (die wenig überraschend von Männern aufgestellt wurden), die versuchen, den Ursprung des Hodensacks (Skrotum) zu erklären. Zu den vorgeschlagenen Gründen gehören: Kühlung, Spermatraining, ein Zeichen für sexuelle Gesundheit und, urkomisch, um ganz schnell rennen zu können (man versuche als Mann einmal, nackt zu laufen, um diese Theorie zu widerlegen). Es sei darauf hingewiesen, dass nicht alle Säugetiere ihre Hoden außen tragen – die Hoden eines Elefanten wird man nie zu Gesicht bekommen, man stelle sich nur einmal die Größe seiner Eier vor!

der DNA im Kopf, die aus schönen, ineinander verschlungenen Spiralen besteht, doch DNA bildet auch weitaus komplexere Strukturen. Sie wickelt sich um Proteine (Chromatin genannt) wie eine Schnur, die um Perlen gewickelt ist. Auf diese Weise wird verhindert, dass sie sich verheddert, so wie Lichterketten, die nach Weihnachten achtlos für das nächste Jahr in eine Schachtel geworfen werden. Würde sich die DNA wahllos um die Chromatinspulen wickeln, könnte es schwierig werden, rechtzeitig das richtige Gen zu finden. Um dieses Problem zu lösen, schalten Veränderungen im DNA-Hauptstrang, sogenannte epigenetische Marker, Gene an und aus. Diese Marker reagieren auf Hinweise aus der Umwelt. Im Grunde werden so unsere Zellen darauf trainiert, schneller zu reagieren. Allerdings nehmen die epigenetischen Veränderungen an unserer DNA mit dem Alter zu, was sich auf das Verhalten der Zellen auswirkt. Glücklicherweise werden epigenetische Marker, ähnlich wie die Telomere, bei der Geburt zurückgesetzt. Doch nicht nur die DNA ist anfällig für Schäden: Auch die Zellen sammeln toxische Biochemikalien an, insbesondere fehlgefaltete Proteine. All dieser toxische Unsinn führt zum Zelltod, der wiederum über das Immunsystem eine Kaskade lokaler Schäden auslösen kann.

IMMUNOSENESZENZ: FEHLZÜNDUNGEN DER KÖRPEREIGENEN ABWEHRSYSTEME

Wie der Rest des Körpers altert auch das Immunsystem. Aus Sicht der Evolution ist es wichtiger, jüngere Mitglieder einer Spezies vor Infektionen zu schützen, damit sie mehr Kinder zeugen können, als diejenigen zu schützen, die das reproduktive Alter bereits überschritten haben und ihre Gene nicht mehr weitergeben können. Wenn wir älter werden, passieren zwei Dinge mit unserem Immunsystem, die beide schlecht sind: Wir verlieren die Fähigkeit, Infektionen abzuwehren, und chronische beziehungsweise sogenannte stille Entzündungen nehmen zu. Beide Probleme haben eine ähnliche Ursache: den Verlust der immunologischen Spezifität. Das Immunsystem muss extrem präzise reguliert werden. Ein unkontrolliertes Immunsystem ist genauso gefährlich wie ein gar nicht vorhandenes Immunsystem. Aus diesem Grund ist bei »immunstärkenden« Nahrungsergänzungsmitteln äußerste Vorsicht geboten. Das Immunsystem soll auf keinen Fall auf unspezifische Weise gestärkt werden. In einer berüchtigten klinischen Studie wurde ein Medikament (TGN1412) verwendet, das das gesamte Immunsystem anschaltete – mit katastrophalen Folgen für die Probanden.[6] Was wir im Alter wirklich brauchen, ist eine bessere Regulierung des Immunsystems. Das ist leicht gesagt, aber es ist schwierig zu präzisieren, was dies tatsächlich bedeutet und wie man das durch Medikamente, Lebensmittel oder Änderungen der Lebensweise beeinflussen kann.

Um mehr über Immunität im Alter zu erfahren, sprach ich mit Prof. Luke O'Neill vom Trinity College Dublin. O'Neill ist der Inbegriff eines Universalgelehrten: Er ist nicht nur Autor, Radiomoderator und Wissenschaftler, sondern auch Leadgitarrist einer Coverband, *The Metabollix*. Ich habe ihn auf einer Immunologie-Konferenz mit Blick auf die Akropolis getroffen – zwischen seinem wissenschaftlichen Vortrag und seinem besten Guns-N'-Roses-Riff.

O'Neill erklärte mir, dass die Zerstörungswut des Immunsystems mit zunehmendem Alter durch Entzündungen angetrieben wird. Zu Beginn des Lebens ist eine Entzündung eine gute Sache. Sie signalisiert dem Immunsystem, dass eine Bedrohung vorliegt, die eine Reaktion erfordert. Wenn ein Spreißel in die Haut eindringt, wird das umliegende Gewebe rot *(rubor)*, erhitzt sich *(calor)* und schwillt an *(tumor)*. Dies sind drei der vier klassischen Symptome einer Entzündung, das vierte sind Schmerzen *(dolor)*. Die Rötung und die Schwellung zeigen an, dass sich die Blutgefäße weiten, damit Immunzellen vor Ort gelangen können; die Erwärmung soll wahrscheinlich Bakterien abtöten. Wie der Name schon sagt, sind Schmerzen zwar schmerzhaft, aber wir brauchen sie für die Heilung. Nervenzellen, die Schmerzen wahrnehmen, rekrutieren gleichzeitig Immunzellen, die Schäden beheben. Als akute Reaktion ist eine Entzündung durchaus nützlich. Probleme entstehen, wenn sie nicht abklingt. Bei allen heftigen Krankheiten – Herzkrankheiten, Schlaganfall, Demenz, Krebs, Lungenkrankheiten – ist die Entzündung ein ursächliches Element. Entzündungen beschleunigen negative Prozesse, indem sie die Schädigung von DNA und Zellen verstärken und unsere Fähigkeit, sie zu ersetzen, verringern. Chronische, nicht abklingende Entzündungen können dazu führen, dass sich Zellen an den falschen Stellen ansammeln – bei Lungenkrankheiten können sie unsere Atmung behindern, bei Herzkrankheiten können sie den absolut wichtigen Blutfluss zum Herzen blockieren. O'Neill erläuterte, wie Entzündungen eine Reihe von Gehirnerkrankungen wie Alzheimer und Parkinson fördern. Bei diesen Krankheiten lagern sich Proteine im Gehirn ab, die die Immunzellen »reizen und frustrieren«, sodass sie in einem Prozess namens Pyroptose platzen, was zu weiteren Schäden führt.

Signalmoleküle im Blut geben uns einen Einblick in die Entzündungsvorgänge in unserem Körper. Das Immunsystem kommuniziert mit sich selbst und anderen Zellen über Proteine, die Zytokine genannt werden. Sie werden streng kontrolliert – oder sollten streng kontrolliert werden –, um unbeabsichtigte Schäden zu verhindern. Daniela Novick entdeckte einige der ersten Zytokine in einem ungewöhnlichen Ausgangsmaterial – dem Urin von Nonnen nach den Wechseljahren. In einem Vortrag, an dem ich teilnahm, bezeichnete sie dies als eine Goldgrube – das Pipi einer Nonne wird zum Schatz der Wissenschaft. Bemerkenswerterweise sammelte die Firma Serono im Heiligen Stuhl bereits massenhaft frommes Pipi, um das Fruchtbarkeitshormon Pergonal herzustellen. Es dauerte zehn Tage, bis zehn Nonnen genug Urin für eine Behandlungsdosis von sich gegeben hatten. Nonnenurin ist besonders wertvoll, weil eine Schwangerschaft die Fruchtbarkeit hemmen kann. Das erste Baby, das dank der Miktionsflüssigkeit von Mutter Oberin zustande kam, wurde 1962 geboren. In den 1980er-Jahren benötigte das Unternehmen 30 000 Liter pro Tag, um die Produktion* aufrechterhalten zu können, und stellte schließlich auf andere Methoden um, als das Angebot versiegte.

Die Zytokine, wie sie Novick bei Nonne Nummer eins entdeckte, spielen eine zentrale Rolle bei altersbedingten Schäden. Sie können Zellen dazu anregen, eine zerstörerische Laufbahn einzuschlagen. Bei Knochenarthrose beispielsweise regen sie Zellen dazu an, das Kollagen abzubauen, welches das Gewebe verbindet. Immunologen haben versucht, eine umfassende einheitliche Theorie zu entwickeln, die Alterung, Schädigung und Immunsystem miteinander verbindet, und haben dafür den pfiffigen Begriff »Inflammageing« geprägt, ein Kofferwort aus *inflammation* (Entzündung) und *ageing* (Altern). Diese Theorie verdankt ihre Popularität nicht nur ihrem flotten Namen, sondern auch dem, was sie erklären möchte, und das ist etwas aus der Luft gegriffen.

NEGATIVE INPUTS

Die Gicht mit ihren charakteristischen Gelenkschmerzen, vor allem in den Zehen, ist ein Beispiel dafür, wie eine fehlgeleitete Entzündung Krankheiten verursacht. Bei der Gicht sammelt sich Harnsäure, ein Abbauprodukt der DNA, in den Gelenken an. Normales, gesundes Gewebe enthält keine Harnsäure, ist sie vorhanden, wird das vom Körper als Gefahrensignal gewertet. Die Anhäufung von Harnsäure in den Zehen verwirrt das Immunsystem, es fühlt sich attackiert und löst eine Entzündungskaskade in den kleinen Zehen aus, die Schmerzen verursacht. Die Gicht, die als »Krankheit der Könige« und »Königin der Krankheiten« bezeichnet wird, gibt es schon seit dem Altertum. Die Ernährung ist zwar nicht die einzige Ursache, doch Nahrungsmittel mit hohem Puringehalt wie Sardellen oder Marmite (eine vegane

---

* Die durchschnittliche Urinmenge pro Toilettengang liegt bei 300 Millilitern, das bedeutet, für diese Menge waren 100 000 Toilettengänge erforderlich. Um das zeitnah zu erreichen, erfordert es eine Menge Nonnen.

Würzpaste – Veganer, aufgepasst!) kann Gicht auslösen, auch Alkohol-konsum trägt dazu bei. Übrigens: Obwohl Marmite der britischste aller Brotaufstriche zu sein scheint,* erfunden wurde er von einem deutschen Universalgelehrten im 19. Jahrhundert, Justus von Liebig, der auch der Erfinder des Brühwürfels, der Düngemittel und des Kondensators ist (Letzterer wird häufig im Chemieunterricht zur Trennung von Flüssig-keiten durch Destillation verwendet). Liebig hat auch das Feld der organischen Chemie reich bestellt.

Entzündungen beschleunigen die Organalterung, dabei machen uns die bekanntesten Risikofaktoren (übermäßiges Essen, Rauchen, Alko-holkonsum) krank. Übergewicht verursacht eine allgemeine systemi-sche Entzündung, die »die Zellen auf Hochtouren laufen lässt«, wie O'Neill es ausdrückt. Die Belastung durch Luftverschmutzung und Zi-garettenrauch führt zum Absterben von Lungenzellen und damit zu Entzündungen. Der erhöhte Blutzuckergehalt bei Diabetes hat auf die Immunzellen die gleiche Wirkung wie eine Tüte Haribo auf ein kleines Kind: Es wird überfordert und das Ganze endet in Tränen. Alkohol schä-digt die Leber und setzt Giftstoffe frei, die (na?) zu Entzündungen füh-ren. Stress begünstigt (durch das freigesetzte Cortisol) systemische Ent-zündungen. Auch unsere lebenslange Belastung durch Infektionen spielt eine Rolle. Chronische Virusinfektionen halten das Immunsystem auf Trab und lassen es nie zur Ruhe kommen, was die Entzündungssuppe zusätzlich befeuert. Und es sind nicht nur virale Krankheitserreger: Auch die »guten« Bakterien, die wir auf und in uns tragen (das Mikro-biom), können zu Entzündungen beitragen. Ein Übermaß an Bakte-rien im Mund und die von ihnen verursachten Zahnfleischerkrankun-gen werden mit Herzinfarkt in Verbindung gebracht. Mundbakterien können über verfaulte Zähne in den Blutkreislauf gelangen und den Entzündungsthermostat nach oben steigen lassen. Wie wir sehen wer-

---

* Vegemite (das australische Marmite) wurde in den 1920er-Jahren entwickelt, verursacht durch die Versorgungskrise im Ersten Weltkrieg, wodurch die Australier keinen Zugang mehr zu die-ser köstlichen hefehaltigen Leckerei, einem beliebten Brotaufstrich auf Toastbrot, hatten.

den, sind anhaltende Entzündungen während des Alterns wahrscheinlich, besonders wenn sie mit Stress verbunden sind.

DAS PROBLEM WISSENSCHAFTLICH ANGEHEN

Welchen Zusammenhang gibt es nun laut medizinischer Forschung zwischen den Alterskrankheiten und Entzündungen? Der wissenschaftliche Prozess der Verknüpfung von Ursache und Wirkung besteht aus drei Bausteinen: wissenschaftliche Mechanismen, Krankheitsmodelle und epidemiologische Studien. Wissenschaftliche Mechanismen sind theoretische Erklärungen, wie Dinge funktionieren. In der Welt der Medizin sind das Theorien darüber, wie sich Krankheiten auf den Körper auswirken, die in klinischen Umgebungen getestet werden können. Krankheitsmodelle dienen als eine Art Sandkasten, in dem diese angenommenen Mechanismen getestet werden. Dabei werden oft kleine (und manchmal auch nicht so kleine) Tiere verwendet, die es den Wissenschaftlern ermöglichen, Aspekte eines Mechanismus isoliert zu untersuchen, zusammenzusetzen und dann ein vollständiges Bild zu erstellen. Die Aussagekraft von Krankheitsmodellen ist zwangsläufig begrenzt – die Lebenserfahrung einer Labormaus ist nicht dieselbe wie die eines alternden Menschen. Der Statistiker George Box prägte das berühmte Sprichwort »Alle Modelle lügen, einige sind nützlich«. Epidemiologische Studien sind der letzte Schritt; sie ermöglichen es den Forschenden, Krankheiten in großen menschlichen Populationen zu analysieren. Das Wort »Epidemiologie« leitet sich aus drei griechischen Wörtern ab: *epi* (an), *demos* (Menschen), *logos* (Studie). In einer idealen Studie werden Menschen miteinander verglichen, die sich bis auf die zu untersuchende Variable so weit wie möglich ähneln.

In unserem Zusammenhang könnte also die Annahme des wissenschaftlichen Mechanismus sein, dass Entzündungen einen Herzinfarkt verursachen, indem sie die Blutgefäße beschädigen, die das Herz versorgen.

Um unser Krankheitsmodell zu überprüfen, könnten wir eine Entzündung in den Blutgefäßen von Mäusen herbeiführen und feststellen, ob dies zu Herzschäden führt. Anschließend könnten wir eine epidemiologische Studie bei Menschen mit und ohne Blutgefäßentzündung durchführen und die Häufigkeit von Herzinfarkten in jeder Gruppe messen.

THERAPIE?

Kennt man die Ursache einer Krankheit, kann man Behandlungsmethoden für diese Krankheit entwickeln. Nicht alle vorgeschlagenen Behandlungsmethoden haben jedoch die von ihren Befürwortern behauptete Wirkung. Die Entwicklung neuer (evidenzbasierter) Therapien erfordert einen ähnlichen Analyseprozess wie die Ermittlung der Ursache einer Krankheit. Ein kritischer Denkansatz ist *sehr* wichtig, wenn man sich mit einem vorgeschlagenen Wundermittel, einem medizinischen Eingriff oder einer verrückten Idee befasst, die man im Internet sieht und von der man glaubt, dass man dadurch ewig leben kann. Eine Herangehensweise besteht darin, die drei Aspekte zu berücksichtigen, die eine Therapie benötigt, um effektiv zu sein: eine rationale Hypothese, ein plausibler Wirkmechanismus und, abschließend, siehe unten unter Schritt 3, der Wirknachweis in klinischen Studien. Ich empfehle, diese Kriterien auf alles anzuwenden, bevor man es ausprobiert, denn ich werde nicht immer zur Stelle sein, um zu sagen: »Nein, sich ausschließlich von handfermentiertem Yak-Joghurt zu ernähren ist kein Wundermittel gegen Diabetes, aber ja, Spazierengehen, das ist eines.«

SCHRITT 1: EINE RATIONALE HYPOTHESE

Das Wort »Hypothese« stammt aus dem Altgriechischen und bedeutet »Voraussetzung, Annahme«. Es gibt viele Arbeitsdefinitionen von »Hypothese«, über die Philosophen lange und ausgiebig streiten, manchmal sogar unter Zuhilfenahme von Schürhaken. Man kann seine ganze Berufszeit in der tatsächlichen (und nicht in der theoretischen) Wissenschaft verbringen, ohne jemals seine Meinung zur Definition von Hypothesen zu äußern. Wenn man mich dazu zwingt, würde ich sagen, dass ich mich auf die Ideen des Empirismus von Francis Bacon stütze, und zwar in einer Adaption von Karl Popper: Eine Hypothese muss falsifizierbar sein.* Die Falsifizierbarkeit spielt eine entscheidende Rolle. Damit es Wissenschaft ist, sollte eine Hypothese durch eine Gegenhypothese widerlegt werden können, die auf besseren Beweisen basiert.

Im Fall einer Intervention, bei der das Altern durch die Reduzierung von Entzündungen verlangsamt wird, brauchen wir eine überprüfbare Hypothese mit einem messbaren Ergebnis. Nehmen wir ein Beispiel aus der Praxis: Als ich nach »Anti-Aging-Lebensmittel« gegoogelt habe, tauchte als Erstes die Tomate auf. Die Frage lautet also: »Lebt man länger, wenn man Tomaten isst?« Dies kann als Hypothese umformuliert werden: »Tomaten verringern Alterskrankheiten, da sie Entzündungen reduzieren.«

SCHRITT 2: EIN PLAUSIBLER WIRKMECHANISMUS

Ist es möglich, dass die beabsichtigte Intervention auf der Grundlage des derzeitigen Wissensstands tatsächlich die vorgeschlagene Wirkung erzielt? Tomaten können durch die Moleküle, die sie rot färben, mit der Verringerung von Entzündungen in Verbindung gebracht werden. Vor allem Lycopin ist ein Antioxidans und kann einen wichtigen Immun-Signalweg hemmen, der zu Entzündungen führt (Nuklearfaktor

---

* Ich lasse immer auch ganz gerne »Ockhams Rasiermesser« einfließen – dass die einfachste Antwort immer die beste ist. Zum Beispiel: Lee Harvey Oswald hat JFK getötet, denn wenn man alle Beweise zusammennimmt, ist dies die einfachste und daher die beste Antwort.

Kappa-B, kurz NF-κB). Es gibt also einen einigermaßen plausiblen Mechanismus – der allerdings zugegebenermaßen weit davon entfernt ist zu beweisen, dass Ketchup jung hält.

SCHRITT 3: KLINISCHE PRÜFUNG

Um eine Wirkung nachzuweisen, bedarf es einer oder besser mehrerer klinischer Studien, um eine Hypothese zu verifizieren. Der Mensch macht schon so lange Versuche mit Lebensmitteln, wie es Menschen gibt – irgendwann in ferner Vergangenheit hat die erste mutige (törichte) Seele einen verschrumpelten schwarzen Pilz aus der Schnauze eines Schweins gerissen und beschlossen, dass er bestimmt sehr lecker auf Nudeln schmecken würde. Die erste echte klinische Studie wird weithin James Lind zugeschrieben, dem Chirurgen an Bord der HMS *Salisbury* im Jahr 1747. Während des österreichischen Erbfolgekriegs war die Royal Navy wieder einmal damit beschäftigt, die lästigen Freibeuter vom gegenüberliegenden Festland aus dem Ärmelkanal zu vertreiben. Nach acht Wochen auf See erkrankten zwölf Matrosen der HMS *Salisbury* an Skorbut (der, wie wir heute wissen, auf einen Mangel an Vitamin C zurückzuführen ist). Lind teilte die kranken Matrosen in sechs Zweiergruppen ein und unterzog jede Gruppe einer der (etwas eklig klingenden) folgenden Behandlungen. Sie mussten täglich Folgendes zu sich nehmen:

- Gruppe 1: 1 Liter Apfelmost
- Gruppe 2: 25 Milliliter des Elixiers Vitriol (verdünnte Schwefelsäure)
- Gruppe 3: dreimal täglich 18 Milliliter Essig
- Gruppe 4: 280 Milliliter Meerwasser
- Gruppe 5: zwei Orangen und eine Zitrone
- Gruppe 6: eine Heilpaste aus Knoblauch, Senfkörnern, getrockneten Rettichwurzeln und Myrrhe

Am sechsten Tag nahm die Obstgruppe (Gruppe 5) ihre Arbeit wieder auf, sang Shantys und ging der üblichen Seemannsroutine mit Rum, Sodomie und Peitschenhieben nach, während der Rest weiterhin stöhnte, erbrach und Zähne verlor. Entscheidend ist, dass Lind für Menschen mit der gleichen Erkrankung unterschiedliche Therapien anwandte, um die Auswirkungen vergleichen zu können.

Klinische Studien sind seit Linds Zitronen immer ausgefeilter geworden. Eine wichtige Neuerung war die Randomisierung, das heißt, die Teilnehmer wurden durch einen Computer einer Gruppe zugewiesen und nicht durch einen Studienleiter, der die Ergebnisse unbeabsichtigt verfälschen könnte, indem gesündere Personen für die Interventionsgruppe ausgewählt werden (die Gruppe, die tatsächlich ein wirksames Medikament oder eine Behandlung erhält). Eine weitere Neuerung ist die Verblindung, bei der die Teilnehmenden nicht wissen, was sie erhalten, denn das Wissen um die Behandlung kann die Ergebnisse stark beeinflussen. In Linds Studie hätte die Gruppe, die die Zitrusfrüchte aß, gewusst, dass sie nicht einen halben Liter Meerwasser trank, aber das spielte keine Rolle, da das Ergebnis – die Heilung von Skorbut – unabhängig vom Verhalten der Seeleute eintrat. Die Herausforderungen der Verblindung sind bei Verhaltensstudien allerdings besonders groß – es ist äußerst schwierig, jemandem zu verheimlichen, ob er in einer Studie, in der die Vorteile einer Chormitgliedschaft auf die Lungenfunktion untersucht werden, zur Gesangsgruppe gehört oder nicht.

Bei einigen Ergebnissen (insbesondere bei subjektiven Ergebnissen wie Schmerzen) kann das Wissen, dass man zur Interventionsgruppe der Studie gehört, die Antworten verändern. Wenn man beispielsweise den Studienteilnehmern sagt, dass die rote Pille sie glücklicher mache, wird ein Teil von ihnen glücklicher, unabhängig davon, was die Pille enthält. Dies ist der berühmte Placeboeffekt. Der Einsatz von Placebos ist eine Art Kontrollbehandlung, wobei das Placebo wie das eigentliche Medikament aussieht, aber keine wirksamen Bestandteile enthält. Allein die Einnahme einer Pille kann ausreichen, um das Wohlbefinden zu verbessern, selbst wenn die Pille nichts weiter als Zucker enthält. Erstaunlicherweise berichteten Probanden in einer Studie über eine Verbesserung ihres Reizdarmsyndroms, selbst wenn sie wussten, dass sie Pillen ohne medizinische Bestandteile einnahmen, da der Placeboeffekt so stark war.[7]

Der Placeboeffekt ist ein Beispiel für das komplexe Zusammenspiel von Geist und Körper in klinischen Studien. Menschen nehmen aus vielerlei Gründen freiwillig an klinischen Studien teil. Ein starker Glaube an eine Intervention kann ein Motivationsfaktor sein. Wenn man zum Beispiel wirklich daran glaubt, dass Blaubeeren das Altern abwenden können, ist man vielleicht eher bereit, an einer Studie teilzunehmen (und dabeizubleiben), die deren Wirkung erforscht. Die Stärke der Überzeugung könnte wiederum das Ergebnis der Studie beeinflussen. Auch der umgekehrte Fall kann eintreten: Wenn in einer Studie etwas getestet wird, von dem jeder »weiß, dass es wahr ist«, kann es schwierig werden, Freiwillige zu finden. In einer Studie wurde genau dieser Effekt untersucht. Freiwilligen wurde angeboten, mit einem Fallschirm oder einem Schein-Kontrollrucksack aus einem Flugzeug zu springen. Überraschenderweise meldeten sich 23 der 92 untersuchten Personen freiwillig.[8] Während die eigentliche Studie ein wenig albern war (das Flugzeug stand am Boden)[*], war der Gedanke dahinter wichtig. Warum sollte man sich freiwillig für eine Studie melden, wenn die Intervention so offensichtlich funktioniert? Der Placeboeffekt hat ein dunkleres Geschwisterchen, den Nocebo-Effekt, bei dem die Erwartung von Nebenwirkungen diese verschlimmert.

Im Fall unseres Tomatenexperiments könnten wir an zwei Gruppen von Menschen die Auswirkungen des Verzehrs von Tomaten auf altersbedingte Krankheiten messen. Das ist leicht gesagt, aber angesichts all der anderen kleinen Unterschiede zwischen den Menschen, die die

---

[*] Die Autoren zogen die hervorragende Schlussfolgerung, dass »die Studie nur an Teilnehmern in kleinen stationären Flugzeugen am Boden durchgeführt werden konnte, was eine vorsichtige Extrapolation auf Sprünge aus großer Höhe nahelegt«.

Wirkung der Tomaten überdecken, schwer zu bewerkstelligen. Bei einer idealen Studie würde man so viele eineiige Zwillinge wie möglich nehmen (um genetische Komponenten auszuschließen) und einem Zwilling von jedem Zwillingspaar eine zusätzliche Tomate pro Tag zu essen geben. Für ein perfektes Experiment müssten die Zwillingspaare auch zusammenleben, die gleichen Berufe ausüben und, abgesehen von der zusätzlichen Tomate, die gleichen Lebensmittel zur gleichen Zeit an den gleichen Tagen essen. Nach der Durchführung der Studie würden wir sie einfach bis zu ihrem Tod begleiten. Wenn die Tomatengruppe (im Durchschnitt) länger lebt, könnte man zu dem Schluss kommen, dass die Tomaten tatsächlich der ursächliche Faktor sind. Das ist natürlich unmöglich. Diese Herausforderungen erklären, warum Wissenschaftler Tierversuche durchführen – man kann die übrigen Variablen kontrollieren. Aber, um mein anderes Lieblingssprichwort aus der Wissenschaft zu zitieren: »Das beste Modell einer Katze ist eine Katze, vorzugsweise dieselbe Katze.«[9] Tiermodelle haben ihre Grenzen, wenn sie auf den Menschen übertragen werden sollen.[*]

Bei der Untersuchung des Alterns können die meisten Studien aus Zeit- und Kostengründen nicht bis zum Tod durchgeführt werden.

---

[*] Eine Anmerkung auf die Aussagekraft von Tierversuchen. Der Mensch ist so einzigartig und individuell wie eine Schneeflocke. Der Grad der Komplexität zwischen Menschen ist so groß, dass viele Vergleiche sinnlos sind. Bei Tieren können wir viel mehr Variablen kontrollieren. So sind beispielsweise die häufig verwendeten weißen Labormäuse genetisch identisch und werden in der gleichen Umgebung gehalten und fressen das gleiche Futter. Dies gibt uns die Gewissheit, dass der Eingriff, den wir vornehmen, die Wirkung hat, die wir ihm zuschreiben (es sei denn, es handelt sich tatsächlich um hyperintelligente pandimensionale Wesen, die an uns experimentieren). Tierversuche sind ein entscheidender Bestandteil des wissenschaftlichen Ökosystems für die Entwicklung von Ideen und für den Nachweis, dass neue Medikamente Menschen nicht sofort töten. Es wird viel Arbeit in die Reduzierung, Verfeinerung und Ersetzung von Tierversuchen gesteckt, um sicherzustellen, dass der Schaden minimal und gerechtfertigt ist. Alle Tierversuche im Vereinigten Königreich werden in einem strikten rechtlichen Rahmen durchgeführt, der kurioserweise in den Zuständigkeitsbereich des Innenministeriums fällt. Die Ergebnisse sorgfältig zu interpretieren und nicht übermäßig zu extrapolieren ist von entscheidender Bedeutung: Wie mein alter Chef Prof. Peter Openshaw einmal sagte: »Mäuse lügen nicht, aber manchmal interpretieren wir ihr Quieken falsch!«

Es müssen Kompromisse eingegangen werden. Je mehr Kompromisse eingegangen werden, desto weniger belastbar ist die Schlussfolgerung. Manchmal messen wir nicht das Endergebnis, sondern ein Korrelat – etwas, das neben der Krankheit auftritt, aber nicht zwangsläufig deren Ursache ist. Um eine schützende Wirkung von Tomaten nachzuweisen, könnten wir Proteine im Blut messen, die mit Entzündungen in Verbindung stehen. Eine Studie hat genau das getan – sie verglich die Werte eines Entzündungsmarkers namens TNF (Tumornekrosefaktor) in zwei Gruppen von Patienten mit metabolischem Syndrom: Eine Gruppe trank Tomatensaft, die andere nicht.[10] Die Autoren beobachteten deutlich weniger TNF in der Tomatensaft trinkenden Gruppe. Bevor man jedoch seinen Einkaufswagen mit Bloody Marys füllt, sollte man bedenken, dass an der Studie nur 27 Freiwillige teilnahmen.

Die Anzahl der Teilnehmer ist ein entscheidender Faktor für die Interpretation der Aussagekraft einer Forschungsstudie. Je mehr Personen an einer Studie teilnehmen, desto besser, denn wir Menschen sind so wunderbar unterschiedlich. Der Durchschnittswert einer großen Anzahl von Personen verbessert die Vorhersagekraft. Die Vorhersagefähigkeit einer Studie auf der Grundlage ihrer Größe wird als Aussagekraft bezeichnet. Eine Studie mit zu wenigen Personen wird als »nicht repräsentativ« bezeichnet. Um die statistische Aussagekraft zu erhöhen, können Studien mit anderen, ähnlichen Studien kombiniert werden: eine sogenannte Metaanalyse. Bei den Tomaten hat eine Gruppe der Northumbria University 3970 wissenschaftliche Arbeiten gescannt, in denen die Wörter »Tomate« und »Herzkrankheit« vorkommen, verwarf jedoch 3945 davon (vermutlich weil sie so unsagbar schlecht waren, dass niemand sie je lesen sollte). Die Daten der 25 verbliebenen Studien umfassten 211 704 Teilnehmer[11] und zeigten, dass diejenigen Teilnehmer mit einer höheren Lycopinaufnahme ein deutlich geringeres Schlaganfallrisiko und eine geringere Sterblichkeit aufwiesen. Also, kurz gesagt: Wir sollten mehr Tomaten essen, und das Problem ist gelöst.

Wenn das doch nur so einfach wäre. Um den amerikanischen Journalisten H. L. Mencken zu paraphrasieren: »Für jedes komplexe Problem gibt es eine einfache Lösung, und die ist falsch.«[12] Jede Zelle in unserem Körper ist außerordentlich komplex, so komplex, dass es mir ein absolutes Rätsel ist, was darin passiert. Diese unermesslich komplexen Zellen bilden dann Gewebe, die Organe bilden, die Körper bilden, die einen eigenen Geist besitzen und mit der Welt auf unerschöpfliche und einzigartige Weise interagieren. Einfach ausgedrückt: Auch Altern ist komplex. Das ist fast genauso wenig hilfreich wie die Behauptung, das Geheimnis, gesund zu altern, bestehe darin, mehr Tomaten zu essen.

Es muss einen Mittelweg geben, einen Weg, der die Komplexität des Systems widerspiegelt, sich aber in konkrete Aktionen umsetzen lässt, um unser Leben zu verbessern. Ein Ansatz zur Vermeidung von Alterskrankheiten ist, die Faktoren, die sie verursachen, von vornherein zu vermeiden. Glücklicherweise sind Gesundheit, Altern und Krankheit miteinander verbunden; eine Verhaltensänderung zur Verringerung einer Krankheit, zum Beispiel des Herzinfarkts, verringert auch das Risiko von Schlaganfällen und Demenz. Doch auch die Kehrseite der Medaille trifft zu: Wenn man einen Herzinfarkt hat, folgen dicht darauf höchstwahrscheinlich eine ganze Reihe anderer Krankheiten.

Und doch können wir uns alle an Beispiele von Menschen erinnern, die bis zu ihrem 100. Lebensjahr munter rauchen und trinken. Umwelteinflüsse sind extrem wichtig, sie sind jedoch nicht für alles verantwortlich. Langlebigkeit tritt in der Regel in bestimmten Familien gehäuft auf, was auf eine vererbbare Komponente hindeutet, die möglicherweise auf die Genetik zurückzuführen ist. Dies nehme ich zum Anlass für ein Selbstexperiment, um hoffentlich das Geheimnis des besseren Alterns zu lüften – ich lasse meine Gene auslesen.

KAPITEL 2

UNSER GENOM – EIN MIESER VERRÄTER

Nachdem ich mich also mit den Mechanismen des Alterns und des Todes intensiv auseinandergesetzt hatte, war ich auch nicht positiver gestimmt, was die Unausweichlichkeit meines Verfalls und meines endgültigen Ablebens betraf. Deswegen wendete ich mich der Wissenschaft zu, um herauszufinden, was mir die Zukunft wohl bringen würde. Zunächst musste ich herausfinden, welches von meinen Organen mir am wahrscheinlichsten einmal Probleme machen würde. Da, um den britischen Dichter Larkin zu paraphrasieren, meine Eltern mich mit ihren Fehlern überschüttet haben, war es am besten, mit der Vererbung zu beginnen.

Vor langer, langer Zeit konnte man lediglich versuchen, sein Schicksal vorherzusagen, indem man seine Vorfahren betrachtete. Das ist bestenfalls ungenau, vor allem, weil sich Risiko und Exposition gegenüber Schadstoffen im Laufe unseres Lebens stark verändert haben. Das Spektrum an Krankheitsverursachern, mit denen wir heute konfrontiert sind, unterscheidet sich so sehr von dem vor 100 Jahren, dass Vergleiche nahezu irrelevant sind. Selbst wenn unsere Großeltern tödliche Krankheitserreger gemieden hätten, waren sie in ihrem Leben völlig anderen Giftstoffen ausgesetzt, als wir es heute sind. Die Wahrscheinlichkeit zu rauchen, in einem Bergwerk zu arbeiten, Kontakt mit giftigen Chemikalien am Arbeitsplatz zu haben, Smog einzuatmen oder verschmutztes Wasser zu trinken, ist heute viel geringer als bei Menschen, die vor 100 Jahren geboren wurden. Ebenso ist es heutzutage viel wahrscheinlicher, dass man frisches Gemüse isst, die meisten seiner Zähne behält und wenn nötig ein Antibiotikum bekommt. In meiner unmittelbaren vierköpfigen Familie wären drei Familienmitglieder ohne die moderne Medizin bereits tot: ich (Krebs), mein Sohn (Infektion) und meine Tochter (Mekoniumaspiration bei der Geburt).

Das Wissen, dass meine Großeltern an einem Schlaganfall (eine Spätfolge des Zweiten Weltkriegs), einer Lungenentzündung (verursacht durch Rauchen) und an vaskulärer Demenz (als Nebeneffekt vom Rauchen) gestorben sind, hilft mir nicht viel weiter, da ich es vermieden habe, in einem brutalen Winterfeldzug in den italienischen Bergen zu kämpfen und ich auch nicht rauche. Dem aufmerksamen Leser wird auffallen, dass bislang nur von drei der insgesamt vier Großeltern die Rede war. Meine Großmutter väterlicherseits starb als Einzige an »Altersschwäche«, was ebenso wenig aussagekräftig ist. Die gute Nachricht ist, dass es vereinzelte Beispiele für Langlebigkeit in meiner Familie gibt. Meine Großtante wurde reife 90 Jahre alt. Doch dahinter steckt wahrscheinlich ein gewisses Maß an familiärer Rosinenpickerei – in den meisten Familien gibt es wohl irgendwo einen entfernten Verwandten, der die Hundertermarke überschritten hat, und auch einen anderen, der jung gestorben ist.

Verwenden wir stattdessen eine andere Herangehensweise – die Gensequenzierung, die in den letzten 25 Jahren seit der ersten »vollständigen« Sequenzierung des menschlichen Genoms außerordentliche Fortschritte gemacht hat.[*] Seit diesem bahnbrechenden Ereignis hat sich die

---

[*] Gemeinhin wird als Datum für die erste vollständige Sequenzierung des menschlichen Genoms das Jahr 2003 angegeben, doch die vollständige Sequenzierung des menschlichen Genoms wurde erstaunlicherweise erst 2022 abgeschlossen. Die Version aus dem Jahr 2003 enthielt 92 Prozent der Sequenz und umfasste die wichtigsten Gene. Ein großer Teil unserer DNA ist jedoch sehr repetitiv. Die zum Ablesen der DNA verwendeten Techniken hatten mit diesen Wiederholungen zu kämpfen, sodass es weitere 20 Jahre dauerte, bis die komplette Entschlüsselung der drei Milliarden Sequenzen abgeschlossen war.

Sequenzierung, die von einem globalen Konsortium von verschiedenen Partnern mit einem Kostenaufwand von mehreren Millionen US Dollar durchgeführt worden war, zu einem relativ preisgünstigen kommerziellen Kit für den Hausgebrauch entwickelt. Die Kosten für eine Genomsequenzierung sind von 100 Millionen Dollar im Jahr 2001 auf 1000 Dollar im Jahr 2023 drastisch gesunken, gewissermaßen von denen eines Spionagesatelliten auf die eines iPhones. Durch die logarithmische Kostensenkung können Gensequenzierungen sowohl im Labor als auch in Krankenhäusern viel routinemäßiger angewendet werden.

Doch was bedeuten all diese genetischen Informationen und wie wirken sie sich auf unsere Gesundheit aus?

MÖNCHE UND ERBSEN

Gene bilden die grundlegende Einheit bei der Vererbung. Sie dienen als Gebrauchsanweisung für die Herstellung von Zellen. Ein Gen verschlüsselt ein Protein. Proteine wiederum bilden unsere Zellen. Unsere Zellen bestehen zwar aus mehr als nur Proteinen, doch sie übernehmen die Hauptarbeit – sie erfüllen strukturelle, signalgebende und synthetische Funktionen. Proteine bauen die Zellen auf, die Zellen das Gewebe, das Gewebe die Organe und die Organe den Menschen. Die Gebrauchsanweisung für die Proteine dienen also als Gebrauchsanweisung für uns. Es ist verblüffend, dass alles und jeder, der lebt und jemals gelebt hat, denselben genetischen Code verwendet, um seinen Körper aufzubauen. Man braucht nur einmal um sich herum zu schauen: Alle Lebewesen, die man sehen kann, verwenden dieselbe Software, die allen zugrunde liegt. Und obwohl sie denselben Code und dieselben Bausteine verwenden, gibt es genug Vielfalt, um sowohl Sonnenblumen als auch Sonnen- bzw. Malaienbären zu codieren. Selbst innerhalb der Arten gibt es genügend Kombinationsmöglichkeiten, um sicherzustellen, dass, abgesehen von eineiigen Zwillingen, keine zwei Menschen genetisch genau gleich sind. Das ist eines dieser Dinge, die so erstaunlich sind, dass man am besten nicht zu tief darüber nachdenken sollte.*

Gregor Mendel entwickelte als Erster die Idee der diskreten Vererbungseinheiten mit seinen berühmten Erbsenpflanzen. Er wurde 1822 als Johann in einer armen mährisch-österreichischen Bauernfamilie im heutigen Tschechien geboren und wurde Mönch, um seine Ausbildung fortzusetzen, dafür nahm er den eingedeutschten Namen Gregor an. Die Tatsache, dass er ein Mönch war, hat ihm wahrscheinlich geholfen, wissenschaftlich voranzukommen, denn die Experimente sind per Definition zeitaufwendig – er untersuchte mehrere Generationen der bescheidenen Erbse. Mir fehlt diese Geduld – ich dränge mein Laborteam dazu, mir ihre Ergebnisse mitzuteilen, sobald die genetischen Experimente abgeschlossen sind, wenn nicht sogar noch früher. Er untersuchte sieben verschiedene Merkmale der Erbse: Samenform, Blütenfarbe, Samenfarbe, Schotenform, Schotenfarbe, Blütenposition und Pflanzenhöhe. Die Merkmale verhielten sich zwischen den Generationen so ähnlich, dass wir die Blütenfarbe als Beispiel verwenden können, um die Mendel'schen Vererbungsregeln zu erklären. Mendel verglich zwei Farben von Erbsenblüten, rote und weiße. Vor Mendel glaubte die Wissenschaft, dass die Nachkommen eine gleichmäßige Mischung aus beiden Elternteilen darstellen und dass man daher beim Mischen von roten und weißen Erbsenpflanzen eine rosafarbene Pflanze erhält – dies wurde als gemischte Vererbung bezeichnet. Mendel hat dies widerlegt. Er kreuzte eine rote mit einer weißen Erbse, und siehe da, die Nachkommen der ersten Generation (manchmal auch F1 genannt) hatten *alle* rote Blüten. Als er dann jedoch seine F1-Erbsenpflanzen miteinander kreuzte (Erbseninzest war nicht verboten), blühten die Nachkommen *nicht* alle rot: auf drei rot blühende Pflanzen kam eine weiß blühende. Dies deutet darauf hin, dass es zwei Ausfertigungen des Gens gibt, das die Blütenfarbe be-

---

* Neben der Frage, wie das Universum unendlich und gleichzeitig expandierend sein kann oder der unerklärlichen Faszination des modernen Jazz.

stimmt, und dass sie sich unabhängig voneinander segregieren. Die genetische Ausstattung von einer Pflanze (oder von uns) wird als Genotyp bezeichnet, ein unsichtbarer Motor, der ihre Eigenschaften bestimmt. Die äußerlich sichtbaren Merkmale werden als Phänotyp bezeichnet. Die Wechselwirkungen zwischen den Genen bestimmen den Phänotyp. Mendel bezeichnete das Gen, das sich im Phänotyp durchsetzt – in diesem Fall die Farbe Rot –, als dominant und das unterdrückte Gen als rezessiv. Diese Terminologie wird immer noch für binäre Merkmale verwendet. Es stellt sich allerdings die Frage, ob Mendel seine Ergebnisse aufpoliert hat; Mendels Unterlagen wurden nach seinem Tod verbrannt. Nach Ansicht des Genetikers und Mathematikers Ronald Fisher sind die experimentellen Daten etwas zu perfekt, die Ergebnisse sollten etwas unruhiger sein; eigentlich sollten Statistiker bei krummen Verteilungen keine Ausreißer unterschlagen. Fishers eigenes Vermächtnis hat allerdings mehr als nur einen leichten Eugenik-Beigeschmack.

D, R UND ANDERE NAS

Während Mendel die grundlegende Theorie entwickelte, dass Gene von einer Generation zur nächsten übertragen werden, blieb der molekulare Mechanismus dafür unklar. Man ging davon aus, dass der Zellkern die genetische Information beherberge, doch es dauerte lange, bis nachgewiesen werden konnte, dass die DNA das Molekül der Vererbung ist. Die Rolle der DNA als Schlüsselmolekül wurde durch die Arbeit vieler Menschen deutlich, von denen keiner James, Francis oder gar Rosalind hieß. Oswald Avery nahm deren Arbeit vorweg, er zeigte, dass die Nukleinsäure der Stoff ist, aus dem Gene gemacht werden, indem er einzelne Bestandteile von Bakterien eines nach dem anderen in eine Kultur einbrachte und damit bewies, dass Merkmale erst nach Zugabe von DNA übertragen werden. Leider ist der Weg zum DNA-Ruhm mit Menschen übersät, die nicht die Anerkennung erhielten, die sie eigentlich verdient hätten. Avery wurde ab den 1930er-Jahren fast jährlich für den Nobelpreis nominiert, erhielt ihn jedoch nicht, während Rosalind Franklin aufgrund von Sexismus und Tod leer ausging.[*]

Die DNA besteht aus vier verschiedenen Basen, die in der Regel mit den Buchstaben A, T, C und G bezeichnet werden: Adenin, Thymin, Cytosin und Guanin. In der Doppelhelix ergänzen sich die DNA-Stränge gegenseitig; A paart sich immer mit T und G mit C. Wenn sich eine Zelle teilt und sich dabei die beiden DNA-Stränge trennen, können sie mit ihren exakten Partnern wieder zusammengesetzt werden. Damit die Anweisungen der DNA zur Herstellung von Proteinen verwendet werden können, erstellt ein kleineres Molekül namens RNA eine Kopie eines Teils des genetischen Codes und bringt sie zu den Ribosomen, den Fabriken der Zelle. Jedes Triplett von DNA-Buchstaben (Codon genannt) codiert eine Aminosäure, und die Reihenfolge der Codons gibt die Reihenfolge der Aminosäuren vor. Setzt man Aminosäuren in bestimmten Kombinationen zusammen, erhält man ganze Proteine. Es gibt 20 verschiedene Aminosäuren, die sich grob danach einteilen lassen, ob sie positiv oder negativ geladen sind und ob sie Wasser abstoßen oder nicht. Die Kombination dieser Eigenschaften und die Aminosäuren, aus denen ein Protein besteht, bestimmen seine Form und damit seine Funktion (Abbildung 4).

In der Aussage »Wenn sich die beiden DNA-Stränge trennen, können sie sich wieder zusammensetzen« steckt eine Menge Molekularwissenschaft, an der zahlreiche Proteine mit der Endung -ase beteiligt sind. Die Komplexität des Prozesses, der die DNA-Replikation ermöglicht, trägt zu einem weiteren Merkmal der Genetik bei – der Mutation, dem Motor der Evolution. Jede Änderung in der DNA-Se-

---

[*] Ein Kriterium, um einen Nobelpreis zu erhalten, ist, dass er nur an Lebende vergeben wird; mit einer Ausnahme: Ralph Steinmann verstarb bedauerlicherweise in der Zeitspanne zwischen Entscheidung und Bekanntgabe.

quenz kann als Mutation betrachtet werden. Kleine Änderungen in der Reihenfolge der Aminosäuren können große Veränderungen in der Funktion des Proteins bewirken, das sie bilden. So codieren drei Sätze von DNA-Tripletts beispielsweise nicht nur Aminosäuren, sondern auch sogenannte Stopcodons. Diese tun genau das, was im Code steht – sie weisen die Ribosome an, die Herstellung des Proteins zu beenden. Mutationen, die ein Aminosäurecodon in ein Stopcodon umwandeln, haben starke Auswirkungen und führen zu einem vorzeitigen Abbruch der Proteinbildung und zu seinem Funktionsverlust.

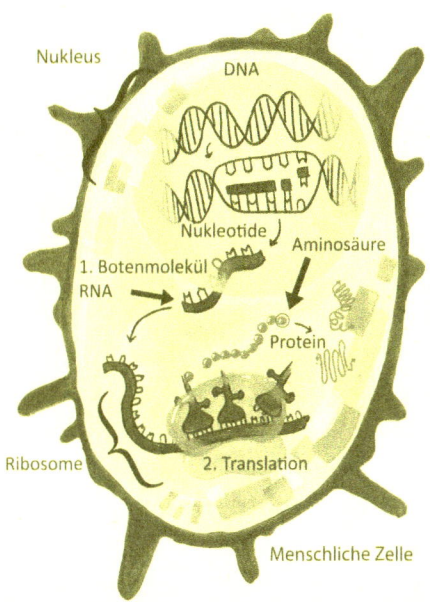

Abbildung 4. Wie eine Zelle funktioniert. Vereinfachte Darstellung einer »normalen« menschlichen Zelle. Sie zeigt, wie Informationen von der DNA-Leihbibliothek über das Botenmolekül RNA zu den Proteinfabriken (den Ribosomen) gelangen. Das ist wichtig, um zu verstehen, wie unsere Gene unsere Zellen und letztendlich unseren Körper bilden.

Einige der dramatischsten genetischen Krankheiten werden durch Mutationen mit Funktionsverlust verursacht, darunter die Duchenne Muskeldystrophie.* Kleine Veränderungen in der Gensequenz können erhebliche Konsequenzen haben. Die Entfernung oder der Verlust (Deletion) einer einzigen Aminosäure im *CFTR*-Gen (*CFTR* steht für Cystic Fibrosis Transmembrane Conductance Regulator) reicht aus, um es zu zerstören und Mukoviszidose (Cystic Fibrosis, CF) zu verursachen. Bei der häufigsten Mutation der Mukoviszidose, F508del, fehlt eine Phenylalanin-Aminosäure an der Position 508 (daher »del« für »deleted«). Die gute Nachricht ist, dass ein neues Medikament, Trikafta (in der EU heißt dieses Medikament Kaftrio, Anm. d. Übers.), die Auswirkungen dieser Mutation rückgängig machen und man damit diese bislang verheerende Krankheit behandeln kann.

Manche Mutationen sind neutral – Ähnliches wird mit Ähnlichem codiert; andere Mutationen (wie Deletionen) sind schlecht. Doch eine kleinere Untergruppe kann das Protein verbessern oder zumindest eine Grundlage für künftige Verbesserungen schaffen. Die Evolution macht sich diese vorteilhaften Veränderungen zunutze. Ein Paradebeispiel dafür ist die Pfeffermotte, von der es zwei Varianten gibt, eine dunkle und eine helle. Während der industriellen Revolution begann die dunkle Motte zu überwiegen, weil die Bäume mit schwarzem Ruß bedeckt waren, wodurch diese Motte besser getarnt war. Hellere Motten kamen dagegen in einer saubereren Landschaft besser zurecht und verbreiteten sich, als die Luftqualität wieder besser wurde.

---

* Die Duchenne Muskeldystrophie (DMD) wird durch Funktionsverlust-Mutationen im Dystrophin-Gen verursacht. Gene haben eine seltsame und wunderbare Reihe von Namenskonventionen: Manchmal gibt der Name die Funktion an, manchmal sind sie nach der Krankheit benannt, auf die sie sich beziehen, und manchmal einfach nach der Laune einer Fruchtfliegengenetikerin. DMD ist nach dem französischen Neurologen Guillaume Duchenne benannt, der zwischen einem echten »Augenlächeln« und einem falschen »Nur-Mund-Lächeln« unterschieden hat. Sogar Stopcodons können komische Namen haben. Das Erste, das entdeckt wurde, heißt Amber (benannt nach seinem Entdecker Harris Bernstein). Die später entdeckten Stopcodons heißen Ocker und Opal, um das Farbthema aufzugreifen.

Jedes unserer Gene enthält mehrere mögliche Varianten, die Allele genannt werden. Verschiedene Allele können sich in verschiedenen körperlichen Phänotypen ausdrücken. Einige haben große Auswirkungen wie die CF-Mutation, andere haben sichtbare Auswirkungen wie die Augenfarbe, andere haben nur in Kombination mit anderen Genen Auswirkungen und wieder andere haben keine Auswirkungen. Die meisten Veränderungen zwischen verschiedenen Allelen bestehen aus einem einzigen Nukleotid (einem Buchstaben im Code): Diese werden als Einzelnukleotid-Polymorphismen (*Single Nucleotide Polymorphisms*, kurz SNPs, ausgesprochen: Snips) bezeichnet.

STAMMBÄUME

Unsere Gene mit ihrer wunderbaren Vielfalt sind in den drei Milliarden Basenpaaren der menschlichen DNA und dabei wiederum in einzelnen Paketen, den Chromosomen, verpackt. Jede Zelle enthält 46 dieser Pakete, die in 23 Paaren angeordnet sind. In verschiedenen Stadien des Lebenszyklus der Zelle und mit einem ausreichend starken Mikroskop kann man die Chromosomen in ihrer charakteristischen exzentrischen X-Form sehen. Die Länge der Chromosomen variiert etwa zwischen 50 000 und 260 000 Basenpaaren. Jedes Chromosomenpaar enthält ein Paar jedes Gens. Ein großer Vorteil von zwei Kopien jedes Gens ist die Redundanz: Wenn eine Kopie ausfällt, kann die andere sie ersetzen. Wir haben von jedem Elternteil eine Hälfte des Chromosomenpaars erhalten, bei denen wiederum eines von jedem Paar von deren Eltern stammen. Das bedeutet, dass jeder Mensch 50 Prozent seiner DNA mit jedem seiner Eltern teilt, 25 Prozent mit jedem Großelternteil und so weiter. Die Vermischung der genetischen Informationen in jeder Generation ist einer der Hauptgründe, warum sich die sexuelle Fortpflanzung entwickelt hat: Sie vergrößert die Vielfalt, auf die die natürliche Selektion wirkt.

Die genetische Beziehung zu unseren Geschwistern ist komplexer als zu unseren Eltern. Jede Samenzelle deines Vaters enthält 50 Prozent seiner Chromosomen, jede Eizelle deiner Mutter 50 Prozent ihrer Chromosomen. Das Gleiche gilt für deine Schwestern und Brüder, aber du erhältst nicht unbedingt die gleichen 50 Prozent. Wenn man zwei verschiedene Spermien desselben Vaters (oder Eizellen derselben Mutter) vergleicht, haben sie im Durchschnitt 50 Prozent ihrer Gene gemeinsam. Geschwister teilen sich also im Durchschnitt 50 Prozent ihrer Gene. Wie mich meine Kollegin Dr. Vanessa Sancho-Shimizu jedoch aufmerksam machte, kann die zufällige Auswahl der Chromosomen dazu führen, dass die genetische Überschneidung bei Geschwistern zwischen 0 und 100 Prozent liegt. Das heißt, wenn zwei identische Spermien zwei identische Eizellen befruchten, könnten theoretisch hundertprozentig identische Geschwister zu unterschiedlichen Zeitpunkten geboren werden – also eineiige Zwillinge, die nicht gleichzeitig geboren sind! Die Chancen dafür sind jedoch verschwindend gering (1 zu 70 Milliarden). Die Mathematik dahinter ist die Gleiche, wie wenn man rote und grüne Socken aus einer Kommode mit 23 Schubladen zieht. Da wir 23 Chromosomenpaare haben, gibt es 8 324 608 mögliche Kombinationen für jedes Spermium oder jede Eizelle, und diese enormen Zahlen werden miteinander multipliziert. Die Ähnlichkeit nimmt zu, je näher die Eltern miteinander verwandt sind. Das erklärt, warum es nicht ratsam ist, mit Cousins oder Cousinen zu schlafen: Je näher man sich im Stammbaum steht, desto mehr Gene hat man gemeinsam und desto größer ist die Wahrscheinlichkeit, dass ein ungewollter Nachkomme zwei Kopien von fehlerhaften Genen erhält. Wenn ein Elternteil eine fehlerhafte Kopie eines Gens trägt, nimmt meistens die gesunde Kopie des anderen Elternteils bei den Chromosomen den Platz ein und sorgt dafür, dass es normal funktioniert. Wenn Eltern jedoch enger miteinander verwandt sind, können sie beide Träger eines fehlerhaften Gens sein, sodass bei den Nachkommen möglicherweise eine genetische Störung zur Ausprägung kommt.

Verwandtenehen können in isolierten Gemeinschaften zu Komplikationen führen – wie in den europäischen Königshäusern des 19. Jahrhunderts erhöht ein begrenzter Genpool die Wahrscheinlichkeit, dass die Nachkommen zwei Kopien eines mutierten Gens erhalten. Es kann auch zu Problemen führen, wenn eine kleine Anzahl von Individuen eine Gemeinschaft gründet, der sogenannte Gründereffekt. Stammt eine Kolonie nur von einer Handvoll Pionieren ab, werden alle ihre Nachkommen Genvarianten aus demselben begrenzten Stapel ziehen. Sollte einer der Gründer eine ungewöhnliche Mutation tragen, dann hat diese eine viel höhere Penetranz, was theoretisch auch eine Herausforderung für permanentes Leben auf dem Mars darstellt.

Kleine Gemeinschaften mit zahlreichen Verwandtenehen werden oft von einem viel höheren Anteil an seltenen genetischen Krankheiten heimgesucht. Wenn man den Grad der Blutsverwandtschaft zu seinen Mitmenschen kennt, kann man dieses Risiko verringern. In Island sind die verwandtschaftlichen Beziehungen innerhalb der Bevölkerung sehr eng: Das Land hat nur 375 000 Einwohner und relativ wenig Zuwanderung. Das führt zu einem recht kleinen Pool, aus dem die Heiratswilligen fischen können. Glücklicherweise wird im *Íslendingabók*, dem »Buch der Isländer«, die gesamte isländische Genealogie (und damit auch die Genetik) aufgezeichnet, sodass man sehen kann, wie eng der Verwandtschaftsgrad mit dem potenziellen künftigen Partner ist. Das *Íslendingabók* wurde jetzt mit einer App digitalisiert, die eigentlich »Kin-der« heißen müsste (*kin* heißt auf Englisch »verwandt«, auf Isländisch funktioniert das Worstpiel wohl nicht). Selbst in größeren Ländern ist jeder ein bisschen mit jedem verwandt – im Vereinigten Königreich haben die Menschen durchschnittlich 193 000 lebende Cousins und Cousinen (bis zum sechsten Grad). Man könnte die Stadt Norwich mit den eigenen Verwandten füllen (und manche Leute tun das auch).

Unabhängig von den Verwandtschaftsbeziehungen unserer Eltern wirkt sich die Genetik auf unsere Gesundheit aus, aber nicht so simpel, wie wir uns vielleicht vorstellen (oder wünschen). Geschichten wie die der »Jim-Zwillinge« sind faszinierend, aber nicht wirklich repräsentativ dafür, wie die Genetik funktioniert. Das ist ihre Geschichte: Im Jahr 1940 wurde ein Zwillingspaar bei der Geburt getrennt und von verschiedenen Familien adoptiert. Die Jungen hießen beide Jim, besaßen beide einen Hund namens Toy, waren beide zweimal verheiratet, zuerst mit Linda und dann mit Betty, und nannten ihren ersten Sohn Jim. Jim 1 und Jim 2 rauchten beide und fuhren einen Chevy. Leider ist dies kein Beleg für irgendetwas, außer dass man, wenn man intensiv genug sucht, erstaunliche Zufälle finden kann. In den 1940er-Jahren hießen viele amerikanische Männer Jim und viele Frauen Betty, fast alle rauchten, und Chevrolets waren sehr verbreitet. Die Übereinstimmung der Hundenamen ist auffälliger, aber man kann darauf wetten, dass die Jims unterschiedliche Zeitungen lasen, dass der eine Kaffee mit Milch und Zucker trank, der andere nicht, und dass sie Fans von verschiedenen Baseballteams waren. Der Mensch liebt es, Muster zu finden, aber das macht sie deswegen nicht sinnvoll.

Einfach ausgedrückt: Die menschliche Genetik ist keine simple Angelegenheit. Zwar enthält jede Erbsenzelle mehr DNA als eine menschliche Zelle (4,5 Milliarden DNA-Basenpaare im Vergleich zu 3 Milliarden beim Menschen), doch man könnte zu Recht argumentieren, dass der Mensch in vielerlei Hinsicht komplexer ist. Und wenn man es darauf anlegen würde, könnte man dieses Streitgespräch mit einer Erbsenpflanze mit ziemlicher Sicherheit für sich entscheiden.[*] Um mehr über die Humangenetik zu erfahren, sprach ich mit Dr. Adam Rutherford, Genetiker, Rundfunksprecher und Autor mehrerer Bücher, darunter *Control*, das über die dunklere Geschichte der Genetik berichtet).[1] Als wir uns per Videokonferenz kennenlernten, verband uns, wie es sich für vernünftige Menschen gehört, die gemeinsame Leidenschaft für Cricket. Nachdem wir die miserable Form des englischen ODI-Teams bedauert hatten, kamen wir auf die Genetik zu sprechen. Als Erstes betonte er, dass die Genetik viel, viel komplexer ist als das, was in den Schulbüchern steht. Natürlich gibt es einige wich-

---

[*] Obwohl man auch vermuten könnte, dass vielleicht etwas nicht so ganz stimmt, wenn man sich auf Diskussionen mit Erbsenpflanzen einlässt. Dennoch ist mit *Pisum sativum* zu diskutieren wahrscheinlich erfreulicher als manche Kontroverse in den sozialen Medien.

tige Krankheiten, die mit einzelnen Genen zusammenhängen – Mukoviszidose, Sichelzellenanämie und verschiedene Formen der Hämophilie. Aber »die Genetik ist eher probabilistisch als deterministisch«, erklärt er mir, und die meisten unserer Merkmale sind nicht durch einfache Mendel'sche Gesetze determiniert. Beispiele für Merkmale mit nur einem Gen sind fast durchweg trivial, wie etwa die Form der Ohrläppchen, das Krümmen der Zunge und übel riechendes Spargelpipi. Und Spargelpipi ist nicht einmal so unkompliziert: 871 verschiedene Genmutationen stehen in Verbindung mit Spargelanosmie (also der Unfähigkeit, ihn zu riechen).[2]

Selbst das klassische Beispiel, das in der Schule gelehrt wird – braune gegenüber blauen Augen – ist eine blanke Lüge. Meist wird den Schülern beigebracht, es sei monogen, also durch nur ein Gen bestimmt, wobei braun gegenüber blau dominant ist. Tatsächlich wird es aber von zwei verschiedenen Genen gesteuert, *OCA2* und *HERC2*.[3] Das Protein, das von *OCA2* codiert wird, beeinflusst die Produktion von Melanin: Wenn man ein funktionierendes Exemplar davon besitzt, enthalten die Augen braunes Pigment. Allerdings braucht man auch ein funktionierendes *HERC2*-Protein, um *OCA2* zu aktivieren. Man kann also zwei »braune« *OCA2*-Kopien und trotzdem blaue Augen haben, weil man zwei »blaue« Kopien von *HERC2* besitzt. Außerdem kann die Iris ja auch noch eine grüne, haselnussbraune, hellblaue, dunkelblaue, bernsteinfarbene, graue oder irgendeine andere Färbung haben.

Während die Mendel'sche Vererbungslehre von Erbsenblüten relativ leicht zu verstehen ist, erklärt sie nicht wirklich die Komplexität der Menschheit, insbesondere bei Merkmalen wie der Intelligenz oder der Langlebigkeit. Zu den anderen, nicht Mendel'schen Vererbungsarten gehören: unvollständige Dominanz (bei welcher der Phänotyp zwei Gene vermischt – wie rosa Blumen, aber bitte sagt Gregor nichts davon), Co-Dominanz (bei der beide Gene zum Ausdruck kommen können – zum Beispiel sowohl schwarze als auch weiße Federn bei ein und demselben Huhn), Genverknüpfung (bei der zwei Gene so nah beieinanderliegen, dass die Phänotypen fast immer zusammen auftreten –

wie blondes Haar und blaue Augen) und multiple Allele (die zu mehr als zwei möglichen Phänotypen führen).

Erschwerend kommt hinzu, dass wir unsere genetischen Informationen nicht nur von unserem Zellkern erhalten. Das Mitochondrium, das Kraftwerk der Zelle, ist eigentlich ein Bakterium, das glücklich mit uns zusammenlebt. Wir erben Mitochondrien ausschließlich von unseren Müttern (eine Eizelle ist zehn Millionen Mal größer als ein Spermium) und die DNA, welche die Mitochondrien steuert, lässt sich ausschließlich auf eine einzige Vorfahrin (mit dem Namen Eva) zurückführen.

Die Genetik ist mit der Abstammung verwoben, Rutherford betonte jedoch, dass selbst diese Beziehung mehr umfasst als ein einfaches Eltern-an-Kind-Narrativ über Generationen hinweg. »Genetische Genealogie und Genealogie sind nicht dasselbe, und sie weichen im Laufe der Zeit zunehmend voneinander ab.« Zwar erhalten wir unsere Gene von unseren Eltern, aber der Prozess der Halbierung und Vermischung der genetischen Informationen in jeder Generation bedeutet, dass wir bis zu unseren Urgroßeltern nur noch 12,5 Prozent von jedem von ihnen erhalten. Wenn man elf Generationen zurückgeht, kann es sein, dass man von der Hälfte der Vorfahren in direkter Linie keine genetischen Informationen mehr aufweist. Ich kann meinen Familienstammbaum zehn Generationen zurückverfolgen, bis zu John Tregoning, der in Gwennap, Cornwall, irgendwann in den frühen Jahren des 17. Jahrhunderts geboren wurde. Und obwohl wir denselben Vornamen haben (wie fünf andere meiner Vorfahren in direkter Linie – wir Tregonings sind offensichtlich nicht besonders einfallsreich[*]), teilen wir wahrscheinlich nur unsere Y-Chromosomen. Es ist sehr wahrscheinlich, dass eine meiner beiden Schwestern keine direkten Gene von John Tregoning geerbt hat (dem aus Gwennap, nicht von mir – ja, ja, wir stammen zwar aus Cornwall, aber nun wirklich!).

---

[*] Falls sich das jemand fragt: Das Wort »Tregoning« bedeutet wahrscheinlich »of Connon's homestead« und geht auf eine kleine Bergfestung ganz in der Nähe von Helston in Cornwall zurück.

Meine Frage an Rutherford nach dem größeren, komplexeren Stammbaum der Menschheit beantwortete er mit einer großartigen frohen Botschaft – wir alle haben königliche Wurzeln: »Alle Europäer sind direkte Nachkommen von Karl dem Großen«, erklärte Rutherford. Allerdings ist diese Verbindung ziemlich fadenscheinig. »Alle Europäer sind auch die Nachkommen von Karls Kloputzer und, offen gesagt, auch von jedem anderen, der zu dieser Zeit lebte.« Rutherford bedient sich Karls des Großen als Vergleich, weil ein direkter Nachweis, nämlich die Genealogie des Heiligen Römischen Kaisers, existiert und Karl weit genug in der Vergangenheit lebte (etwa 1000 Jahre), sodass sich die genetischen Stammbäume der Menschen in der Zwischenzeit stark vermischt haben. Damit ist letztlich jeder mit jedem verwandt. Diese Vermischung der Stammbäume reicht bis über die europäischen Küsten hinaus. Der Punkt der gemeinsamen Abstammung aller Menschen auf der Erde liegt etwa 6000 Jahre zurück, was seltsam erscheint, da sich die verschiedenen Stämme auf der Erde weit früher getrennt haben. Doch wie mir Rutherford erklärt: »Wenn es zwei Dinge gibt, in denen die Menschheit gut ist, dann sind das Wandern und Vögeln.« Die Kolonisierung (und Vergewaltigungen) führte dazu, dass europäische Gene in andere, zuvor isolierte Stammbäume einflossen, was den gemeinsamen Ausgangspunkt der Abstammung zeitlich weiter verschiebt.

Doch was sagte mir mein neu erworbenes Genetik-Wissen über mein Krankheits- und Sterberisiko?

RISIKOGESCHÄFT

Jetzt ist es Zeit für ein entscheidendes Konzept: Risiko ist relativ. Wenn man Extreme vermeidet, sind nur sehr wenige biologische Dinge absolut. In fast jeder Situation gibt es jemanden oder etwas, der oder das von der Masse abweicht (zumindest wenn man Einzelberichte betrachtet). Mein Großvater mütterlicherseits rauchte, trank täglich Gin, kämpfte im Zweiten Weltkrieg in Burma (dem heutigen Myanmar) und erreichte dennoch irgendwie ein hohes Alter. Queen Elizabeth, die Mutter von Elisabeth II, wurde trotz ihres Konsums von Dubonnet und Gin, Rotwein und Champagner Rosé 101 Jahre alt. Alles, was wir tun, birgt ein gewisses Risiko. Bei jeder noch so zuckersüßen Tätigkeit wird sich jemand verletzt haben. Der muslimische Historiker al-Jāḥiẓ aus dem 9. Jahrhundert wurde von seiner eigenen Bibliothek erschlagen. Und es sind nicht nur altehrwürdige Gelehrte, die sich an profanen Dingen verletzen: 2001 passierte dies 40 Briten beim Umgang mit Teekannenwärmern, 91 verletzten sich an Brotkästen und 6000 beim Hose-Anziehen. Die »gute Nachricht« ist, dass die Verletzungen durch Schwämme und Luffa-Schwammgurken von 996 auf 787 zurückgingen.[4]

Eine wichtige Botschaft dieses Buches ist, dass alles, was man tut oder nicht tut, risikobehaftet ist. In meinem Fachgebiet, der Vakzinologie, ist jede Impfung mit einem Risiko verbunden – bei einem winzigen Prozentsatz der Geimpften treten unerwünschte Nebenwirkungen auf. Diese sind so selten, dass sie als Anzahl der Vorfälle pro Million Impfungen angegeben werden. ABER das Risiko, *ungeimpft* zu sein, überwiegt bei Weitem. Während der Coronapandemie war die Ansteckung mit einem hohen Sterberisiko verbunden, was von 0,2 Prozent bei jüngeren Menschen auf 15 Prozent bei den über 80-Jährigen anstieg. Für Geimpfte sank das Sterberisiko auf fast null. Bei einigen Menschen traten zwar schwere Nebenwirkungen auf, aber das Risiko, an den Folgen der Impfung zu sterben, war praktisch gleich null.[5] Ein Gedankenspiel, um sich das besser vorstellen zu können: Angenommen man ist 80 und muss entweder eine rote oder eine blaue Pille aus einem von zwei Bechern einnehmen. Die blauen Pillen sind in einem Becher mit der Aufschrift »Impfstoff«; von den Pillen in diesem Behälter bekommt man Beschwerden im Arm und Kopfschmerzen. Die roten Pillen sind in einem Becher mit der Aufschrift »kein Impfstoff«; sie verursachen keine Symptome, aber 3 der 20 Pillen in diesem Becher sind tödlich. Wer würde wohl schon die rote Pille nehmen?

RISIKOBERECHNUNG

Da die meisten biologischen Kristallkugeln recht undurchsichtig sind, verwenden Epidemiologen einen Großteil ihrer Zeit darauf, den Zusammenhang zwischen Ursache und Wirkung zu verstehen. Diese kausalen Zusammenhänge können als relatives Risiko ausgedrückt werden, das mit folgender Gleichung berechnet wird:

$$\text{Relatives Risiko} = \frac{\text{(Wahrscheinlichkeit des Ereignisses in der Experimentalgruppe)}}{\text{(Wahrscheinlichkeit des Ereignisses in der nicht exponierten Gruppe)}}$$

Dann stellt man das Ergebnis der Risikogleichung als Multiplikation dar: Wenn man X tut, ist die Wahrscheinlichkeit, an Z zu erkranken, Y-mal höher.

Betrachten wir ein konkreteres Beispiel an Stelle von X, Y und Z, nämlich ein kausales Risiko, bei dem es erstaunlich lange dauerte, bis es festgestellt wurde: Rauchen und Lungenkrebs. Während deutsche Wissenschaftler bereits in den 1930er-Jahren einige Beweise für diesen Zusammenhang sammelten, gelang es in den 1950er-Jahren dank großer epidemiologischer Studien, diesen Zusammenhang zu bestätigen. Richard Doll und Austin Bradford Hill leiteten eine der wichtigsten Studien. Hill war ein ehemaliger Kampfpilot aus dem Ersten Weltkrieg und ein Allround-Statistikgenie. Er leitete die erste randomisierte klinische Studie überhaupt, in der nachgewiesen wurde, dass das Antibiotikum Streptomycin Tuberkulose heilen kann.[6] Doll wiederum diente vor seiner Zeit als Epidemiologe als Sanitätsoffizier in der britischen Expeditionsarmee und geriet dabei in den Rückzug nach Dünkirchen.[7] Um das relative Risiko von Tabak und Lungenkrebs zu berechnen, befragten Doll und Hill 40 000 Ärzte zu ihren Rauchgewohnheiten. Sie teilten sie in Raucher und Nichtraucher ein und verglichen die Lungenkrebshäufigkeit in beiden Gruppen. Ihre Ergebnisse veröffentlichten sie 1954 in ihrem *BMJ*-Artikel »The mortality of doctors in relation to their smoking habits« (Die Sterblichkeit von Ärzten in Relation zu ihren Rauchgewohnheiten)[8]. Sie dokumentierten dort 36 Todesfälle durch Lungenkrebs bei den Rauchern und keinen bei den Nichtrauchern, wobei die Häufigkeit proportional zur Menge des gerauchten Tabaks anstieg.

Die Studie von Doll und Hill ist ein Beispiel dafür, wie man eine schlechte Angewohnheit mit einem schlechten Ergebnis in Verbindung bringen kann. Doch viele mangelhaft durchgeführte Studien haben Verwirrung gestiftet, indem sie entweder gute Dinge mit schlechten Ergebnissen oder schlechte Dinge mit guten Ergebnissen in Verbindung gebracht haben. Um genaue Antworten auf das Risiko einer einzelnen Aktivität zu erhalten, müssen noch andere Faktoren berücksichtigt werden.

Eindeutige Ergebnisse. Je genauer das Ergebnis, desto genauer ist die Risikoberechnung. Die Frage »Wird mein Arm abfallen, wenn ich mit dieser Axt draufhaue?« ist viel einfacher zu beantworten als die Frage »Lebe ich länger, wenn ich 20 Blaubeeren am Tag esse?«. Das Vorhandensein oder Nichtvorhandensein einer Gliedmaße ist viel einfacher zu bewerten als ein »längeres Leben«. Im Fall der Studien von Doll und Hill war Lungenkrebs ein eindeutiges, messbares Ergebnis, und Rauchen war ein quantifizierbarer Faktor.

Störfaktoren. Zu Lungenkrebs können viele andere Faktoren (sogenannte Confounder) beitragen. Je besser die beiden Gruppen übereinstimmen, desto sicherer kann man Schlussfolgerungen ziehen. Dies erklärt, warum Doll und Hill Ärzte untersuchten – sie waren relativ homogen in Bezug auf die soziale Schicht und die demografischen Merkmale (und, da es sich um die 1950er-Jahre handelte, auch das Geschlecht).

Die Weisheit der Vielen. Um das sogenannte Rauschen in biologischen Studien zu reduzieren, sollte man die Anzahl der teilnehmenden Personen erhöhen. Der wissenschaftliche Begriff für
die Anzahl der Personen in einer Studie ist n (für *number*) eine
dieser alltäglichen Tautologien wie Gratisgeschenk, Naan-Brot,
die hoi polloi, Mount Fujiyama, HIV-Virus, PIN-Nummer, D-
Day und bitte RSVP.* Die Studie von Doll und Hill war groß
(n = 40 000 Ärzte) und wurde anschließend durch zahlreiche
Nachuntersuchungen bestätigt. Im Gegensatz dazu sind meine
Studien mit n = 1 über mich selbst wissenschaftlich bedeutungslos, doch hoffentlich dienen sie der Veranschaulichung.

Plausibilität. Schließlich muss der Zusammenhang wissenschaftlich plausibel sein. Dass Rauchen Lungenkrebs verursacht,
ist plausibel, weil man das Gift direkt in die Lunge einatmet.

GEFÄHRLICHES ERBE

Da alles ein Risiko birgt, können wir auch unserer genetischen Veranlagung ein Risiko zuordnen. Der Versuch herauszufinden, welche Gene
unter welchen Bedingungen zu Krankheiten führen, stellt uns jedoch
vor enorme Herausforderungen. Die stärksten Korrelationen sind am
einfachsten zu lösen – weil der Phänotyp (die äußere Erscheinungs-
form unserer Gene) so eindeutig ist: zum Beispiel die F508del-Muta-
tion im *CFTR*-Gen, die zu Mukoviszidose (CF) führt. Diese Art von

---

* Ein lustiger Test – warum sind das Tautologien?
  Lösung: Geschenke sind per Definition kostenlos; *Naan* bedeutet »Brot«; *-yama* bedeutet
  »Berg«; *hoi* bedeutet »die«, was »die hoi polloi« zu »die die vielen« macht; das V in HIV
  steht für »Virus«; das D für »Tag«; das N für »Nummer«; und SVP für *s'il vous plaît* –
  französisch für »bitte«. Brillanterweise gibt es auch Ein-Wort-Tautologien wie Fährschiff,
  Überziehpullover, Salsa-Sauce oder Düsenjet. Vielen Dank an Dr. David Lowe (UCL) für
  diese Beispiele.

Verbindung wird als Einzelgenassoziation oder monogenes Merkmal bezeichnet.

Doch nicht alle genetischen Informationen befinden sich in dem Teil des Gens, der direkt das Protein codiert. Die Kette von DNA-Buchstaben, die dann die Kette von Aminosäuren in einem Protein bestimmen, wird als codierende Region bezeichnet. Die codierende Region ist äußerst wichtig, aber auch der Kontext des Gens im Chromosom als Ganzem spielt eine Rolle, daher können Mutationen in diesen Abschnitten ebenfalls Probleme verursachen. DNA-Abschnitte in der Nähe des Gens werden als nicht codierende Abschnitte bezeichnet und bestimmen nicht, *was* das Gen herstellt, sondern *wie viel davon* hergestellt wird. SNPs, diese kleinen Unterschiede in unseren Genen, treten sowohl in codierenden als auch in nicht codierenden Abschnitten auf. So sind zum Beispiel sowohl F508del als auch rs62405860 SNPs, wobei der Unterschied darin besteht, dass F508del einen codierenden SNP in einem bekannten Gen definiert und rs62405860 einen nicht codierenden SNP darstellt, das offenbar vom Neandertaler stammt und mit Stammesverbänden in Verbindung gebracht wird.[*]

Wie wir jedoch bei der Augenfarbe gesehen haben, ist der Einfluss des Genotyps auf den Phänotyp selten so simpel, dass ein Gen ein Merkmal bestimmt. Merkmale, die von mehreren Genen bestimmt werden, nennt man polygene Merkmale. Gene müssen im Zusammenhang mit anderen Genen betrachtet werden: Wirken die daraus resultierenden Proteine richtig zusammen? Während sich die Genetik ursprünglich auf die Auswirkungen einzelner Gene konzentrierte, erfordert die Komplexität des Menschen einen ganzheitlicheren Ansatz. An dieser Stelle kommen die genomweiten Assoziationsstudien ins Spiel (*Gene-wide Association Studies*, auch bekannt als GWAS, ausgesprochen als zwei Wörter: G-WAS, damit es sich auf »Gas« reimt). Bei diesen Studien vergleichen die Forschenden die DNA großer Kohorten von Menschen

---

[*] Es findet sich im regulatorischen Abschnitt von *GGNBP1*, für diejenigen, die sich wirklich sehr für Genetik interessieren.

mit und ohne eine bestimmte Erkrankung. Das mag erschreckend teuer klingen, aber nicht alles von den riesigen Mengen an DNA in einer einzigen menschlichen Zelle hat direkten Einfluss auf die Proteine, die unsere Zellen herstellen (ungefähr 90 bis 98 Prozent ist nicht codierende oder »Junk«-DNA). Um das Leben einfacher und die Studien billiger zu machen, wird bei der Sequenzierung der DNA eine kleine Abkürzung genommen: Statt jeden Buchstaben zu lesen, können gemeinsame häufige Mutationen – die SNPs – gelesen werden. Der Grad der statistischen Assoziation mit dem Krankheitsrisiko wird dann für jeden einzelnen SNP berechnet und in einem der visuell ansprechendsten Diagramme der Wissenschaft – dem Manhattan-Diagramm – dargestellt. Dabei wird jedes Gen auf der X-Achse und das Risiko auf der Y-Achse dargestellt. So erhält man kleine Türme, die die genetische Gefahr darstellen, die wie die Skyline von Manhattan aussehen. GWAS können sehr aussagekräftig sein, haben aber auch ihre Grenzen, die in der probabilistischen Natur der Genetik liegen. Auf der Ebene der Population können sie das Risiko einer Erkrankung anzeigen. Auf individueller Ebene können sie dies nicht.

Die Freuden und gleichzeitig die Herausforderungen der Wissenschaft liegen in ihrer Komplexität. Neue Technologien legen Schichten frei, unter denen weitere, ebenso komplexe Schichten zum Vorschein kommen. Die genetische Sequenzierung kann jetzt an einzelnen menschlichen Zellen durchgeführt werden und enthüllt, dass nicht alle unsere Zellen dieselbe DNA haben.[9] Die meisten denken wahrscheinlich – falls sie überhaupt darüber nachdenken –, dass wir einen Satz von Genen besitzen, der in jeder einzelnen Zelle treu reproduziert wird. In dieser Art von Mensch wäre die DNA in den Zellkernen identisch, egal, ob man eine Zelle vom Kopf und von der Zehenspitze nehmen würde. In Wirklichkeit ist unser Körper jedoch ein Mosaik verschiedener Mutanten, das Ergebnis der unterschiedlichen Entwicklungswege, die unsere Zellen ausgehend von der ursprünglichen Zygote genommen haben (der ersten Zelle, die nach der Befruchtung einer Eizelle durch ein Spermium definitiv man selbst ist). Diese Heterogenität wirkt sich unweigerlich auf das Risiko verschiedener Krankheiten aus. Wenn man eine Mutation hat, die ein Herzmuskelprotein betrifft, die sich aber in einem Zellstamm befindet, der »nur« die Augen bildet, wird sich die Krankheit nicht manifestieren.

HANDLESEN MITHILFE DER GENETIK

Die Komplexität der Biologie ist der Grund meiner Liebe zur Forschung – als würde man an den losen Fäden ziehen, aus denen der Teppich des Lebens gemacht ist. Doch die Wissenschaft ist endlos, und manchmal ist es besser, die vorhandenen Informationen zu nutzen, anstatt noch tiefer zu graben. In unserem Fall geht es darum, das Risiko von Alterskrankheiten, die mit bestimmten Genen verbunden sind, bis zu einem gewissen Grad vorherzusagen (auf Bevölkerungsebene). Mithilfe der Fülle an genetischen Informationen hoffte ich, mein eigenes genetisches Risiko bestimmen zu können, da der Stammbaum-Ansatz nicht aussagekräftig genug war. Zu diesem Zweck musste ich meine Gene sequenzieren lassen, das erste und sicherlich einfachste meiner Selbstexperimente.

Doch bevor ich zur Tat schritt, war es mir ein Anliegen zu bedenken, welche Auswirkungen ein Gentest auf meine Kinder haben könnte. Die Gensequenzierung unterscheidet sich von anderen diagnostischen Tests, wie zum Beispiel einer Cholesterinbestimmung, durch ihre weitreichenderen familiären Auswirkungen. Ein hoher Cholesterinspiegel im Blut erhöht zwar mein persönliches Herzinfarktrisiko, steht jedoch nicht in direkter Relation zur Gesundheit meiner Nachkommen. Bei genetischen Tests ist das anders, weil ich 50 Prozent meiner Gene an jedes Kind weitergegeben habe. Meine Gene sagen nicht nur meine zukünftige Gesundheit voraus, sondern sagen auch direkt etwas über die Gesundheit meiner Kinder aus. Wenn ich beim Screening entdecke, dass ich Träger einer schlimmen Krankheit bin, ist die Wahrscheinlichkeit, dass auch meine Kinder sie in sich tragen, eins zu zwei. Dies gilt insbesondere für dominante und unbehandelbare Krankheiten, wie sie das Gen für Chorea Huntington – eine irreversible neurodegenerative Erkrankung – in sich trägt. Das Wissen um die eigenen Gene erinnert etwas an Kassandra: Man kann zwar die Zukunft vorhersagen, hat aber kaum die Möglichkeit, sie zu ändern.

Wir haben darüber in der Familie ausgiebig gesprochen, bevor ich den Test machte. Nachdem ich grünes Licht erhalten hatte, bestellte ich das Kit bei 23andMe, einem US-amerikanischen Genetikunternehmen. Ein paar Tage später kam ein Röhrchen mit der Post, in das ich eine beträchtliche Menge Speichel hineinspuckte und an den Absender zurückschickte. Mein erster Versuch schlug jedoch fehl – entweder hatte ich die falsche Art von Speichel verwendet oder es war nicht genug DNA vorhanden. Ich habe Erfahrung damit – während der Coronapandemie scheiterten meine PCR-Abstriche regelmäßig daran, dass ich nicht genügend Nasenzellen mit dem Wattestäbchen aus meiner Nase geschabt hatte. Das zeigt: Nur weil ich in einem Labor erfolgreich wissenschaftlich arbeiten kann, gelingt mir das nicht unbedingt auch zu Hause. Es wirft überdies die Frage auf, was sonst noch alles im Namen von Wissenschaft und Medizin mit der Post verschickt wird und wie sehr die Postboten den Erfindern der gepolsterten Versandtasche danken sollten.

Beim zweiten Versuch hatte ich mehr Glück und erhielt die Ergebnisse. Die erste Ebene der bereitgestellten Informationen war etwas trivial – sie umfassten sichtbare Phänotypen, dass ich mit einem Blick in den Spiegel mehr hätte herausfinden können (und das obendrein genauer). Da die Genetik eher die Wahrscheinlichkeit als das tatsächliche Ergebnis vorhersagt, waren die Angaben in einigen Fällen sogar falsch – zum Beispiel besteht laut meinen Genen eine 78-prozentige Chance, dass mein Ringfinger der längste Finger ist, dabei ist in Wirklichkeit mein Zeigefinger länger. Erfreulich war, dass es genetisch gesehen unwahrscheinlich ist, dass mein Rücken behaart ist oder ich eine Glatze bekomme. Außerdem habe ich feuchten Ohrenschmalz, was ich durch eigenhändige Ausgrabungen bestätigen kann, obwohl das nichts über den Geschmack aussagt (leider nicht gut). Und das Beste ist, dass ich über ein Protein verfüge, das in schnell zuckenden Muskelfasern vorkommt und das ich mit Spitzensportlern gemeinsam habe. Dass ich eigentlich ein Spitzensportler bin, hatte ich schon immer vermutet – schade, dass ich nie trainiert habe, um mein immenses Potenzial auszuschöpfen. Der Bericht deutete auch auf eine genetische Veranlagung hin, dass ich im Gegensatz zu meiner Frau nicht von Stechmücken gestochen werde, was der ehelichen Harmonie nicht gerade zuträglich ist. Über Mücken, diese teuflischen kleinen Biester, sagte er allerdings nichts!

Neben der Feuchtigkeit meines Ohrenschmalzes enthielt die Genanalyse auch Informationen über meine Gesundheit und meine Abstammung. Die DNA-Datenbank ist inzwischen sehr umfangreich, laut einer Quelle ließen bis zum Jahr 2020 schätzungsweise 26 Millionen Menschen kommerzielle Gentests durchführen.[10] Eine unerwartete Folge der Gentests war die (Wieder-)Zusammenführung von Familienmitgliedern, die nichts voneinander wussten. Doch nicht jede Geschichte der genetischen Wiedervereinigung endet glücklich. In vielen Fällen handelt es sich um herzzerreißende Familientragödien – Menschen, die herausgefunden haben, dass ihr genetischer Vater oder ihre genetische Mutter andere waren als die, die sie dafür gehalten hatten, und in einem Fall wurden zwei Embryonen während einer künstlichen Befruchtung vertauscht und dann von den falschen Müttern geboren. Abstammungstests haben auch düstere Geschichten ans Licht gebracht, bei denen einzelne Samenspender eine Vielzahl von Kindern gezeugt haben. Ein niederländischer Fruchtbarkeitsarzt, Jan Karbaat, hat Berichten zufolge mindestens 49 und womöglich bis zu 200 Kinder seiner Patientinnen gezeugt.[11] Und Karbaat ist nicht der einzige Serienspender: Donald Cline in den USA zeugte 94 Nachkommen seiner Patientinnen. Ein anderer Mann aus den Niederlanden hat angeblich mehr als 500 Kinder gezeugt und damit im Alleingang versucht, Dschingis Khan gleichzukommen, dessen Y-Chromosom sich bei 8 Prozent der asiatischen Männer und 0,5 Prozent der Weltbevölkerung findet.[12] Ich habe mich kurz mit dem Aspekt des Stammbaums befasst und einen Cousin dritten Grades in Australien namens John Gurner entdeckt, was wenig überraschend ist, da meine Urgroßmutter mit Mädchennamen Shirley Gurner hieß. Immerhin entdeckte ich keine mir unbekannten Halbgeschwister – das war beruhigend.

Neben der Aufdeckung fehlender Cousins und Cousinen wurden die DNA-Abstammungsergebnisse auch auf die Kartierung der geografischen Verbreitung unserer Vorfahren ausgedehnt. Rutherford erläuterte mir die Grenzen der Ahnenkartierung anhand dieses Ansatzes. Er betonte, dass das Konzept der »Rasse« keinerlei genetische Grundlage habe. Die Vermischung von Genen macht den Begriff »Rasse« grundsätzlich bedeutungslos. Außerdem wird die Herkunft bei Abstammungstests anhand der Ähnlichkeit mit Menschen bestimmt, die derzeit in bestimmten geografischen Regionen leben, aber das ist nur eine Momentaufnahme und sagt nichts darüber aus, woher bestimmte Bevölkerungsgruppen stammen. Es war keine große Überraschung, dass sich 99,9 Prozent meiner Gene mit denen anderer Menschen aus Großbritannien und Irland decken. Allerdings gehen 2 Prozent meiner DNA auf Neandertaler zurück. Das bedeutet offenbar, dass ich genetisch dazu neige, Dinge zu horten (wahr), mich leicht zu verirren (wahr), keine Höhenangst zu haben (nicht wahr) und ein guter Sprinter zu sein (nicht wahr): Bei vier genetischen Anlagen von einer fifty-fifty Trefferquote waren zwei davon wahr – man stelle sich vor, wie hoch die Wahrscheinlichkeit dafür ist!

Ich hatte erwartet, die Gesundheitsinformationen wären relevanter. Ein wichtiger Vorbehalt war jedoch, was mir der Gentest *nicht* sagen konnte. 23andMe erhielt seine Lizenz von der FDA (Food and Drug Administration), die gewisse Einschränkungen dazu vornehmen, was nicht vorhergesagt werden kann.[13] Auch der von ihnen verwendete Sequenzierungsansatz hat seine Grenzen, das heißt, bestimmte Krankheiten können sie nicht erkennen.

Gentests können eine Wahrscheinlichkeitsaussage für einen Zusammenhang zwischen bestimmten SNPs und Krankheitsfolgen auf der

Bevölkerungsebene liefern. Dass ich eine Variante in einem bestimmten Gen aufweise, bedeutet nicht, dass ich *tatsächlich* eine bestimmte Krankheit bekommen werde. Es bedeutet lediglich, dass in der gesamten (untersuchten) Population ein prozentual erhöhtes Risiko bei Menschen mit dieser Variante besteht. Das ist wie der Unterschied zwischen der Aussage, dass man in Glasgow mit einer Wahrscheinlichkeit von 2,5 Prozent heroinabhängig wird (was nicht stimmt) und dass 2,5 Prozent der Menschen in Glasgow einen problematischen Drogenkonsum aufweisen (was stimmt). Der Test ergab, dass ich weder Risikovarianten für eine der 46 gemessenen Eigenschaften noch für eine der 14 Varianten von Prädispositionen in mir trage, und zwar unter anderem für eine Reihe von Krankheiten wie Brustkrebs *(BRCA2)*, Parkinson und altersbedingte Makuladegeneration. Das war alles ziemlich langweilig und zugleich beruhigend.[*]

Ein weiterer wichtiger Aspekt beim Test von 23andMe und anderen Gentests, die direkt an Verbraucher verkauft werden, ist das Eigentum an den Daten. Nach einigen politischen Auseinandersetzungen wurde das ursprüngliche Humangenomprojekt für jedermann auf Dauer frei zugänglich. Genomtests, die direkt an Verbraucher verkauft werden, funktionieren nach einem anderen Modell. 23andMe wurde als kommerzielles Unternehmen gegründet und besitzt eine riesige Datenbank mit genetischen Merkmalen von Menschen, die an Pharmaunternehmen weiterverkauft werden kann – GlaxoSmithKline investierte 2018 beispielsweise 300 Millionen Dollar in 23andMe.[14] Der Prozess der Datenerfassung ist jedoch nicht ganz einfach: Wir, die Kunden, bezahlen die Unternehmen für das Privileg, unsere persönlichsten Daten zu sammeln (und dann weiterzuverkaufen). Das hat gewisse Ähnlichkeit zum Geschäftsmodell von großen Unternehmen von Internet-Suchmaschinen: Wir schließen einen Vertrag mit ihnen (wissentlich oder unwissentlich), in dem sie unsere Surfdaten auslesen und an andere verkaufen, um im Gegenzug im Internet ein Rezept für Marmite-Nudeln zu

---

[*] Es macht es nur etwas schwerer, eine spannende Geschichte darüber zu schreiben.

finden, zu erfahren, ob Pupsen Kalorien verbrennt, und andere lebenswichtige Informationen.

Die Masche, dass Menschen dafür bezahlen, dass jemand ihre Gesundheitsdaten sammelt, wird schon seit dem 19. Jahrhundert angewendet. Francis Galton, Darwins Cousin, führte ein solches Programm durch. Ich denke, es ist nicht »zu woke« zu sagen, dass Galton sich als Wissenschaftler nicht gerade mit Ruhm bekleckert hat. Er prägte den Begriff der Eugenik, eine Idee, die schließlich von den Nazis übernommen wurde. Im Jahr 1884 richtete Galton in London auf der Internationalen Gesundheitsausstellung in Süd-Kensington, auf dem Gelände des späteren Imperial College, ein anthropometrisches Labor ein. Die viktorianische Bevölkerung zahlte drei Shilling, um dort eine Reihe von Werten messen zu lassen, zum Beispiel die Schlagkraft (eine lebenswichtige Messung, über die wir heutzutage wirklich nicht genug Daten sammeln). Am Ende erhielten die Teilnehmer ein Souvenir, in dem ihre Gesundheitsdaten festgehalten waren. Galton erhielt im Gegenzug einen riesigen Datensatz, mit dem er weitere Analysen durchführen konnte – und von dem er finanziell profitierte. Im Gegensatz zu Galtons offensichtlich von ihrer Schlagkraft benommenen Probanden ist die Möglichkeit, sich für oder gegen weitere Analysen zu entscheiden, für moderne Datenspender viel einfacher. Es läuft auf das Umlegen eines virtuellen Schalters hinaus: Daten aus dem Jahr 2021 zeigen, dass sich 80 Prozent der Teilnehmer für die erweiterte Untersuchung des Genpools entschieden haben. Man hat also die Wahl – mit einer rosig-unbedarften Einstellung könnte man sagen, dass die Datenerhebung der Menschheit zugutekommt, denn dadurch können neue Medikamente entwickelt werden. Mit einer zynischeren Sichtweise könnte man argumentieren, dass man Geld bezahlt, damit Sequenzierungsunternehmen mit unserer DNA reich werden. Und wenn die Daten erst einmal in einer Datenbank gespeichert sind, kann sie natürlich auch jemand stehlen, was offenbar bereits geschehen ist – ein weiterer Grund, kein Häkchen bei DNA-Verwandtschaft zu setzen.[15] Auch wenn das Risiko eines Hackerangriffs nicht ganz ausgeschlossen werden kann, ist es wahrscheinlich besser, seine DNA-Sequenz einem öffentlichen Projekt zu überlassen – wie dem vom National Health Service geförderten Projekt *Our Future Health*, bei dem die Daten allen Forschenden überall frei zur Verfügung stehen werden, ganz im Geiste des ursprünglichen Genom-Sequenzierungsprojekts.

Die Entdeckung, dass ich eine leichte genetische Veranlagung habe, tendenziell Koriander nicht zu mögen, befriedigte zwar meine Neugierde, aber der Test änderte nichts daran, wie ich über meinen bevorstehenden Verfall und Tod dachte. Die persönlichen Gene sind nicht deterministisch, sie geben bestenfalls einen Risikograd an. Es gibt ein Sprichwort, das verschiedenen Personen zugeschrieben wird, aber höchstwahrscheinlich von der Ernährungswissenschaftlerin Judith Stern stammt: »Die Gene laden die Waffe, doch die Umwelt drückt ab.«[16] Stern meint damit, dass die Gene nur einen Teil des Gesamtbildes ausmachen. Sie prädisponieren uns zwar schon für Krankheiten, entscheidend ist jedoch, was wir mit unserem Körper tun. Da Gentests keine Vorhersagen darüber machen können, wie ich *künftiges* Unglück abwenden kann, außer vielleicht, dass ich Karotten- und Koriandersuppe meiden sollte, beschloss ich, den nächsten Schritt zu tun – (so viele Parameter wie möglich) zu messen, was in meinem Körper gerade vor sich geht, um vorherzusagen, was schiefgehen könnte und wie ich es verhindern kann.

KAPITEL 3

BESTANDSAUFNAHME: DIAGNOSE UND PROGNOSE

Der Versuch zu entschlüsseln, was unter unserer Haut passiert, mit der Absicht, das Leben zu verlängern, hat eine lange – häufig irregeleitete – Historie, vom Handlesen über die Urinanalyse bis hin zum Aderlass, der Phrenologie und der Astrologie. Das Wort »Diagnose«, das diesen Prozess beschreibt, stammt aus dem Griechischen und bedeutet »erkennen«. Da ich durch Gentests relativ wenig über mich selbst herausgefunden hatte, versuchte ich es stattdessen mit einer Ganzkörperdiagnose. Ärztinnen und Ärzte nutzen diagnostische Methoden, um herauszufinden, was einem Patienten fehlt, um ihn anschließend zu heilen. Im Zuge des medizinischen Fortschritts werden immer ausgefeiltere Tests eingesetzt, um komplexe Erkrankungen gezielter zu behandeln.

In der Notfallmedizin gibt die Diagnostik den Ärzten vor, in welcher Reihenfolge sie welche Probleme angehen müssen, um im Akutfall Leben retten zu können. Bei Krankheiten im Alter ist jedoch eher der längerfristige, prognostische Aspekt einer Diagnose vorrangig. Dafür gibt es verschiedene Ansätze. Einige Diagnosen basieren auf Untersuchungen des Körpers – ein aus der Haut stehender Knochen deutet darauf hin, dass selbiger gebrochen sein könnte. Andere Messungen beziehen sich direkt auf die Funktion (oder Dysfunktion) eines bestimmten Organs. Manchmal beruht eine Diagnose auch auf Korrelaten, das heißt auf messbaren Markern, die in irgendeiner Weise mit der Krankheit zusammenhängen, wie TNF in der Tomatenstudie. Chemische Tests im Labor werden unter dem Oberbegriff der *In-vitro*-Diagnostik zusammengefasst. Für bestimmte Indikationen verwendet man Körperflüssigkeiten, zum Beispiel Urin für die Nierenfunktion und Nasenabstriche für Infektionen der Atemwege. Die allermeisten Diagnosen konzentrieren sich jedoch auf das Blut.

BLOODY RICH

Mein Ganzkörper-TÜV war nicht gerade ein Schnäppchen; meine 200 Pfund Sterling gingen dabei fast komplett drauf. Mit Blutuntersuchungen lässt sich eine Menge Geld verdienen. Weltweit belief sich im Jahr 2023 der Gesamtumsatz des Diagnostikmarkts auf 99 Milliarden US-Dollar;[*] nicht alles davon stammte aus der Vorhersage von Alterskrankheiten, ein großer Teil wurde mit COVID-19-Tests gemacht.[1] Das schnelle Geld, das mit der Diagnostik zu verdienen ist, hat einige windige Akteure angezogen, allen voran Theranos, die Firma, die fälschlicherweise behauptete, eine Vielzahl von Indikatoren in einem einzigen Bluttropfen messen zu können. Die charismatische CEO von Theranos, Elizabeth Holmes, wurde wegen Betrugs zu einer elfjährigen Haftstrafe verurteilt und gehört damit zu den Tech-Gurus, die bereits hinter Gittern sitzen oder denen eine Gefängnisstrafe droht. Abgesehen von den überzogenen Marketingversprechen aus dem Silicon Valley enthält unser Blut mit seiner geballten La-

---

[*] 100 Milliarden US-Dollar klingt viel, aber man sollte bedenken, dass Amazon tausendmal mehr wert ist. Offenbar sind wir mehr daran interessiert, uns Wegwerfartikel prompt nach Hause liefern zu lassen, als etwas über unsere Gesundheit zu erfahren.

dung von Zellen und chemischen Bestandteilen tatsächlich eine Fülle von Informationen. Da es alle unsere Organe umspült, erlaubt uns unser Blut einen guten Einblick in den Gesundheitszustand unseres Körpers.

Ernst zu nehmende Blutuntersuchungen begannen um 1900 auf der Grundlage der Arbeiten von Karl Landsteiner, der auch die verschiedenen Blutgruppenmerkmale (A, B, 0) identifizierte. Einer der ersten Befürworter von diagnostischen Bluttests war Sir William Osler, der die medizinische Ausbildung prägte, wie wir sie heute kennen. Er betonte, wie wichtig es sei, angehende Ärzte am Krankenbett zu unterweisen. Angeblich war er ein ziemlicher Scherzkeks, so berichtet eine Anekdote, wie er diabetischen Urin verwendete, um die Beobachtungsgabe seiner Studierenden zu testen. Er tauchte scheinbar seinen Finger in den Urin eines Patienten und kostete ihn, dann forderte er die Studenten auf, es ihm gleichzutun, was sie überraschenderweise prompt auch taten und – wenig überraschend – eklig fanden. Der Witz daran war, dass der »Beobachtungsteil« des Tests darin bestand, dass er seinen *Mittelfinger* in den Urin tauchte, dann aber seinen *Zeigefinger* ableckte, haha. Wenn er nicht gerade Studenten schikanierte, entwickelte Osler eine Reihe von Tests zur Bestimmung des Hämoglobin-, Zell- oder Bakteriengehalts im Blut. Die Automatisierung von Bluttests begann in den 1950er-Jahren, als Leonard Skeggs, ein Marineveteran aus dem Zweiten Weltkrieg, der den Untergang der *USS Hovey* auf den Philippinen überlebte, ein Verfahren entwickelte, das als »Continuous Flow Analysis (CFA)« bezeichnet wird und die sequenzielle Durchführung verschiedener Tests ermöglicht. Das war ein enormer Durchbruch – man konnte damit einen Test pro Minute durchführen! Seitdem hat sich der Einsatz dieser Tests enorm verbreitet, die Krankenhäuser im Vereinigten Königreich führen jährlich mehr als eine Milliarde Tests durch (15 pro Einwohner und Jahr).

Ich entschied mich für das Komplettpaket, und so schlenderte ich an einem Dienstagmorgen die Kensington High Street entlang. Auf einer Straße, die sowohl der Gesundheit als auch dem Luxus frönt, fand ich die Bluttestklinik zwischen einer exklusiven Bäckerei, die Croissants zu 10 Pfund Sterling pro Stück verkauft, und einem »Wellness«-Zentrum, das eine maßgeschneiderte Ernährungsberatung anbietet, um dem negativen Effekt von überteuertem Blätterteiggebäck entgegenzuwirken. Nachdem ich in der Klinik abgewiesen worden war, weil ich zu früh erschienen war und stattdessen 20 Minuten lang auf einer Kirchenbank E-Mails gecheckt hatte (und bereute, dass ich mir kein Croissant gegönnt hatte), trat ich schließlich über die Klinikschwelle. Eine polnische Krankenschwester empfing mich zum ersten ihrer 18 Termine an diesem Tag, einem unaufhörlichen Strom von wohlbetuchten Menschen mittleren Alters, die sich um ihre Gesundheit sorgen. Vor der Blutabnahme wurde eine Reihe wenig invasiver Tests zur Beurteilung meines Gesundheitszustands durchgeführt. Die simpelsten davon waren, Größe und Gewicht zu messen. Das überraschte mich, und ich lief nicht wirklich zu meiner Bestform auf (mit den entsprechenden Folgen, wie sich später zeigen sollte).

Darauf folgte die Untersuchung, die ich am meisten fürchte – das Blutdruckmessen. Der Blutdruck war beim ersten Versuch höher, als er sein sollte. Dafür gibt es zwei mögliche Erklärungen: Entweder ist mein Blutdruck tatsächlich zu hoch (was ich partout nicht zugeben möchte) oder ich leide unter dem gefürchteten Weißkittel-Syndrom. Der Blutdruck reagiert auf Stress, und der Besuch einer Arztpraxis ist nicht gerade ein Anlass zum Entspannen. Ungeduldig auf seinen Termin in einem verschlafenen Wartezimmer zu warten, umgeben von anderen um ihre Gesundheit besorgten Menschen, mit nichts anderem zu lesen als fünf Jahre alten Exemplaren von *Woman's Weekly*, aus denen die Rezepte herausgerissen sind, ist das Gegenteil eines Zen-Steingartens. Wenn dann nach alledem endlich der Blutdruck gemessen wird, ist er vielleicht schon allein deswegen erhöht. Die Angst vor dem Ergebnis kann den Blutdruck noch weiter in die Höhe treiben. Ein hoher Blutdruck kann auch ein Hinweis auf andere Grunderkrankungen sein, was wiederum dazu führt, dass man sich Sorgen macht, was den Blutdruck ebenfalls in die Höhe jagt.

Wenn ich zum Arzt gehe, driftet mein Blutdruck häufig nach oben über den Normalwert hinaus. Um das Weißkittel-Syndrom zu umgehen, gibt es auch Blutdruckmessgeräte für zu Hause. Meiner Erfahrung nach ist das aber nicht unbedingt besser. Auch da waren die Messbedingungen vielleicht nicht ideal, denn ich habe den Test im Haus meiner Stiefschwiegermutter durchgeführt, unter den Augen der ganzen Familie und während sich meine Kinder stritten, wer als Nächstes messen darf. Schon das Surren der Blutdruckmanschette löst in mir einen Pawlow'schen Reflex aus, der meinen Blutdruck in die Höhe schnellen lässt. Nach ein paar gestrengen Worten an mich selbst und ein paarmal tief Ein- und Ausatmen war er schließlich wieder im grünen Bereich (bei der dritten Messung) und es konnte weitergehen.

Der nächste Teil der Untersuchung war auch nicht viel besser – Blutabnehmen oder »Phlebotomie«, was sich besser anhört, bis einem auffällt, dass das Wort aus dem Griechischen stammt und »Venenschneiden« bedeutet. Die Arzthelferin füllte insgesamt sechs Blutentnahmeröhrchen mit meinem Blut: vier mit gelbem Deckel, eine mit violettem und eine mit grünem Deckel, mit jeweils etwa 10 Millilitern. Beim Einführen der Nadel erwähnte ich, dass ich Blutabnehmen nicht mag, worauf die Arzthelferin mit unbeweglicher Miene sagte: »Niemand mag es, Blut abgenommen zu bekommen, guter Mann.« Wie ein Großteil des Materials, das täglich im Gesundheitswesen benutzt und entsorgt wird, sind auch die Blutröhrchen elegant gestaltet. Man nennt sie auch Vacutainer, weil sie einen exakt kalibrierten Unterdruck enthalten, um genau die benötigte Blutmenge zu entnehmen (minus 75 mmHg für eine Blutentnahme von 10 Millilitern). Die Farben der Kappen zeigen an, welche Zusatzstoffe das Fläschchen sonst noch enthält, denn für verschiedene Tests muss das Blut in unterschiedlichem Zustand sein. Während die violetten und grünen Röhrchen Gerinnungshemmer enthalten, die die Blutgerinnung verhindern, fördern bestimmte Inhaltstoffe im gelben Röhrchen aktiv die Gerinnung, wodurch das Blutplasma separiert wird. Die meisten Tests werden am Plasma durchgeführt, weshalb ein größerer Teil meines kostbaren Lebenssaftes in Röhrchen mit goldenen Deckeln floss. Auch die verwendeten Nadeln sind eine relativ moderne Erfindung. Christopher Wren, der berühmte Erbauer der St. Paul's Cathedral und der Chapel von Pembroke College in Cambridge, entwickelte die erste Injektionstechnik – doch überraschenderweise war die Verwendung einer Tierblase und eines Gänsekiels zur Verabreichung von Medikamenten nicht sehr effektiv. Eine Metallnadel an einer aufgezogenen Spritze wurde erstmals 1844 verwendet, und erst im Zweiten Weltkrieg wurden Einwegnadeln für die Verabreichung einzelner Morphium-Injektionen entwickelt. All diese Hilfsmittel wandern nach Gebrauch direkt in den Mülleimer für scharfe Gegenstände. Der britische Gesundheitsdienst National Health Service entsorgt jedes Jahr 133 000 Tonnen Kunststoff, das sind 2,6 Prozent der landesweit anfallenden 5 Millionen Tonnen an Kunststoffabfällen. Die Verringerung dieser Menge stellt eine große Herausforderung dar, weil das meiste Plastik bewusst für den einmaligen Gebrauch bestimmt ist, um die Gefahren zu vermeiden, die von verunreinigtem Material ausgehen. Dasselbe Problem haben wir in den Laboratorien: Bei aller Sorgfalt, mit der ich zu Hause Milchflaschen recycle – bei meiner Arbeit erzeuge ich einen ganzen Sack Plastikmüll pro Tag, der direkt in die Müllverbrennungsanlage wandert.

Nachdem ich ein Pflaster »für tapfere Jungs« für das Blutabnehmen bekommen hatte, ging es weiter mit der nächsten Probe, dem Urin. Wie üblich war es eine Herausforderung, 300 Milliliter Urin in einen 20-Milliliter-Becher zu bekommen. Ich deponierte das leicht feuchte Röhrchen in einem anonymen Schließfach, erfand die üblichen Lügen darüber, wie viel Alkohol ich wöchentlich trank, und ging.

Blieb die spannende Frage: Was wurde in meinen Proben gemessen?

TESTZEITEN

Bei Tests werden chemische Substanzen in einer Probe quantifiziert. Einige Tests messen direkt die Menge einer Substanz. Andere, sogenannte Biosensoren, nutzen biologische Reaktionen, um aus dem Ausmaß der Reaktivität auf den Gehalt zu schließen. So enthalten beispielsweise Glukoseteststreifen für den Hausgebrauch ein Enzym namens Glukoseoxidase, das mit der Glukose in einer Blutprobe reagiert. Bei dieser Reaktion werden Elektronen freigesetzt und die Stärke des entstehenden elektrischen Stroms gibt den Glukosegehalt an. Moderne Versionen dieses Tests benötigen tatsächlich nur 1 Mikroliter Blut, ein winziger Nadelstich. Ein alternativer Ansatz auf biologischer Basis sind Immunassays. Diese Tests machen sich die außerordentliche Spezifität eines biologischen Moleküls, des Antikörpers, zunutze. Als Teil der Immunreaktion erkennen Antikörper strukturelle Muster in anderen biologischen Molekülen, zum Beispiel solche in Bakterien oder Viren. Man kann Antikörper für den Nachweis einer Vielzahl von biochemischen Stoffen einsetzen. Das ist das Grundprinzip einer Reihe verschiedenartiger Tests, vom gefürchteten COVID-Lateral-Flow-Test bis hin zum Schwangerschaftstest anhand des Urins.

EIN TEST NACH DEM ANDEREN

Im menschlichen Körper kann man eine ganze Reihe von Dingen messen. Mein Deluxe-Paket umfasste 150 verschiedene Tests. Das Ergebnis war eine lange Liste von Zahlen: Mein Blut enthielt zum Beispiel 5,4 Millimol pro Liter Glukose, was an sich nicht sehr aufschlussreich ist. Um die Ergebnisse besser zu verstehen, werden sie in Bezug zu einer Reihe von Werten dargestellt: Für den Nicht-Nüchternblutzucker reicht die Spanne von niedrig (weniger als 4) über optimal bis hoch (mehr als 5,6). Diese Spannen wurden anhand großer Bevölkerungsstudien ermittelt. An dieser Stelle ist es Zeit für eine kurze Lektion in klinischer Medizin und Statistik:

1. Die Konzeption einer Studie ist wichtig. *Prospektive* Studien richten den Blick in die Zukunft. Bei prospektiven Studien untersucht man eine Gruppe von Menschen, die einander möglichst ähnlich sind, sich aber in einer Schlüsselvariable – in diesem Fall dem Blutzucker – unterscheiden, und misst die Wahrscheinlichkeit, zum Beispiel an Typ-2-Diabetes zu erkranken. Andere Studien untersuchen die Vergangenheit, sogenannte *retrospektive* Studien. Diese Studien nehmen zum Beispiel Proben von Menschen mit und ohne Diabetes und vergleichen deren Blutzuckerspiegel.

2. Je größer, desto besser (immer). Es ist unmöglich, bei allen Menschen alles zu messen, daher wird in manchen Studien die Gesamtbevölkerung stichprobenartig untersucht. Je mehr Teilnehmer, desto besser. Dasselbe gilt für Risikobestimmungen oder für klinische Studien.

3. Metastudien sind am besten. Eine Kombination von mehreren Studien ist aussagekräftiger, da so Verzerrungen zumindest teilweise ausgeglichen werden können. So basieren die für den Blutzuckerspiegel und Diabetes verwendeten Leitlinien auf 102 verschiedenen Studien, in denen die Daten von 698 782 Personen zusammengefasst wurden.[2]

4. Studien können falsch sein (und häufig sind sie es). Der Stand der Wissenschaft entwickelt sich ständig weiter, und die Art und Weise, wie wir die Welt betrachten, verändert sich mit unserem wachsenden Wissen. Bei Krankheitsmarkern gab es in der Vergangenheit das Problem, dass weiße, europäische Männer in den Studien überrepräsentiert waren. Was für weiße Männer gilt, muss nicht zwangsläufig auch für andere Bevölkerungsgruppen gelten. Diese Einseitigkeit hat zu einer Reihe von Maßnahmen geführt, die zwar Männer schützen, Frauen aber nicht, und dieser Effekt reicht von stichfesten Westen bis hin zu Crashtest-Dummys.[3] Mangelnde Reproduzierbarkeit trägt ebenfalls zu einer gewissen Fragwürdigkeit von Studien bei. Wenn eine Studie korrekt und methodisch exakt durchgeführt wird, sollte sie reproduzierbar

sein. Leider werden jedoch aus verschiedenen Gründen, die von Betrug über Inkompetenz bis hin zu selektiver Berichterstattung reichen, viele nicht reproduzierbare Studien publiziert. Auch unter diesem Aspekt sind Metastudien vorzuziehen.

5. Die Tendenz zum Mittelwert. Menschen neigen dazu, sich um einen Medianwert zu gruppieren, die berühmte Gauß'sche Verteilung, eine glockenförmige Normalverteilung. Es gibt jedoch auch Abweichungen, und gesunde Bereiche basieren auf einem bestimmten statistischen Wert, der sogenannten Standardabweichung. Ich werde ihn hier nicht erklären, da ich nicht wirklich weiß, wie das funktioniert, in meinem Statistikpaket verwende ich dafür einfach die Funktion »Standardabweichung anwenden«.[*]

6. Es gibt auch gesunde Ausreißer. In einer normal verteilten Population liegen 68 Prozent der Menschen innerhalb einer Standardabweichung und 95 Prozent der Menschen innerhalb von zwei Standardabweichungen des Mittelwerts. Statistisch gesehen bedeutet dies jedoch, dass es Ausreißer gibt, die außerhalb des normalen Bereichs liegen und dennoch gesund sind. Je mehr Tests man durchführt, desto größer ist die Wahrscheinlichkeit, Ausreißer zu entdecken. Es ist ein bisschen wie beim Münzenwerfen: Wenn man es häufig genug macht, erhält man »unmögliche« Sequenzen, wie Derren Brown, der zehnmal hintereinander Kopf geworfen hat, wofür er in Wirklichkeit neun Stunden brauchte und nicht nur eine Minute wie in seinem Video.

---

[*] Natürlich weiß ich, wie das funktioniert, ich wollte nur cool sein und so tun, als hätte ich keine Ahnung von Mathe. Die Standardabweichung ist die Wurzel aus der Summe aller Abweichungen vom Mittelwert geteilt durch die Gesamtzahl der getesteten Parameter, die gemessen wurden. Ist die Stichprobe sehr variabel, dann ist auch die Standardabweichung im Verhältnis zum Mittelwert groß. Zum Beispiel beträgt die Standardabweichung der Körpergröße bei Tolkiens Bücherhelden 30 Zentimeter (19 Prozent des Mittelwerts: 153 Zentimeter), weil fünf der Protagonisten sehr klein und vier ungewöhnlich groß sind. Nimmt man jedoch nur die Hobbits, beträgt die Standardabweichung 1,5 Zentimeter (1 Prozent des Mittelwerts von 125 Zentimeter). Parameter, die näher beieinanderliegen, haben eine geringere Standardabweichung. Diese Messungen stammen aus der Zeit vor dem Ent-Trank. Niemand soll sagen, meine Statistiken in Bezug auf fiktive Wesen seien ungenau.

VORBEUGEN IST BESSER ALS HEILEN

Warum dieser ganze Aufwand? Nur weil wir 150 Dinge über unseren Körper messen können, heißt das nicht unbedingt, dass wir das auch tun sollten. Der Hauptzweck von diagnostischen Tests ist, Probleme zu erkennen und vorzubeugen. Bei jeder Krankheit erhöht eine frühzeitige Diagnose die Wahrscheinlichkeit, dass sie erfolgreich behandelt werden kann, oder noch besser, vielleicht sogar verhindert werden kann. So ist beispielsweise Typ-2-Diabetes keine binäre Krankheit (krank oder nicht krank): Je höher der Blutzucker ansteigt, desto schlimmer wird die Krankheit. Wichtig ist, dass es einen prädiabetischen Zustand gibt, bei dem der Blutzucker zwar höher als normal, aber noch nicht im gefährlichen Bereich ist. Bei der frühzeitigen Diagnose eines erhöhten Blutzuckerspiegels bleibt den Betroffenen mehr Zeit, ihr Verhalten zu ändern und eine wirksame Therapie anzufangen, bevor Schäden auftreten.

Während die Untersuchung von 150 Markern etwas übertrieben sein mag, kann die Untersuchung von sehr viel weniger, dafür bekannten Risikofaktoren der Gesundheit der Bevölkerung enorm zugutekommen. Im Vereinigten Königreich bietet der National Health Service (NHS) Menschen über 40 Jahren alle fünf Jahre ein Screeningprogramm namens Health Check an. Es umfasst einige grundlegende Tests (Blutdruck, Blutzucker, Cholesterin, Größe, Gewicht), die auf die wahrscheinlichsten Ursachen für Herzinfarkt, Schlaganfall und Diabetes hinweisen. In den ersten fünf Jahren hat dieses Programm 2500 Fälle von Herzerkrankungen durch eine Kombination aus Beratung und Verordnung von Medikamenten verhindert.

Doch warum nehmen viele Menschen nicht an diesen kostenlosen Tests teil? Zwischen 2012 und 2017 richtete sich das Testangebot an 9,6 Millionen Menschen, aber nur 5,1 Millionen nahmen es in Anspruch.[4] Die Teilnahmebereitschaft steigt mit dem Alter, vermutlich weil der lange Schatten des Todes mit zunehmendem Alter größer wird. Frauen lassen sich häufiger untersuchen als Männer. Dies ist doppelt negativ, da Männer ein höheres Risiko für Herz-Kreislauf-Erkrankungen haben. Hinter der mangelnden Inanspruchnahme bei Männern verbirgt sich eine Menge Psychologie, die man grob gesagt mit »Männer sind Idioten« zusammenfassen könnte. So ergab eine Umfrage, dass für 40 Prozent der Männer die Gesundheit ihres Haustieres wichtiger ist als ihre eigene. In einer anderen Umfrage hielten sich 65 Prozent der Männer für gesünder als andere Männer, was, wie bei Umfragen über das Autofahren,* eine Blindheit gegenüber der eigenen Fehlbarkeit zeigt – es kann nur 50 Prozent der Menschen geben, die besser sind als der Durchschnitt. Selbstverständlich trifft dieser »Besser als der Durchschnitt«-Effekt nicht auf mich zu ... Ich *weiß*, dass ich klüger, größer und lustiger bin als der Durchschnitt. Und Tests können beängstigend sein, nicht im Sinne von »Ich habe Angst vor Nadeln«, sondern im Sinne von »Ich habe Angst vor den Konsequenzen des Ergebnisses«. Wie in dem alten (aber in diesem Fall falschen) Sprichwort: Was ich nicht weiß, macht mich nicht heiß!

Das NHS-Programm ist äußerst effektiv, weil es eine direkte Verbindung zwischen dem Test und dem Gesundheitsdienstleister herstellt. Wenn der Hausarzt bei seinen Tests etwas Auffälliges entdeckt, kann er Medikamente verschreiben, um das Problem zu behandeln. Zu den Tests des staatlichen Gesundheitsdienstes gehört häufig auch eine Beratung,** insbesondere dann, wenn die Ergebnisse auffällig sind. Bei den Testergebnissen von privaten Anbietern erhält man ebenfalls eine Momentaufnahme seines Gesundheitszustands, die häufig jedoch nicht mit der Aufforderung verbunden wird, weniger zu essen und sich mehr zu bewegen, und es gehört auch keine weitere Therapie dazu. Wenn ein privater Test etwas wirklich Ernstes anzeigt, ist der nächste Schritt häufig »zurück zum guten alten Hausarzt«, was eine zusätzliche Belastung für die staatliche Gesundheitsversorgung darstellen kann.[5] Mir ist dieses Phänomen in Einzelfällen begegnet. Bei einem Freund zeigte ein kommerzieller Test auffällige Leberwerte an, weshalb er sich einer Reihe wei-

---

* 93 Prozent der Amerikaner stufen sich selbst als überdurchschnittliche Autofahrer ein.
** Auch private Testanbieter bieten Beratungsgespräche an. Ich habe darauf verzichtet, weil ich nichts Beunruhigendes hören wollte.

terer, teurerer Tests unterziehen musste, die vom staatlichen Gesundheitssystem durchgeführt wurden; sie fielen jedoch alle negativ aus.

Die kleine Testreihe, die der National Health Service anbietet, ist kostengünstig und hat potenziell eine große Wirkung. Selbst wenn es widersinnig sein mag: Wenn man mehr Tests macht, erfährt man möglicherweise weniger! Um noch einmal auf die Standardabweichung und die Berechnung der Normalbereiche zurückzukommen: Je mehr Tests durchgeführt werden, desto wahrscheinlicher ist ein falscher Ausreißer; genau gesagt könnte von 20 Tests einer irreführend sein. Die Messwerte selbst sind (zu diesem Zeitpunkt) zwar richtig, aber ihre Interpretation ist es möglicherweise nicht. Von meinen 150 gemessenen Werten können fünf bis zehn außerhalb des Referenzbereichs liegen, und dennoch ist das kein Problem. Deswegen entschied ich mich, meinen niedrigen freien Androgenindex zu ignorieren – er bedeutete anscheinend, dass ich Fruchtbarkeitsprobleme habe (meine beiden Kinder sind jedoch ein guter Beweis für das Gegenteil).

ERGEBNISTAG

Einige Tage nach meinem Bluttest erhielt ich die E-Mail mit meinen Ergebnissen. Die erste Enttäuschung: Ich war kleiner, als ich dachte. Zur Freude meines Sohnes (und meiner Freundin Lucy) gab der Bericht meine Größe mit 18 Zentimetern an, also knapp unter den 6 Fuß, von denen ich selbst überzeugt war. Entweder bin ich geschrumpft oder ich stand bei dem Test nicht ganz aufrecht (oder ich war schlicht und einfach nie 6 Fuß groß). Ebenso wog ich in dieser Klinik 78,5 Kilogramm, allerdings schwankte mein Gewicht innerhalb von zwei Monaten zwischen einem Höchstwert von 83 Kilogramm (bei meinen Schwiegereltern) und einem Tiefstwert von 75 Kilogramm (bei meinen Eltern). Das zeigt, wie unterschiedlich selbst eine »einfache« Messung sein kann. Es zeigt auch, wie unkompliziert es ist, sich die gewünschten Werte herauszupicken, wenn es um die eigenen Messergebnisse geht.

Nachdem ich die schockierende Nachricht überwunden hatte, dass ich niemals für die '95 Chicago Bulls spielen werde, schaute ich mir die übrigen Ergebnisse an. Einige der Werte wurden als direkte Marker für eine bestimmte Organfunktion beziehungsweise Krankheit angegeben – Cholesterin für Herzkrankheiten, Glukose für Diabetes, die Anzahl der roten Blutkörperchen für eine Anämie. Andere Werte waren indirekte Marker für eine Funktion. Cystatin C ist zum Beispiel im Allgemeinen harmlos, aber hohe Werte im Urin deuten auf Nierenprobleme hin. Erfreulicherweise war mein Cystatin-C-Wert und damit meine Nierenfunktion in Ordnung (nicht, dass ich irgendeinen Grund gehabt hätte, etwas anderes zu vermuten, abgesehen von meinem gelegentlich leuchtend gelben Urin). Eine weitere gute Nachricht ist, dass mein Stoffwechselalter mit dem eines viel jüngeren Mannes übereinstimmte – also sagen wir etwas jünger, okay, fünf Jahre jünger.

Was sagten die Tests sonst noch aus, abgesehen von meinem jugendlichen Stoffwechsel? Einer der wichtigsten Ausreißer mit einer großen roten Fahne war das C-reaktive Protein, allgemein bekannt als CRP. CRP wird in der Leber als Reaktion auf eine Infektion produziert und dient häufig als Marker für Entzündungen. Der himmelhohe Wert beunruhigte mich zunächst, bis ich mich daran erinnerte, dass ich am Tag des Tests eine heftige Erkältung hatte. Alles in allem war es eine ziemlich teure Art und Weise, um zu erfahren, dass die Nase läuft.

Doch der Bericht enthielt noch 148 weitere Ergebnisse. Da meine Frau ebenfalls einen Bluttest gemacht hatte, machten wir uns einen Spaß daraus, unsere Ergebnisse zu vergleichen.[*] Beruhigenderweise lagen die meisten Werte im grünen Bereich. Sogar mein Blutzucker war in Ordnung – trotz meiner Gewohnheit, Tee mit Zucker zu trinken. Allerdings kamen wir schließlich zu einigen Ergebnissen, die ich nicht so einfach wegdiskutieren konnte, wie das CRP oder mein freier Androgenindex. Erstens lag mein BMI (Body-Mass-Index) zwar im normalen Bereich, aber ich befand mich am oberen Ende der Norm. Mein Bauch war offen-

---

[*] Und da sagen die Leute, Wissenschaftler seien langweilig …

sichtlich etwas voluminöser, als er sein sollte. Zugegebenermaßen hätte ich auch dafür eigentlich keine komplette Testserie gebraucht, sondern nur einen Spiegel, ein Maßband und eine Waage, trotzdem war das im Zusammenhang mit meinem unübersehbaren Älterwerden ein Weckruf. Zweitens war mein Blutdruck, selbst nachdem ich mich in eine Zen-ähnliche Trance begeben hatte, relativ hoch, und zusammen mit den hohen Cholesterinwerten, insbesondere LDL (dem »schlechten« Cholesterin), fiel ich in die Risikogruppe für Schlaganfälle und Herzinfarkte.

EINE EINZIGARTIGE SCHNEEFLOCKE

Die simple Entdeckung, dass ich ein bisschen wohlbeleibt bin und ein leicht erhöhtes Herzinfarktrisiko habe (die häufigste Todesursache bei Männern in meinem Alter, siehe Tabelle 1), klang nach einer ziemlich schlechten Rendite für meine teure Investition. Warum war ich nach all meinen genetischen und phänotypischen Tests nicht weiser und reifer geworden bezüglich meines Sterberisikos oder gar darüber, welche Teile meines Körpers altern? Die wichtigste Antwort ist, dass ich eine einzigartige und schöne Schneeflocke bin, so wie wir alle. Jeder von uns weist eine unverwechselbare, nie wiederholbare Kombination von Genen auf. Um Nietzsche zu zitieren, als Hommage an mein angstgeplagtes jugendliches Ich:

> *Im Grunde weiß jeder Mensch recht wohl, daß er nur einmal,*
> *als ein Unikum, auf der Welt ist und daß kein noch so seltsamer*
> *Zufall zum zweitenmal ein so wunderlich buntes Mancherlei*
> *zum Einerlei, wie er es ist, zusammenschütteln wird.*

Doch auf die Gefahr hin, dem Übermenschen selbst zu widersprechen: Es geht nicht nur darum, woraus wir bestehen, sondern auch darum, wie wir das einmal errichtete Gebäude behandeln. Vor allem unsere Umwelt hat einen wichtigen Einfluss auf unsere Gesundheit. In diesem Fall bedeutet die Umwelt nicht nur, wo wir leben, sondern auch, was wir uns

selbst antun oder was uns angetan wird. Dies wird bisweilen als Lebensstil bezeichnet, doch dieses Wort impliziert eine bewusste Entscheidung:
Viele Belastungen entziehen sich jedoch unserer Kontrolle, insbesondere
an der Schnittstelle von Gesundheit und Wohlstand. Um das Krankheitsrisiko besser einschätzen zu können, müssen wir die Auswirkungen von
allem kennen, dem wir uns aussetzen. Die Summe dieser sogenannten
Expositionen wird manchmal als Exposom bezeichnet. Für ein umfassen-
des Verständnis benötigen wir Informationen über alles, dem wir ein Leben lang exponiert waren. Über alles, was wir jemals gegessen, eingeatmet
und angefasst haben, sowie über jeden Sonnenstrahl, der unseren Körper
getroffen hat, jeden kosmischen Strahl, der uns durchquert, und jedes
Virus, das jemals unsere Zellen infiziert hat. Und dann brauchen wir einen mathematischen Rahmen, um die Auswirkungen davon zu bewerten.

Dummerweise wurden viele in der Medizin verwendeten Statistiktests
entwickelt, um mit viel weniger komplexen Datensätzen umzugehen. Der
Statistiktest, den ich und meine Kollegen am häufigsten verwenden, heißt
Studententest. Er wurde nicht entwickelt, um ein multifaktorielles, biologisches Risiko zu analysieren, und er wurde auch nicht einmal von jemandem namens Student erfunden. William Sealy Gosset, seines Zeichens
Bierbrauer, erfand ihn, um verschiedene Chargen von Guinness-Bier zu
vergleichen.[6] Er veröffentlichte den Test unter dem Namen Student, um
zu verhindern, dass womöglich jemand sorgsam gehütete Geheimnisse
über das dunkle Gebräu herausfinden könnte. Ein weiteres wichtiges statistisches Maß – der Median – wurde von Francis Galton entwickelt. Um
das Gewicht einer Kuh auf einem ländlichen Tiermarkt abzuschätzen, bestimmte er den Mittelwert von den Gewichtsschätzungen aller übrigen
muhenden Studienteilnehmer.[7][8] Der exakte Test (ein wichtiges Maß für
statistische Signifikanz) wurde zwischenzeitlich von Ronald Fisher entwickelt, um herauszufinden, ob eine seiner Mitarbeiterinnen wirklich sagen konnte, ob sie bei der Zubereitung ihrer täglichen Tasse Tee zuerst die
Milch oder den Tee in die Tasse goss.[*]

---

[*] Lieber Leser, kaum zu glauben, sie konnte es.

Um das Phänomen Risiko besser zu verstehen, sprach ich nach einem Vortrag mit Sir David Spiegelhalter, dem Vorsitzenden des Winton Centre for Risk and Evidence Communication an der Universität Cambridge, in dem er erläuterte, wie Statistiken dazu beitrugen, Harold Shipman zu entlarven.[*] Unmittelbar nach dem Vortrag, sozusagen beim Herabsteigen vom Podium, fragte ich ihn, ob es angesichts der enormen Komplexität unseres Lebens eine Möglichkeit gäbe, unsere Risiken zu personalisieren. Er antwortete, dass wir nicht über personalisierte Ansätze nachdenken sollten, sondern darüber, unser Risiko in möglichst große Kohorten zu stratifizieren. Das ist ein bisschen wie die Strategie bei Guess Who?, bei der man Menschen aufgrund gemeinsamer Merkmale ausschließt, aber mit weniger Möglichkeiten.

Zur Veranschaulichung zeigt Abbildung 5A 100 Miniaturen, die die Bevölkerung des Vereinigten Königreichs prozentual darstellen. Auf dieser Ebene können wir vorhersagen, dass jeder sterben wird, und einige Verallgemeinerungen über das Wie machen, jedoch nicht mit allzu großer Genauigkeit.

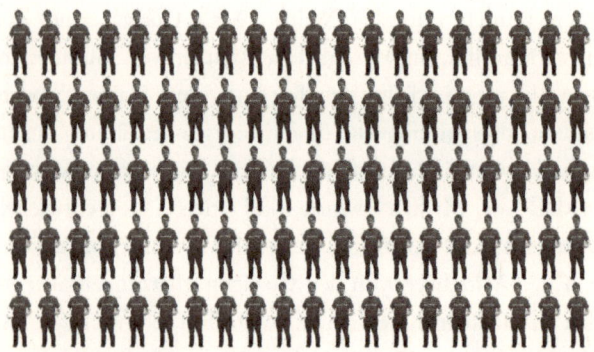

Abbildung 5A. Wenn alle wie ich wären. 100 Mini-Ichs, die die Gesamtbevölkerung des Vereinigten Königreichs repräsentieren.

---

[*] Letztendlich ging es um den Zeitpunkt der Todesfälle. Bei Shipman häuften sich während seiner nachmittäglichen Hausbesuche die Todesfälle, und zwar immer dann, wenn er hilflose, schwer kranke Patienten allein besuchte.

Die erste Kohortenbildung fand nach Geschlechtszugehörigkeit statt – dadurch kam ich in eine Gruppe von 50. So erreichten wir einen etwas besseren Vorhersagewert und konnten eine ungefähre Lebenserwartung sowie – auf der Grundlage früherer Daten – einige der häufigsten Todesursachen ermitteln.

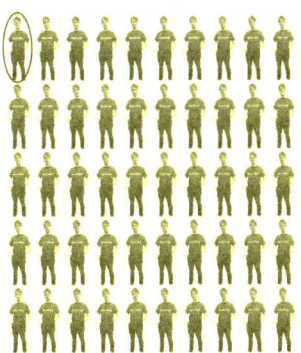

Abbildung 5B. Einteilung in Kohorten. Ich gehöre zu den 50 Prozent der männlichen Bevölkerung.

Anschließend wurden wir weiter nach Wohnort gruppiert, was bei mir eine Kohorte von etwa fünf Personen ergab. Diese Gruppe passte dann etwas besser zu anderen Faktoren wie Demografie und Wirtschaft. Differenzieren wir weiter.

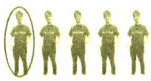

Abbildung 5C. Die Unterteilung der Welt in kleinere Gruppen. Von den 50 Prozent der männlichen Bevölkerung ist ein kleinerer Teil gleich alt wie ich. Und man kann noch weiter differenzieren. Dadurch erhöht sich die Genauigkeit, doch die Vorhersagekraft nimmt ab, da wir alle Individuen sind.

Wir könnten diese fünf immer weiter in immer kleinere Kohorten unterteilen, aber bei jeder Unterteilung müssen wir einen Kompromiss zwischen größerer Spezifität und geringerer Vorhersagekraft in Kauf nehmen. Es gibt ein Gleichgewicht: Als Individuen verhalten wir uns nicht unbedingt wie unsere Altersgenossen, aber dadurch wird eine genauere Vorhersage unmöglich.

DEN DINGEN AUF DEN GRUND GEHEN

Ich hatte mir vorgenommen herauszufinden, ob ich mich auf bestimmte Bereiche meiner Gesundheit konzentrieren und so meine Todesursache vorhersagen könnte. Es gelang mir nicht sonderlich gut, diese Bereiche einzugrenzen, und wie ich am eigenen Leib erfuhr, ist es leicht, etwas messen zu lassen, aber viel schwieriger, etwas dagegen zu tun. Bei mir waren Blutdruck und Cholesterin als klare Ausreißer auffällig. Kehre ich dann zu meiner stratifizierten Risikokohorte zurück – die 5 Prozent der männlichen britischen Bevölkerung im Alter zwischen 40 und 50 Jahren –, ist ein Herzinfarkt die häufigste Todesursache. Gesundheit ist ein multifaktorielles Phänomen, und jede der häufigsten Todesursachen birgt Risiken, die sich überlappen. Eine Zeile in meinem personalisierten Gesundheitsbericht stach jedoch heraus – dass mein Puls zwar niedrig ist und dem eines Spitzenathleten[*] entspricht. Trotzdem wurde mir empfohlen, das Ergebnis mit einem Arzt abzuklären und eventuell ein EKG machen zu lassen. Schweren Herzens machte ich mich also auf den Weg zum nächstgelegenen Kardiologen, um herauszufinden, was los war und ob ich wie ein Drittel meiner Altersgenossen an einem Herzkasper sterben würde.

---

[*] Das ist meine persönliche Interpretation, die Begriffe »spitze« oder »Athlet« wurden genau genommen nicht verwendet.

KAPITEL 4

DAS HERZSTÜCK: KILLER NUMMER 1 – HERZKRANKHEITEN

Denn wo dein Schatz ist, da wird auch dein Herz sein.

Die Heilige Bibel: King James Version, Mattäus 6,21

Mit der größten Wahrscheinlichkeit wird mich wohl mein Herz umbringen, und zwar nicht auf eine rührselige, poetische Art, sondern indem ein großer, lebenswichtiger Muskel in meiner Brust plötzlich aufhört zu arbeiten und den Blutfluss zu meinem Gehirn stoppt. Und während ich am meisten daran interessiert bin, mein eigenes Leben zu verlängern, bist du, liebe Leserin, lieber Leser, genauso gefährdet wie ich, einen massiven Herzinfarkt zu erleiden, deswegen sollten wir uns alle einmal mit unserem Herzen beschäftigen.

Beginnen wir mit einem Experiment. Nimm einen Tennisball und drücke ihn in einer Minute 60-mal in der Hand. Was, schon müde? Dann gleich noch mal, aber bitte doppelt so schnell.

Wahrscheinlich schmerzt dein Armmuskel inzwischen. Könntest du es ein drittes Mal noch schneller machen, wenn ich dir sage, dass dein Leben davon abhängt? Nun, es gibt einen Muskel im Körper, der sich mindestens 60-mal pro Minute kontrahiert und sogar bis zu 220-mal pro Minute, und unser Leben hängt buchstäblich von ihm ab. Wer weiß, welcher Muskel das ist? Es ist das Herz, klar!

Im Durchschnitt schlägt das Herz 100 000-mal pro Tag, also etwa drei Milliarden Mal im Leben. Die Gesamtzahl der Schläge, die das Herz im Laufe des Lebens ausführt, wird durch das allgemeine Aktivitätsniveau und den Ruhepuls bestimmt. Letzterer unterscheidet sich von Mensch zu Mensch; die Faktoren, die den Ruhepuls beeinflussen, sind alte Bekannte: Alter, Fitness, emotionale Verfassung, Body-Mass-Index, Zigaretten- und Alkoholkonsum (die letzten drei sind Wiederholungstäter bei allen möglichen unerwünschten Folgen unserer Lebensweise). Der Ruhepuls steht in direktem Zusammenhang mit Krankheiten. Wenn er über 100 liegt, erhöht sich das Risiko eines Herzinfarkts um das 1,5-Fache.[1] Das kann man leicht checken – man zähle die Schläge in zehn Sekunden. Wenn es mehr als 17 sind, sollte man schleunigst zum Arzt gehen.

Selbstgefällig dachte ich, dass dies eine gute Gelegenheit sei, um mit meinem niedrigen Ruhepuls zu prahlen und zu zeigen, wie fit und gesund ich sei. Der Grund für diese unangebrachte Zuversicht war, dass meine Herzfrequenz früher bei etwa 50 Schlägen pro Minute lag, was meiner Meinung nach bedeutete, dass ich vor Gesundheit strotzte. Seit ich als Teenager von Miguel Induráin, dem fünffachen Gewinner der Tour de France, gehört hatte, beschäftige ich mich immer mal wieder intensiv mit meiner Herzfrequenz (zu meiner Erleichterung gehört Induráin nicht zu den Radrennfahrern, denen der Titel wegen Dopings aberkannt wurde.)[*] Zu seinen besten Zeiten hatte Induráin einen wahnsinnig niedrigen Ruhepuls von 28 Schlägen pro Minute. Im Jahr 2012, also 14 Jahre nach seinem Rückzug aus dem Radrennsport und wie ich im Alter von Mitte 40, untersuchten Forscher Induráins Physio-

---

[*] Ausdauerradfahrer gehören, ähnlich wie TV-Persönlichkeiten und Radio-DJs aus den 1970er-Jahren, zu den Menschen, von denen man annimmt, dass sie in Ungnade gefallen sein könnten, und bei denen man sich fragt, ob es in Ordnung ist, ihre Sprüche zu zitieren.

logie erneut.[2] Alle Werte waren bei ihm nach wie vor überdurchschnittlich gut, sie wären sogar außergewöhnlich für jemanden, der nur halb so alt ist wie er.

Es heißt, Hochmut kommt vor dem Fall. Und leider beruhte der Stolz auf meine Herzfrequenz eher auf historischen Werten als auf einer präzisen Messung. Um genau zu sein: Ich habe zunächst die bewährte Methode angewandt, meinen Puls zehn Sekunden lang zu messen und mit sechs zu multiplizieren, doch dabei kam nicht die gewünschte Antwort heraus. Unbeirrt versuchte ich es mit dem Fitbit meiner Tochter, doch auch das brachte nicht das erwünschte Ergebnis. Dann benutzte ich auf besonders unwissenschaftliche Weise das Pulsoximeter, das wir, völlig in Panik, während der Coronapandemie gekauft hatten und das seither in einer Schublade verstaubte, in der Hoffnung, dass der dritte Versuch mein gewünschtes Ergebnis brächte. Die erste Messung damit zeigte überhaupt keinen Puls an, was noch alarmierender war. Nachdem ich die Batterien gewechselt und den Rost von den Kontakten abgekratzt hatte, versuchte ich es erneut. Mein Puls blieb hartnäckig höher als erhofft. Leider deutete alles unbarmherzig darauf hin, dass mein Ruhepuls bei 65 Schlägen pro Minute lag. Das ist (für mein Alter) nicht ganz schlecht, aber auch nicht der erhoffte magische Wert von unter 60. Das bedeutet, dass mein Herz etwa 90 000-mal pro Tag schlägt. Alles in allem war das eine wichtige wissenschaftliche Lektion: Dinge verändern sich.

Trotz all dieser Schläge ist das durchschnittliche menschliche Herz erstaunlich klein: Es wiegt etwa 290 Gramm beziehungsweise ein gutes halbes Pfund – etwas mehr als eine Viertelpackung Zucker.* Damit liegt

---

* Es gibt zwei Arten von wissenschaftlichen Einheiten. In den Labors wird bevorzugt das internationale Einheitensystem (die sogenannten SI-Einheiten) verwendet, zu dem auch der Meter, das Kilogramm und die Candela gehören (die Einheit des Lichts, falls das jemand nicht wusste). Aber es gibt auch den (viel weniger formalen) Vergleich, der in der Wissenschaftskommunikation verwendet wird: die SCI-Einheit. Für die Fläche gilt: erst Fußballfeld, dann Wale. Für das Volumen gilt: Fingerhut, Teetasse, Doppeldeckerbus, Schwimmbad und so weiter. Letztere Einheiten sind in der Wissenschaft etwas umstrittener.

es im Mittelfeld der Herzen. Die Zwergwespe hat das kleinste Herz aller Lebewesen – und da eine Zwergwespe nur 0,2 Millimeter lang ist, ist ihr Herz wirklich winzig. Das Säugetier mit dem kleinsten Herzen, mit einem Gewicht von etwa 0,02 Gramm, ist die Etruskerspitzmaus. Ihr Herz schlägt erstaunliche 1200-mal pro Minute. Am anderen Ende des Spektrums steht der Blauwal mit einem 900 Kilogramm schweren Monsterherzen – so viel wie ein Mini oder eine ganze Klasse von Viertklässlern plus Lehrer. Ein Walherz schlägt etwa sechsmal pro Minute und bewegt dabei jedes Mal 220 Liter Blut. Obwohl das menschliche Herz von der Größe her ein Everton FC ist,[*] bewegt es immerhin etwa 100 Milliliter Blut pro Pumpvorgang, das macht 5 Liter (10 Pints) pro Minute, was dem gesamten Blutvolumen in unserem Körper entspricht. Ein weitverbreiteter Irrglaube besagt, alle Tiere hätten die gleiche Anzahl von Herzschlägen pro Leben, und je schneller ein Herz schlägt, desto kürzer sei das Leben. Doch Fledermausherzen sind ein Gegenbeweis dazu, ihre Herzen schlagen über 1000-mal pro Minute, und dennoch leben sie lange, manche Arten weit über 30 Jahre. Im Laufe eines Lebens pumpt das menschliche Herz etwa 350 000 Liter Blut durch den Körper, genug, um den Serpentine-See im Hyde Park in London zweimal zu füllen.[**]

Glücklicherweise müssen wir, anders als bei der Entscheidung, einen Tennisball 60-mal pro Minute zu drücken, nicht darüber nachdenken, damit unser Herz schlägt. Das Herz verfügt über einen eigenen selbststimulierenden Schaltkreis, den sogenannten Taktgeber der Herzaktion (genauer gesagt den Sinusknoten). Martin Flack entdeckte den Sinusknoten auf erfrischend exzentrische Weise, indem er mit Maulwurfherzen experimentierte. Woher die Maulwürfe kamen, ist nicht bekannt, vermutlich war dies nicht das schöne Ende eines wunderbaren Tages, an dem sie unbeschwert in Booten herumgespielt hatten. Der Si-

---

[*] Ein klassischer Verein im Mittelfeld der Tabelle. Diese Aussage mag für einige ein Trigger sein, aber sie haben einfach keine gute Wahl getroffen.

[**] Für diejenigen, die ihn nicht kennen: Es handelt sich um einen relativ großen Teich voller Gänsekacke und Tretboote.

nusknoten reguliert eigenständig den Herzschlag und reagiert dabei auf den Sauerstoffbedarf des Körpers. Wenn wir mehr Sauerstoff benötigen, beschleunigt er das Tempo. Eine typische Aktivität, bei der wir mehr Sauerstoff benötigen, ist Sport. Während Bewegung in der modernen Welt eine wichtige, aber freiwillige Beschäftigung ist, war die Fähigkeit, zu rennen oder zu kämpfen, früher für das Überleben unserer Spezies essenziell. Um schneller zu laufen oder härter zu kämpfen, brauchen die Muskeln mehr Sauerstoff – und um mehr Sauerstoff zu bekommen, muss durch sie mehr Blut hindurchgepumpt werden.

Um sich auf Konflikte vorzubereiten, schüttet unser Körper ein Hormon namens Adrenalin aus, das häufig als Angst-, Flucht- oder Kampfhormon bezeichnet wird. Adrenalin wirkt aufputschend, erhöht den Blutfluss, setzt mehr Zucker im Blut frei und öffnet die Atemwege. Aufgrund seiner weitreichenden Wirkungen wird Adrenalin bei einer Reihe von Notfallmedikamenten eingesetzt. Der EpiPen, das Notfallmedikament zur Behandlung von Anaphylaxie (und zur Rettung von Mia Wallace), hat seinen Namen beispielsweise von dem weniger zufriedenstellenden amerikanischen Wort für Adrenalin: Epinephrin.

Cortisol, der längerfristig wirkende Cousin des Adrenalins, spielt ebenfalls eine entscheidende Rolle bei der Reaktion unseres Herzens auf die Außenwelt. Cortisol hat kurzfristig betrachtet eine ähnliche Funktion wie Adrenalin, doch es übernimmt auch eine wichtige Funktion in unserem Alltag: Es weckt uns morgens auf, wenn seine Freisetzung den Stoffwechsel ankurbelt und den Motor für den Tag anschmeißt. Cortisol und Adrenalin sind Botenstoffe des sympathischen Nervensystems. Das entgegengesetzte System, der Parasympathikus, unterstützt Ruhe, Verdauung und Erholung. Man braucht zwar den Auf-sie-mit-Gebrüll Impuls, den das sympathische Nervensystem ermöglicht, aber es kann auch ein Zuviel des Guten geben: Eine anhaltende Aktivierung des Sympathikus, insbesondere durch Cortisol, führt zu langfristigen Schäden.

Wir werden zwar nicht mehr von Säbelzahntigern gejagt, aber unser Sympathikus zuckt bei bestimmten äußeren Reizen immer noch zusammen. Machen wir ein weiteres »lustiges« Gedankenexperiment. Erinnere dich an deinen allerschlimmsten Tag in der Schule. Vielleicht an den Tag, an dem du deine Turnhose vergessen hast, an dem du den Fußball durch das Fenster des Schulleiters gekickt hast oder an dem du erwischt wurdest, wie du eine Ente mit einem Tennisball gejagt hast. Erinnere dich dann daran, wie du dich gefühlt hast: Das Herz raste, die Haut rötete sich, möglicherweise hattest du Dünnpfiff. Dies ist ein Beispiel dafür, wie die Psychologie auf die Physiologie einwirkt. Diese Gefühle werden alle vom sympathischen Nervensystem gesteuert, das uns darauf vorbereitet wegzulaufen. Der Lehrer oder ein anderes Schreckgespenst, das dich der öffentlichen Schande aussetzt, steht nun an der Stelle des Säbelzahntigers. Diese Effekte lassen sich grob unter dem Begriff »Stress« zusammenfassen. In unserem Gedankenexperiment verzeiht dir der Lehrer glücklicherweise und der Stress verschwindet. Probleme entstehen, wenn der Stress anhält und zu einer nicht enden wollenden Überstimulation des Nervensystems führt. Stress und extrem heftige Emotionen können das Herz nachhaltig schädigen. Die meisten Schäden treten sukzessive auf, aber es gibt auch den Fall, dass das Herz einen akuten emotionalen Schaden erleidet. Beim *Takotsubo*, dem Syndrom des gebrochenen Herzens, dehnt sich eine der Herzkammern aufgrund extremer Emotionen so aus, dass sie einem japanischen Kochtopf für Tintenfische ähnelt.

DIE SPRACHE DES HERZENS

Das Herz wird nicht nur von Hormonen, sondern auch von den Nerven gesteuert. Nerven verbinden das Herz mit der Medulla, die sich erstmals bei Fischen und Reptilien entwickelte, 500 Millionen Jahre bevor Lucy zum ersten Mal die äthiopische Tiefebene betrat. Die Medulla befindet sich im Hirnstamm, bildet den Übergang vom Gehirn zum Rückenmark und fungiert als Kontrollzentrum für all die Dinge, die der Körper ohne bewusste Kontrolle ausführt (also unwillkürliche Funktionen), wie Erbrechen, Niesen und Atmen. Man kann seine Herzfrequenz zwar nicht direkt senken, aber man kann sein Reptiliengehirn austricksen, indem man tiefer und schneller atmet. Die Medulla erkennt, dass das Blut mehr Sauerstoff enthält, und teilt dem Herzen mit, dass es nicht so viel Blut bewegen muss. Das kann zu Schwindelgefühlen führen.

Wenn die Medulla einen höheren Sauerstoffbedarf im Körper feststellt, signalisiert sie dem Herzen, schneller zu schlagen. Die Reaktionsfähigkeit ist unglaublich. Probiere es selbst einmal aus. Zähle deine Herzfrequenz im Sitzen, dann mache 20 Hampelmänner (offiziell die schlimmste Übung der Welt[*]) und zähle erneut. Warte dann eine Minute und zähle ein weiteres Mal. Bei mir waren es 70, 100, 65 Schläge. Die Nerven übermitteln mithilfe von elektrischen Impulsen Nachrichten an das Herz. Wie auch Frankenstein feststellte, als er sein Monster zum Leben erweckte, ist der Körper von Elektrizität durchflutet. Einer der Ersten, der die Wechselwirkung zwischen Elektrizität und Muskeln erforschte, war der italienische Chirurg Luigi Galvani. Er zeigte, dass ein Froschbein zuckt, wenn man es an elektrischen Strom anschließt, ein Experiment, das ich in meinem Studium wiederholte. Ich brachte einen toten Frosch dazu, einem Kommilitonen zuzuwinken – just in dem Moment, als dieser seine Vorbehalte gegenüber der Verwendung von Tieren für Experimente äußerte. Es genügt zu sagen, dass besagter Kommilitone in der nächsten Woche entrüstet die Gruppe gewechselt hat.

Das Herz knistert vor Elektrizität, und um mehr darüber zu erfahren, wandte ich mich an Dr. Rachel Bastiaenen, eine führende Kardiologin. Eines der letzten Male, als wir miteinander sprachen, war auf ihrer Hochzeit, wo ihr Mann meinem damals fünfjährigen Sohn den Handstand beibrachte. Ich machte mich auf den Weg nach Südlondon, um mich mit Rachel vertraulich auszutauschen. Wir trafen uns in der überraschend angenehm gestalteten Krankenhauslobby. Ich verstehe

---

[*] Eine Übung übertrifft dies noch: das »Oh-No«, eine Erfindung eines bösen schnauzbärtigen Oberfeldwebels an der Royal Military Academy in Sandhurst. Sie besteht aus einem Hocksprung und einem Sternsprung, bei dem man auf dem Höhepunkt des Sprungs »Oh-No« rufen muss.

nicht viel von Medizin, und da meine Erwartungen auf den TV-Serien *Grey's Anatomy* und *Casualty* basierten, hatte ich mir Rachel in einem blauen Kittel und mit einem Stethoskop um den Hals vorgestellt; stattdessen trug sie lässige Business-Klamotten und Stiefeletten. Ich kann wohl mit Fug und Recht behaupten, dass Rachel nicht die größte Person ist, die ich kenne, und sie spricht leise, aber ihre zurückhaltende Erscheinung täuscht über ihre Bedeutung auf dem Gebiet der Genetik von Herzkrankheiten hinweg. Sie hat auf diesem Feld bereits über 50 Artikel veröffentlicht. Nachdem wir uns kurz über die neuesten Ereignisse in der Familie ausgetauscht hatten, gingen wir in ihr Büro, wo ich gleich erfreut erfuhr, dass meine Herzfrequenz bei der Messung mit einem richtigen Krankenhausgerät bei unter 60 lag. Mein Stolz war wiederhergestellt. Aber die Stärkung meines Egos war nicht der Hauptgrund dafür, dass ich ihre kostbare Zeit in Anspruch nahm, sondern ich wollte etwas über das Herz und insbesondere das Elektrokardiogramm (EKG) lernen. »Wir verwenden das EKG, weil es uns eine Momentaufnahme davon liefert, wie die Elektrik des Herzens funktioniert«, sagte Bastiaenen. Sie erklärte weiter, dass das »EKG der nützlichste Test ist, den wir durchführen, weil er so gut etabliert ist und uns viele Daten liefert, die wir dann weiter auswerten können«. EKGs können sowohl bei Langzeitdiagnosen als auch in Notfallsituationen hilfreich sein. Ihr Mann Nav ist Notfallkardiologe (wenn er Kindern nicht gerade Handstand beibringt) und Bastiaenen erzählte mir: »Das EKG ist eines der wichtigsten Diagnoseinstrumente für einen Herzinfarkt. Wenn Nav Bereitschaftsdienst hat, ist es der Auslöser, dass er morgens um zwei Uhr aufsteht, um ins Krankenhaus zu gehen.«

ECHOTÖNE

Meine Erfahrungen mit dem EKG begannen damit, dass ich im Wartezimmer eines Krankenhauses Däumchen drehte – noch nie meine Lieblingsbeschäftigung – und ich hungrig und leicht nervös war, was wohl dabei herauskäme. Ich vertrieb mir die Zeit mit schlecht synchronisierten Fernsehsendungen, bevor ich von einem äußerst charmanten EKG-Techniker namens Andrew in einen kleinen Raum geführt wurde, der mir erklärte, wie das Ganze funktioniert. Andrew bestätigte meine stereotype Vorstellung von Krankenhäusern, er trug einen weißen Kittel. Als Erstes fand ich über das EKG heraus, dass es dafür eine Menge Drähte am Körper braucht, zwei an den Armen, zwei an den Beinen und sechs weitere, die von Nordwesten nach Südosten über das Herz verlaufen (die Drähte werden als Ableitungen bezeichnet – diese Art der Messung wird als Zehn-Kanal-EKG bezeichnet. Nachdem ich mein Hemd ausgezogen hatte, befestigte Andrew die Elektroden mit blauen Klebepads. Dann legte ich mich hin, atmete tief durch und schon war alles vorbei. Die Wartezeit betrug eine Stunde, das EKG dauerte fünf Minuten – eigentlich alles ganz normal. Man sollte jedoch nicht unterschätzen, wie wichtig Andrews Erfahrung beim Anbringen der Elektroden an den richtigen Stellen ist, denn bei Menschen unterschiedlichster Gestalt und Größe ist das nicht ganz einfach.

Meine Ergebnisse finden sich in Abbildung 6 (daneben eine vereinfachte Version):

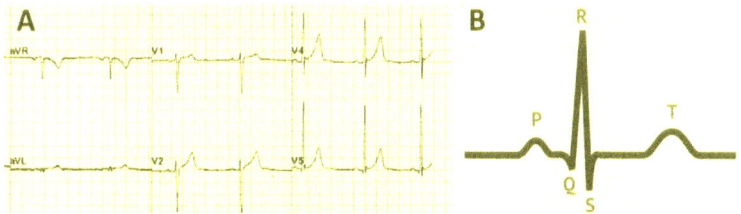

Abbildung 6. Anklänge an früheren Ruhm. A: Mein tatsächliches EKG-Diagramm (Dank Andrew). B: Ein idealisiertes Diagramm, das die verschiedenen Abschnitte der Welle zeigt, die durch mein Herz läuft.

Eine EKG-Kurve besteht aus drei Komponenten: der P-Welle (der anfänglichen Beule), dem QRS-Komplex und der T-Welle, dem nachfolgenden Hügel. Diese Wellen beziehen sich auf die Art und Weise, wie sich der Strom im Herzen ausbreitet. Der elektrische Impuls beginnt im Sinusknoten, der sich im rechten Herzvorhof befindet (daher die Anordnung der EKG-Ableitungen auf meiner Brust). Der Sinusknoten funktioniert ein bisschen wie ein Trichter, der sich langsam füllt und dann auf einmal leert. Dieser Strom wird als P-Welle aufgezeichnet und breitet sich dann im Gewebe des Herzens aus, was zu einer geordneten Kontraktion der verschiedenen Kammern führt. Der QRS-Komplex repräsentiert die Kontraktion der größeren Kammern (die größeren auf dem Diagramm, weil die Kammern größer sind). Die T-Welle zeigt an, dass das Herz in Erwartung eines neuen elektrischen Impulses zur Grundlinie zurückkehrt. Es wird für den geneigten Leser sicherlich beruhigend zu wissen sein, dass mein EKG an allen richtigen Stellen Wellen aufweist.

Einer der größten Fortschritte der letzten Jahre besteht darin, dass Herzmessungen wie EKGs bequem zu Hause durchgeführt werden können, ohne dass ein Andrew auf einem Elektroden anbringen muss. Fitbits (und andere ähnliche Wearables) sind die einfachste Methode, um die Herzfrequenz zu messen. Dies geschieht durch das kleine blinkende Licht auf ihrer Unterseite, das eine Technik namens Photoplethysmographie verwendet. Die Blutgefäße unter der Haut reflektieren das Licht, und das Gerät interpretiert die wechselnde Stärke der Reflexionen, wenn die Blutgefäße sich öffnen und schließen. Diese Geräte können Unregelmäßigkeiten im Herzschlag erkennen und den Träger darauf aufmerksam machen, dass es vielleicht an der Zeit wäre, einen Hausarzt aufzusuchen. Bei Geräten, die durch die Haut leuchten, besteht jedoch die Gefahr einer ethnischen Verzerrung. Das grüne Licht, das von der Rückseite der Uhr ausgeht, wird leichter vom Hautpigment Melanin absorbiert, das bei Menschen mit dunklerer Haut stärker ausgeprägt ist.[3] Dies beeinflusst die Messwerte.

Kardiologen haben Zugang zu weitaus ausgefeilteren Geräten, mit denen sie über längere Zeit Patienten überwachen und Veränderungen bei Tag und bei Nacht feststellen können. Ein solches Gerät ist der Holter-Monitor, ein kleineres Gerät, das 24 Stunden lang um den Hals getragen wird. Man beachte die Schreibweise, es hat nichts mit »Halfter« (dem Pferdehalsband) zu tun. Es wurde nach seinem Erfinder Norman Holter benannt, einem Physiker, der auch an den Atombombentests auf dem Bikini-Atoll beteiligt war. Über das Internet können Kardiologen die Werte aus der Ferne überwachen, was für die Betroffenen eine erhebliche Verbesserung der Lebensqualität bedeutet. »Wir können Patienten in eine virtuelle Krankenhausstation versetzen«, erklärte mir Bastiaenen. Dadurch verlängert sich der notwendige Abstand zwischen Krankenhausaufenthalten von einem Jahr auf fünf Jahre. Die Corona-Lockdowns beschleunigten die Einführung dieser Maßnahme. »Während der Pandemie konnte Patienten mit einem Herzinfarkt Medikamente verschrieben werden und man konnte sie für die optimale Dosierung aus der Ferne überwachen, ohne dass sie ins Krankenhaus kommen mussten.« Zwar wurden Mikro-Tracker grundsätzlich garantiert NICHT zusammen mit Impfstoffen injiziert, doch ist die ferngesteuerte, online kontrollierte personalisierte Medizin mit Sicherheit die Zukunft in der Gesundheitsversorgung.

ABER WIE FUNKTIONIERT DAS ALLES?

Nachdem wir nun wissen, dass mein Herz mit elektrischem Strom schlägt, ist es wahrscheinlich hilfreich, eine kurze Lektion über die Anatomie des Herzens einzufügen, um zu verstehen, was es genau macht. Beim Verfassen wissenschaftlicher Texte ist es zuweilen schwierig, den allgemeinen wissenschaftlichen Kenntnisstand des Lesers oder der Leserin einzuschätzen und zu wissen, wie man Informationen am besten präsentiert, ohne dabei herablassend zu wirken. Glücklicherweise stand mir meine unmittelbare Familie als nützliche Versuchskaninchen zur Verfügung: Sie sind alle gut gebildet, haben allerdings ein Geschichts-, ein Jura-, ein Ingenieurs- und einen Abschluss im Rechnungswesen absolviert (und, um ehrlich zu sein, ein ziemlich lückenhaftes Verständnis von Naturwissenschaft). Mithilfe der bewährten Forschungsmethode der »Familien-WhatsApp-Gruppe« habe ich herausgefunden, dass die meisten Menschen wissen, dass das Herz aus vier Kammern besteht und »ba-dumm-ba-dumm« macht. Das Herz besteht in der Tat aus insgesamt vier paarweise angeordneten Kammern (Abbildung 7): rechter Vorhof und rechte Herzkammer, linker Vorhof und linke Herzkammer. Abbildung 7 zeigt auch, wie wenig es dem Herzsymbol ähnelt, das entweder von einer Pflanze, einer französischen Geschichte über eine Birne oder der Kirche im Mittelalter stammt, je nachdem, in welchen Kaninchenbau man im Internet hinabsteigt.

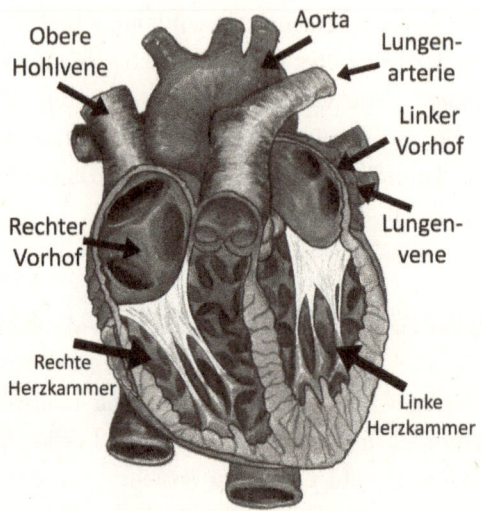

Abbildung 7. Das Herz. Vier Kammern, die ständig pumpen – allerdings nicht der Sitz der Seele. Man beachte: Es sieht nicht aus wie das Herzsymbol!

Der Vorhof (wörtlich »Atrium« oder »Eingangshalle«) nimmt das Blut auf und leitet es dann an die dazugehörige Herzkammer, die sogenannten Ventrikel, weiter (was kurioserweise von einem mittelenglischen Wort stammt, das »Bäuchlein« bedeutet). Diese Ventrikel bewegen das Blut dann weiter. Beim Menschen fließt das Blut in zwei geschlossenen

Kreisläufen durch den Körper. Um die Reise des Blutes zu beschreiben, beginnen wir mit dem rechten Vorhof (obwohl man bei einem Kreislauf natürlich überall beginnen kann). Der rechte Vorhof wird von der Hohlvene, unserer größten Vene, gespeist, die das Blut aus dem Körper in das Herz leitet. Auf seinem Weg durch den Körper gibt das Blut seinen Sauerstoff an das Gewebe ab, sodass es relativ sauerstoffarm im Herzen ankommt. Sobald der rechte Vorhof voll ist, entleert er seine Ladung in die rechte Herzkammer, die das Blut ihrerseits über die Lungenarterie in die Lunge pumpt. Nachdem es die Lunge passiert hat, ist das Blut nun (hoffentlich) reich an Sauerstoff. Darauf kehrt es über die Lungenvene in den linken Vorhof des Herzens zurück, wird in die linke Herzkammer gepresst und dann über die Aorta durch den Körper geschleust. Wie ich bei der Messung der Herzelektrizität gelernt habe, kontrahieren die Vorhöfe und die Herzkammern synchron, aber zeitlich leicht versetzt (das von meiner Schwester und Peter Sellers beschriebene Bumm-bumm-Geräusch). Einwegventile steuern den Fluss zwischen den Kammern, die das Blut vorwärts, aber nicht zurück fließen lassen – ein bisschen wie ein geschlossenes Kanalschleusentor.

Nicht alle Tiere haben sich für das luxuriöse vierkammerige menschliche Herzmodell entschieden. Die meisten Insekten (einschließlich der winzigen Zwergwespe) besitzen nur eine einzige Röhre, die Flüssigkeit durch den Körper pumpt. Fische haben ein Zweikammersystem und Frösche ein Dreikammersystem. Bei Tintenfischen wird das Blut von drei separaten Herzen gepumpt. Interessanterweise benötigen Pferde vier zusätzliche Pumpen, um den Kreislauf zu unterstützen. Beim Menschen helfen die Muskeln beim Rücktransport des Blutes aus der Peripherie. Wenn man aufsteht oder herumläuft, wird das Blut durch die Kontraktion der Unterschenkelmuskel wieder nach oben zum Herzen gepumpt (ein weiterer Grund, warum man ab und zu mal aufstehen sollte). Überraschenderweise ist die Unterschenkelmuskulatur von Pferden für den Bluttransport unzureichend, zum Ausgleich brauchen sie zusätzliche Unterstützung, um das Blut zum Herzen zurückzubefördern. Diese Hilfe kommt in Form einer Pumpe in jedem

Huf (manchmal auch als Strahl bezeichnet). Das Gewicht, das auf den Hufen lastet, drückt das Blut mithilfe des Strahls nach oben.

Der Muskeltyp (Herzmuskel), der die menschlichen Herzkammern umgibt, unterscheidet sich von dem Muskeltyp (Skelettmuskel), der zum Beispiel im Arm zu finden ist. Das erklärt, warum es anstrengend ist, einen Tennisball in der Hand 60-mal pro Minute zu drücken, während dies dem Herzen relativ mühelos gelingt – bis zu dem Moment, in dem wir sterben. Die Zellen, die den Herzmuskel bilden, die sogenannten Kardiomyozyten, ermüden unter anderem deshalb weniger schnell, weil sie mehr Mitochondrien enthalten.* Erstaunlicherweise hat man mindestens die Hälfte der heutigen Zellen in seinem Herzen schon von Geburt an! Die Methode, mit der man dies herausfand, ist ziemlich cool. In den 1950er- und 1960er-Jahren führten die Supermächte eine Reihe von Kernwaffentests durch, teilweise auch in der Atmosphäre. Dies führte zu einem erheblichen Anstieg der radioaktiven Form von Kohlenstoff (^{14}C) im atmosphärischen Kohlendioxid (CO_2), das normalerweise aus ^{12}C besteht; dieser Anstieg fand (zum Glück!) nur in einem bestimmten Zeitfenster statt. Pflanzen nahmen das radioaktive $^{14}CO_2$ auf, das über den Kreislauf des Lebens schließlich auch in den Zellen des Menschen landete. Die Menge an ^{14}C in unserer DNA kann als Zeitstempel verwendet werden. Die Herzzellen, die bei der Geburt von Menschen in den 1950er- und 1960er-Jahren angelegt wurden, enthalten höhere Mengen an ^{14}C-haltiger DNA als solche, die später im Leben gewachsen sind. Mit dieser Methode haben Wissenschaftler des schwedischen Karolinska-Instituts das Alter von Herzzellen bestimmt und ihre bemerkenswerte Langlebigkeit nachgewiesen.[4] Es überrascht nicht, dass die Kardiomyozyten (die Muskelzellen, aus denen das Herz besteht) mit zunehmendem Alter ermüden. Der Fachbegriff dafür ist Herzinsuffizienz, er bedeutet, dass das Herz nicht mehr die Bedürfnisse des Körpers erfüllen kann.

---

* Habe ich schon erwähnt, dass die Mitochondrien die Kraftwerke der Zellen sind?

MIT GEBROCHENEM HERZEN

Die meiste Zeit tickt unser Herz einfach vor sich hin, ohne dass wir ihm Beachtung schenken, aber leider geht es bei vielen Menschen irgendwann einmal schief. Und wenn es das tut, dann geht es richtig schief. Die Zahlen für Herz-Kreislauf-Erkrankungen sind RIESIG.

Weltweit machen Herzkrankheiten 17,9 Millionen Todesfälle pro Jahr aus, was der gesamten Bevölkerung der Niederlande entspricht (oder dem Vierfachen der Bevölkerung von Wales, um die korrekte Einheit zu verwenden). Herzkrankheiten sind für 31 Prozent aller Todesfälle weltweit verantwortlich: Ein Drittel der Leser dieses Buches wird an irgendeiner Herzkrankheit sterben. Wer sich diese Zahlen nicht vorstellen kann, betrachte das Problem einfach in Bezug auf die Frequenz: Weltweit stirbt alle vier Minuten ein Mensch an einer Herz-Kreislauf-Erkrankung.

Herz-Kreislauf-Erkrankungen kosten nicht nur Leben, sondern auch jedes Jahr astronomisch viel Geld. Allein im Vereinigten Königreich verursachen Herzkrankheiten jährlich Kosten in Höhe von 7,4 Milliarden Pfund Sterling (oder 24 Milliarden Freddo-Schokoladentafeln) und 15,8 Milliarden Pfund an Folgekosten. Das hört sich nach viel an, ist aber schwer zu veranschaulichen. Glücklicherweise stellt uns der King's Fund hilfreiche medizinische Vergleichsgrößen zur Verfügung: 1 Milliarde Pfund reicht aus, um ein mittelgroßes britisches Krankenhaus ein Jahr lang zu betreiben, oder für die Bezahlung von 11 000 Fachärzten oder 30 000 Pflegekräften.[5]

In der Einleitung dieses Buches steht, dass im Vereinigten Königreich Herzkrankheiten seit den 1950er-Jahren die Haupttodesursache für alle über 45-Jährigen sind und Infektionen als Haupttodesursache abgelöst haben. In den letzten zehn Jahren haben jedoch Fortschritte in der Kardiologie die Zahl der Todesfälle durch Herzinfarkte verringert. Der endlose Nullsummentanz zwischen den proximalen Todesursachen geht weiter, und so nimmt die Zahl der Todesfälle durch Krebs zu. Es gibt kein Entrinnen vor dem Tod, und die Verringerung der Sterblichkeit bei einer Krankheit führt zu mehr Todesfällen bei einer anderen. Die Kehrseite ist, dass Krankheiten miteinander verknüpft sind. Weniger Herz-Kreislauf-Erkrankungen bedeuten weniger Schlaganfälle, weniger Demenz und eine bessere Lebensqualität. Man könnte zwar argumentieren, dass ein akuter, tödlicher Herzinfarkt am Ende des Lebens besser ist als zehn Jahre langsamen Verfalls, doch das ist eine ziemlich risikoreiche Strategie, weil viele der Faktoren, die zu Herzkrankheiten beitragen – Alkohol, Rauchen, Fehlernährung und Bewegungsmangel –, auch andere Krankheiten mitverursachen. All dies spricht dafür, dass Vorbeugen besser ist als Heilen. Public Health England schätzt, dass jedes Pfund Sterling, das für die Prävention von Herz-Kreislauf-Erkrankungen ausgegeben wird, eine Rendite von 2,30 Pfund erzielt, das sind eine Menge roter Busse.[6] Und leider gibt es eine soziale Ungleichverteilung, die sich durch die Gesundheitsstatistiken zieht: Die Rate der Herzerkrankungen ist in benachteiligten Gebieten des Vereinigten Königreichs viermal höher. Ich wandte mich erneut an Dr. Rachel Bastiaenen, um über Herz-Kreislauf-Probleme zu sprechen. Sie erklärte mir die drei wichtigsten: Herzinfarkt, Herzversagen und Herzrhythmusstörungen.

KORONARE HERZKRANKHEITEN

Ein Herzinfarkt wird durch koronare Herzkrankheiten verursacht und tritt auf, wenn die Blutversorgung des Herzens versagt. Im Grunde ist das Herz ein Muskel, der die ganze Zeit pumpen muss. Für diese Pumparbeit benötigt er sauerstoffreiches Blut: Ein Teil der Herzleistung fließt direkt in die Versorgung des Herzens zurück – es wird buchstäblich high von seiner eigenen Arbeit. Zwei große Blutgefäße versorgen das Herz und umschließen es wie eine Krone, daher auch ihr Name – die Koronararterien, nach dem lateinischen Wort *corona*. Das ist der Grund, warum man einen Herzinfarkt manchmal als »koronar« bezeichnet; eine andere Bezeichnung ist »Myokardinfarkt« (für die medizinisch Interessierten). Einfach ausgedrückt: Bei einem Herzinfarkt versagt das Herz plötzlich. Es bleibt stehen, weil die Blutzufuhr unterbrochen wird. Dabei ist es wichtig zu präzisieren, dass die Arterien, die das Herz versorgen, blockiert sind, nicht die Arterien, die das Herz verlassen und den Körper versorgen. Die Hauptursache für die Arterienverstopfung ist Atherosklerose, die durch Fettablagerungen an den Arterienwänden verursacht wird. Das ist ein bisschen vergleichbar mit den unzähligen Fettbergen, die gelegentlich aus der Londoner Kanalisation entfernt werden: Der unangefochtene König davon hieß Fatty McFatberg (natürlich), war 250 Meter lang und 130 Tonnen schwer. Acht Kläranlagenarbeiter brauchten mehrere Wochen, um den fetten McFatberg zu entfernen; anschließend verwandelten sie ihn in 10 000 Liter Biodiesel – ein echter Gewinn, oder? Ich will nicht behaupten, dass Menschen mit koronarer Herzkrankheit einen 250 Meter langen Fettberg in ihren Arterien haben, aber in kleinerem Maßstab passiert etwas Ähnliches, allerdings mit weniger Babytüchern und Kondomen dazwischen. Die Herzkranzgefäße haben einen Durchmesser von etwa 0,5 Zentimeter[7], etwa so dick wie ein McDonald's-Trinkhalm. Die fetthaltigen Plaques oder Atherome verkleinern den Durchmesser dieser Gefäße, was den Blutfluss verringert und die Arbeit erhöht, die nötig ist, um das Blut hindurchzupumpen.

Ein Auslöser für Atherosklerose ist Fett, insbesondere das Cholesterin niedriger Dichte (LDL) im Blut. Aber genauso wie die Londoner Fettberge ein Gerüst aus anderen Ablagerungen enthalten, um die herum sich das Fett ablagert, bestehen atherosklerotische Plaques nicht nur aus Fett (Abbildung 8), sondern sie enthalten auch Immunzellen.[8] Diese Zellen verändern das Blutgefäß und verringern seinen Durchmesser. Entzündungen aus anderen Quellen (Ernährung, Rauchen, übermäßiger Alkoholkonsum) heizen diese Immunzellen an, die wiederum weitere Schäden verursachen. Dieser Prozess läuft unsichtbar in den Gefäßen ab, die unser Herz versorgen – bis eine (häufig tödliche) Schwelle plötzlich überschritten ist. An diesem Punkt sind entweder die Koronararterien so verstopft, dass nicht mehr genügend Blut zum Herzen gelangt, oder es löst sich von einer anderen Stelle des Körpers eine Plaque ab und verstopft die Koronararterie. Beides ist schlecht. In Er-

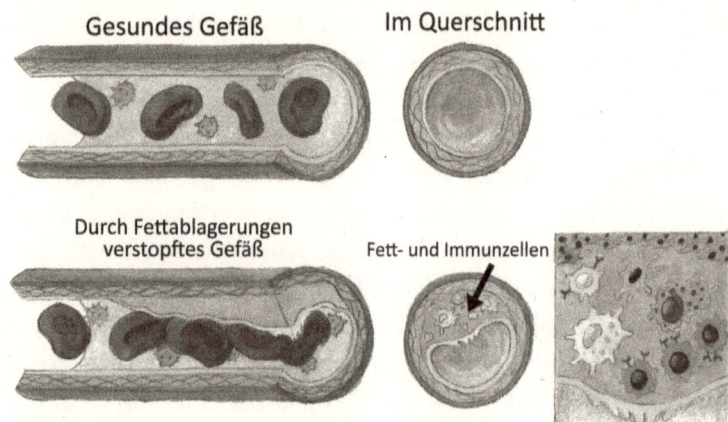

Abbildung 8. Ein Fettberg im Herzen. Die Blutgefäße verengen sich aufgrund von Fettablagerungen, Immunzellen und anderem Zeug, wodurch der Blutfluss behindert wird. Wenn dies in der Nähe eines lebenswichtigen Organs geschieht, hört das Organ (zum Beispiel das Herz) auf zu arbeiten.

mangelung von sauerstoffreichem Blut hört das Herz auf zu arbeiten und die Herzmuskelzellen sterben ab. Die Anzeichen dafür sind unter anderem Schmerzen in der Brust und im Arm. Schmerzen im Arm mögen ein seltsames Zeichen für einen Herzinfarkt sein, aber sie hängen damit zusammen, wie unsere Nerven das Gehirn mit dem Herzen verbinden. Dieser »ausstrahlende Schmerz« tritt auf, weil unser Gehirn nicht daran gewöhnt ist, Signale des Herzens zu interpretieren. Die koronare Herzkrankheit macht sich auch durch Kurzatmigkeit, Schwäche und nicht selten durch den Tod bemerkbar. Etwa ein Viertel der erstmaligen Herzinfarkte verläuft tödlich.

TOTALVERSAGEN DES HERZENS

Die Herzinsuffizienz, die zweite Hauptursache für Herzbeschwerden, klingt ähnlich wie ein Herzinfarkt, unterscheidet sich aber auf subtile Weise. Ein Herzinfarkt liegt vor, wenn das Herz vollständig aufhört zu schlagen, bei einer Herzinsuffizienz schlägt das Herz zwar, aber zu schwach. Einfach ausgedrückt: Die Leistung entspricht nicht dem Bedarf. Eine Herzinsuffizienz kann durch eine altersbedingte Schwächung der Herzmuskulatur, genetische Vorbelastungen oder Infektionen verursacht werden. Menschen, die einen Herzinfarkt überlebt haben, weisen häufig eine Form von Herzinsuffizienz auf. Wenn Teile des Herzens über längere Zeit unter Sauerstoffmangel leiden, sterben diese Muskeln ab und regenerieren sich nicht mehr. Auch ein erhöhter Blutdruck kann dazu beitragen, weil das Herz stärker arbeiten muss. So wie beim Aufpumpen eines Reifens, ist es viel schwieriger, die letzten 5 Prozent eines vollen Reifens vollzupumpen als die ersten 5 Prozent, wenn noch kein Gegendruck vorhanden ist. Ähnlich wie beim Herzinfarkt tragen Alterung und Entzündungen zur Herzinsuffizienz bei. Wenn Muskelzellen altern, funktionieren sie weniger gut und müssen ersetzt werden. Bei einer chronischen Entzündung ersetzt Bindegewebe abgestorbene Muskelzellen, es bilden sich keine neuen Muskelzellen. Ein alterndes entzündetes Herz ist wie billiges Fleisch – durchzogen von faserigem Gewebe, das es weniger geschmeidig macht. Diese Versteifung des Herzens erfordert mehr Energie beim Zusammenziehen, und daher verringert sich die Pumpleistung. Dass das Herz altert, ist unvermeidlich, aber wenn dann noch eine Entzündung hinzukommt, wird die Sache richtig brenzlig. Auf meine Frage, ob man solche Schäden rückgängig machen könne, erntete ich einen langen Seufzer von Bastiaenen. Die kurze Antwort war: nein.

TANZEN ZUM EIGENEN BEAT

Die dritthäufigste Herzerkrankung ist das Vorhofflimmern, eine Art Herzrhythmusstörung. Arrhythmie hängt mit der Elektrizität zusammen, die durch das Herz fließt, und mit der Notwendigkeit, das Pumpen der verschiedenen Kammern zu koordinieren. Da sie als Zubringer zu den Herzkammern fungieren, müssen sich die Vorhöfe zuerst füllen und dann entleeren. Gelegentlich kann der Herzschlag völlig aus dem Gleichgewicht geraten. Er kann entweder zu schnell (Tachykardie, vom griechischen *tachys* für »schnell«) oder zu langsam (Bradykardie, vom griechischen *bradys* für »langsam«) sein. Beim Vorhofflimmern gerät der Rhythmus in der oberen Herzkammer aus dem Takt, er ist meist zu schnell. Der eine oder andere hat vielleicht schon einmal Herzrasen erlebt. Es kann beängstigend sein, vor allem, wenn man es zum ersten Mal erlebt. Herzrhythmusstörungen können beispielsweise auch von Dehydrierung ausgelöst werden: Mit gut 20 herum habe ich das versehentlich einmal getestet, als ich nach einer durchzechten Nacht vor dem Radfahren zur Arbeit zum Wachwerden ordentlich Kaffee getrunken hatte. Auf dem Gipfel eines Hügels begann mein Herzschlag plötzlich unkontrolliert zu rasen. Er beruhigte sich zwar, aber erst nachdem ich in Panik Dr. Rachel angerufen hatte.* Bei den meisten Menschen ist diese Art von Herzrhythmusstörung nur vorübergehend und gibt sich von selbst. Bei manchen Menschen hält sie jedoch an. An und für sich ist das nicht tödlich, aber wie Bastiaenen es ausdrückt: »Ein Herz, das nicht in einem normalen Rhythmus schlägt, wird nie wieder so gut, wie es einmal war.« Die Folgeschäden hängen ein wenig davon ab, welcher Teil des Herzens betroffen ist: Auf Kammerflimmern kann Herzstillstand folgen, Vorhofflimmern kann zur Bildung von Blutgerinnseln im Kreislauf führen, die tickende Zeitbomben sind.

FIX YOU

Was kann man gegen Herzkrankheiten tun? Wenn man sich auf öffentlichen Plätzen im Vereinigten Königreich umsieht, fallen einem vielleicht die kleinen Kästen mit einem Herzzeichen auf (das, wie wir inzwischen wissen, nicht wirklich wie ein echtes Herz aussieht), über dem ein Blitz zu sehen ist. Um das nächstgelegene Gerät zu finden,

---

* Sie rettet mich seit 1995!

gibt es die Website defibfinder.uk (in Deutschland gibt es verschiedene Websites, über die man den nächsten Defibrillator finden kann, beispielsweise über die Kreisverbände des Roten Kreuzes, Anm. d. Übers.), obwohl ich vermute, dass es schon etwas zu spät sein könnte, wenn man tatsächlich Hilfe benötigt – die Website weist zu Recht darauf hin, am besten einen Notdienst zu alarmieren. Die Boxen enthalten ein Gerät namens Defibrillator, das manchen vielleicht aus ihrem Lieblingskrankenhausdrama als das Ding mit diesen Pads bekannt ist, mit denen Patienten wieder zum Leben erweckt werden. Defibrillatoren setzen den Herzrhythmus vollständig zurück und bringen ihn per Kickstart wieder in Gang. Das kann in manchen Fällen lebensrettend sein – vor allem bei ventrikulären Herzrhythmusstörungen, bei denen sich die Ventrikel nicht effektiv kontrahieren und somit nicht genügend Blut durch den Körper pumpen können. Seit Ende des 19. Jahrhunderts experimentieren Wissenschaftler damit, ein stehendes Herz mithilfe von Elektrizität wieder in Gang zu setzen; 1947 wurde der erste Mensch durch einen Elektroschock wieder zum Leben erweckt (ein kleines bisschen anders als die Wiederbelebung von diesen Monstern, die aus einem Flickwerk toter Verbrecher in deutschen Schlössern bestehen). Defibrillieren funktioniert jedoch nicht immer. Glücklicherweise können automatisierte externe Defibrillatoren (kurz AEDs*) die Herzschläge per EKG ablesen, bevor sie einen Reset-Stoß verabreichen. Wenn AEDs in den ersten drei Minuten nach einem kardialen Ereignis eingesetzt werden, kann die Überlebensrate von 50 auf 75 Prozent steigen.

Ventrikuläre Herzrhythmusstörungen, die Erkrankung, bei der Defibrillatoren am besten wirken, sind relativ selten. Der Mann oder die Frau auf der Straße kann jedoch bei einem Herzinfarkt viel einfacher helfen: mit der Herz-Lungen-Wiederbelebung (HLW). Sie ist auch aus der Populärkultur bekannt – das manuelle Pumpen des Herzens von

---

* Nicht zu verwechseln mit IEDs *(Improvised Explosive Device)*, die bei einem Herzinfarkt weniger hilfreich sind.

außen durch Druck auf den Brustkorb. Offenbar funktioniert es mit dem Rhythmus des Liedes »Staying Alive« am besten. Vielleicht hat der eine oder andere die Herz-Lungen-Wiederbelebung im Erste-Hilfe-Kurs mit Resusci-Anne erlernt. Resusci-Anne ist übrigens der *Inconnue de la Seine* nachempfunden, einer ertrunkenen Französin aus dem 19. Jahrhundert, deren Identität nicht ermittelt werden konnte und die dank der CPR-Puppe (CPR für *Cardiopulmonary Reanimation*) wahrscheinlich das meistgeküsste Gesicht der Geschichte hat.

Die Herz-Lungen-Wiederbelebung (HLW) ist im wirklichen Leben ziemlich schwierig, da viel Kraft erforderlich ist, um die Pumpleistung des Herzens von außen zu ersetzen. Der Brustkorb muss um etwa 5 Zentimeter zusammengedrückt werden, was häufig zu Rippenbrüchen führt. In einem Internet-Ratgeber heißt es jedoch: »Es gibt so gut wie keine Fälle, in denen ein Patient sich über durchgeführte Wiederbelebungsmaßnahmen größer beschwert habe«,[9] vermutlich weil die Alternative »oder den Tod« lautet. Ein Freund von mir, der einmal Wiederbelebungsmaßnahmen an einer Person durchgeführt hatte, beschrieb den Vorgang als extrem traumatisierend. Durch den Unfall waren die Rippen des Opfers gequetscht worden, und mein Freund konnte tatsächlich das Herz durch den zerschundenen Brustkorb hindurch spüren, doch letztendlich konnte das Leben der Person gerettet werden. Wenn man sich in einer ähnlichen Situation befindet, sollte man es ihm gleichtun: den Rettungsdienst anrufen, das Telefon auf Lautsprecher stellen und den Anweisungen folgen. Dabei ist die Zeit ein kritischer Faktor: Je früher man mit den lebensrettenden Maßnahmen beginnt, desto besser, und im Gegensatz zur Defibrillation funktioniert die Herz-Lungen-Wiederbelebung bei allen Arten von Herzanfällen, da man selbst im Grunde die Arbeit des Herzens ersetzt. Bastiaenen: »Wenn alle wüssten, wie man eine HLW durchführt, könnten wir mehr Leben retten. Die meisten kardialen Ereignisse passieren außerhalb des Krankenhauses. Ihr Rat lautet: »Denken Sie an Vinnie Jones.«*

---

* Mir ist allerdings nicht ganz klar, wie das Anfassen der Nüsse der Person helfen soll.

Zu verhindern, dass Menschen auf der Straße sterben, ist ein guter Anfang, doch was passiert, wenn sie ins Krankenhaus kommen? Kaputte Herzen zu heilen ist eine der Erfolgsgeschichten der Medizin des 20. Jahrhunderts. Die Häufigkeit von Herz-Kreislauf-Erkrankungen erreichte 1968 ihren Höhepunkt und ist seitdem rückläufig.[10] Das ist vor allem der Prävention zu verdanken, aber auch die beeindruckenden Fortschritte in der Chirurgie geben Grund zur Hoffnung.

Die erste Operation am menschlichen Herzen (je nachdem, wie man sie definiert) wurde Anfang des 19. Jahrhunderts durchgeführt, als zwei Ärzte, Romero und Larrey, am Herzbeutel operierten. Ein afroamerikanischer Chirurg namens Daniel Hale Williams führte eine der allerersten chirurgischen Operationen direkt am Herzmuskel durch. Der 1856 in Pennsylvania geborene Williams arbeitete zunächst als Schuhmacherlehrling, dann als Barbier, bevor er 1883 eine Arztpraxis eröffnete. Im Jahr 1893 führte er erfolgreich eine Wiederherstellungsoperation an einem gewissen James Cornish durch, dem während einer »Auseinandersetzung« ins Herz gestochen worden war.[11]

Seitdem hat die Herzchirurgie rasante Fortschritte gemacht. Das Herz stellte die Pioniere der Kardiologie jedoch durchaus vor ein Problem, da es für die Aufrechterhaltung unseres Lebens eine grundlegende Rolle spielt. Andere Organe zu operieren ist (etwas) einfacher: Man kann zum Beispiel die Leber eines Menschen für ein paar Stunden isolieren, ohne dass es übermäßig auffällt, aber ohne unser Herz können wir nicht lange überleben. Die gängige Meinung ist, dass man einen Zeitraum von weniger als vier Minuten ohne Herz überleben kann, ein Zeitraum von mehr als zehn Minuten ohne Herz jedoch tödlich endet. Ein italienischer Bergsteiger namens Roberto hält mit bemerkenswerten acht Stunden und 42 Minuten den nicht beneidenswerten Rekord für die längste Zeit mit komplettem Herzstillstand. Er geriet während eines Gewitters bei der Besteigung der Marmolata, des höchsten Berges der Dolomiten, in einen eiskalten Wasserfall. Dies löste einen hypothermischen Herzstillstand aus – im Grunde gefror sein Herz. Doch anstatt ihn aufzugeben, wurde er gerettet und ins Krankenhaus von Treviso geflogen. Nach dem Aufwärmen verabreichte man ihm einen Stromstoß aus einem Defibrillator, worauf er sich bis auf eine leichte Amnesie vollständig erholte.

Da das Einfrieren von Patienten in Wasserfällen nicht immer praktikabel ist, mussten die Chirurgen für eine Operation am Herzen eine Möglichkeit finden, sauerstoffreiches Blut zuzuführen, während das Herz der zu operierenden Person außer Betrieb ist. Die ersten Versuche erwiesen sich als komplette Desaster: Von den 18 bekannten Versuchen zwischen 1951 und 1955 führten 17 zum Tod. Doch die Chirurgen ließen nicht locker. Clarence Walton Lillehei versuchte es mit der Methode, die bei »Glückspilz Roberto« funktioniert hatte – er induzierte eine Hypothermie, um den Sauerstoffbedarf des Patienten zu senken –, aber das brachte nur ein kurzes Zeitfenster von etwa zehn Minuten, nicht lange genug für eine komplizierte Operation. Dann versuchte er es mit einer Cross-Zirkulation, bei der die Blutgefäße einer gesunden Person für die Dauer der Operation an eine andere angeschlossen werden, was bei zwölf von vierundvierzig Operationen misslang. Dieser Versuch war nicht ohne Risiko – warum sollte man bei einer Operation versehentlich eine Person töten, wenn man zwei töten kann?

Der amerikanische Chirurg John Gibbon lieferte dann die Lösung. In den 1930er-Jahren wurde Gibbon Zeuge einer fehlgeschlagenen pulmonalen Embolektomie (das Entfernen eines Gerinnsels aus der Lunge), was ihn dazu inspirierte, eine Maschine zu entwickeln, die das Herz ersetzen konnte. Gemeinsam mit seiner Frau Mary entwickelte Gibbon den Prototyp einer Herz-Lungen-Maschine. Kurzzeitig musste er seine Forschungsarbeiten unterbrechen, um im Zweiten Weltkrieg als Chirurg in Burma (heute Myanmar) zu dienen, doch nach Kriegsende erhielt Gibbon von IBM finanzielle Unterstützung, um seine Maschine weiterzuentwickeln. Im Jahr 1953 operierte Gibbon einen Patienten mit einem Loch im Herzen. Es gelang ihm, den Patienten 26 Minuten lang am Leben zu erhalten, während er einen Bypass legte und den reparativen Eingriff durchführte.

Eine der Operationen, die Gibbons Herz-Lungen-Maschinen ermöglichen, wird etwas verwirrend als Herz-Bypass bezeichnet, denn eigentlich wird nicht das Herz, sondern die Arterien, die es versorgen, umgangen (englisch *bypassed*). Wie man sieht, können bei einem Herzinfarkt (der schwersten Form der Herzarterienerkrankung[*]) die Arterien verstopft sein, die das Herz am Leben erhalten. Um dieses Problem zu beheben, entnehmen Chirurgen eine Arterie aus einem anderen Teil des Körpers und nähen sie an das Herz an, um den Blutfluss wiederherzustellen; häufig muss mehr als eine Arterie verlegt werden. Vier Bypässe sind ziemlich normal; es gibt mindestens einen Fall, in dem jemand 14 Bypässe erhielt,[12] was ein befreundeter Chirurg als »ein wenig übertrieben« bezeichnete, da das Herz normalerweise von nur zehn Hauptarterien versorgt wird. Eine Herausforderung besteht darin, genügend funktionierende Arterien im Patienten zu finden, um die beschädigten zu ersetzen. Wir stehen jedoch an der Schwelle eines Zeitalters, in dem neue Gefäße vor der Operation im Labor aus patienteneigenen Zellen gezüchtet werden können. Allerdings ist diese Technologie noch lange nicht überall verfügbar.

Heute ist es möglich, fast alle Teile des Herzens, einschließlich des Sinusknotens, zu ersetzen oder zu reparieren. Während Defibrillatoren akute Herzrhythmusstörungen beheben können, ist manchmal auch eine längerfristige Lösung erforderlich. An dieser Stelle kommt der künstliche Herzschrittmacher ins Spiel. Wenn der Herzchirurg Walton Lillehei in guter Klempnermanier nicht gerade damit beschäftigt war, den Blutkreislauf von zwei Menschen zu verbinden, arbeitete er auch an der Entwicklung eines extern zu tragenden Schrittmachers. Dabei handelte es sich um ein Kästchen von der Größe eines Walkmans[**], das man am Gürtel tragen konnte und dessen Leitungen durch die Brust-

---

[*] Der Superlativ von »schwer« ist hier ein wenig subjektiv; wenn das Herz plötzlich aufhört zu schlagen, läuft irgendetwas nicht gut, egal aus welchem Grund.

[**] Für diejenigen, die nicht Kinder der 1980er-Jahre sind: Der Walkman war ein tragbarer Kassettenspieler – der Vorläufer des iPod, der wiederum der Vorläufer des iPhone war (ist es nicht wunderbar, alt zu werden?). Wenn es eine zweite Auflage dieses Buches gibt, werde ich vermutlich erklären müssen, was ein iPhone war. Zum Vergleich: Ein Walkman war etwa halb so groß wie ein Taschenbuch (Bücher sind die Vorläufer des Kindle).

wand direkt ins Herz führten. Er war zwar wirksam, aber eindeutig etwas unpraktisch. Etwa zur gleichen Zeit entwickelte ein schwedisches Duo, Elmqvist und Senning, einen implantierbaren Herzschrittmacher. Ihr erstes Gerät versagte nach drei Stunden, das zweite (das demselben Patienten implantiert wurde) hielt zwei Tage, womit der Beweis für das Prinzip erbracht war. Bemerkenswerterweise ließ sich Arne Larsson, der erste Empfänger eines implantierten Herzschrittmachers, noch 26 weitere Herzschrittmacher einsetzen – und überlebte beide Chirurgen. Ein moderner Herzschrittmacher ist etwa so groß wie ein Autoschlüssel und wird in das Herz eingenäht. Mehr als eine Million Herzschrittmacher werden pro Jahr implantiert, was die Lebensqualität der Betroffenen häufig erheblich verbessert.

Manchmal ist das Herz jedoch einfach zu kaputt, um weiterzuarbeiten, und da hilft kein noch so großer Austausch von Klappen, Arterien oder das Einsetzen neuer Batterien. Dann muss das komplette Ding durch eine Transplantation ersetzt werden. Die Idee gab es schon seit 1945, als der sowjetische Wissenschaftler Nikolai Sinitsyn erst ein Herz von einem Frosch in einen anderen Frosch und darauf das Herz eines Hundes in einen anderen Hund verpflanzte (ich weiß nicht, warum er es dabei beließ und nicht zum Schwein überging. Dr. Seuss hätte das sicher getan, und der hat nicht einmal seine Doktorarbeit abgeschlossen). Christiaan Barnard führte schließlich 1967 in Südafrika die erste Herztransplantation von Mensch zu Mensch durch. Während ein Großteil der bahnbrechenden Forschung in den USA erfolgt war, war es dort problematisch, ein lebendes Herz für die Transplantation zu bekommen. Die Entnahme eines menschlichen Organs für einen anderen Menschen ist ethisch kompliziert, und auch die rechtliche Definition des Todes ist knifflig. In den 1960er-Jahren bezogen sich die Gesetze in den USA auf das Erlöschen der Herzfunktion, was die Durchführung von Transplantationen unmöglich machte (weil nur tote Herzen erlaubt waren). In Südafrika wurde der Tod durch den Hirntod definiert, was bedeutete, dass das Herz noch am Leben sein konnte. Der erste Herztransplantationspatient, Louis Washkansky, überlebte nur 18 Tage, dann starb er an einer Lungenentzündung. Das Hauptproblem war die Abstoßung des Transplantats durch das Immunsystem. Wir werden beim Thema Nieren darauf zurückkommen, bis dahin möge es genügen zu sagen, dass dieses Problem heute gelöst ist.

FIX ME

Ich hoffe, dass ich keinen dieser Eingriffe benötige. Doch wie kann ich Herzkrankheiten im Alter vermeiden? An meiner Genetik kann ich noch nicht viel ändern. Stattdessen muss ich mich auf zwei andere Faktoren konzentrieren, auf Umweltbelastungen und Risiken. Einen Aspekt kann ich sofort abhaken: Ich rauche nicht, das ist schon einmal ein guter Anfang und ich fühle mich gleich schon etwas gesünder.

Die Auswirkungen des Alterns lassen sich am Herzen am einfachsten hinauszögern: Es genügt, mehr Sport zu treiben, eigentlich keine schwere Aufgabe. Betrachtet man das Herz nur als ein mechanisches Gerät, kann es kontraintuitiv erscheinen, dass man sich bewegen soll, um es zu verbessern. Hier versagen Analogien zu rein mechanischen, von Menschen gebauten Maschinen. Je länger man einen Automotor laufen lässt, desto mehr geht daran kaputt. Biologisches Gewebe dagegen ist anpassungsfähig: Je mehr man sich bewegt, desto fitter wird es. Da das Herz ein Muskel ist, verbessert eine (kurze) Beanspruchung dessen Funktion, anstatt sie zu verschlechtern. Ein Belastungsschub verbessert die Qualität des Herzens, indem er die Anzahl der Kardiomyozyten erhöht, es flexibel hält und auch das pro Schlag gepumpte Blutvolumen vergrößert. Durch das vergrößerte Volumen muss das Herz nicht mehr so oft schlagen und daher in Ruhe weniger stark arbeiten. Und Bewegung ist für den ganzen Körper positiv, was letztendlich auch dem Herzen zugutekommt: Das Körpergewicht und damit die Belastung des Herzens werden reduziert, Entzündungen werden gehemmt (unser Lieblingsbösewicht), die Effizienz der Muskeln bei der Sauerstoffversorgung wird verbessert und damit die Gesamtbelastung des Herzens verringert, das Blut wird aus den Extremitäten zurückgeleitet, die Zellreparatur wird gefördert, Glukose wird verbrannt und das Stresshormon Cortisol wird reduziert. Da alles miteinander zusammenhängt, beugt Bewegung Diabetes, Schlaganfall, Krebs und sogar psychischen Erkrankungen vor.

Wenn es um die Verbesserung unseres Lebensverlaufs geht, stellt Bewegung fast alle erstrebenswerten Maßnahmen in den Schatten, die mir während des Schreibens dieses Buches in den Sinn kamen. Als ich mit diesem Kapitel begann, hatte ich große Ambitionen, einen neuen Lebensabschnitt in Sachen Sport aufzuschlagen. Doch dann habe ich mir einen Wadenmuskel gezerrt, und da ich ein Mann mit einer speziellen Einstellung bin, habe ich nicht gewartet, dass es ganz ausheilt, sondern habe ihn immer wieder neu gezerrt.[*] Ich malte mir in schillernden Farben aus, wie ich meine aufgezeichneten Kilometerzahlen anderen mitteilen würde und wie sehr Lauf-Apps wie Strava mich verändern könnten. Die traurige Wahrheit ist, dass ich in dem Monat, in dem ich über das Herz schrieb, wegen meiner Verletzung insgesamt nur 45 Minuten geradelt, 30 Minuten gelaufen (großartige 4 Kilometer) und vier Stunden zu Fuß gegangen bin; außerdem habe ich etwas Gartenarbeit in unserem Schrebergarten gemacht und ein wenig auf einem Rudergerät gerudert. Unterm Strich fühlte es sich zwar an, als hätte ich versagt, doch wenn man alles zusammenzählt, komme ich auf immerhin circa 150 Minuten moderate Bewegung pro Woche, das empfohlene Bewegungsminimum des National Health Service. Das ist sozusagen das Äquivalent zu »5 am Tag«[**] – ein relativ niedriges Ziel, besser als gar nichts, aber vielleicht weniger, als ideal wäre. Auch die »empfohlenen« 10 000 Schritte pro Tag sind etwas willkürlich; sie leiten sich vom japanischen Symbol 万 für 10 000 ab, das wie ein gehender Mensch

---

[*] Wie es der Zufall will, habe ich mir dann ein Jahr später bei der strukturellen Überarbeitung dieses Kapitels denselben Muskel erneut gezerrt.

[**] Die empfohlene tägliche Mindestmenge zum Verzehr von Obst und Gemüse ist ebenfalls erstaunlich niedrig.

aussieht. Jüngste Forschungen haben jedoch gezeigt, dass das nötige Maß für Bewegung wirklich so niedrig liegt: Nur drei intensive Bewegungseinheiten pro Tag können das Risiko für alle Todesursachen senken.[13] Dieser Lebensstil mit intensiver, sporadischer körperlicher Aktivität (*vigorous intermittent lifestyle physical activity*, VILPA) umfasst so banale Dinge, wie zum Bus zu rennen oder eine Treppe hinaufzugehen, statt die Rolltreppe zu nehmen. Sollte sich das jemand fragen: Sex zählt wahrscheinlich nur als moderate Bewegung und Masturbieren als leichte Bewegung (es sei denn, man betreibt beides sehr intensiv).

Wir müssen nicht viel Sport treiben, um unsere Werte zu verbessern. Wenn ich daran denke, mehr als einmal pro Tag zu Fuß in mein Büro im vierten Stock zu laufen, dann fühle ich mich schon wie ein toller Hecht. Eine der (vielen) Kehrseiten der Coronapandemie war, dass das Arbeiten von zu Hause aus alle (noch) sesshafter machte. Ein normaler Arbeitstag (vor der Pandemie) bestand zumindest darin, zu Meetings zu laufen, Bussen hinterherzujagen und zur Kaffebar zu gehen. Im endlosen Zoom-Albtraum waren die Menschen im Grunde wie festgenagelt. Stillsitzen ist nicht gut. Eine bedeutende Studie aus den 1950er-Jahren ergab, dass die Fahrer von Doppeldeckerbussen doppelt so häufig einen Herzinfarkt erlitten wie die Schaffner – weil die Schaffner täglich 600 Treppenstufen im Clapham Omnibus hinauf- und hinunterstiegen. Die Arbeit in einem Labor ist auch kardioprotektiv (zumindest für mich), denn ich verbringe einen Großteil meines Tages damit, im Labor herumzulaufen – auf der Suche nach meinem Team, das ein bemerkenswertes Talent hat, sich vor mir zu verstecken. Ich rede mir ein, es liegt daran, dass sie beschäftigt sind.

Moderate Bewegung bedeutet, dass sich die Atmung leicht beschleunigt, man aber noch sprechen kann, während starke Bewegung zu schnellem Atmen und Schwierigkeiten beim Sprechen führt. In Bezug auf die Herzfrequenz bedeutet »moderat« etwa 70 Prozent der maximalen Herzfrequenz und »kräftig« etwa 80 Prozent. Die maximale Herzfrequenz liegt bei 220 Schlägen pro Minute abzüglich des Alters; für einen Mittvierziger wie mich bedeutet »maximal« 180, »kräftig« 145 und »moderat« 125 Schläge pro Minute. Um auf meine Sternsprünge am Anfang des Kapitels zurückzukommen: Sie haben meine Herzfrequenz zwar erfolgreich erhöht, aber nicht genug, um als moderates Training zu gelten – der PTI wäre wütend (Gott segne sein winziges Tank-Top und seinen zitternden Schnurrbart).

Zu wenig Bewegung verursacht zahlreiche Probleme, aber wie sieht es am anderen Ende des Spektrums aus? Warum sollte man sein Herz im Hinblick auf die Zeiteffizienz nicht noch mehr fordern? In den letzten 30 Jahren verschob sich die Altersgrenze, in der Menschen weiterhin hochintensiv trainieren. Auch wenn sie nicht ganz an die außergewöhnlichen Leistungen von Jimmy Anderson heranreichen, so bedeutet das für die Gesundheit: Ich bin (zum Zeitpunkt der Erstellung dieses Artikels) immer noch 42 Jahre alt. 21 Jahre und 700 Wickets nach seinem Debüt im Test-Cricket läuft meine Generation (Gen X) weiterhin Marathons und zieht Lycra-Klamotten an, um die Straßen mit Pelotons zu verstopfen, während meine Eltern sich im gleichen Alter für ein wenig sanfte Gartenarbeit und Walking-Gruppen entschieden hatten. Wie sich das auf die allgemeine Gesundheit auswirkt, bleibt abzuwarten.

Wenn man nicht regelmäßig hochintensiv trainiert, sollte man es langsam angehen lassen, denn von zu extremem Training erholt man sich nicht so schnell wie von mehreren weniger intensiven Einheiten pro Woche. Das habe ich bei meiner Mission herausgefunden, als ich mich für das Schreiben fit machte. Als ich es einmal übertrieb, konnte ich einen Monat lang nicht richtig trainieren. Damit habe ich diesen Aspekt, glaube ich, unbeabsichtigt viel besser bewiesen, als wenn ich nur erzähle, dass ich ein paar persönliche Bestzeiten aufgestellt habe und immer noch schneller laufen kann als mein Freund Alan mit seinen dünnen Knöcheln. Bewegung ist großartig, aber leider können wir, wenn wir älter werden, nicht mehr direkt von der Couch aufspringen und einen Marathon gewinnen. Das hängt mit Entzündungen und einer verringerten Fähigkeit unserer Zellen zusammen, sich selbst zu reparieren. Mein gezerrter, lädierter, leicht verletzter Wadenmuskel erholt sich nicht mehr so schnell wie früher, denn ich werde älter. Eine weitere unvermeidbare Veränderung ist ein allgemeiner Rückgang meiner Herzleistung: Die Muskelzellen in meinem Herzen sind schließlich so alt wie ich und werden langsamer.

Doch abgesehen vom unvermeidlichen Niedergang habe ich mich mit minimalem Aufwand um meine Herzgesundheit gekümmert und auch meine Leser hoffentlich dazu gebracht, das Buch wegzulegen und sich ein bisschen sportlich zu betätigen. Wir haben uns mit der Bedeutung des Herzens befasst, mit der Frage, was schieflaufen kann und was man tun kann, um dem vorzubeugen oder, alternativ, wie man gut damit umgeht. Wir haben auch gesehen, welch großen Beitrag der vier Hauptfaktoren Bewegung zur Herzgesundheit leistet. Durch eine Kombination aus Vorbeugung, Medikamenten und Operationen sind Herzkrankheiten stark im Rückgang begriffen – das bedeutet sogar, dass ich sie vom obersten Platz auf meiner Sorgenliste gestrichen habe. Ein Bereich, den ich noch nicht wirklich angesprochen habe, ist, *was* das Herz tatsächlich pumpt. Und wenn du von deinem mittelmäßig-intensiven Training zurückkehrst, werden wir uns im nächsten Kapitel mit dem Blut und dem Kreislauf beschäftigen. Und – in meinem Fall ganz wichtig – warum Bluthochdruck so viele Probleme verursacht.

KAPITEL 5

EIN DERBER SCHLAG: KILLER NUMMER 2 – SCHLAGANFALL

Blut ist ein ganz besonderer Saft.

Johann Wolfgang von Goethe, *Faust, Erster Teil*

An zweiter Stelle in der allgemeinen Liste der Todesursachen, aber noch vor meinen persönlichen Vorboten des Unheils, steht der Schlaganfall, der (unter anderem) durch Bluthochdruck verursacht wird. Schlaganfall und Herzkrankheiten sind eng miteinander verknüpft, da Blut zu pumpen das Kerngeschäft des Herzens ist.

Wenn wir uns im Folgenden mit dem Blut beschäftigen, kann ich nicht zu einem Selbstversuch auffordern. Selbst als praktizierender Wissenschaftler ist es mir untersagt, mit meinem Blut zu experimentieren. Das Risiko besteht darin, dass ich das Blut verändere und es mir dann versehentlich selbst injiziere. Wenn ich eine Nadel benutze, die mit dem Blut eines anderen Menschen kontaminiert ist, wird dies von meinem Immunsystem erkannt und abgestoßen, mein eigenes (nun verändertes) Blut wird dagegen von meinem Körper mit offenen Armen empfangen – zusammen mit allen hässlichen Dingen, die ich ihm zugefügt habe. Das hält andere Forscher nicht davon ab, uns um unser Blut zu bitten – in der Tat bedeutet die Einschränkung, unsere eigene Forschung zu betreiben, dass das Blutspenden Teil des Sozialvertrags eines medizinischen Labors ist. Wir bluten buchstäblich für unseren Job. Das ist nicht nur schlecht: Ich habe meine Frau kennengelernt, als ich für eine ihrer Studien Blut spendete. Aber das kann auch mal in die Hose gehen. Einmal vergaß ein Kollege, den Vacutainer am Schlauch zu befestigen, der an die Nadel in meiner Vene angeschlossen war, wodurch mein Blut einen Sprinklereffekt erzeugte und dem Labor einen Hauch von Serienkiller-Atmosphäre gab. Es überrascht nicht, dass mich das eine Zeit lang vom Spenden abhielt. Aus Gründen, die mir bis heute unklar sind, wollte ein anderer Kollege herausfinden, ob man Antikörper in der Schleimhaut messen kann, die die Harnröhre auskleidet. Zur Entnahme der Probe wurde ein kleines Stück Löschpapier in das Loch am Ende meines Penises gesteckt. Ich rate dringend von einer Nachahmung dieses Experiments ab. Die Wissenschaft hat tatsächlich ihre Höhen und Tiefen.

Die Blutgefäße sind die Autobahnen, Fernstraßen und kleinen Landstraßen in unserem Körper. Das Blut selbst ist der Verkehr, der auf diesen fleischigen Autobahnen fließt. Als unsere Vorfahren aus dem Einzellerstadium hinauswuchsen, brauchten sie eine Lösung, um Dinge in ihren Proto-Körpern zu bewegen. Alle mehrzelligen Organismen verwenden so etwas wie Blut: In Bäumen quillt ein Saft, und Insekten haben Hämolymphe (die von ihren winzig kleinen Herzen herumgepumpt wird). Die Hauptfracht des Blutes ist Sauerstoff, aber es transportiert auch Zucker und Nährstoffe aus den Eingeweiden an alle anderen Orte und beseitigt Abfallprodukte über die Leber und die Nieren. Unsere Blutgefäße transportieren auch die Notfallhelfer des Körpers (die Immunzellen) zu Infektionsherden. Schließlich verfügt das Blut über ein eingebautes Straßenreparatursystem, die Blutgerinnung, die Lecks stopft. Allerdings kann die Blutgerinnung auch große Probleme verursachen, indem sie den Blutfluss unterbricht – einer Baustelle auf der Straße nicht unähnlich.

Um all dies zu tun, verfügt ein durchschnittlich großer Erwachsener über etwa 5 Liter Blut.* Diese Menge variiert je nach Größe, Gewicht und Geschlecht (man kann sein eigenes Blutvolumen mit folgender Rechnung grob abschätzen: 75 Milliliter Blut pro Kilogramm Körpergewicht für Männer und 65 Milliliter pro Kilogramm Körpergewicht für Frauen; für eine genauere Berechnung benötigt man spezielles schweres Wasser und ein Massenspektrometer). Wir können 14 Prozent unseres Blutes verlieren, ohne es wirklich zu bemerken,[1] das bedeutet, man kann jederzeit 470 Milliliter (knapp einen halben Liter) spenden. Dies würde als leichte Blutung eingestuft (»Hämorrhagie« [Blutung], aus den griechischen Wörtern für »Blut« und »platzen«). Bei einem Blutverlust von mehr als 15 Prozent wird es ernst: Es kommt zu Übelkeit, Müdigkeit und einer Abkühlung der Extremitäten, da der Körper das Blut in die Teile umleitet, wo es am dringendsten benötigt wird. Bei einem Blutverlust von mehr als 40 Prozent wird es extrem ernst: Der Körper erleidet einen hämorrhagischen Schock, weil das Blut den Sauerstoffbedarf des Körpers nicht mehr decken kann. Die gute Nachricht ist, dass der Körper verlorenes Blut ersetzen kann, er bildet zwei Millionen rote Blutkörperchen pro Sekunde. Da Blut vier Millionen rote Blutkörperchen pro Milliliter enthält, kann er theoretisch einen halben Liter in 15 Minuten ersetzen. Aber auch die roten Blutkörperchen verändern sich ständig, sodass es etwa einen Monat dauert, bis 1 Liter Blut vollständig ersetzt ist.

Warum brauchen wir Billionen von roten Blutkörperchen? Ohne sie würden wir an Sauerstoffmangel sterben. Erythrozyten (aus dem Griechischen *erythros*, »rot«) transportieren den Sauerstoff durch den Körper; und wie sich jeder aus den fernen Zeiten des Biologieunterrichts erinnern sollte, haben sie die Form einer bikonkaven Scheibe. Das einzige andere bekannte Objekt mit dieser Form ist ein Erfrischungsbonbon aus den 1980er-Jahren (die Zuckerbonbons, nicht die Kaubonbons). Die roten

---

* Das entspricht zehn Pints in diesen Post-Brexit-Tagen, wahrscheinlich mit einer Krone auf dem Kopf.

Blutkörperchen enthalten Hämoglobin, das den Sauerstoff in der Lunge aufnimmt und dort abgibt, wo er benötigt wird. Um ihre Effizienz beim Sauerstofftransport zu verbessern, haben die roten Blutkörperchen im Laufe der Evolution 99 Prozent der Dinge verloren, die wir mit menschlichen Zellen in Verbindung bringen; sie haben weder das zelluläre Kraftwerk (die Mitochondrien) noch Ribosomen oder einen Zellkern – und bestehen nur aus Hämoglobin. Das bedeutet, dass die roten Blutkörperchen seltsamerweise selbst keinen Sauerstoff verbrauchen.

Außer roten Blutkörperchen enthält unser Blut noch drei weitere Bestandteile: Plasma (der flüssige Teil), weiße Blutkörperchen und Blutplättchen. Das Plasma macht den größten Teil unseres Blutes aus, etwa 60 Prozent des Gesamtvolumens. Es besteht zu etwa 91 Prozent aus Wasser, der Rest ist Salz und Eiweiß. Die Proteine fallen in drei Hauptkategorien: Plasmaproteine, Gerinnungsfaktoren und Antikörper. Das Blut enthält auch kleinere Mengen anderer Proteine, die dem Rest des Körpers Signale übermitteln, zum Beispiel Cortisol und Adrenalin, die die Herzfrequenz beeinflussen. Die gleichnamigen Plasmaproteine tragen dazu bei, dass das Blut den richtigen pH-Wert (Säuregrad) und die richtige Konzentration beibehält (dafür lautet der Fachbegriff »Osmolarität«).

Die weißen Blutkörperchen sind unsere Immunzellen. Nach meiner völlig unvoreingenommenen Meinung als Immunologe sind sie eindeutig die wichtigste und am häufigsten vorkommende Zelle im Körper.[*] Ein durchschnittlicher Mann hat zwischen 1,8 Billionen[2] und 3,4 Billionen[3] weiße Blutkörperchen, trotz dieser immensen Zahl tragen sie nur 1,2 Kilogramm zu den 72 Kilogramm Körpergewicht eines unbelehrbaren mittelalten Vaters bei; der größte Teil der Masse sind Muskelzellen (selbst wenn man dabei eine gewisse Toleranz in Richtung Bierbauch im mittleren Alter einbaut). Mit einem Immunologen als Gesprächspartner würde ich jetzt über die beste Immunzelle diskutieren (und warum es die T-Zelle ist).

---

[*] Nach den roten Blutkörperchen, die nicht wirklich zählen, weil sie nichts anderes als Hämoglobin enthalten.

ES WIRD ENG

Zu guter Letzt gibt es noch die Blutplättchen, die auch Thrombozyten genannt werden, abgeleitet vom griechischen Wort *thrombus* für
»Gerinnsel« und dem allgegenwärtigen *cyte* für »Zelle«. Giulio Bizzozero identifizierte Thrombozyten erstmals 1882 als eigenständige Blutzellen.[4] Er beschrieb sie in einer wissenschaftlichen Veröffentlichung
erst auf Italienisch, dann auf Französisch und schließlich auf Deutsch –
eine beeindruckende Leistung. Ich finde es schon schwer genug, wissenschaftliche Arbeiten in meiner Muttersprache Englisch zu verfassen. Er
nannte sie in den drei entsprechenden Sprachen *piastrine*, *plaquettes* und
Blutplättchen. Thrombozyten, zuweilen auch als »Zellstaub« bezeichnet,
sind Zellfragmente, die etwa ein Drittel der Größe eines Erythrozyten
haben. Der menschliche Körper bildet täglich etwa 10^{11} Thrombozyten
(etwa die gleiche unvorstellbar große Anzahl wie rote Blutkörperchen).[5]

Thrombozyten reparieren beschädigte Blutgefäße, indem sie mit
den im Plasma enthaltenen Gerinnungsfaktoren zusammenarbeiten.
Die Reparatur beschädigter Blutgefäße ist lebenswichtig, nicht nur bei
oberflächlichen Schnittwunden, sondern auch bei inneren Blutungen
(die zu blauen Flecken führen). Bei den meisten von uns geschieht dies,
ohne dass wir darüber nachdenken, obwohl wir bei größeren Blutungen
möglicherweise mit Druck oder ein paar Nadelstichen helfen müssen.
Für 0,05 Prozent der Bevölkerung können kleine Schnittwunden jedoch tödliche Folgen haben. Hämophilie ist die bekannteste Erkrankung, die den Gerinnungsprozess beeinträchtigt. Menschen mit Hämophilie haben eine Mutation in einem der (vielen) Gerinnungsfaktoren,
die im Blutplasma vorkommen. Das berühmteste Beispiel für Hämophilie findet sich in den europäischen Königsfamilien des 19. und
20. Jahrhunderts. Königin Victoria scheint eine spontane Mutation im
Gerinnungsfaktor IX entwickelt zu haben. Sie vererbte diese Mutation
an zwei ihrer fünf Töchter, Alice und Beatrice, bei denen die Krankheit
nicht zum Ausbruch kam, und an ihren Sohn Leopold, bei dem sie auf-
trat. Der Gerinnungsfaktor IX befindet sich auf dem X-Chromosom.

Prinzen haben nur eine Kopie davon, Prinzessinnen zwei, sodass die männlichen Nachkommen von der Krankheit betroffen waren, während die weiblichen nur Träger waren. Die Tendenz der europäischen Könige, ihre Cousins und Cousinen zu heiraten, sorgte für die Verbreitung von Vickys fragwürdigen Genen in den spanischen, deutschen und russischen Dynastien. Manche behaupten, dies habe zum Sturz der Romanows beigetragen.

Der Prozess der Gerinnselbildung ist nicht unkompliziert. In biomedizinischen Lehrbüchern wird er als Kaskade beschrieben – eine andere Art zu sagen, dass man jetzt besser wegschauen soll. Ich kann ihn nicht einmal ansatzweise auf einfache Weise beschreiben. Zwölf Gerinnungsfaktoren (alle bezeichnet mit römischen Zahlen, allerdings nicht in numerischer Reihenfolge) interagieren in einer Reihe von Prozessen, dagegen ist die Folge der Könige in den Rosenkriegen Killefitz.[*] Das Endergebnis der Gerinnung ist, dass ein inaktives Protein namens Fibrinogen in die aktive Fibrinform gespalten wird. Fibrin ist klebrig, Fibrinogen ist es nicht. Das klebrige Fibrinprotein klebt die Blutplättchen über dem beschädigten Teil des Blutgefäßes zusammen und bildet ein Netz, in dem andere Blutplättchen, rote Blutkörperchen und so weiter, eingeschlossen werden. In unserer Fettberg-Analogie wirkt Fibrin wie die Babytücher in der Kanalisation. Ein Gerinnsel führt schließlich zu Schorf, der wiederum zu der besten Sache der Welt führt: dem Ablösen des Schorfs (aber nur, wenn er seinen Zweck erfüllt hat, niemals vorher!).

Warum, so könnte man sich fragen, haben wir ein so schrecklich komplexes Gerinnungssystem entwickelt – abgesehen davon, dass es sich wunderbar dazu eignet, Medizinstudierende in ihren Erstsemester-Prüfungen zu ärgern? Das liegt daran, dass fehlgeleitete Gerinnsel sehr

---

[*] Falls es jemand ganz genau wissen möchte, es geschieht Folgendes: Faktor XII wird zu XII$_a$ aktiviert, das den Faktor XI zu Xi$_a$ spaltet, der wiederum den Faktor IX zu IX$_a$ spaltet, der den Faktor X zu Faktor X$_a$ spaltet, der seinerseits Prothrombin spaltet. PS: Die Könige hießen Henry, Henry, Henry, Edward, Henry (der Gleiche wie der vor Edward), dann wieder Edward, noch mal Edward, Richard, erneut Henry.

schlecht für uns sind. Das Problem ist nicht, dass sich die Gerinnsel überhaupt bilden, sondern wo sie landen. Sie können sich verlagern und dann im Körper umherschwimmen, bis sie etwas Wichtiges blockieren. Die tiefe Beinvenenthrombose (TVT), bei der sich ein Gerinnsel in irgendeiner Vene bildet, ablöst und an anderer Stelle Probleme verursacht, veranschaulicht die Gefahren von fehlplatzierten Gerinnseln. Die tiefe Venenthrombose erregte durch die Assoziation von Langstreckenflügen mit dem Tragen von Kompressionsstrümpfen/-strumpfhosen und der Idee, dass Letzteres in irgendeiner Weise hilfreich sein könne, öffentliche Aufmerksamkeit. Doch es stellte sich heraus, dass Flüge ein »häufig genannter, aber relativ seltener« Faktor sind[6] – TVT tritt bei weniger als fünf Passagieren pro einer Million Flugreisenden auf, die mehr als 10 000 Kilometer fliegen (etwas weiter als von London nach Kapstadt);* wenn man also nicht gerade auf dem Weg zur *Rocky Horror Picture Show* im Sydney Opera House ist, kann man also gerne die Strümpfe und Strumpfhalter ablegen. Die schwerwiegenderen Faktoren, die eine TVT begünstigen, dürften inzwischen allseits bekannt sein: Alter, Bewegungsmangel, Rauchen, Übergewicht. Auch Operationen und die Antibabypille können zu unerwünschten Gerinnseln führen, ebenso wie Schwangerschaft und Geburt.

Wie gelangen die Gerinnsel nun aber von ihrem Entstehungsort dorthin, wo sie Schaden anrichten?

DER BLUTKREISLAUF

Das Blut fließt in einem Netzwerk aus drei großen Gefäßtypen durch unseren Körper: Arterien, Venen und Kapillaren (Abbildung 9). In den Arterien fließt das Blut vom Herzen weg, die Venen führen es zum Herzen zurück. Unser Herz ist der Motor, der das Blut durch den Körper bewegt. Zunächst durchströmt das Blut die Lungen, wobei es Kohlendioxid

---

* Oder das 50-Fache der Länge von Wales, wenn man die korrekten Einheiten verwendet.

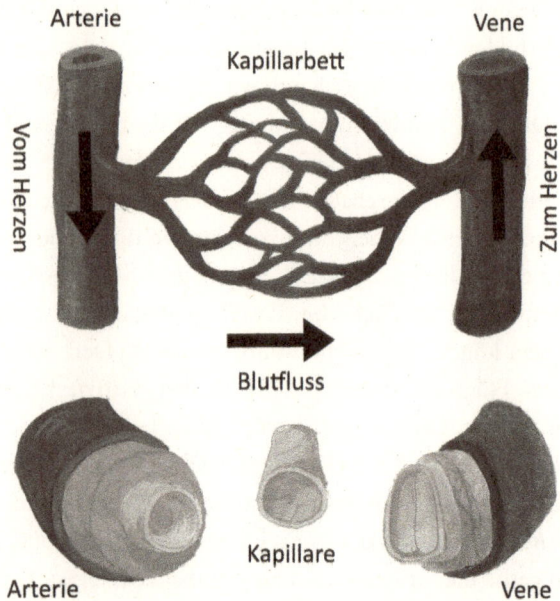

Abbildung 9. Große und kleine Gefäße. Es gibt drei Arten von Blutgefäßen: Arterien, Kapillaren und Venen. Das obere Bild zeigt die Verbindungen zwischen den Gefäßen, das untere Bild die Querschnitte der Gefäße. Der Querschnitt zeigt, dass die Kapillaren viel dünnwandiger als Arterien und Venen sind.

abgibt und Sauerstoff aufnimmt, den es dann zu den Organen transportiert, die ihn benötigen. Die Muskeln, die die Venen umgeben, pressen das sauerstoffarme Blut zum Herzen, die Venenklappen verhindern, dass das Blut in die falsche Richtung zurückfließt. Wenn diese Klappen versagen, staut sich das Blut im Unterkörper und lässt die Beinvenen anschwellen – es entstehen Krampfadern. Deren Behandlung besteht im Wesentlichen darin, defekte Venen zu verbrennen und abzudichten.

Kapillaren sind die winzigen Gefäße, die Arterien und Venen miteinander verbinden. Der Gasaustausch im Gewebe findet über die Kapillaren statt. Um dies zu ermöglichen, sind sie extrem dünn und mit leicht verschiedenartigen Zelltypen ausgekleidet: Epithelzellen kleiden Arterien und Venen aus, Endothelzellen die Kapillaren. Vereinfacht gesagt stapeln sich die Epithelien vertikal, während die Endothelien horizontal miteinander verbunden sind, wodurch eine dünne Zellschicht entsteht, die es Gaspartikeln erleichtert, ins Gewebe zu gelangen. Kapillare können leicht beschädigt werden – Spinnenkapillaren oder Teleangiektasien sind die Krankheiten auf den Nasen von Tory-Granden und antiquierten Mitgliedern des Marylebone Cricket Club. Dafür gibt es eine Reihe von Gründen, aber Alkohol und eine allgemeine Verärgerung über das *Short Format Game* (eine moderne Version von Cricket, das die Traditionalisten des Cricket nicht mögen, Anm. d. Übers.) sind nicht hilfreich.

Da die Kapillaren klein und dünnwandig sind und unter Druck stehen, wird Flüssigkeit aus ihnen heraus in das umliegende Gewebe gepresst. So können die im Plasma gelösten Stoffe (etwa verschiedene Zuckerarten) in das Gewebe gelangen, es müssen dabei jedoch erstaunlich große Mengen bewegt werden. Jeden Tag werden etwa 20 Liter Flüssigkeit aus den Kapillaren gepresst (dabei muss man bedenken, dass unser Körper nur 5 Liter Blut enthält), das bedeutet auch, dass wir einen Prozess brauchen, um diese Menge wieder zurückzugewinnen. Etwa drei Viertel dieser Flüssigkeit fließt zurück in die Kapillaren, das restliche Viertel wird über ein anderes System, nämlich die Lymphgefäße, zurückgewonnen. Dieses System funktioniert wie ein geisterhaftes Flüssigkeitsrückgewinnungssystem. Es führt das Plasma über zwei Kanäle, die in die große Vene münden, die direkt zum Herzen führt, in den Blutkreislauf. Aus irgendeinem Grund ist diese Arbeit nicht symmetrisch verteilt, der rechte Kanal entwässert die Hälfte des Kopfes und die rechte Seite des Rumpfes, der linke ist für alles andere zuständig, einschließlich beider Beine. Die Lymphknoten, die bei einer Infektion anschwellen, halten unsere Immunabwehr auf Trab.

Heute versteht man das Leitungssystem des menschlichen Körpers recht gut, doch es dauerte erstaunlich lange, bis sich dieses Wissen durchsetzte. Die Idee, dass das Blut in einem geschlossenen Kreislauf fließt, wird häufig William Harvey zugeschrieben, dem Privatarzt von James I., 400 Jahre vor Harvey veröffentlichte jedoch der arabische Gelehrte Ibn al-Nafis ein Werk zu diesem Thema. Ibn al-Nafis wurde 1213 in Damaskus geboren und lebte die meiste Zeit seines Lebens in Ägypten. Er schrieb ein Manuskript mit dem Titel *Sharh tashrih al-qanun li' Ibn Sina*, oder »Kommentar zur Anatomie in Avicennas Canon«, das erst 1924 von einem ägyptischen Gelehrten wiederentdeckt wurde. In seinem Kommentar schlug al-Nafis vor, dass das Blut tatsächlich vom Herzen in die Lunge und wieder zurück fließt. Ob dieses Werk Harvey beeinflusst hat, ist unklar, ebenso wie die Frage, warum al-Nafis' Beitrag 700 Jahre lang unerkannt blieb oder warum das Manuskript in der Preußischen Staatsbibliothek in Berlin auftauchte – der Eiserne Kanzler war nicht gerade für seine Gesundheitstipps bekannt.

UNLIEBSAME GERINNSEL

Die Zirkulation unseres Blutes ist zweifellos nützlich, aber dadurch können sich auch Blutgerinnsel im Körper bewegen, was häufig katastrophale Folgen hat, wenn so ein Gerinnsel den Blutfluss zu einem lebenswichtigen Organ blockiert. Ein Viertel aller Todesfälle ist auf solche Gerinnsel zurückzuführen. Gerinnsel am falschen Ort tragen nicht nur zu koronaren Herzkrankheiten bei, sondern verursachen auch zwei weitere schwere Erkrankungen: Lungenembolien (bei denen der Blutfluss in die Lunge blockiert ist) und Schlaganfälle. Von den beiden kommen Schlaganfälle häufiger vor.

Schlaganfälle entstehen durch eine Unterbrechung des Blutflusses zum Gehirn. Es gibt zwei Arten: ischämische und hämorrhagische Schlaganfälle, abgeleitet von den griechischen Wörtern für »zurückhalten« *(iskho)* und »Blut« *(haem)*. Gerinnungsbedingte Schlaganfälle sind die ischämischen Schlaganfälle; hämorrhagische Schlaganfälle treten auf, wenn Gefäße, die das Gehirn versorgen, platzen und Blut, das diese Bereiche versorgen sollte, austritt. Schlaganfälle führen zu zahlreichen Todesfällen – fast so viele wie Herzkrankheiten. Weltweit ist das die zweithäufigste Todesursache. Nach Schätzungen der Centers for Disease Control and Prevention

(CDC) erleidet in den USA alle 40 Sekunden jemand einen Schlaganfall und alle dreieinhalb Minuten stirbt jemand daran, was Kosten von mehr als 50 Milliarden Dollar verursacht.[7] Und natürlich ist der Tod nicht die einzige Folge, Schlaganfälle können schwere langfristige Gehirnschäden verursachen, wobei die Art des Funktionsverlustes davon abhängt, welcher Teil des Gehirns unter Sauerstoffmangel leidet.

Eine Unterbrechung der Blutzufuhr zum Gehirn führt zu schnellen und unkalkulierbaren Schäden, denn unsere Gehirnzellen sind unglaublich hungrig; das Gehirn verbrennt 20 Prozent unserer gesamten Energie. In Ermangelung von Sauerstoff versuchen die Gehirnzellen weiterhin, Zucker zu verbrennen, produzieren dabei aber Milchsäure (dieselbe Substanz, die in den Muskeln beim Sprinten ein brennendes Gefühl verursacht). Dies führt zu weiteren Zellschäden. Wie man sich vorstellen kann, ist das plötzliche und massive Absterben von Gehirnzellen keine gute Sache. Die Behandlung hängt sehr stark von der Art des Schlaganfalls ab. Bei einem ischämischen Schlaganfall muss das Gerinnsel aufgelöst werden, um den Blutfluss wiederherzustellen; bei einem hämorrhagischen Schlaganfall müssen die Lecks geschlossen werden. Wie bei Herzproblemen ist Schnelligkeit entscheidend: Je länger ein Gewebe von der Sauerstoffversorgung abgeschnitten ist, desto weniger reversibel ist der Schaden.

Die Schlaganfallrate steigt mit dem Alter drastisch an. Zu den Risikofaktoren gehören wie gehabt Übergewicht, Rauchen und Alkohol, aber für den Schlaganfall gibt es auch noch einige zusätzliche subtile Risikofaktoren, insbesondere geschlechtsspezifische – sowohl eine Schwangerschaft als auch die Einnahme oraler Kontrazeptiva erhöhen das Risiko von Gerinnseln und Schlaganfällen (wie bei der tiefen Beinvenenthrombose). Orale Empfängnisverhütungsmittel enthalten Progesteron und Östrogen. Hochdosiertes Östrogen wird mit einem erhöhten Thromboserisiko in Verbindung gebracht, weil Östrogen die Konzentration von Gerinnungsfaktoren erhöht – möglicherweise als Anpassung an die Menstruationsblutung. Allerdings ist das absolute Gerinnungsrisiko durch orale Verhütungsmittel niedrig (60 von

100 000 Frauen), und die Gefahr ist weitaus niedriger als die durch sie verhinderten Schwangerschaften, die das Schlaganfallrisiko bis auf das Fünffache erhöhen können.[8] Entzündungen sind ein weiterer Faktor, der doppelt schadet: Sie erhöhen das Schlaganfallrisiko und verschlimmern den Schlaganfall, wenn er eintritt. Chronische Entzündungen verringern den Durchmesser unserer Blutgefäße, was die Wahrscheinlichkeit erhöht, dass sich Blutgerinnsel festsetzen. Und wenn Blutgefäße platzen, verstärkt ein bereits dysreguliertes Immunsystem den Schaden an den Gehirnzellen, was zu einer Kaskade der Zerstörung führt.

Die beiden größten Risikofaktoren für Schlaganfälle sind jedoch Bluthochdruck (Hypertonie) und ein hoher Cholesterinspiegel (Hypercholesterinämie). Dies war für mich etwas besorgniserregend, da mein Gesundheitscheck ergab, dass bei mir beide Werte höher waren, als sie sein sollten.

UNDER PRESSURE

Der Sauerstoffbedarf unserer Organe ist nicht einheitlich: Beim Rennen brauchen die Beine mehr Blut, bei der Verdauung einer Mahlzeit fließt mehr in die Eingeweide. Unser Körper hat Methoden entwickelt, um das Blut dorthin zu leiten, wo es benötigt wird. Die Blutgefäße ziehen sich zusammen und dehnen sich aus, um den Blutfluss gezielt zu steuern. Sie reagieren auch auf Temperaturschwankungen: Bei Kälte ziehen sie sich zusammen, um Wärme zu speichern, bei Hitze weiten sie sich, um Wärme abzugeben. Die Gesichtsröte bei Überhitzung und die Schamesröte haben einen ähnlichen Mechanismus – die Vasodilatation der Kapillaren im Gesicht. Menschen aller Hautfarben erröten, allerdings kann Melanin dies überdecken.

Folgendes Experiment soll die Auswirkungen der Gefäßkontraktion auf den Blutdruck veranschaulichen: Halte einen Strohhalm in eine Flüssigkeit und blase hinein, sodass die Flüssigkeit blubbert; wiederhole den Versuch, aber drücke den Strohhalm zu. Jetzt ist es anstrengender,

Blasen zu erzeugen. Die Verengung der Gefäße führt zu einer Umlenkung, weil das Blut den Weg des geringsten Widerstandes nimmt. Es besteht ein Druckunterschied zwischen den Arterien und den Venen – das Blut verlässt das Herz mit einem höheren Druck, als es zurückfließt, da die Energie auf dem Weg durch das Gefäßsystem des Körpers verbraucht wurde. Der größte Teil des Blutes in unserem Körper befindet sich in den Venen, es strömt schnell aus dem Herzen hinaus und fließt langsam zurück. Ein rotes Blutkörperchen braucht etwa eine Minute, um den Kreislauf durch den Körper einmal zu durchlaufen. Der von uns gemessene Blutdruck, genau genommen der arterielle Blutdruck, spiegelt all diese Veränderungen wider.

Wie wird der Blutdruck gemessen? Jeder hat wahrscheinlich schon irgendwann (wie ich im Testzentrum) seinen Arm in eine Manschette gesteckt, die an einer Maschine befestigt ist, die den Arm unangenehm zusammendrückt und dann wieder locker lässt. Dieses Gerät trägt den wunderbaren Namen Sphygmomanometer, ein schreckliches Kofferwort aus dem griechischen Wort für »Puls« und dem französischen Wort für »Druckmesser«. Es erfasst zwei Werte, den systolischen und den diastolischen Blutdruck. Der systolische Wert (die höhere Zahl) steht für die Kraft, mit der das Herz das Blut ausstößt, der diastolische Wert für den Druck des Systems in Ruhe. Diese Messungen werden anhand des Geräuschs im Blutgefäß ermittelt. Die Manschette erhöht den Druck im Arm, bis die Herzgeräusche verschwinden. Nach dem langsamen Ablassen des Drucks in der Manschette zeigt der systolische Wert den Wert an, bei dem die Herztöne zurückkehren, und der diastolische Wert ist der Druck, bei dem sie wieder abklingen.[*]

---

[*] Der Grund für das Auftreten und Verschwinden von Geräuschen hängt mit der Bewegung des Blutes in den Venen zusammen. Normalerweise strömt das Blut geräuschlos durch unsere Venen; sind sie jedoch teilweise verengt, nimmt das Strömungsgeräusch aufgrund von Turbulenzen zu. Beim oberen (systolischen) Druck kommt der Fluss vollständig zum Stillstand (kein Geräusch); wenn der Druck nachlässt, erhöht sich das Flussgeräusch. Beim unteren (diastolischen) Druck fließt das Blut wieder geräuschlos. Vielen Dank an Dr. Vivek Muthu für diese Erläuterung bei einem ausgezeichneten Essen.

Die entdeckten Lub-Dub-Geräusche werden auch Korotkow-Geräusche genannt, nach Nikolai Sergejewitsch Korotkow, dem russischen Chirurgen, der sie zuerst beschrieben hat.

Korotkow überlebte den Russisch-Japanischen Krieg, den Ersten Weltkrieg und die Oktoberrevolution, bevor ihn 1920 die Tuberkulose hinwegraffte. In den Tagen vor den elektrischen Maschinen wurden Korotkow-Geräusche mit dem Stethoskop bestimmt – dem Statussymbol aller Medizinstudenten. Blutdruckeinheiten werden als Millimeter Quecksilbersäule (mm Hg) angegeben, das durch diese Kraft angehoben werden könnte.

Die ermittelten systolischen und diastolischen Werte können dann mit einer Reihe von Standardwerten verglichen werden, die auf riesigen Mengen gesammelter Daten beruhen, die den schlechten Blutdruck vom gesunden unterscheiden. Wie bei Goldlöckchen gibt es eine »goldene Mitte« mit einer U-förmigen Verteilung, ausgehend vom optimalen Mittelpunktswert – sowohl ein zu hoher (Hypertonie) als auch ein zu niedriger (Hypotonie) Wert erhöhen die Sterblichkeit. In Anbetracht der schlechten Presse, die der Bluthochdruck erhält, war es eine überraschende Erkenntnis, dass sein heimlicher Bruder, die Hypotonie, uns genauso wahrscheinlich schädigen kann. Wenn der höhere (systolische) Wert bei 120 und der niedrigere (diastolische) Wert bei 80 liegt, ist alles in Ordnung. Bei Bluthochdruck ist alles über 140 schlecht und über 180 extrem schlecht. Hypotonie beginnt, wenn der systolische Blutdruck unter 100 fällt.

Bluthochdruck setzt das gesamte Kreislaufsystem unter Stress. Für kurze Zeit können Blutgefäße die erhöhte Belastung verkraften, aber unter anhaltendem Druck können sie platzen, was einen hämorrhagischen Schlaganfall verursachen kann. Bei der Reparatur von Blutgefäßen können sich Gerinnsel bilden, die zu einem ischämischen Schlaganfall führen können, wenn sie davonschwimmen und sich an einer wichtigen Stelle festsetzen. Schäden an den Blutgefäßen, die das Gehirn versorgen, führen zu einem hämorrhagischen Schlaganfall. Hypotonie am anderen Ende der Blutdruckskala ist deshalb gefährlich, weil das Blut möglicherweise nicht genügend Sauerstoff an die benötigten Stellen liefert, was zu Schwindel, Ohnmacht und Stürzen führt.

SALZ. FETT. SCHLAGANFALL. TOD: DIE VIER ELEMENTE DES BLUTHOCHDRUCKS BEHERRSCHEN

Um zu wissen, wie man Bluthochdruck behandeln kann, ist es hilfreich zu verstehen, warum er sich erhöht. Es gibt einige genetische Ursachen, doch wie bei vielen anderen Erkrankungen, die sich mit zunehmendem Alter verschlechtern, sind die meisten Risikofaktoren mit dem Lebensstil verbunden. Alles, was die Blutmenge oder die »Röhren«, durch die das Blut gepresst wird, verändert, wirkt sich auf den Blutdruck aus. Übergewicht beispielsweise führt zu Fettablagerungen in den Arterien, deren innerer Durchmesser (die Nennweite) sich verkleinert, wodurch sich die benötigte Kraft erhöht, um die gleiche Menge an Flüssigkeit durch sie zu pumpen. Rauchen erhöht den Blutdruck durch einen seiner (zahlreichen) ungesunden Inhaltsstoffe, das Nikotin. Dehydrierung und der Konsum von entwässernden Substanzen (Koffein/Alkohol) verstärken die Gefäßverengung und erhöhen den Druck.

Durch die Dehydrierung erhöht sich die Salzkonzentration im Blut. Salz spielt eine wichtige Schlüsselrolle beim Blutdruck, insbesondere wenn es im Übermaß konsumiert wird. Salz, oder Natriumchlorid (NaCl), wie es mit vollem Namen heißt, muss im Blut genau reguliert werden. Das Blut sollte etwa so salzig sein wie Meerwasser. Natriumchlorid macht 0,4 Prozent unseres gesamten Körpergewichts aus; ein durchschnittlicher weißer erwachsener Mann[*] enthält etwa

---

[*] Dies ist ein gutes Beispiel dafür, dass die Forschung sich nur auf weiße Männer konzentriert und andere Bevölkerungsgruppen unberücksichtigt lässt. Es ist nicht bekannt, ob Frauen mehr oder weniger anfällig für die Auswirkungen von Salz sind und wie sich dies um die Menopause herum ändert. Ebenso können Unterschiede zwischen den verschiedenen Ethnien die Wirkung von Salz verändern.

300 Gramm oder etwa 130 Teelöffel Salz. Wie der Name schon sagt, besteht NaCl aus zwei Elementen, Natrium und Chlorid (in ihrer ionischen oder geladenen Form Na^+ und Cl^-).

Während Kardiologen noch über den genauen Mechanismus diskutieren, wie genau ein erhöhter Salzgehalt im Körper Krankheiten verursacht, sollte Natrium als Blutdruckfeind Nummer eins betrachtet werden. Der wissenschaftlich am weitesten akzeptierte Mechanismus besagt, dass ein erhöhter Natriumgehalt Wassereinlagerungen begünstigt, wodurch die Flüssigkeitsmenge, die durch den Körper gepumpt werden muss, und damit auch der dafür erforderliche Druck zunehmen. Unter normalen Umständen zeigt ein erhöhter Natriumgehalt im Blut dem Körper an, dass man dehydriert ist. Der Körper reagiert darauf mit der Ausschüttung eines Stoffes, der als antidiuretisches Hormon (oder Vasopressin) bezeichnet wird und auf den wir zurückkommen werden, wenn wir uns mit der Niere beschäftigen. Wenn man eine Tüte Chips isst, verwirrt man die Sensoren im Körper, deshalb werden in Kneipen auch salzige Erdnüsse angeboten – sie steigern den Durst. Natrium reduziert auch die Fähigkeit des sympathischen Nervensystems (das Nervensystem für Kampf oder Flucht), sich zu entspannen, wodurch alles angespannter wird, was auch das nervöse Zittern nach dem Konsum von Junkfood erklärt. Salzaufnahme und Blutdruck stehen in direktem Zusammenhang, und ein erhöhter Blutdruck geht mit allen möglichen gesundheitlichen Beeinträchtigungen einher.[9]

Wenn Bluthochdruck so schlimm ist, wie können wir ihn dann senken? Der einfachste Weg ist, die Salzaufnahme zu reduzieren. Dies muss nicht einmal über einen längeren Zeitraum hinweg geschehen, um Wirkung zu zeigen – ein erhöhter Blutdruck sinkt bei Salzreduktion bereits innerhalb von vier Wochen.[10] Es gibt (wie immer) unterschiedliche Antworten auf die Frage, wie viel Salz akzeptabel ist, aber die durchschnittliche Menge liegt bei einem Teelöffel pro Tag (2,5 Gramm). Bei diesem Wert gibt es einen gewissen Spielraum, eine neuere Studie deutet darauf hin, dass die schädlichen Wirkungen bei etwa zwei Teelöffeln (5 Gramm) pro Tag einsetzen.[11] Das ist kein Grund, durchzudrehen und seine Pommes mit Saxa-Salz zu bestreuen, aber man sollte wissen, dass ein Großteil der Lebensmittel, die wir essen, insbesondere Junkfood, bereits gefährlich hohe Salzmengen enthält – schon der Salzgehalt einer einzigen Pizza kann den Tagesgrenzwert überschreiten. Allerdings klafft (für mich) eine große Lücke zwischen dem guten Vorsatz, Salz zu reduzieren, und der Umsetzung in der Praxis. Nach diversen Nörgeleien und einigen heftigeren Diskussionen mit der Krankenschwester habe ich versucht, meinen Salzkonsum zu reduzieren. Das Endergebnis: faderes Essen und keine spürbare Veränderung meines Blutdrucks.

Ich bewege mich ständig an der Grenze zwischen gesundem und ungesundem Blutdruck, insbesondere bei meinem oberen (systolischen) Wert, der an guten Tagen knapp südlich der 130-mm-Hg-Schwelle liegt. Mein Stolz (und mein Nicht-wahrhaben-Wollen) verbietet es mir jedoch noch, bereits im mittleren Alter Pillen zu schlucken – daher bin ich äußerst aufgeschlossen gegenüber alternativen Therapien, wenn es um Bluthochdruck geht. Eine davon ist, täglich 25 Minuten Musik zu hören – allerdings wurde in der Studie nur klassische Musik getestet;[12] die Wirkung der Filmmusik aus *Vaiana*, von Taylor Swift und Dad-Rock aus den Neunzigern harren noch der wissenschaftlichen Untersuchung.

Eine andere Möglichkeit ist, mehr Bananen zu essen.[*] Bananen sind reich an einem anderen Metallion, nämlich Kalium. Wenn man eine Banane isst, verdrängt das Kalium das Natrium aus dem Blut. Der hohe Kaliumgehalt in Bananen macht sie jedoch leicht radioaktiv, da eine der natürlich vorkommenden Formen (Isotope) von Kalium (^{40}K) instabil ist. Ein Lastwagen voller Bananen enthält genug Strahlung, um die im Vereinigten Königreich zulässige Jahresdosis 2700 Mikrosievert (μSv) zu überschreiten. Man bräuchte also schon eine ganze Schiffsladung, um sich zu töten. Deswegen keine Angst vor Bananen: Die Kaliummenge, die ein durchschnittlicher Mensch aufweist (140 Gramm) übersteigt die einer Banane bei Weitem.

---

[*] Eric Wimp (der Bananaman, Figur aus einer britischen Comic- und TV-Serie, Anm. d. Rd.) ist der gleichen Meinung!

Ein Lebensmittel hat genau die gegenteilige Wirkung von Bananen: Es erhöht den Blutdruck, indem es den Kaliumspiegel senkt. Bei diesem Lebensmittel handelt es sich um Lakritze, die, wer hätte das gedacht, schon mehr als eine Person getötet hat. Überraschend ist es deshalb, weil man über zwei Wochen lang täglich mehr als 60 Gramm Lakritze essen muss, um die schädlichen Wirkungen zu spüren. Das entspricht im Grunde einer ganzen Tüte Katjes – jeden Tag über zwei Wochen. Da mir meine Familie verboten hat, jemals wieder Lakritze zu kaufen (weil sie Lakritze unerklärlicherweise eklig findet), denke ich, dass ich vor einem weiteren Lakritze-induzierten Blutdruckschub sicher bin.

Wer kein Fan der krummen gelben Früchte ist, für den könnte Rote-Bete-Saft eine alternative Lösung auf Nahrungsmittelbasis darstellen, wie ich von einem Verwandten erfuhr, der damit verzweifelt versuchte, seinen Blutdruck unter ehelichem Druck zu senken. Wie bei vielen dieser essbaren Interventionen klingt es ein klitzekleines bisschen rübenlastig, aber in einer (wenn auch relativ kleinen) randomisierten klinischen Studie hat der Konsum von 250 Milliliter Saft pro Tag tatsächlich den Blutdruck der Probanden gesenkt.[13] Der vermutete Nutzen kommt von den Nitraten in der Roten Bete, die sich in Stickstoffmonoxid aufspalten, dem Gas, das sich in kleinen silbernen Kapseln befindet, die in nahe gelegenen Stadtparks herumliegen, und das seine Ladung Lachgas an einen wenig willkommenen Teenager abgegeben hat.

Stickstoffmonoxid ist ein Tausendsassa im menschlichen Körper: Immunzellen nutzen es, um Bakterien abzutöten, es sendet Signale an das Nervensystem (daher das Lachen) und es verhindert, dass Blutplättchen Gerinnsel verursachen. Außerdem wirkt es als starker Vasodilatator (blutgefäßerweiternd) und entspannt die Muskeln, indem es deren Zellchemie verändert. Stickstoffmonoxid ist so wichtig, dass die Forscher Robert F. Furchgott, Louis j. Ignarro und Ferid Murad 1998 den Nobelpreis »für ihre Entdeckungen über Stickstoffmonoxid als Signalmolekül im kardiovaskulären System« erhielten. Wissenschaftler versuchten auch, die positive Wirkung von Stickstoffmonoxid in Kombination mit Medikamenten zu nutzen. Ein Medikament namens Sildenafil wies im Labor, analog zu einigen der Stickstoffoxid-Signalwege, eine ähnliche Wirkung auf. In Phase 1 der Studie führte dies nicht zu einer Veränderung des Blutdrucks. Es hatte jedoch eine überraschende Nebenwirkung: Die Männer in der Studie hatten häufiger Erektionen. Dies veranlasste das Tumeszenz-Team von Pfizer, das Medikament als Mittel gegen erektile Dysfunktion umzuwidmen. Es wurde als Viagra vermarktet und erzielte im Jahr 2008 einen Spitzenumsatz von fast 2 Milliarden Dollar! Ich habe meinen Verwandten nicht gefragt, ob der Rote-Bete-Saft die gleiche Wirkung hat.

Wenn Rüben und Bananen versagen, gibt es auch Medikamente, die gezielt gegen Bluthochdruck wirken, ohne ihn zu verschlimmern – die Antihypertensiva. Die gebräuchlichsten davon sind die ACE-Hemmer. »ACE« steht für *Angiotensin-Converting Enzyme* und ist vielleicht noch von der Coronapandemie in Erinnerung – SARS-CoV-2 bindet sich an den ACE2-Rezeptor auf Zellen, um in diese einzudringen. Wenn es nicht gerade als bequemer Eintrittspfad für ein Killervirus dient, ist ACE Teil des Renin-Angiotensin-Aldosteron-Systems. Wie die Blutgerinnung ist dies eine weitere komplizierte biologische Kaskade, die sich offenbar speziell zur Verwirrung von Medizinstudierenden entwickelt hat.[*] ACE aktiviert ein Protein namens Angiotensin und löst dadurch Prozesse aus, die den Blutdruck erhöhen. ACE-Hemmer greifen in diesen Stoffwechselweg ein; eine Verringerung der ACE-Aktivität senkt den Blutdruck. Die Dosierung des Medikaments muss sorgfältig berechnet werden, da eine zu hohe Dosis zu Schwindelgefühlen führt, weil das Blut nicht dorthin gelangt, wo es benötigt wird.

Ein hervorragendes Beispiel für nominativen Determinismus ist die Entdeckung der ACE-Hemmer durch John Vane[**]; weitere Beispiele für *nomen est omen* sind die Urologieforscher Splatt und Weedon, der Astronom Prof. Heavens oder Lord Brain, der tatsächlich das Buch der

---

[*] Siehe auch Komplement (beliebter Scherz unter Immunologen).
[**] Der Name Vane wird im Englischen genauso ausgesprochen wie *vein*, die Vene.

Neurologie schrieb, und der Ehemann meiner Kollegin, der Notarzt Dr. Will Hurt. ACE-Hemmer haben übrigens eine enge Verbindung zu Bananen. Forscher entdeckten sie zuerst in Bananenplantagen, genauer gesagt bei den Pflückern, die nach einem Biss durch die brasilianische Jararaca-Lanzenotter aufgrund ihres rapide abfallenden Blutdrucks zusammenbrachen. Der brasilianische Wissenschaftler Maurício Rocha e Silva isolierte eine Verbindung aus dem Viperngift namens Bradykinin. In den 1960er-Jahren wies John Vane nach, dass Bradykinin ACE blockiert. Chemiker bei E. R. Squibb erweiterten die Idee und testeten mehr als 2000 Verbindungen, um einen synthetischen Hemmstoff namens Captopril zu entwickeln. Dank des INN-Programms (International Nonproprietary Names) der Weltgesundheitsorganisation (WHO) verwenden alle ACE-Hemmer die Silbe -pril; das *Stem Book* umfasst 220 Seiten, auf denen jede erdenkliche Arzneimittelklasse abgedeckt wird.[14] Das klingt zwar außerordentlich langweilig, ist aber äußerst nützlich. Wenn man zum Beispiel in ein Krankenhaus eingeliefert wird, dann wissen die Ärzte ungefähr, welche Arten von Arzneimitteln man einnimmt, wenn man ihnen das Medikament nennt, auch wenn sie die spezifische Marke nicht kennen.

GUTE FETTE, SCHLECHTE FETTE

Erhöhter Blutdruck ist ein Bestandteil der Risikogleichung für Schlaganfall und andere Kreislauferkrankungen. Zwar birgt schon allein ein erhöhter Blutdruck bereits einige Risiken bei der regulären Blutzirkulation – Blutgefäße können platzen, was zu inneren Blutungen und Gerinnseln führen kann –, aber mit dem kritischen Co-Risikofaktor Cholesterin im Blut ergibt sich ein synergistischer Effekt. Cholesterin gehört zu einer Familie von Biochemikalien, den Lipiden. Es findet sich vor allem in den Membranen, die unsere Zellen umgeben, aber es ist auch das Ausgangsmaterial vieler Hormone, einschließlich Cortisol. Wie beim Blutdruck gibt es auch beim Cholesterin einen

»Goldlöckchen-Bereich«. Ein zu niedriger Cholesterinspiegel ist für die Gesamtmortalität ebenso schädlich wie ein zu hoher. Cholesterinmangel erhöht das Risiko von Depressionen und Angstzuständen, was beweist, dass Käse gut für die Psyche ist. Zu viel Cholesterin verursacht jedoch weitaus mehr Probleme. Cholesterin ist die chemische Grundlage der Atherome, fettigen Ablagerungen, die entweder die Arterien verengen oder die durch den Körper schwimmen und anderswo Probleme verursachen. Cholesterin wirkt ein bisschen wie Senf in einem guten französischen Dressing,* es emulgiert das Wasser mit dem Fett. Diese Klebrigkeit bedeutet, dass andere Dinge daran haften können: Ein hoher Cholesterinspiegel bildet das Fett in der Fettberg-Analogie (und die Blutplättchen sind die Babytücher).

Vereinfacht gesagt: Cholesterin kann in zwei Arten unterteilt werden – gutes und schlechtes. Es ist wenig überraschend, dass man mehr gutes und weniger schlechtes Cholesterin braucht, eine Tatsache, die von Produzenten von Butteralternativen überall geschätzt wird. Doch worin unterscheiden sich die beiden Typen? Der gute Typ, das High-Density-Lipoprotein (HDL), ist ein Gemisch aus Proteinen und Lipiden, das durch den Körper wandert und die Bildung von Plaques verhindert. Alle anderen sind nicht erwünscht. Um jede Einheit (Millimol pro Liter, kurz mmol/l, wen das interessiert), die das Nicht-HDL-Cholesterin ansteigt, erhöht sich die Häufigkeit von Herzkrankheiten über einen Zeitraum von 20 Jahren um 5 Prozent.[15] Zigaretten verschlimmern die Schäden durch Cholesterin, da ein Teil des ekligen Cocktails, den Raucher einatmen, den schlechten Cholesterinanteil erhöht. Das Gleiche gilt für Alkohol, obwohl dies wahrscheinlich eher auf die Zerstörung der Leber zurückzuführen ist als auf die direkte Wirkung auf das Cholesterin.

---

* Hier ein perfektes Vinaigrette-Rezept: einen Teil Weinessig, einen Teil Olivenöl, einen Viertel Teil Senf in ein altes Senfglas geben. Den Deckel vor dem Schütteln fest zuschrauben. Alternativ schlägt Sam (der Herausgeber dieses Buches) das Verhältnis von drei zu eins zwischen Öl und Essig vor, mit weniger Senf, dafür mit Knoblauch und Pfeffer; ich würde seinem Dressing allerdings eine Prise Salz zufügen.

Eine Möglichkeit, die Vorteile des HDL (des guten Cholesterins) zu erhöhen, ist mehr Bewegung. Während mehr Bewegung *immer* empfehlenswert ist, scheinen die Beweise für die genauen Auswirkungen auf das HDL recht uneinheitlich zu sein. Einige Studien haben gezeigt, dass sie die Gesamtmenge erhöht, andere, dass sie die Funktionsweise des Cholesterins im Körper verändert. Wie bei allen Vorgängen im Körper ist die Angelegenheit komplex. Die andere Maßnahme, die den Lebensstil betrifft, ist die Umstellung der Ernährung. Lange Zeit galten Eier aufgrund ihres hohen Cholesteringehalts als problematisch. Es geht jedoch nicht nur darum, den Cholesterinspiegel zu senken, es geht darum, ihn in Kombination mit anderen gesättigten Fetten zu reduzieren. Das bedeutet, dass ein Ei in Ordnung ist, aber ein in Schmalz gebratenes Ei, serviert auf gebuttertem Toast mit Speck und einem frittierten Kartoffelpuffer, ist schlecht. Gesättigte Fette stammen in der Regel aus tierischen Produkten, aber auch Kokosnussöl enthält extrem viel davon, etwa ein Drittel mehr als Butter.

Wie beim Blutdruck greifen wir, wenn die Ernährung versagt, zu Medikamenten. Die gängigsten davon sind Statine. Tatsächlich sind Statine eines der am häufigsten verschriebenen Medikamente im Vereinigten Königreich, fast 10 Prozent der Gesamtbevölkerung nehmen sie ein. Statine wirken sich nicht auf das über die Nahrung aufgenommene Cholesterin aus, sondern auf die Menge, die unser Körper selbst produziert. Da wir Cholesterin zum Leben brauchen, stellen wir es selbst her, bei einem durchschnittlich großen Erwachsenen etwa 1 Gramm pro Tag. Der Biochemiker Akira Endo entdeckte die Statine auf der Suche nach antibakteriellen Wirkstoffen und hatte sich wie die Mikrobiologen Selman Waksman, Albert Schatz und Alexander Fleming mit Mikroorganismen als Quelle für neue Medikamente beschäftigt. Er entdeckte eine Verbindung namens Mevastatin aus *Penicillium citrinum*, einem Pilz, der mit der Hefe verwandt ist, die Penicillin *(Penicillium chrysogenum)* herstellt, und mit dem Pilz, der Roquefort-Käse blau färbt *(Penicillium roqueforti)*. Statine beugen Krankheiten unglaublich wirksam vor und senken das Risiko von Herzinfarkten und Schlaganfällen um

25 Prozent. Wie alle Medikamente können aber auch Statine einige Nebenwirkungen haben, die durch Grapefruitsaft merkwürdigerweise noch verstärkt werden. Dieser enthält eine Verbindung namens Furocumarine, das den Abbau von Statinen im Blut blockiert – ein guter Grund, keine Grapefruit zu essen.

KALTES WASSER

Mehrere Gründe veranlassten mich, nach einem schnellen Erfolgsrezept gegen Bluthochdruck zu suchen: die Schrecken von gruseligem Rote-Bete-Saft, die Freudlosigkeit von ungesalzenem Essen und mein Stolz, der mich davon abhält, altersgemäße Medikamente zu nehmen. Nachdem ich beim Schreiben über das Herz so krachend versagt hatte, mein Bewegungspensum zu erhöhen, suchte ich nach einer Alternative, um meinen Blutdruck zu senken. Und was lag in den 2020er-Jahren näher als das Eintauchen in kaltes Wasser, dessen Befürworter ihm eine positive Wirkung gegen Herz-Kreislauf- und Stoffwechselerkrankungen sowie Krankheiten im Zusammenhang mit Übergewicht zuschreiben? Zugegeben, diese Vorteile sind etwas dubios.[16] Da ich mich zum Zeitpunkt der Abfassung dieses Kapitels in Cornwall befand, beschloss ich trotz meiner Vorbehalte, eine Woche lang jeden Tag ins Meer zu springen* und die Ergebnisse auf ganz subjektive Weise festzuhalten.

Tag 1. Wetter regnerisch und windig; Wassertemperatur 10 Grad Celsius. Allein (meine Tochter weigerte sich wegen des Regens, mich zu begleiten). Dauer des Aufenthalts im Meer: fünf Minuten. Es war nur so lange, weil ich den Strand mit jemandem teilte, der offensichtlich gerade schwimmen war, und ich mich für meine Schwäche schämte.

---

*	In einem Neoprenanzug, mit Schuhen und Handschuhen. Das Ganze fand im Vereinigten Königreich im März statt. Nachahmer seien gewarnt: Bitte immer darauf achten, dass sich ein Rettungsschwimmer in der Nähe befindet – Schwimmen im offenen Wasser ist gefährlich, Kinder!

Tag 2. Wetter regnerischer; Meerestemperatur immer noch kalt. Fünf Minuten mit meiner Tochter, aber sie stieg schnell aus, weil sie nur einen Badeschuh hatte – der zweite war sechs Monate zuvor verloren gegangen. Dauer des Aufenthalts im Meer – zehn Minuten. Ich habe länger durchgehalten, weil ich diesmal an meine Neoprenhandschuhe gedacht habe.

Tag 3. Wetter windiger; Meerestemperatur unbekannt. Mit Familie. Dauer des Aufenthalts im Meer: null Minuten. Wir waren an einen anderen Strand an der raueren Küste von Nord Cornwall gefahren, wo die Wellen mit einer Wucht an Land schlugen, dass man sich die Knochen hätte brechen können. Obwohl innere Blutungen wahrscheinlich den Blutdruck senken würden, beschlossen wir, dass Besonnenheit besser ist als übertriebene Tapferkeit.

Tag 4 bis Tag 6. Etwas Sonne, nicht warm. Mit Großfamilie. Dauer des Aufenthalts im Meer: 30 Minuten.

Da ich ein richtiger Wissenschaftler bin, habe ich die ganze Prozedur ein Jahr später wiederholt – bei meiner Forschung gibt es keine Reproduzierbarkeitskrise! Die ursprünglichen Ergebnisse bestätigten sich: Der Ärmelkanal ist Ende März bitterkalt, aber es macht Spaß, mit meiner Familie darin zu schwimmen. Auch schien das Schwimmen im Meer diese Wadenverletzung, die ich mir wer weiß wie zugezogen hatte, zu beheben – ein klarer Beleg für die heilenden Eigenschaften von kaltem Salzwasser.

Meine Studienergebnisse lassen vermuten, ich hätte einen erstaunlichen Durchbruch in Sachen Widerstandsfähigkeit erzielt, doch wenn ich ehrlich bin, kam die Steigerung meiner Schwimmdauer vor allem daher, dass das Wetter besser wurde und ich an die richtigen Ausrüstungsgegenstände gedacht hatte. Nachdem ich mich (endlich) aufgewärmt hatte, beschäftigte ich mich mit dem empfindlichen Gleichgewicht zwischen den Vor- und Nachteilen des Winterschwimmens, denn es ist tatsächlich nicht ganz risikofrei. In den meisten Ratgebern wird darauf hingewiesen, dass kaltes Wasser zu Schock, Herzrhythmusstörungen und Hypothermie führen kann, was alles nicht besonders gesund klingt. In einem wissenschaftlichen Artikel heißt es, kaltes Wasser bringe zwar einige gesundheitliche Vorteile für bereits Gesunde mit sich, dass aber »ein Todesrisiko besteht … entweder aufgrund des anfänglichen Kälteschocks oder der fortschreitenden Abnahme der Schwimmleistung«[17]. Bei einem Kälteschock reagiert der Körper auf die Kälte, indem er verzweifelt versucht, das Blut aus den Extremitäten in Richtung Körperkern umzuleiten, um die Kerntemperatur zu erhalten, was dem Schock eines Blutverlusts nicht unähnlich ist. Dies erhöht sowohl den Blutdruck als auch die Herzfrequenz und kann einen Herzinfarkt auslösen, wenn man eine Prädisposition dazu hat. Wasser jeder Art unter 15 Grad Celsius kann zu einem Kaltwasserschock führen. Im Grunde bedeutet das, dass einen die meisten Gewässer im Vereinigten Königreich umbringen können. Wenn die Kälte nicht gerade das Herz zum Stillstand bringt, kann sie einem den Atem rauben und dazu führen, dass man Wasser schluckt. Hinzu kommt das Problem von verschmutzten Abwässern. Zurzeit herrscht an der Südküste Großbritanniens Abwasseralarm. Der Strand, an dem wir geschwommen sind, wird zu dieser Jahreszeit nicht kontrolliert, also tun wir mal so, als sei alles in Ordnung, denn ich möchte meiner Liste der Dinge, über die ich mir Sorgen machen muss, nicht noch eine Gastroenteritis hinzufügen. Alles in allem hat die Abwasserbelastung in britischen Gewässern einen kritischen Punkt erreicht (auch wenn sie zugegebenermaßen viel sauberer sind als zu den Tiefpunkten der 1970er- und 1980er-Jahre, als ich ein Kind war). Wie Chris Whitty, ein verantwortlicher Mediziner, sagte: »Niemand möchte, dass ein Kind menschliche Fäkalien zu sich nimmt.«[18] Das Risiko, durch eiskaltes Wasser zu sterben oder zu erkranken, ist gering, aber nicht gleich null. Die Outdoor Swimming Society (die vermutlich ein Interesse daran hat, dass Menschen im Freien schwimmen) schätzt, dass es in England weniger als einen Todesfall pro 50 000 Badegänge und nur einen Krankheitsfall pro 9094 Badegänge gibt;[19] aber das bedeutet immer noch jährlich 60 Tote – etwa so viele, wie im Vereinigten Königreich an HIV sterben.

Also was ist der Nutzen? Schwimmen kann die Psyche eindeutig beflügeln. Ich habe mich danach zweifellos besser gefühlt, aber es ist sehr schwer zu unterscheiden, inwieweit der Effekt dem Urlaub und inwieweit dem Winterschwimmen gezollt war. Und ich denke, das ist das Problem, wenn man Winterschwimmen als Gesundheitsmaßnahme betrachtet. Der Nutzen ist wahrscheinlich marginal und vermischt sich wahrscheinlich mit anderen Effekten. Meistens schwimmt man an schönen Orten im Freien, nicht bei Industrieabflüssen, und an hübschen Orten fühlt man sich einfach wohler. Der Strand, an dem ich geschwommen bin, ist so schön, dass er kürzlich ärgerlicherweise den Status eines bevorzugten Reiseziels erhalten hat. Auch wenn man sich nicht die Eier abfriert, nährt ein Besuch dort die Seele, und das senkt den Blutdruck mehr als alles andere. Es gibt einige Einzelberichte, die belegen, dass Atemwegsinfektionen seltener auftreten, wenn man regelmäßig in kaltem Wasser schwimmt, es ist jedoch schwierig, die genaueren Ursachen dieser Wirkung herauszufinden. Ein gut geschriebener Review (ein wissenschaftlicher Artikel, der die Forschung anderer Leute zusammenfasst und auswertet) berichtet von keinen messbaren Veränderungen der Immunfunktion – oder anders ausgedrückt: Die kleinen Veränderungen, über die in älteren Studien berichtet wurde, würden bei mir nicht die Champagnerkorken knallen lassen.[20] Kälteexposition allein reicht möglicherweise nicht aus, so hatten in einer Studie zusätzliche Atemübungen eine größere Wirkung, aber auch hier sind die Daten ziemlich verrauscht.[21] Wenn man es richtig und mit Freude macht, hat Winterschwimmen durchaus einige positive Auswirkungen, aber wie gesagt, es ist sehr schwierig, den genauen Beitrag des kalten Wassers von anderen gesundheitszuträglichen Faktoren zu trennen, wie dem Ort, der Demografie der Schwimmer und der Zeit, die man mit anderen verbringt.

Das letzte Wort über das Schwimmen überlasse ich der Royal National Lifeboat Institution (die sich mit den Gefahren des Wassers bestens auskennt): »Behandeln Sie Wasser mit Respekt.«

Inzwischen habe ich das weite Feld des Schlaganfalls und der Durchblutungsstörungen beackert, aber keine unerwarteten lebensrettenden Faktoren entdeckt. Weniger Salz und vielleicht mehr Bananen zu essen kann einige Vorteile bringen, aber der wichtigste Ratschlag ist, genauso wie zur Herzgesundheit, sich mehr zu bewegen. Dies kann durch Schwimmen im offenen Wasser geschehen, aber es gibt viele Alternativen. Eines ist sicher: Der erste Sprung in die eisigen Fluten raubt einem den Atem. Leider können viele andere Dinge das Gleiche bewirken und zur nächsten Todesursache beitragen – dem Lungenversagen.

EIN SCHICKSAL, DAS SCHLIMMER IST ALS ATEMNOT: KILLER NUMMER 3 – LUNGENKRANKHEITEN

Sauerstoff macht ein Fünftel der Luft um uns herum aus, und doch sterben wir an Herzinfarkten und Schlaganfällen, weil das Gehirn nicht mit Sauerstoff versorgt wird. Unsere Körper sind einfach zu groß und zu komplex, um das lebenswichtige Gas, das wir benötigen, direkt aus der Luft aufzunehmen. Deshalb haben wir ein kompliziertes Kreislaufsystem entwickelt, das den Sauerstoff dorthin transportiert, wo er benötigt wird. Aber wie gelangt er eigentlich ins Blut?

Zurück zur interaktiven Wissenschaft. Atme so tief wie möglich ein und stoppe dann, wie lange du die Luft anhalten kannst. Der Durchschnitt bewegt sich irgendwo zwischen 30 und 90 Sekunden; der Rekord liegt bei bemerkenswerten 24 Minuten und 37 Sekunden und wird von Budimir Šobat, einem 56-jährigen kroatischen Freitaucher, gehalten. Die Schauspielerin Kate Winslet hält den etwas spezielleren Rekord für das längste Luftanhalten bei Filmaufnahmen mit 7 Minuten und 15 Sekunden* und hat damit den früheren Rekord von Tom Cruise gebrochen. Diese Rekorde dürften schwer zu toppen sein, zum einen, weil nicht jeder ein Filmstar ist, aber noch wichtiger, weil beide Schauspieler (und auch Budimir) reinen Sauerstoff inhalierten, bevor sie den Versuch starteten. Aber auch der Rekord mit Atemluft ist mit 11 Minuten und 35 (oder 54) Sekunden (je nachdem, wem man glaubt) durchaus beeindruckend. Ich selbst werde aber wohl keinen dieser beiden Rekorde brechen können, weil unsere Fähigkeit zu atmen mit dem Alter abnimmt, ausgehend von einem Spitzenvolumen von etwa 6 Litern, das wir in den Mittzwanzigern erreichen. Spaßeshalber könnte man einmal versuchen, dieses Kapitel in einem Atemzug vorzulesen. Die Älteren werden sich vielleicht schwertun, über diese Seite oder auch nur diesen einen Satz hinauszukommen, wenn sie langsam lesen.

Atmen ist etwas Merkwürdiges: Meistens atmen wir, ohne überhaupt darüber nachzudenken, bis wir uns dann doch dessen bewusst werden, wodurch es manchmal etwas schwierig werden kann, zur unbewussten Kontrolle zurückzukehren. Im Durchschnitt atmen wir etwa zwölfmal pro Minute, aber das variiert je nach Bedarf. Du wirst feststellen, dass du dir beim Lesen dieses Abschnitts deines Atems viel bewusster wirst. Dass wir atmen, ohne darüber nachzudenken, dafür ist das Reptiliengehirn (das Markhirn) zuständig, jener Hirnbereich, durch den die Atmung und andere unwillkürliche Reaktionen reguliert werden. Das Erregungsleitungssystem, das die Herzfrequenz beschleunigt und verlangsamt, wirkt auch in den Lungen. Das ist sinnvoll, damit das Blut nicht schneller durch den Körper gepumpt wird, wenn es keinen Sauerstoff mehr findet, den es aufnehmen kann. Das autonome Nervensystem kann zwar vorübergehend überspielt werden, setzt sich aber irgendwann wieder in der Atemkontrolle durch – deshalb kann man sich nicht selbst ersticken, indem man den Atem anhält, sosehr man

---

* Was zeigt, dass nicht nur ihr Herz, sondern auch ihre Lungen noch deutlich länger durchhalten können.

sich auch wünschen mag, ein Eichhörnchen in einer märchenhaften Schokoladenfabrik zu sein.

Die Zusammensetzung der Gase im Blut bestimmt unsere Atemfrequenz. Nur zur Erinnerung: Wir brauchen Sauerstoff (O_2) zum Leben, weil er uns hilft, Zucker zu verbrennen, um Energie zu erzeugen, wobei Abfall in Form von Wasser und Kohlendioxid (CO_2) entsteht; dieser Prozess wird als Atmung bezeichnet. Der Körper kann die Anteile der beiden lebenswichtigen Gase messen, die an der Atmung beteiligt sind, nämlich Sauerstoff und Kohlendioxid. Der CO_2-Gehalt spielt eine zentrale Rolle, die durch Veränderungen des pH-Wertes des Bluts bestimmt wird. CO_2 ist praktischerweise leicht säurehaltig (man denke an kohlensäurehaltige Getränke); wenn sein Gehalt steigt, wird das Blut sauer. Der Anstieg des CO_2-Wertes bedeutet, dass der Sauerstoffgehalt gesunken ist, und das Markhirn gleicht den wahrgenommenen Sauerstoffmangel durch eine Erhöhung der Atemfrequenz aus. Das kann man auch selbst testen: Ziehe dir die Bettdecke über den Kopf und beobachte, wie sich das auf deine Atemfrequenz auswirkt (sie sollte sich erhöhen). Der CO_2-Gehalt in der ausgeatmeten Luft kann auch die Schlafposition von Paaren im Bett beeinflussen. Die meisten Menschen schlafen nicht mit dem Gesicht zum Partner: Laut einer Umfrage liegen 42 Prozent mit dem Rücken zum Partner, 31 Prozent liegen in der gleichen Richtung und nur 4 Prozent schlafen mit dem Gesicht zum Partner.[1]* Das Einatmen der Atemluft einer anderen Person beschleunigt die Atmung, weil die ausgeatmete Luft 100-mal mehr CO_2 enthält als die Umgebungsluft. Daher drehen sich viele vom Schlafpartner weg.

Der mechanische Ablauf bleibt gleich, unabhängig davon, ob wir bewusst oder unbewusst atmen. Zwei Muskelgruppen steuern die Einatmung: das Zwerchfell (eine lange, dünne Muskel-Sehnen-Platte, die unter dem unteren Teil des Brustkorbs verläuft und mit dem Brust-

---

* In der Pressemitteilung wurde nicht erwähnt, in welcher Ausrichtung die restlichen 23 Prozent der Menschen schlafen, aber wenn ich raten müsste, würde ich sagen, in getrennten Schlafzimmern.

bein verbunden ist) und die Interkostalmuskeln (die Muskeln zwischen den Rippen). Diese Muskelgruppen arbeiten zusammen. Das Zwerchfell zieht nach unten, die Interkostalmuskeln nach außen, wodurch sich das Gesamtvolumen der Lunge vergrößert und Luft durch Nase und Mund einströmt. Beim Ausatmen läuft der gleiche Prozess in umgekehrter Reihenfolge ab: Die Lungen werden zusammengedrückt und dadurch wird die Luft herausgepresst. Blasebalge, Pfeifenorgeln und Akkordeons funktionieren auf die gleiche Weise: Durch die Vergrößerung des Volumens wird Luft angesaugt, durch die Verkleinerung wird sie hinausgedrückt. Ein Erwachsener atmet bei jedem Atemzug durchschnittlich einen halben Liter Luft ein; die Lungen entleeren sich jedoch nicht vollständig und füllen sich nicht jedes Mal wieder, und bei den meisten Atemzügen werden nur etwa 10 Prozent der Luft in den Lungen ersetzt.

Luft gelangt gewöhnlich nur auf zwei Wegen in den Körper – durch die Nase und den Mund. Sie kann aber auch auf andere Weise eindringen, aber das ist nicht gut! Gasförmige Luft in unseren Lungen ist eine gute Sache, aber Luft im Blutkreislauf ist schlecht. Bei einer sogenannten Gasembolie blockiert die Luft den Blutfluss durch das Gefäß und verhält sich wie eines der unerwünschten Blutgerinnsel, die wir im letzten Kapitel kennengelernt haben. Gasembolien, auch als »Taucherkrankheit« bekannt, können nach dem Tauchen in tiefem Wasser auftreten. Sie können aber auch durch die Injektion von Luft direkt in die Blutgefäße hervorgerufen werden, eine altbewährte Mordmethode aus Kriminalromanen.

Der bevorzugte Einatemweg ist die Nase, da sie speziell für diesen Zweck entwickelt wurde. Die Nasenatmung verbessert die Qualität der eingeatmeten Luft, indem sie Schmutz in den Nasenhaaren einfängt (warum die Nasenhaare mit zunehmendem Alter länger werden, bleibt jedoch noch zu klären)* und die Luft befeuchtet, bevor sie in die Lunge geleitet wird. Ein merkwürdiges Merkmal der Nasenatmung ist

---

* Mit den Augenbrauen möchte ich hier gar nicht anfangen, meine sind anscheinend vom Geist von Denis Healey besessen.

der Nasenlochwechsel. Dabei verstopft eine Seite der Nase, während die andere Seite frei ist und umgekehrt. Das wird durch dieselbe Art von Schwellkörpern gesteuert, die auch in der Klitoris oder im Penis vorkommen. Dies könnte eine der Nebenwirkungen von Viagra erklären, nämlich eine verstopfte Nase – und ein plötzlicher Blutandrang im Kopf.* Manch einer hat dieses Phänomen vielleicht schon bei einer Erkältung erlebt, wenn auf wundersame Weise ein Nasenloch frei wird, sich dann aber ärgerlicherweise abermals verstopft.

Nachdem die Luft in den Kopf gelangt ist, strömt sie in die Luftröhre *(Trachea)*. Hier stoßen wir auf einen ziemlich schwerwiegenden Konstruktionsfehler – die räumliche Nähe der Atem- und der Essöffnung. Der Schlauch, der die Nahrung zum Magen transportiert – die Speiseröhre (manchmal auch als Schlund bezeichnet) –, sitzt direkt neben der Luftröhre, was urkomische Folgen haben kann (die in der Praxis aber eigentlich alles andere als komisch sind). Wir haben einen Schutz entwickelt, um zum Beispiel das Einatmen von Erbsen zu vermeiden: Durch das Schlucken schließt sich eine falltürähnliche Geweböeklappe, die als Kehldeckel bezeichnet wird, über der Öffnung zur Luftröhre und hält den Weg zur Speiseröhre frei. Verschiedene Tiere verwenden dazu unterschiedliche Systeme: Der Kehldeckel des Pferdes zum Beispiel verhindert, dass irgendetwas vom Maul in die Atemwege gelangt, auch keine Luft, sodass Pferde ausschließlich Nasenatmer sind. Dasselbe gilt für Kaninchen, Katzen und Nagetiere, die ebenfalls Nasenatmer sind; ebenso für menschliche Babys, wodurch das Risiko verringert wird, dass sie die Muttermilch einatmen.

Die benachbarte Lage von Speise- und Luftröhre bedeutet, dass gelegentlich Dinge in den falschen Eingang gelangen. Luft in der Speiseröhre kann lästig sein (oder quälend, je nach Alter beziehungsweise geistigem Alter), weil sie zum Aufstoßen führt. Essensreste in der Luftröhre sind etwas Ernsteres. Meistens können sie durch Husten oder die bewährte Methode »jemandem fester als nötig auf den Rücken klop-

---

* Man fragt sich, worauf sich Pinocchio eigentlich bezogen hat bei seiner Lüge.

fen« entfernt werden. In manchen Fällen muss die Nahrung jedoch durch eine Kompression des Bauchraums, besser bekannt als Heimlich-Griff, hinausbefördert werden. Dabei legt man die Arme von hinten um die Person, setzt die Fäuste auf den Bereich zwischen Brustkorb und Bauchnabel und zieht dann mehrmals ruckartig nach oben in Richtung Zwerchfell, bis der Fremdkörper durch den Überdruck durch den Mund ausgestoßen wird. Diese Methode ist nach dem amerikanischen Thoraxchirurgen Henry Heimlich benannt, der sie in den 1970er-Jahren entwickelte. Nachdem er seine Ideen an Beagles getestet hatte, denen er große Rindfleischstücke ins Maul geschoben hatte, veröffentlichte er in einer medizinischen Fachzeitschrift seinen bahnbrechenden Artikel »Pop Goes the Café Coronary«. Nach den aktuellen Leitlinien sollte man zuerst den Heimlich-Handgriff anwenden, bevor man es mit Schlagen versucht. Ich kann übrigens bestätigen, dass das Heimlich-Manöver wirksam ist, weil ich es einmal mit eigenen Augen beobachten konnte. Beim Mittagessen entschloss sich einmal ein Schulfreund aus unerklärlichen Gründen, Henrys Hundetrick zu wiederholen, indem er sich ein riesiges Stück Roastbeef in den Mund stopfte. Darauf begann er eine etwas seltsame Gesichtsfarbe anzunehmen. Dies führte zu einer Debatte zwischen zwei anderen Freunden – einer war praktizierender Mediziner, der andere befand sich noch in der Ausbildung – darüber, wer in diesem Fall Hand anlegen solle. Der Auszubildende gewann/verlor den Streit, das Fleischstück tauchte wieder auf und mein Freund nahm wieder seine normale Farbe an. Das rettete ihm das Leben, uns anderen jedoch verdarb es den Appetit, alles in allem also ein schwacher Trost.

Die Luftröhre ist ein verstärkter Schlauch mit Knorpelringen, die verhindern, dass sie unter dem Druck der eingeatmeten Luft kollabiert. Der Schlauch teilt sich in zwei sogenannte Bronchien, die entlang der Lungen verlaufen, gefolgt von einer weiteren Verzweigung und Verengung in Bronchiolen und schließlich Alveolen, wodurch Sauerstoffmoleküle in den Blutkreislauf gelangen können. Im Gegensatz zu einem Blasebalg sind die Lungen nicht einfach ein riesiger undifferenzierter

Sack, sondern weisen eine hoch organisierte Struktur auf. Wenn man sich die Lungen vorstellt, sieht man wahrscheinlich zwei symmetrische Hälften, aber die Lunge besteht eigentlich aus fünf Lappen, drei auf der rechten und zwei auf der linken Seite. Das Herz nimmt den (dritten) Raum auf der linken Seite ein, der auf der rechten Seite von der Lunge belegt ist (Abbildung 10). Bei etwa einem von 10 000 Menschen liegen die Organe andersherum, sodass sich das Herz auf der rechten Seite befindet.

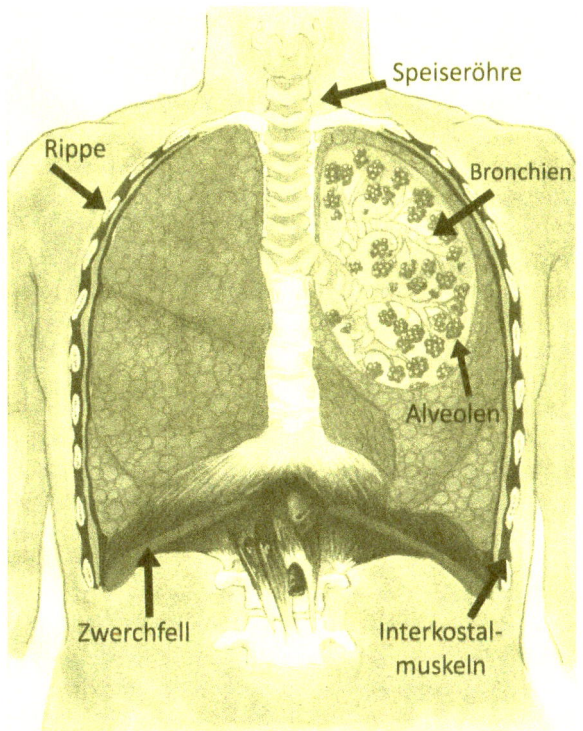

Abbildung 10. Ein einzelner Atemzug. In den Lungen tauschen wir frischen Sauerstoff gegen das Abfallprodukt Kohlendioxid aus. Die Lungen haben eine sehr große Oberfläche, um das zu ermöglichen. Nachfolgend gehen wir auch auf die oft erwähnte Analogie zum Sport ein.

DURCH NIESEN UND HUSTEN KRANKHEITEN VERBREITEN

Die Lunge ist von zentraler Bedeutung für ein gesundes und glückliches Leben. Wie das Herz hat sie ziemlich viel zu leisten. Bei etwa 20 000 Atemzügen pro Tag ist sie unterschiedlichen schädlichen Substanzen ausgesetzt, aber sie hat Abwehrmechanismen entwickelt, um Beschädigungen zu vermeiden. Neben den größeren Härchen in der Nase sind die Atemwege mit kleineren haarähnlichen Auswüchsen, sogenannten Zilien, ausgekleidet. Die Zilien schlagen zehnmal pro Sekunde in einem koordinierten Takt vom unteren Ende der Lunge bis zum oberen Ende und befördern so Fremdkörper aus der Lunge hinaus. Zilien sind mit einer Flüssigkeit überzogen, mit einer Art Schleim. Schleim fängt Objekte ein und transportiert sie zum oberen Ende der Luftröhre, wo sie geschluckt werden. Bei den Partikeln, die im Schleim eingeschlossen sind, handelt es sich meist um Staub; wir atmen 50 Milliarden Staubpartikel pro Stunde ein, eine Mischung aus Schmutz, Bakterien und menschlicher Haut. Eine Studie über den Staub in der New Yorker U-Bahn ergab, dass 10 Prozent der eingeatmeten abgestorbenen Haut von den Füßen der Menschen stammen – und 5 Prozent vom Gesäß.[2] Im Durchschnitt schluckt man 1 Liter Schleim pro Tag; bei einer Erkältung kann sich das Volumen verdoppeln. Wie jeder, der auch nur ein wenig neugierig ist, bestätigen kann, gibt es ein vielfältiges Spektrum von Schleim. Schleim ist gewöhnlich farblos, kann aber von gelb/grün (infiziert), rot (frisches Blut), braun (altes Blut) bis schwarz (wenn man in London lebt) reichen. Wir neigen dazu, Popel für eine Verstopfung unserer Nase verantwortlich zu machen, aber sie sind nicht der einzige Schuldige: Der Zustrom von Immunzellen, die eine Infektion bekämpfen, verstopft die Atemwege, auch geschwollene Schwellkörper in der Nase spielen eine Rolle.

Neben klebrigem Schleim und Zilienbewegungen hat unser Körper weitere durchgreifende Mechanismen entwickelt, um Fremdkörper aus den Atemwegen zu entfernen, nämlich Husten und Niesen. Beides sind unwillkürliche Handlungen; Niesen befreit die Nase, Husten die unteren Atemwege. Husten und Niesen verbreiten andererseits aber auch Krankheiten. Eine bleibende Auswirkung der Coronapandemie ist, dass jetzt mehr Menschen die »Vampir-Methode« anwenden und in die Ellenbeuge husten anstatt in die Hand. Wie ich jedoch festgestellt habe, hat dies den unangenehmen Nachteil, dass man dabei gelegentlich Schleim direkt auf sein Hemd hustet.

Niesen wird durch Partikel ausgelöst, die auf der Nasenoberfläche landen und die Freisetzung von Histamin auslösen. Die Freisetzung von Histamin kann auch auf Reizungen oder Schädigungen zurückzuführen sein, was erklärt, warum man niesen muss, wenn man lange Nasenhaare herauszieht. Histamin aktiviert Nerven in der Nase, die zum Gehirn und zurück zu den Muskeln führen, die die Atemwege und den Brustkorb auskleiden, was zu einem explosionsartigen Ausstoß von Luft mit einer Geschwindigkeit von bis zu 160 Kilometern pro Stunde führt. Immunzellen in der Nase produzieren ebenfalls Histamin als Reaktion auf Allergene wie Pollen, was erklärt, warum Antihistaminika (Medikamente, die ihre Wirkung blockieren) gegen Heuschnupfen eingesetzt werden können. Es gibt drei Dinge über das Niesen, die zu erforschen sich lohnt: eine Wahrheit, eine Halbwahrheit und eine Lüge. Die Wahrheit ist der Zusammenhang zwischen Niesen und dem Starren in die Sonne; dies wurde einmal etwas ungenau als autosomal-dominante zwanghafte helio-ophthalmische Niesanfälle (ACHOO) bezeichnet.[3]* Niesen aufgrund von Sonneneinstrahlung wird wahrscheinlich durch die Nähe der optischen (Seh-)Nerven und der Trigeminusnerven (Niesen) ausgelöst, sodass die Stimulation der einen den Reflex der anderen

---

* Gekünstelte Akronyme stellen ein Berufsrisiko für Wissenschaftler dar, und zwar in einem solchen Ausmaß, dass das *British Medical Journal* einen »humorvollen« Artikel darüber mit dem Titel »SearCh for humourIstic and Extravagant acroNyms and Thoroughly Inappropriate names For Important Clinical trials (SCIENTIFIC): qualitative and quantitative systematic study« veröffentlichte. Die Autoren stellten fest, dass die Anzahl der Akronyme im Laufe der Zeit stieg, aber ihre Qualität abnahm. Die zahlreichen Beispiele für schlechte Akronyme sind zu peinlich, um sie hier aufzuführen.

auslösen könnte, was das Gehirn dazu bringt, das Niesen zu veranlassen. Die halbe Wahrheit ist, dass Niesen ein Teilbestandteil eines Orgasmus ist. Die Nase enthält zwar Schwellkörper, aber es gibt keine Verbindung zwischen beidem. Beim Niesen werden jedoch Endorphine freigesetzt, was bedeutet, dass es mit einem gewissen Vergnügen verbunden ist. Die Lüge: Es stimmt nicht, dass einem die Augäpfel herausfallen, wenn man mit offenen Augen niest. Ich kann keine Erklärung dafür finden, was der Verzehr von dunkler Schokolade mit Niesen zu tun hat, obwohl es ein irritierendes Zeichen ist, wenn ich versuche, den geheimen Vorrat meiner Frau zu plündern.

Die andere Möglichkeit, Dinge aus den Atemwegen zu entfernen, ist Husten. Wenn man die Ursachen für akuten Husten nach seinem Schweregrad auflistet, geht man vom Einatmen von Reizstoffen und einer Infektion der oberen Atemwege aus, in deren Folge es zu einer Lungenembolie, einem Lungenkollaps oder Herzversagen kommen kann. Von dieser Auflistung sollte man sich aber nicht zu sehr beunruhigen lassen; die überwiegende Mehrheit der Hustenanfälle wird von Erkältungen und Reizstoffen verursacht, nicht von drohendem Herzversagen. Wie beim Niesen wird auch beim Husten das Nervensystem durch Rezeptoren in den Atemwegen gesteuert. Diese Rezeptoren erkennen sowohl mechanische (zum Beispiel Fremdkörper) als auch chemische (reizauslösende Verbindungen) Stoffe. Ein Beispiel ist der Capsaicin-Rezeptor, der sowohl physische als auch durch Jalapeño-Chilis verursachte Wärme registriert. Die mechanischen Sensoren für Husten befinden sich nicht nur in den Atemwegen, sondern auch in den Ohren – was erklärt, warum man husten muss, wenn man sich ein Wattestäbchen ins Ohr steckt. Welche Gehirnregion durch die Rezeptoren aktiviert wird, ist wohl nicht schwer zu erraten, oder?[*] In diesem Fall ist es jedoch möglich, das autonome System zu übergehen und den Husten

---

[*] Das Reptiliengehirn natürlich. Neuroanatomie für Anfänger: Im Zweifelsfall ist es immer das Reptiliengehirn.

zu unterdrücken, was praktisch ist, wenn man zum Beispiel am Snooker-Weltmeisterschaftsfinale im Crucible in Sheffield teilnimmt.

Bei Stimulation sendet das Reptiliengehirn Signale an die Muskeln im Brustkorb. Husten besteht aus drei Phasen: Luft holen – ein tiefer Atemzug; Kompression – Druck auf die Lungen durch Schließen des Kehldeckels (der Klappe, die verhindert, dass man versehentlich Erbsen einatmet) und Zusammenziehen der Zwischenrippenmuskeln; und schließlich Luft ausstoßen – wenn sich der Kehldeckel öffnet und die Luft kraftvoll ausgestoßen wird. Akuter Husten kann lästig sein, vergeht aber normalerweise nach einer gewissen Zeit wieder, unabhängig davon, ob man Medikamente dagegen einnimmt oder nicht. Eine Metaanalyse von 30 Studien ergab, dass die Behandlung von Husten mit rezeptfreien Erkältungsmitteln zwar eine psychologische Linderung bringen kann, aber wahrscheinlich nur einen geringen Nettonutzen hat.[4] Chronischer Husten, der als Husten definiert wird, der acht Wochen oder länger anhält, ist ein größeres Problem. Er betrifft etwa 10 Prozent der Allgemeinbevölkerung, wobei er bei Frauen und bei Menschen, die ACE-Hemmer einnehmen, häufiger auftritt. Chronischer Husten kann sowohl aus soziologischen Gründen (Schlafmangel, Vereinsamung, Inkontinenz) als auch aus körperlichen Gründen problematisch sein, insbesondere eine Hustensynkope, ein Hustenanfall, bei dem man sich anschließend sehr schwach fühlt oder sogar ohnmächtig werden kann.

Während Husten und Niesen eindeutig einen bestimmten Zweck erfüllen, ist das dritte unwillkürliche, explosive Atemwegsereignis – der Schluckauf – eine Art Sonderfall. Laut Daniel Howes, Professor für Notfallmedizin an der Queen's University in Ontario, ist Schluckauf »eine lautmalerische Bezeichnung, die sich von dem Geräusch herleitet, das durch das abrupte Schließen der Stimmbänder etwa 35 Millisekunden nach der kräftigen Kontraktion der Atemmuskulatur entsteht«.[5] Da es aber im Grunde dasselbe ist, jemandem, der noch nie einen Schluckauf hatte, zu erklären, was das ist, wie jemandem, der noch nie eine Farbe gesehen hat, zu erklären, was Farbe ist, sage ich einfach: »Du weißt, dass es ein Schluckauf ist«, und gehe davon aus, dass jeder Mensch schon einmal einen Schluckauf hatte. Der wissenschaftliche Name lautet *Singultus;* ich möchte behaupten, dass es weniger Menschen gibt, die dieses Wort noch nie benutzt haben, als Menschen, die noch nie einen Schluckauf hatten.

Niemand weiß wirklich, warum wir Schluckauf bekommen. Singulti[*] hängen wahrscheinlich mit der frühkindlichen Entwicklung zusammen und treten bei Neugeborenen wesentlich häufiger auf. Es gibt noch weitere mögliche Gründe für Schluckauf: das Trainieren der Atemmuskulatur im Mutterleib, die Ausscheidung von Mekonium (inhalierte Babyfäkalien) unmittelbar nach der Geburt oder als Unterstützung für den Weitertransport von Nahrung, die in der Luftröhre festsitzt. In seinem Artikel meint Howes auch, dass Schluckauf, ähnlich wie das Rülpsen, dazu diene, Luft aus dem Magen zu entfernen. Allerdings ist ein Schluckauf deutlich weniger lustig und es ist wesentlich schwieriger, gewissermaßen in einem festen Rhythmus aufzustoßen, daher überzeugt mich dieses Argument eher weniger. Darüber, wie man einen Schluckauf stoppen kann, wissen wir offen gesagt genauso wenig wie darüber, warum er überhaupt auftritt. Forscher haben ein bahnbrechendes Gerät namens FISST *(Forced Inspiratory Suction and Swallow Tool)* entwickelt, das im Grunde ein Strohhalm ist und bei der Behandlung von Schluckauf eine Erfolgsquote von 92 Prozent aufweist.[6] Das kleine Problem ist, dass in dieser Studie keine Kontrollgruppe zum Vergleich herangezogen wurde, mit anderen Worten, der Schluckauf hätte auch einfach so aufhören können. Der Neurologe Rhys Thomas meinte dazu: »Ich denke, dies ist eine Lösung für ein Problem, nach der niemand gesucht hat.«[7] Genau diese Art von Feedback bekomme auch ich für meine Forschungsvorschläge!

---

[*] *Reprehendo sicco meus artes Latinae* (glaubt mir, das ist ein guter Witz – aber ihr werdet wahrscheinlich Google Translate heranziehen müssen, um ihn zu verstehen; ich habe es jedenfalls getan).

UNTERSUCHUNG MEINER LUNGEN

Entfernt man den Rest des Lungengewebes, wird ein feines Geflecht aus winzigen Gefäßen freigelegt, die eng mit den Blutkapillaren verflochten sind. Wie in vielen Teilen des menschlichen Körpers folgt die Form der Funktion. Die Lungen haben eine außerordentlich große Oberfläche, wodurch die Menge an Sauerstoff, die durch sie hindurch und ins Blut gelangen kann, maximiert wird. Die Gesamtfläche einer Lunge entspricht in etwa der Größe eines Tennisplatzes[*]; zusammengenommen erstrecken sich die Atemwege über 2400 Kilometer (das Zehnfache der Länge von Wales). Das Volumen der Lunge ist wichtiger als ihre Fläche; ihre Struktur ist entscheidend für ihre lebenserhaltende Funktion. Eine Möglichkeit, das Volumen der Lunge zu berechnen, wäre es, sie mit Wasser zu füllen, was eindeutig tödlich ist und daher keine sinnvolle Methode zur Beurteilung ihrer Funktion darstellen kann. Praktischer ist es, die Kapazität der Lunge mittels Spirometrie zu schätzen: vom lateinischen Wort *spirare* (»atmen«), das auch den Worten »Atmung«, »Transpiration (»Hautatmung«) und »Inspiration« (»von einer Muse geküsst werden«) zugrunde liegt. Aufgrund meiner arbeitsmedizinischen Vorsorgeuntersuchungen besitze ich Aufzeichnungen über meine Lungenfunktion, die bis ins Jahr 2007 zurückreichen. Ich dachte nun, es wäre an der Zeit, meine Lungen wieder einmal untersuchen zu lassen.

Zu diesem Zweck bat ich Dr. Eva Fiorenzo, eine wisschenschaftliche Mitarbeiterin am St. Mary's Hospital in London, um Hilfe. Ich hatte mit Eva an einer Studie mit dem etwas irreführenden Namen MAGIC (Metformin and Airway Glucose In COPD) gearbeitet, die sich mit der Glukosekonzentration in den Atemwegen bei COPD befasst (mehr dazu später). Obwohl wir bereits seit 18 Monaten zusammenarbeiten, hatten wir uns dank Corona und Homeoffice bis zum Tag meines Lungenfunktionstests noch nie persönlich gesehen, sodass ich zwei Fliegen mit einer Klappe schlagen konnte: das gemeinsame

---

[*] Natürlich, Tennisplätze sind auch ein wichtiger Schauplatz für Rückenmarksverletzungen.

Projekt besprechen und meine Lunge testen lassen. Wir trafen uns in der Abteilung für Atemwegsforschung des Imperial College, die in einem ehemaligen Stallgebäude des Krankenhauses St. Mary's untergebracht ist. Zur Klarstellung: Die Pferde sind schon lange nicht mehr da, und sie gehörten eigentlich der Great Western Railway am Bahnhof Paddington nebenan, nicht dem Krankenhaus. Der Stall beherbergte früher rund 600 Pferde, was ein zweistöckiges Gebäude mit einer sachten Rampe, die in den ersten Stock führt, und wasserdurchlässige Pflastersteine erforderlich machte, durch die der Urin versickern konnte. Durch den Umbau zu einem modernen Gebäude hat sich nur wenig verändert: Es gibt nun etwas weniger Pferde und etwas mehr Urin. Vor ihrem Forschungsprojekt war Fiorenzo als Notärztin tätig, räumt aber ein, dass das Tempo in der Forschungstätigkeit dem normalen Leben etwas zuträglicher ist als die Behandlung von Verkehrsunfallopfern um zwei Uhr in der Nacht. Wir sprachen darüber, wie viel Gutes die Forschung potenziell bewirken könne: Als Krankenhausarzt rettet man an einem Tag die Menschen, mit denen man es gerade zu tun bekommt; wenn die Forschung erfolgreich ist, kann man das Leben von Tausenden, ja sogar von Millionen Menschen verändern – und das ist natürlich ein wichtiger Grund, warum die Regierung noch mehr für die Forschung ausgeben sollte, insbesondere für die lebenswichtige Arbeit in meinem Labor.

Das letzte Mal, als ich eine Spirometrie durchführen ließ, habe ich in ein Papprohr geblasen, das am Spirometer befestigt war, aber im Zuge des allgemeinen Fortschritts wurde das Papprohr mittlerweile durch ein Einweg-Plastikrohr ersetzt, das nach Gebrauch unmittelbar auf der Mülldeponie landet. Ich holte tief Luft und pustete dann so stark und so lange wie möglich in das Rohr. Aber es reichte nicht. Ich klang wie eine keuchende alte Dampflok, die zum letzten Mal auf die Abstellgleise fährt. Ich machte einen zweiten Versuch, und dieses Mal konnte ich auf den Bildschirm schauen, um mich zu motivieren, es besser zu machen. Doch es wurde nicht besser. Aber aller guten Dinge sind drei, wie man so schön sagt. Beziehungsweise in meinem Fall nicht.

Dann ließ ich mir meine Ergebnisse ausdrucken; das Spirometer war zwar glänzend und neu, aber an einen charmanten altmodischen Nadeldrucker angeschlossen.

Meine Erfahrung mit der Spirometrie bei Fiorenzo war deutlich weniger emotional als das letzte Mal, als ich meine Lungen im Namen der Wissenschaft untersuchen ließ. In dieser Studie wollten wir die chemischen Inhaltsstoffe der Atemwege messen.[8] Dazu benötigten wir Proben aus den oberen und unteren Atemwegen. Die Probenentnahme aus den oberen Atemwegen war unkompliziert: Ich steckte mir ein kleines Stück feines Löschpapier in die Nase. Bei den unteren Atemwegen war es schon schwieriger. Um eine Probe aus meinen Lungen zu entnehmen, musste ich eine Bronchoskopie über mich ergehen lassen. Dabei wird eine Kamera an einem Schlauch (mit einem Greifer) durch die Luftröhre in die Lunge eingeführt. Lungenfachärzte setzen diese Technik routinemäßig ein, um körperliche Anomalien in den Atemwegen zu erkennen. Die Bronchoskopie gehört zu einer breit aufgefächerten Untersuchungstechnik, die als Endoskopie bezeichnet wird und die Gastroskopie (die Kamera wird über den Mund eingeführt), die Zystoskopie (die Kamera wird über den Penis eingeführt), die Kolposkopie (die Kamera wird über die Vagina eingeführt) und die Koloskopie (die Kamera wird über den Anus eingeführt) umfasst. Dies zeigt, dass ein Arzt, wenn er ein Loch im menschlichen Körper findet, wahrscheinlich irgendwann dort eine Kamera hineinzuschieben versuchen wird. Manchmal machen sie sogar ein zusätzliches Loch, um besser sehen zu können. Ich hatte das »Glück«, drei dieser endoskopischen Untersuchungen absolvieren zu müssen.* Die Bronchoskopie war noch eher im erträglicheren Bereich angesiedelt; ich ging in die Forschungsabteilung des Krankenhauses und unterhielt mich kurz mit dem Studienleiter Dr. Patrick Mallia, der mir dann ein Schmerzmittel mit dem Geschmack verbrann-

---

* Ich habe zwar angekündigt, dass in diesem Buch auch über Selbstversuche berichtet werden würde, aber es gibt keinen Buchvertrag, der lukrativ genug wäre, um sich einer Blasenspiegelung zu unterziehen, nur um eine schöne Anekdote bieten zu können.

ter Banane auf meine Stimmritze sprühte, bevor er mir das Hauptanäs-thetikum Flunitrazepam verabreichte. Manche haben vielleicht schon von diesem Mittel mit dem Handelsnamen Rohypnol gehört, das gerne auch als »Date-Rape«-Droge verwendet wird. Es ist ein starkes Mittel. In der einen Minute unterhielt ich mich noch mit Patrick und im nächsten Moment unterhielt ich mich ebenfalls mit Patrick – mit dem Unterschied allerdings, dass dazwischen zwei Stunden vergangen waren und ich mich nun in einem anderen Raum befand.

Die Magenspiegelung steht ganz oben auf meiner Liste der schlimmsten Endoskopie-Erfahrungen. Ich habe auf die Narkose verzichtet, weil ich danach noch meine Kinder von der Schule abholen und Auto fahren musste. Ein schwerer Fehler. Die Kamera passiert den Würgereflex auf ihrem Weg nach unten, und wer nicht weiß, wo sich dieser befindet, möge sich ein paar Finger in den Hals stecken und schauen, was passiert.[*] Die Platzierung der Kamera hatte zur Folge, dass ich die nächsten 20 Minuten verzweifelt versuchte, mich nicht zu übergeben, was ich aber natürlich auch nicht konnte, weil die Kamera im Weg war. Irgendwann sagte der Arzt zu mir: »Versuchen Sie, nicht zu würgen, das beeinträchtigt die Kamera.« Darauf hätte ich eigentlich antworten wollen: »Das ist ein Scherz, oder?«, aber das konnte ich nicht, weil ich die Kamera im Rachen hatte. Ich hatte meine Lektion für die Darmspiegelung gelernt und das Kästchen »alle Medikamente« angekreuzt und den Kindern mitgeteilt, sie sollten zu Fuß nach Hause gehen. Der einzige Nachteil der Darmspiegelung besteht darin, dass Maisprodukte (und andere Lebensmittel) wie krebsartige Polypen aussehen können und man daher zuvor fasten und den Körper zudem mit außerordentlich starken Abführmitteln reinigen muss. Das hat zur Folge, dass man zwölf Stunden stetig auf die Toilette muss und nichts außer dünner Brühe und Erfrischungsgetränken zu sich nehmen darf.

---

[*] Aber das sollte man natürlich nicht tun, es sei denn, man möchte sich selbst und das Buch vollkotzen.

HERR DOKTOR, BITTE KLÄREN SIE MICH AUF

Mit meinen neuen Messwerten bewaffnet ging ich zu Dr. Hugo Farne, einem auf Asthma spezialisierten Lungenfacharzt, um zu erfahren, was sie bedeuteten und wie er diese Zahlen zur Diagnose und Behandlung von Atemwegserkrankungen nutzt. Wir hatten uns auf der Hochzeit eines Freundes kennengelernt – wie sich herausstellte, sind Hochzeiten eine wichtige Quelle für wissenschaftliche Expertise. Hugo ist ein hochgewachsener Mann und trug Jeans und ein T-Shirt, ein Kleidungsstil, der anscheinend bei der älteren Generation von Fachärzten bevorzugt wird (wenngleich er in der Woche, in der wir uns trafen, keine Termine mit Patientenkontakt hatte). Außerdem hatte er aus irgendeinem Grund eine Drahtschere dabei, aber ich hielt es für das Beste, nicht zu fragen, wozu. Wir begannen mit einer Diskussion über die verschiedenen Arten der Lungenuntersuchung. Die einfachste ist der Peak-Flow-Meter, der mittels eines kleinen Pfeils anzeigt, wie stark man ausatmen kann. Er wird oft von Asthmapatienten zu Hause verwendet, um Veränderungen in der Lunge festzustellen.

Das Spirometer ist ausgefeilter, weil es sowohl das Volumen der ausgeatmeten Luft als auch die Geschwindigkeit messen kann, mit der sie die Lunge verlässt. Die Spirometrie liefert zwei wichtige Arten von Daten. Das ist zum einen das forcierte exspiratorische Volumen (FEV_1), die Menge der in der ersten Sekunde unter hoher Anstrengung ausgeatmeten Luft. Zum Zweiten gibt sie über die forcierte Vitalkapazität (FVC) Aufschluss, das Lungenvolumen, das nach maximaler Einatmung mit maximaler Geschwindigkeit ausgeatmet werden kann. Ich habe meine neuen Daten mit denen aus früheren Messungen verglichen und, da ich Wissenschaftler bin und schöne Grafiken liebe, die Daten über die Zeit aufgezeichnet (Abbildung 11). Beim Betrachten dieser Diagramme konnte ich mich der Schlussfolgerung nicht entziehen, dass alles bergab geht.

Um eine detailliertere Auswertung zu erhalten, zeigte ich die Daten Farne. Sein erster Kommentar war ein »Oh …«, nicht unbedingt ein beruhigendes »Oh«. Dann ging er die Daten mit mir durch. »Spirome-

trie und insbesondere das FEV_1 sind hilfreich, weil sie einfach durchzuführen sind und schon seit Langem eingesetzt werden«, erklärte Farne.
Lungenfunktionsprüfungen gehen bis ins späte 17. Jahrhundert zurück, und die frühesten Ansätze bestanden darin, in ein mit Wasser ge-
fülltes Rohr zu blasen, um zu sehen, welche Menge Wasser dadurch bewegt werden konnte. John Hutchison verfeinerte diesen Ansatz in den
1830er-Jahren im Auftrag der Britannia Life Assurance Company und
ersetzte das Rohr durch einen Eimer.[9] Er prüfte hauptsächlich, ob Menschen an Tuberkulose (der damals vorherrschenden Lungenkrankheit)
litten oder nicht, und sammelte Daten von über 4000 Probanden, da-

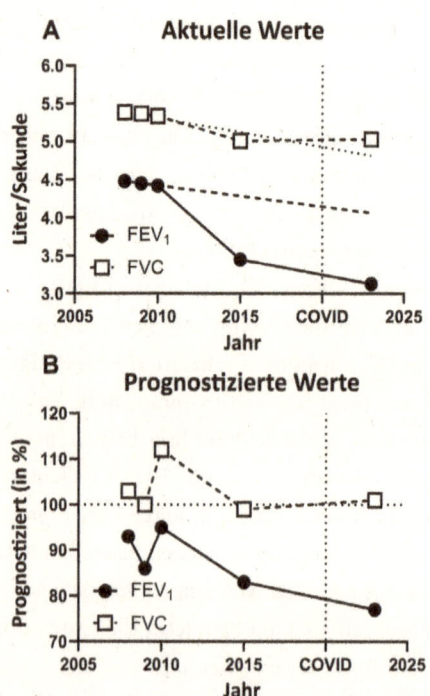

Abbildung 11. Johns Lungenfunktion verschlechtert sich. Meine Atemwegsda-
ten, die durch Spirometrie aufgezeichnet wurden. A: Die aktuellen aufgezeichneten
Werte. B: Die prognostizierten Werte, basierend auf meinem Alter, Geschlecht,
Gewicht und meiner Größe.

runter »Seeleute, Feuerwehrleute, Polizisten, Arme, Handwerker, Soldaten, Druckereiarbeiter, Lastenträger, Faustkämpfer und Ringer, Riesen und Zwerge, Herren, Mädchen und Kranke«. Farne befasst sich zwar weniger mit Ringern oder Faustkämpfern als sein Vorläufer, aber er verwendet eine der von Hutchison definierten Messgrößen – die Vitalkapazität (VK), die Gesamtmenge der ausgeatmeten Luft. Die Vitalkapazität ist nicht genau dasselbe wie das Gesamtvolumen der Lunge, weil diese noch ein gewisses Restvolumen umfasst (da die Lunge nicht bei jedem Atemzug vollständig entleert wird).

Kommen wir nun zurück zum wichtigsten Thema: Wie steht es um meine Lungen? In den Diagrammen sieht man die tatsächlichen Werte in den linken Feldern und die vorhergesagten Werte in den rechten Feldern. Wie bei allen unseren Körpersystemen nimmt auch die Lungenfunktion mit zunehmendem Alter unvermeidlich ab.[10] Die gute Nachricht war, dass mein FVC-Wert ziemlich genau den Vorhersagen entsprach. Allerdings, und das war der Grund für das »Oh«, war mein FEV_1-Wert viel niedriger als vorhergesagt. Zuerst dachte ich, es handele sich um eine Folge der Pandemie. Obwohl ich nicht besonders schwer an Covid-19 erkrankte, zog sich die Genesung in die Länge, und ich fühlte mich beim Gehen oft ziemlich erschöpft und konnte bei der Hochzeit eines Freundes enttäuschenderweise nicht mit voller Inbrunst singen. Glücklicherweise hat sich meine Singfähigkeit wieder erholt, auch wenn ich vermute, dass meine Chancen, in Glyndebourne als Star aufzutreten, wohl endgültig vorbei sind.* Der größte Einbruch meiner Lungenwerte ereignete sich zwischen 2010 und 2015, noch bevor SARS-CoV-2 überhaupt die erste Fledermaus oder das erste Schuppentier infizierte, geschweige denn den Sprung auf den Menschen geschafft hatte. Da sich der Rückgang meines FEV_1-Werts schon vor mehr als einem Jahrzehnt vollzog und ich mich kaum daran erinnern kann, vor

---

* Wobei natürlich ein Auftritt in Glyndebourne niemals wirklich in Betracht gekommen wäre – das erinnert mich an den berühmten Witz, dass man nach einer bestimmten Operation Klavier spielen können würde.

zehn Minuten den letzten Absatz geschrieben zu haben, habe ich keine Ahnung, wann oder warum dieser Rückgang stattgefunden hat. Vor allem, weil ich in dem Zeitfenster zwischen 2010 und 2015 aus London in die Vororte gezogen bin, was die Atemwegsfunktion durch die Verringerung der Umweltverschmutzung eigentlich hätte verbessern sollen.

Doch einmal abgesehen von meinen keuchenden Lungen: Wie verwenden Atemphysiologen wie Farne Atemwegsprüfungen und welche Krankheiten versuchen sie damit zu diagnostizieren?

SCHLECHTES ATMEN

Die vorherrschende Lungenkrankheit im Alter ist die chronisch obstruktive Lungenerkrankung (COPD). Über drei Millionen Menschen in Großbritannien leben mit COPD. Und die COPD-Raten steigen, sodass sie 2019 weltweit die dritthäufigste Todesursache war und fast drei Millionen Todesfälle verursachte. Die Lungen von COPD-Patienten verschlechtern sich zunehmend, was sich auf die alltäglichen Aktivitäten der Betroffenen auswirkt. Die beiden häufigsten Erscheinungsformen sind chronische Bronchitis und Lungenemphysem. Bronchitis wird durch eine Entzündung der unteren Atemwege (die vorletzte Verzweigung der Luftröhren) verursacht; ein Lungenemphysem ist durch die Zerstörung der Alveolen (die kleinen Säckchen am Ende der Luftröhren) gekennzeichnet. Früher wurde COPD in die zwei Formen »Blaue Huster« *(Blue Bloaters)* und »Rosa Keucher« *(Pink Puffers)* unterteilt. Menschen mit chronischer Bronchitis wurden als »Blaue Huster« bezeichnet, weil die Atembeschwerden den Sauerstoffgehalt im Körper verringerten, was zu einer bläulichen Färbung der Haut führte, und die Betroffenen waren oft auch eher übergewichtig. Menschen mit Emphysem nannte man »Rosa Keucher«, weil sie kurze, schnelle Atemzüge machen mussten, wodurch ihr Gesicht rosafarben anlief.

COPD ist eine Erkrankung des Immunsystems. Als wichtige Schnittstelle zwischen dem Körper und der Außenwelt sind die Lungen mit einem Geflecht aus Immunzellen ausgekleidet, die sie vor Infektionen und eingeatmeten Stoffen schützen. Unerwünschte Immunreaktionen können gefährlich sein, und es gibt eine Vielzahl von Kontrollmechanismen, um sie zu stoppen. Selbst auf dem Höhepunkt der Reaktion auf eine Infektion löst das Immunsystem in der sogenannten Auflösungsphase Mechanismen aus, um sich selbst abzuschalten. Ein wichtiger Aspekt der Auflösung während einer Infektion ist, dass das Immunsystem den Infektionserreger beseitigt und damit dem Feuer den Brennstoff entzieht. Bei COPD und anderen entzündlichen Lungenerkrankungen bleiben die Zellen des Immunsystems in einem Aktivierungszustand, lösen sich nicht auf und schädigen das empfindliche Lungengewebe. Dies liegt daran, dass der Auslöser der Immunreaktion (sei es Zigarettenrauch, seien es industrielle Schadstoffe, sei es schwarzer Schimmel oder auch, wie wir noch sehen werden, Taubenkot) immer wieder eingeatmet wird, wodurch die Zellen in einem ständigen Ausnahmezustand bleiben. Da keine Krankheitserreger vorhanden sind, die es angreifen könnte, richtet sich das Immunsystem gegen den Körper.

Sobald die immunvermittelte Schädigung bei COPD einsetzt, ist sie kaum noch aufzuhalten. Der Verfall der Lunge beschleunigt sich. Aufgrund der Komplexität und Heterogenität dieser Erkrankung wurden verschiedene Systeme zur Kategorisierung des Schweregrads der COPD entwickelt, von denen aber keines vollkommen ist. Sie stützen sich meist auf den FEV_1-Wert, der tatsächlich sehr niedrig werden kann. Nach dem GOLD-Bewertungssystem (Global Initiative for Obstructive Lung Disease) beträgt der FEV_1-Wert bei Menschen mit leichter COPD 80 Prozent des Normwertes und sinkt bei sehr schwerer COPD auf weniger als 30 Prozent der Kapazität. Ein Verlust von 70 Prozent der Lungenkapazität ist verheerend, weil dann jeder Atemzug nur noch zwei Drittel des benötigten Sauerstoffs liefert. Und die Lungenfunktion nimmt bei COPD nicht allmählich ab, sondern stürzt in akuten Schüben ab, die als Exazerbationen bezeichnet werden. Diese werden hauptsächlich durch Virusinfektionen verursacht, die das Immunsystem weiter anregen und die Lunge schädigen.

Was bringt die Lunge auf diesen selbstzerstörerischen Weg? Der Hauptauslöser für COPD ist das Rauchen, das in Ländern mit hohem Einkommen für 70 Prozent der Fälle verantwortlich ist und in Ländern mit niedrigem Einkommen für 30 bis 40 Prozent. Dort leistet dann die Luftverschmutzung in den Haushalten (durch Herdfeuer) einen erheblichen Beitrag zur Krankheitsentstehung. Rauchen ist generell schädlich. Es trägt zu Herzkrankheiten und Schlaganfällen bei (durch Verstopfung der Arterien), zu Asthma, Fehlgeburten, Babys mit niedrigem Geburtsgewicht, Diabetes und Erblindung. Wahrscheinlich sterben mehr Menschen an COPD als an Krebs. Im Jahr 2017 verstarben weltweit 3,3 Millionen Menschen an tabakbedingten Erkrankungen, davon 1,5 Millionen an chronischen Atemwegserkrankungen, 1,2 Millionen an Krebs und 600 000 an einer erhöhten Anfälligkeit für Infektionen.[11] Jedes Jahr sterben so viele Menschen an den Folgen des Rauchens wie zum Beispiel die gesamte Bevölkerung von Wales; das sind eine Menge Close-Harmony-Chöre und Rugby-Teams. Wir werden auf die Schrecken des Tabaks zurückkommen, zunächst aber wollen wir uns die andere Hauptursache für Atemwegserkrankungen ansehen – die Luftverschmutzung.

DRECKIGE VÖGEL

Im Freien atmen wir Luftverschmutzung durch Autoabgase, Industrieabfälle oder Waldbrände ein; in Innenräumen kann sie von Öfen und Kaminen stammen. Luftverschmutzung verursacht jedes Jahr sieben Millionen vorzeitige Todesfälle. Die WHO schätzt, dass 99 Prozent der Weltbevölkerung, also im Grunde jeder, der lebt und atmet, Luft einatmet, die nicht den Richtlinien für gute Luftqualität entspricht. Die Luft, die wir atmen, enthält eine Mischung von Schadstoffen, die unsere Lungen schädigen; dabei handelt es sich teils um Gase (Stickstoffdioxid/NO_2, Ozon/O_3, Kohlenstoffmonoxid/CO, Schwefeldioxid/SO_2), teils um giftige Chemikalien wie Blei, und einige fallen auch in die breitere Kategorie Feinstaub (PM2,5), einer Mischung aus winzigen, aber gefährlichen lungenschädigenden Stoffen.

Zum Zeitpunkt der Niederschrift dieses Buches (am 5. Juni 2024) trug Delhi den wenig erstrebenswerten Titel der »am stärksten verschmutzten Stadt«; es hatte Lahore 2023 von seinem Spitzenplatz verdrängt – das ist anscheinend ein indisch-pakistanischer Wettbewerb, den eigentlich keine Seite unbedingt gewinnen will. Die Rangliste ist ständig in Bewegung, aber auch Kampala, Kinshasa, São Paulo, Lima und Wuhan wetteifern um den »Spitzenplatz«. Im Ranking der saubersten Städte stand Salt Lake City an erster Stelle, im Ranking des saubersten Landes war es Guam. London rangierte im Mittelfeld; verursachte leichte Schäden, aber zerstörte meine Lungen nicht völlig. Wenn wir das Netz der Geschichte weit genug auswerfen, war London einst einer der großen Hotspots der Luftverschmutzung. Um mehr über die Luftverschmutzung in der britischen Metropole zu erfahren, sprach ich mit Dr. Gary Fuller, Dozent für Luftqualitätsmessung am Imperial College und Autor von *The Invisible Killer: The Rising Global Threat of Air Pollution – and How We Can Fight Back* (auf Deutsch etwa: *Der unsichtbare Killer: Die wachsende Bedrohung durch Luftverschmutzung – und wie wir sie bekämpfen können*, Anm. d. Übers.). Ich habe mich mit ihm über das Internet unterhalten, aber im Hintergrund konnte ich die Skyline von West-London und vor allem die Luftüberwachungsgeräte sehen, mit denen er Proben aus dem Londoner Himmel entnimmt. Fuller setzt sich seit Langem für die Verbesserung der Luft ein, die wir atmen, was eigentlich eine Selbstverständlichkeit sein sollte, aber wie ich erfahren sollte, ist dieses Thema in letzter Zeit zunehmend politisiert worden.

Wir begannen mit einem Gespräch über die Geschichte der Luftverschmutzung. Versuche, die Londoner Luftqualität zu verbessern, gab es schon 1306, als König Edward I. den Künstlern die Verwendung von Seekohle untersagte. Einer der Ersten, der über die negativen Auswirkungen der Luftverschmutzung schrieb, war John Evelyn in seinem Werk mit dem treffenden Titel *Fumifugium*. Der Himmel über London wurde über weite Teile seiner Geschichte durch den Rauch der Kohleheizungen verschmutzt, was sich in der viktorianischen Zeit noch verschlimmerte – ideal für Prof. Moriarty, um sich zu verstecken (die Kriminalität nahm während des Smogs erheblich zu). Bisweilen wurde die Luftverschmutzung so schlimm, dass keine Züge mehr fahren konnten und Fabriken geschlossen werden mussten. Die damalige Regierung unternahm mit dem Public Health Act for London von 1891 den ersten Schritt in die richtige Richtung. Doch der große Wendepunkt war laut Fuller die »Great Smog« genannte Smog-Katastrophe von 1952, bei dem mindestens 4000, wahrscheinlich aber eher 12 000 Menschen starben. Dies führte zu den Luftreinhaltegesetzen der 1950er- und 1960er-Jahre, die eine deutliche Verbesserung der Luftqualität zur Folge hatten, und in den 2020er-Jahren war die Luftverschmutzung in London 20-mal geringer als in Delhi. Was die Aufzeichnungen angeht, haben die Werte in London heute ein Allzeittief erreicht – wenngleich die Luft von Londinium vermutlich nicht viel Schaden an den Lungen der Regini oder der Trinovantes, der alten britisch-keltischen Stämme, angerichtet hat, wohl aber ihre Herdfeuer.

Obwohl sich die Luft in London verbessert hat, ist sie immer noch nicht gut. Fuller erklärt, dass es eigentlich keinen verlässlichen Schwellenwert für Luftverschmutzung gibt – alle eingeatmeten Partikel verursachen Schäden. Er gehörte zu dem Forscherteam, das die Veränderung der Luftverschmutzung in London während der Amtszeit von Boris Johnson als Bürgermeister gemessen hat. Basierend auf ihrem Modell hätte es in London 193 Jahre gedauert, um unter den EU-Grenzwert für Luftverschmutzung zu kommen, verglichen mit 20 Jahren für Paris![12] Dies veranlasste Bürgermeister Johnson, die ULEZ (Ultra Low Emission Zone) einzuführen. Sie hat sich als außerordentlich wirksam erwiesen und zu einer Reduzierung der Verkehrsbelastung im Zentrum Londons um 44 Prozent geführt. »Ich messe die Luftverschmutzung in London seit nunmehr 30 Jahren«, erzählte mir Fuller, »und mir fällt nichts ein, was eine ähnlich dramatische Veränderung bewirkt hätte.« Johnsons Nachfolger Sadiq Khan weitete die ULEZ auf das Londoner Zentrum (begrenzt durch die North und South Circular Road) aus und dehnte sie schließlich auf sämtliche Londoner Stadtbezirke aus. Leider stößt sie in letzter Zeit im Rahmen einer sich verbreitenden Haltung eines allgemeinen Dagegenseins zunehmend auf Widerstand (der auf unübersehbaren gelben Schildern zum Ausdruck gebracht wird). Manche Leute vertreten die Ansicht, dass man die ULEZ als einen sozialen Rückschritt ansehen könnte, weil sie auf ältere, schmutzigere Autos abzielt, die oft von Menschen mit niedrigerem Einkommen gefahren werden. Aber die Sache ist komplizierter. Da die am stärksten benachteiligten Gebiete Londons (die östlichen Stadtviertel themseabwärts) die schlimmste Luftverschmutzung aufweisen, profitieren Menschen mit niedrigerem Einkommen stärker von den Einschränkungen.[13] Der jüngste Bericht (2024) zeigte einen deutlichen Rückgang der Luftverschmutzung in London, stärker als im Rest des Vereinigten Königreichs. Das sind großartige Neuigkeiten für den Großen Birkenspanner (weniger für dessen dunklere Form) und natürlich für die neun Millionen Menschen, die im Großraum London leben und arbeiten.

Als jemand, der im Bereich Impfstoffe tätig ist, überraschte es mich nicht, dass Fuller nun mit einer Welle der Empörung (und inhaltlichen Unsinns) zu kämpfen hat – er sagt, dass etwa die Hälfte der E-Mails, die er erhält, von Leuten kommt, die einfach nur schreiben: »F*** YOU!« Die Heftigkeit der Reaktion hat ihn überrascht, weil sie im Widerspruch zu der außerordentlichen Beweislast steht, die den durch Luftverschmutzung verursachten Schaden belegt. Der Widerstand gegen ULEZ weist viele Parallelen zur impfkritischen Bewegung auf: In den »guten alten Zeiten«, als man die einer Erbsensuppe ähnlichen Londoner Luft gewissermaßen noch einnahm und nicht einatmete und Kinder an Schwindsucht starben, waren Umweltverschmutzung und Seuchen sichtbar, was der Popularität von Gegenmaßnahmen zuträglich war. Wenn die Bedrohung weniger sichtbar wird (aber ebenso real ist), wird es schwieriger, dagegen anzugehen. Luftverschmutzung ist ungesund, weil die Lunge empfindlich auf das wiederholte Einatmen winziger Partikel reagiert. Aber verschmutzte Luft ist nicht das Einzige, was Menschen einatmen und was ihnen schadet. Eine der unangenehmeren

Lungenerkrankungen ist die Silikose oder Quarzstaublunge, manchmal auch als Pneumonoultramicroscopicsilicovolcanoconiosis bezeichnet, was sie zum längsten Wort in den meisten Wörterbüchern macht. Manche Leute behaupten, das längste Wort im medizinischen Bereich sei die Aminosäurezusammensetzung des Proteins Titin (das größte bekannte Protein). Das ist Unsinn (zumindest nach meinem Dafürhalten), weil ein Protein nicht nach seiner Aminosäuresequenz benannt wird. Fairerweise muss man erwähnen, dass die Langform von Silikose speziell erfunden wurde, um das längste Wort zu sein (ja, ich weiß, dass alle Wörter erfunden sind). Ein weiteres künstliches Langwort, der »Antidisestablishmentarismus«, wurde mittlerweile aus vielen Wörterbüchern gestrichen, weil niemand es wirklich verwendet, außer als Beispiel für ein langes Wort. Es überrascht nicht, dass die deutsche Sprache den Kampf der Megawörter gewinnt. Das »Rindfleischetikettierungsüberwachungsaufgabenzuweisungsgesetz« wurde jedoch nach dem Abklingen der BSE-Krise entthront. Es wurde durch die »Kraftfahrzeughaftpflichtversicherung« ersetzt. Noch weniger überraschend ist, dass der Abgeordnete Jacob Rees-Mogg mit »floccinaucinihilipilification« den Rekord für das längste Wort im Hansard, dem britischen Parlamentsprotokoll, hält.

Silikose wird meist mit der Arbeit im Bergbau in Verbindung gebracht. Es ist eine schreckliche Krankheit. Kleine Siliziumpartikel beeinträchtigen die Fähigkeit der Lunge, sich selbst zu reinigen. Wenn Material die Flimmerhärchen und den Schleim passiert, wird es normalerweise von Makrophagen zerstört und verdaut. Siliziumdioxid ist jedoch für den Körper unzerstörbar. Um weitere Schäden zu verhindern, aktivieren die Makrophagen einen anderen Prozess, um es unter Kontrolle zu bringen: Sie setzen zahlreiche Entzündungssignale frei, die die umliegenden Zellen anweisen, das Material einzudämmen, gewissermaßen wie eine Narbe. Narben in der Lunge reduzieren jedoch die Oberfläche, die für die Sauerstoffdurchleitung zur Verfügung steht. Schließlich versagt die Lunge vollständig. Silikose gehört zu einer größeren Familie von schwerwiegenden Erkrankungen durch Belastungen bei der Arbeit, die die Lunge schädigen können und die unter den Bezeichnungen Pneumokoniose oder Lungenfibrose zusammengefasst werden. Asbestose fällt auch in diese Kategorie; die Schädigung entsteht durch das Einatmen der Asbestfasern – solange die Asbestplatten nicht zerschlagen werden, besteht keine Gefahr. Ich würde allerdings dringend von der Entscheidung der Produzenten von *Der Zauberer von Oz* abraten, Asbestfasern zu verwenden, um Schnee nachzuahmen, da Glinda nicht so gut war, wie sie dachte.[*] Die Variante der Lungenerkrankung bei Bergleuten tritt in vielen schlimmen Formen auf, je nachdem, was man ausgräbt und einatmet, zum Beispiel als Siderose (Eisen), als Aluminose (Aluminium), als Staublunge (Kohle) und als Stannose (Zinn). Ich stamme aus einer Bergarbeiterfamilie in Cornwall, und eine der besten Entscheidungen, die meine Vorfahren im 19. Jahrhundert getroffen haben, war es, aus den Gruben herauszukommen. Sosehr es in der BBC-Serie *Poldark* auch verherrlicht wird, die Arbeit in den Zinnminen in Cornwall war grauenhaft.

Es gibt aber auch Hobbys, bei denen die Lunge geschädigt werden kann. Dudelsackspielen kann tödlich sein, und zwar überraschenderweise nicht, weil der Dudelsackspieler von seinem eigenen, einen Höllenlärm veranstaltenden »Musikinstrument« zu Tode gewürgt wird. Vielmehr führen Pilzinfektionen zu Todesfällen beim Dudelsackspielen. Das Blasen in einen Dudelsack mit Tartanmuster erzeugt nicht nur einen traurigen Klang, sondern hat auch zur Folge, dass sich Bakterien und Pilze darin ablagern. Jener Teil des Instruments, der als Sack bezeichnet wird (ich dachte, er hätte vielleicht einen technischer klingenden Namen, aber nein), wurde traditionell aus Leder hergestellt. Ledersäcke müssen regelmäßig eingeölt werden, damit sie geschmeidig bleiben. Durch diese Behandlung werden auch die darin enthalte-

---

[*] Die Produktion von *Der Zauberer von Oz* stand ohnehin unter einem schlechten Stern: Neben dem Asbestproblem geriet die Böse Hexe in Brand und der Zinnmann wurde durch sein Make-up vergiftet – reiner Aluminiumstaub, der direkt auf seine Haut aufgetragen wurde. Wirklich schlimm!

nen Pilze abgetötet. Moderne Dudelsäcke, bei denen der Luftsack aus
Gummi besteht, müssen nicht mehr eingerieben werden, deshalb können sich dort eitrige Ablagerungen bilden, wodurch die Lungen langsam geschädigt werden. Darüber hinaus gibt es eine Reihe weiterer
Krankheiten, bei denen eine Kombination aus Pilzen und Allergien die
Atemwege schädigt, die unter dem Begriff »Hypersensitivitätspneumo-
nitis« zusammengefasst werden. Dazu gehören die »Lungenkrankheit
der Taubenzüchter«, die »Lungenkrankheit der Käsearbeiter« und, das
ist am ekligsten, die »Lungenkrankheit der Whirlpool-Benutzer«. Nachdem ich während der Corona-Lockdowns einen aufblasbaren Whirl-
pool gemietet hatte, um der endlosen Langeweile zu entkommen, kann
ich mir leicht vorstellen, wie es dazu kommt: Nach zwei Tagen waren daraus 6000 Liter voller Hautzellen, Bakterien und anderer Abfälle
geworden. Einige dieser Erkrankungen ähneln Silikose. Die fleißigen
Makrophagen der Atemwege reagieren auf die eingeatmeten Pilze und
verursachen eine Entzündung im Lungengewebe. Der Zustand der Erkrankten verschlechtert sich mit der Zeit, weil die Immunzellen darauf
trainiert werden, den Pilz schneller und aggressiver zu erkennen. Das
Erkrankungsrisiko ist außerordentlich hoch (wenn man Vögel züch-
tet), und allein im Vereinigten Königreich gibt es 60 000 Taubenzüchter. Daten aus den 1970er-Jahren deuten darauf hin, dass einer von fünf
Züchtern daran erkrankt.[14] In Bezug auf das Risiko ist dies vergleichbar mit dem Reiten (die Wahrscheinlichkeit einer Kopfverletzung liegt
bei 46 Prozent) und gefährlicher als die Besteigung des Mount Everest
(10 Prozent Todesfälle), ein Weltraumflug (3 Prozent Todesfälle) und
sogar Basejumping (ein Todesfall pro 6000 Sprünge).[*15] Und da die
beste Möglichkeit, diese Erkrankung zurückzudrängen, darin besteht,
die Antigenexposition zu reduzieren, gibt es eine einfache Lösung: Ver-
kaufe die Tauben und fange an, Basejumping zu betreiben.

---

* Diese Vergleiche hinken ein wenig, aber einer von fünf, das ist besorgniserregend hoch:
   Das ist tausendmal höher als die Zahl der Herointoten in Schottland.

In der Kategorie der Erkrankungen durch wiederholtes Inhalieren müssen wir auch E-Zigaretten berücksichtigen, aber das hebe ich mir für das nächste Kapitel auf, in dem es um das Zigarettenrauchen geht.

ASTHMA

Es gibt eine weitere chronische Atemwegserkrankung, die durch eine Fehlfunktion des Immunsystems verursacht wird: Asthma. Etwa 5 Prozent der Weltbevölkerung leben mit irgendeiner Form von Asthma, wobei die Prävalenz in Ländern mit hohem Einkommen höher ist; in Großbritannien sind etwa acht Millionen Menschen davon betroffen. Das Wort »Asthma« kommt aus dem Griechischen und bedeutet »Keuchen«. Wie auch die anderen Atemwegserkrankungen ist Asthma ein sehr heterogenes Phänomen, sodass die Diagnose »Asthma« im Grunde genommen wenig aussagt. Als eine sich zunehmend verschlimmernde Lungenerkrankung weist Asthma jedoch zahlreiche Ähnlichkeiten mit COPD auf. Sie ist durch eine nicht ausgeheilte Entzündung in der Lunge gekennzeichnet, die zu einer Verengung der kleinen Atemwege oder zu einer Zunahme von Schleim führt, was beides das Atmen erschwert. Chronische Lungenschäden führen dazu, dass das flexible Gewebe der Atemwege durch starres Narbengewebe ersetzt wird, wodurch die Fähigkeit, Luft zu holen, dauerhaft eingeschränkt wird. Und obwohl Asthma häufig als eine Kinderkrankheit betrachtet wird, bleibt sie bis ins Erwachsenenalter bestehen und kann die Grundlage für andere Krankheiten wie COPD bilden.

Im Gegensatz zu COPD, wo wir in den meisten Fällen die Ursache kennen, nämlich Rauchen, ist bei Asthma viel weniger klar, wodurch die Krankheit hervorgerufen wird. Die ärztliche Herausforderung besteht darin, ein vorübergehendes (möglicherweise unbemerktes) Ereignis in der Vergangenheit zu identifizieren, das die Lunge in einen entzündeten asthmatischen Zustand versetzt hat – jener oft zitierte Flügelschlag eines Schmetterlings, der schließlich zu einem Orkan führt.

Ein solches vorübergehendes Ereignis, das Asthma hervorrufen kann, ist eine schwere Infektion mit einem Virus namens RSV im Säuglingsalter. Lucy Mosscrop, eine Doktorandin in meinem Team, untersucht zusammen mit Dr. Chubicka Thomas Möglichkeiten, wie man RSV-Infektionen reduzieren kann. Asthma hat in den letzten Jahrzehnten zugenommen, und ein möglicher Grund dafür ist die sogenannte Hygiene-Hypothese. Diese besagt, dass die Häufigkeit von Asthma steigt, wenn die Umgebung, in der Kinder aufwachsen, sauberer wird; der dahinterstehende Mechanismus ist allerdings noch unklar.

Einmal ausgebrochen, kann Asthma durch akute Anfälle gekennzeichnet sein, bei denen die Person nach Luft ringt. Täglich sterben in Großbritannien drei Menschen an Asthmaanfällen. Mögliche Auslöser von Asthmaanfällen gibt es viele; dazu gehören Gewitter, Infektionen, Lebensmittel, Alkohol, Emotionen, Pollen, Tiere und sogar Geschlechtsverkehr (also beim Sex sicherheitshalber immer ein blaues Asthmaspray bereithalten). Die Auslöser unterscheiden sich geringfügig von den Ursachen: Ursachen sind die zugrunde liegenden Gründe, warum jemand überhaupt Asthma bekommt; Auslöser sind die Erscheinungen oder Komplikationen, die das Atmen erschweren.

INHALATOR

Wenn sich eine Atemwegserkrankung einmal festgesetzt hat, kann die Lungenfunktion nicht wiederhergestellt werden, aber verschiedene Medikamente können die Symptome lindern. Einen maßgeblichen Beitrag zur Erprobung dieser Behandlungsmöglichkeiten hat Prof. Sir Peter Barnes geleistet, Mitglied der britischen Gelehrtengesellschaft Royal Society (FRS), der in jeder Hinsicht ein außerordentlicher Wissenschaftler ist. Nur um eine Kennzahl zu nennen: Die Bedeutung der wissenschaftlichen Leistung eines Menschen lässt sich daran messen, wie oft andere Forscher sie in ihrer eigenen Arbeit zitieren, und im Allgemeinen werden 90 Prozent aller Arbeiten nie irgendwo zitiert! Die

Arbeiten und Forschungsergebnisse von Barnes wurden hingegen insgesamt 259 716-mal in der Literatur erwähnt.[*] Dementsprechend war mir vor dem Gespräch mit ihm ein wenig bange. Aber diese Anspannung löste sich schnell auf, weil er in der Videokonferenz anfänglich fast ein wenig wie Donald Duck klang. Nachdem wir die Software aus- und wieder neu eingeschaltet hatten, konnten wir ein ernsthafteres Gespräch führen, und es erwies sich als absolute Goldgrube, da Barnes tatsächlich *das* Buch über Lungenerkrankungen geschrieben hat. Wir sprachen über COPD, Asthma und die beiden derzeit wichtigsten Behandlungsmethoden, nämlich Bronchodilatatoren und inhalative Kortikosteroide.

Die ersten Versuche, Asthma zu behandeln, zielten auf das Hauptsymptom ab – die Bronchokonstriktion, die Verengung der Atemwege. Ärzte versuchten mit einer Reihe von Mitteln, sogenannten Bronchodilatatoren, die Atemwege wieder zu öffnen; so behandelte man die Erkrankung früher bemerkenswerterweise mithilfe von »Asthma-Zigaretten«, die Blätter des Stechapfels *(Datura stramonium)* enthielten, von dem ein Bild von Georgia O'Keeffe an der Wand meines Arbeitszimmers hängt.[**] Diese Pflanze enthält Alkaloide, die die Stimulierung der Nerven blockieren, die die Atemwege verengen, und sie so wieder öffnen. Im 20. Jahrhundert wurden gezieltere Ansätze entwickelt. Sir David Jack, ebenfalls Mitglied der Royal Society (FRS) und geboren in Markinch, einem kleinen schottischen Dorf, spielte dabei eine wichtige Rolle. Jack entwickelte im Laufe seiner Karriere mehrere Medikamente, darunter das Magentherapeutikum Zantac, das zeitweilig das meistverkaufte Medikament der Welt war und über 1 Milliarde US-Dollar pro Jahr einspielte. Zantac war für mich gewissermaßen eine Einstiegsdroge: Ich habe in der sechsten Klasse ein Praktikum bei Glaxo

---

[*] Bezüglich meiner eigenen Arbeiten sieht es um einiges bescheidener aus; ich komme lediglich auf 7828 Zitationen (nicht, dass das jemand zählen würde; aktualisiert sind es 7953; nimmt man die in Prüfung befindlichen Stellen hinzu, sind es 8306, jedes Zitat zählt).

[**] Leider eine Reproduktion; die Wissenschaft zahlt eben nicht so gut!

gemacht und Ranitidin (so der offizielle Name dieses Medikaments) in menschlichen Fäkalien quantifiziert – die Faszination der Forschung hat nie nachgelassen. Jack hat auch den ersten Bronchodilatator entwickelt, Salbutamol, das unter dem Namen Ventolin vertrieben wird – das allgegenwärtige blaue Spray.

Vor Jacks Forschungen wurden Derivate des Adrenalins, des »Kampf oder Flucht«-Hormons, zur Behandlung oder Linderung von Asthma eingesetzt; diese waren auch einigermaßen wirksam, weil Adrenalin neben anderen Funktionen die Atemwege öffnet und so das Einatmen von mehr Sauerstoff ermöglicht. Wie in Kapitel 4 dargestellt wird, beschleunigt Adrenalin jedoch auch den Herzschlag. Frühe Bronchodilatatoren stimulierten stark die gesamte Nebennierenreaktion und mussten abgesetzt werden, weil sie eine Reihe von Todesfällen verursachten. Jack gelang es, den die Atemwege öffnenden Teil des Medikaments ohne die Herzbeschleunigung zu isolieren, weil verschiedene Organe unterschiedliche Adrenalinrezeptoren verwenden. In den Atemwegen kommt der Beta-2-Adrenozeptor zum Tragen, im Herzen die Beta-1-Variante. Das von Jack entwickelte Medikament ist ein Adrenalinderivat, wirkt aber nur auf den Beta-2-Rezeptor der Atemwege.

Die anderen Medikamente, die eingesetzt werden, sind inhalative Kortikosteroide (ICS). Diese ahmen synthetisch Cortisol nach, das andere »Kampf oder Flucht«-Signal, das wir bereits im Zusammenhang mit Herz und Stress kennengelernt haben. Dies mag als eine seltsame Wahl zur Reduzierung von Atemwegserkrankungen erscheinen, aber Cortisol wirkt nicht nur anregend auf den Körper, sondern auch entzündungshemmend. Kortikosteroide unterbinden die Entzündungskaskade, indem sie sich an ein bestimmtes Protein, den Glukokortikoidrezeptor, binden. Kortikosteroide haben jedoch vielfältige Wirkungen, was ihren Nutzen bei der Einnahme als Tabletten einschränkte – sie schadeten oft mehr, als sie nützten. David Jack war der Vorreiter bei der Umstellung von oralen auf inhalative Kortikosteroide, wodurch die Wirkung von Cortisol auf den Ort konzentriert wurde, wo es benötigt wurde, und unerwünschte Nebenwirkungen reduziert wurden.

Die Kombination aus zwei Medikamenten (Ventolin plus ICS) ist bei Asthma hochwirksam. Wenn sie zusammen angewendet werden, können sie schwere Asthmaanfälle um 90 Prozent reduzieren. Früher wurden diese Medikamente in zwei separaten Inhalatoren verabreicht, einem braunen und einem blauen. Der braune ICS-Inhalator musste täglich unabhängig von den Symptomen eingesetzt werden, der blaue bei Anfällen, doch manche Menschen vergaßen, ihr ICS einzunehmen, wodurch sie die zusätzlichen Effekte des braunen Medikaments verloren. Ein einfacher Verhaltensanreiz bot die Lösung. Man kombiniert die beiden Medikamente in einem einzigen Inhalator. Asthmapatienten verwenden meist den blauen Inhalator (den Bronchodilatator), weil er eine sofortige Linderung der Symptome bewirkt, und wenn sie etwas ICS dazunehmen, erhalten sie beide Wirkungen auf einmal; wie im Snooker, der britischen Variante des Billard, wenn man nach dem satten Braun auch noch das schlichte Blau einlocht.

Während es für Asthma eine Reihe alter (und neuer) Behandlungsansätze gibt, sind die Aussichten bei COPD weniger rosig. COPD ist eine Krankheit, die die Lunge langsam zerstört – die Medikamente lindern lediglich die Symptome, und bisher gibt es kein Medikament, das die Verschlechterung der Lunge rückgängig machen kann. Wie Barnes es ausdrückte: »Asthma und COPD sind völlig unterschiedlich; Asthma ist weitgehend steroidempfindlich, während COPD überwiegend steroidresistent ist.« Die einzigen Medikamente, die wirken, sind die langwirksamen Bronchodilatatoren. »Die Bronchodilatatoren der aktuellen Generation« sind nur so gut, wie sie eben sein können«, so Barnes. Der Erforschung neuer COPD-Medikamente, die nicht nur die Symptome, sondern auch die Ursache der Erkrankung bekämpfen, sollte Priorität eingeräumt werden. Die Investitionen in COPD spiegeln bislang nicht die tödliche Wirkung dieser Krankheit wider. COPD ist die dritthäufigste Todesursache in Großbritannien, aber bei Weitem das Stiefkind bei der Bekämpfung chronischer Krankheiten. Die Wohltätigkeitsorganisation Asthma + Lung UK erzielte im Jahr 2022 Einnahmen in Höhe von 15 Millionen Pfund und gab 3 Millionen Pfund für die Forschung aus;

im Vergleich dazu erhielt Cancer Research UK 640 Millionen Pfund und investierte 443 Millionen Pfund. Dieser Mangel an Unterstützung durch Wohltätigkeitsorganisationen geht mit einem ähnlichen Mangel an Finanzmitteln von Regierungen oder der Pharmaindustrie einher. Leider sind die Behandlungsmöglichkeiten bei COPD begrenzt. Barnes bringt es auf den Punkt: »Es ist ein schockierender Zustand.«

EINFACH ATMEN

Was kann man tun, um die Schädigung der Lungen zu verringern, wenn es keine Wundermittel gibt? Ein guter Anfang ist es, sich schädliche Stoffe erst gar nicht zuzuführen. Wenn man also gegenwärtig gefährliche oder schlechte Stoffe einatmet, sollte man einfach damit aufhören! Das ist leicht gesagt, aber ich kann nicht genug betonen, wie sehr es das Leben verlängern könnte, wenn man mit dem Rauchen aufhört.

Wenn man sich in einer Situation befindet, in der man immer wieder die gleichen Giftstoffe einatmet, sollte man nach Wegen suchen, die Auswirkungen abzumildern. Bei der Arbeit sollten Gesundheits- und Sicherheitsgesetze die Menschen schützen: Die Arbeitsplätze sollten gut belüftet sein und die Beschäftigten sollten Schutzausrüstung erhalten, um bleibende Schäden zu vermeiden. Wer ein lungenschädigendes Hobby hat (wie zum Beispiel Taubenzucht), sollte sich darüber informieren, wie man sich schützen kann. Bedenke immer, dass die Chancen wirklich nicht gut stehen. Wer unbedingt Tauben halten möchte, sollte sich einen guten Ventilator besorgen, um den Taubenschlag regelmäßig zu reinigen. Generell gilt: Die Wohnung häufiger lüften, ins Grüne hinausgehen, frische Luft einatmen. Auch das ist leicht gesagt, aber nicht immer leicht getan. Um auf die Zahlen der WHO zurückzukommen: 99 Prozent von uns atmen Luft ein, die unter dem akzeptablen Verschmutzungsgrad liegt. Doch Veränderungen sind möglich. Man sollte Politiker unterstützen, die sich für eine Verminderung der Luftverschmutzung einsetzen. Man sollte sich über die positiven Beispiele von Regionen mit wenig oder keinem Autoverkehr informieren, bevor man sich darüber aufregt. Man könnte auch das eigene Auto gegen ein umweltfreundlicheres Modell austauschen oder generell weniger Auto fahren und mehr zu Fuß gehen. Man könnte Bäume pflanzen (während zum Beispiel die Londoner Platane für ihre luftreinigende Wirkung gepriesen wird, schneiden die Weißbirke, die Eibe und der Holunder bei der Entfernung von Feinstaub besser ab)[16].

RAUF AUFS RAD

Aber kehren wir zu dem wichtigen Thema zurück, nämlich zu mir und meinen leicht angeschlagenen Lungen. Gibt es irgendwelche Tricks, mit denen ich meine Lungenfunktion verbessern kann? Wie bei der Herzgesundheit ist Bewegung der einfachste Weg. Dass Bewegung zu einer Verbesserung der Lungenfunktion führt, ist allerdings ein bisschen geschummelt, denn der spürbare Nutzen kommt zum Teil dadurch zustande, dass der übrige Körper den Sauerstoff effizienter nutzt und so die Belastung der Lunge verringert. Also natürlich ist Bewegung vorteilhaft, aber sie verbessert nicht nur die Funktionsfähigkeit der Lunge.

Wichtig ist auch, es nicht zu übertreiben. Spitzensportler können ihre Lungen durch ihre Atemgewohnheiten schädigen; eine durch Sport verursachte Bronchokonstriktion (Verengung der Luftwege) tritt bei 55 Prozent der Spitzensportler auf.[17] So ist das dauerhafte Einatmen kalter, trockener Luft problematisch – dass die Luft von Sportlern mit hoher Geschwindigkeit eingeatmet wird, hat zur Folge, dass sie sich nicht richtig erwärmt. Bestimmte Sportarten fügen diesem Schaden noch eine chemische Note hinzu, die ihn verschlimmert; so atmen Schwimmer beispielsweise Chlor* und Eiskunstläufer Stickstoffmonoxid und winzige Eisstücke ein. Das hat mich kurzzeitig beunruhigt, weil

---

* Und vermutlich auch Kinderurin. Die Auswirkungen anderer Ablagerungen aus Schwimmbädern wie Pflaster sind noch nicht bekannt.

ich die Eliteform des ACTN3-Gens habe. Aber zum Glück leben Spitzensportler in der Regel länger; bei Schwimmern verlängert sich die Lebenserwartung um 29 Prozent und bei Leichtathleten um 25 Prozent – was fast fünf zusätzliche Lebensjahre bedeutet.[18]

Natürlich gibt es immer Ausreden, um nicht trainieren zu müssen. Wenn es nicht die Sorge ist, durch zu viel Training eine durch Training verursachte Bronchokonstriktion zu bekommen, dann ist es die (unangebrachte) Sorge, dass das Einatmen der ganzen schmutzigen Londoner Luft während des Trainings schädlich sein könnte. Zurück zu Fuller, der mir sagte, dass die Londoner Luft nur äußerst selten die Schwelle zu einem gefährlichen, akut schädlichen Bereich überschreitet, was zumindest diese Sorge zerstreut. Er verwies mich auf Forschungsarbeiten zu städtischen Fahrradverleihsystemen, in denen die Risiken – Umweltverschmutzung, Unfälle und so weiter – gegen den gesundheitlichen Nutzen abgewogen wurden und festgestellt wurde, dass der Nutzen die Kosten um das 50-Fache überwiegt. Also, schwingt euch aufs Rad!

SINGEND ZUM ERFOLG

Ich bin kein großer Sänger, also was kann ich sonst noch tun? Es gibt Hinweise darauf, dass Singen die Lungenfunktion verbessert, aber die Studien sind in der Regel wenig zuverlässig.[19] Man kann schlecht die Teilnehmer darüber im Unklaren lassen, dass sie den singenden Teil einer Studie bilden! Ich neige dazu, manchmal im Auto zu singen oder zu summen,* und als ich dieses Buch schrieb, kam ich auf die Idee, einem Chor beizutreten. Aber was nicht überraschend ist: Ich summte immer dann vor mich hin, während ich meiner täglichen Arbeit nachging, meine Kinder versorgte, ab und zu mit meiner Frau sprach und ein Buch schrieb, und dann nahm ich Abstand von der Idee mit dem

---

* Die Meinungen über die Qualität dieser Übung gehen auseinander; ich habe meine Meinung, andere haben eine andere.

Chor, bevor der Dirigent überhaupt den Taktstock hob, zum Leidwesen aller Beteiligten.

Eine einfache Alternative, die zusätzlich den Vorteil bietet, dass ich meine Singstimme niemandem zumuten muss, sind Atemübungen. Zu den am häufigsten empfohlenen gehören die Lippenatmung (Atmen durch die Nase und langsames Ausatmen durch die Lippen, die man wie zum Pfeifen spitzt), die Zwerchfellatmung (Atmen durch den Bauch, nicht durch die Brust) und die Pranayama-Yoga-Atmung (zeitlich abgestimmtes Atmen mit Schwerpunkt auf der Ausatmung). Zu all diesen Themen gibt es eine Unmenge an Lehrvideos, die man sich ansehen kann. Aber wie beim Singen wurden zwar viele Studien zu den Vorteilen des Atmens durchgeführt, von denen die meisten aber nicht belastbar sind.[20] Die Ergebnisse, wenn man sie zusammenfasst und mit einer Prise Wissenschaftssalz würzt, deuten auf eine leichte Verbesserung hin. Die Atemübung mit dem größten nachgewiesenen Nutzen ist wahrscheinlich die Lippenatmung, aber die meisten dieser Studien konzentrieren sich auf Menschen mit schweren Atemwegserkrankungen. Verglichen mit den massiven Veränderungen, die das Nichtrauchen oder der Verzicht auf das Halten von Tauben mit sich bringen, ist das alles höchst marginal. Letztlich ist es wie beim Kaltwasserschwimmen: Entweder »man macht es oder man lässt es«. Wenn man das Gefühl hat, dass es einem guttut, dann wird es das wahrscheinlich auch tun, aber die wissenschaftlichen Erkenntnisse darüber sind mager.

Atmen ist lebenswichtig für uns. Und die meiste Zeit leisten unsere Lungen bewundernswerte Arbeit, um uns am Leben zu erhalten. Wenn wir sie schlecht behandeln, rächen sie sich irgendwann, indem sie in einen Kreislauf der Selbstzerstörung eintreten. Diese Zerstörung wird größtenteils durch unser stets eifriges Immunsystem verursacht, das gegen den Rest der Lunge in den Kampf zieht. In dieser Hinsicht ähnelt die Lunge dem Herzen: Eine anfängliche Schädigung zuzüglich Entzündung löst eine Kaskade von Schäden aus, die nie wieder rückgängig gemacht werden können und das Organ langsam zersetzen. Glücklicherweise verfügen unsere Lungen über eine gewisse Reservekapazität; irgendwann aber überschreitet der Schaden eine Schwelle, an der wir eine Funktionsminderung feststellen. Aber jetzt ist es an der Zeit, die Luft, die wir am Anfang des Kapitels eingeatmet haben, auszuatmen und zum nächsten Thema überzugehen: Krebs. Dabei müssen wir aber nicht sehr weit abschweifen, weil eine der häufigsten Krebsarten in der Lunge auftritt und durch jene Giftstoffe verursacht wird, die wir einatmen.

KAPITEL 7

DER EINDEUTIGE BEWEIS: KILLER NUMMER 4 – KREBS

Eine Gewohnheit, die für das Auge abscheulich, für die Nase fürchterlich, für das Gehirn schädlich und für die Lunge gefährlich ist.

König Jakob VI. von Schottland, I. von England,
A Counterblaste to Tobacco

Von allen Krankheiten fürchten wir Krebs am meisten. Eine im Jahr 2000 in den USA durchgeführte Umfrage ergab, dass 48 Prozent der Befragten mehr Angst vor Krebs hatten als vor jeder anderen Krankheit. Im selben Jahr wurde Krebs als größte Angst eingestuft – noch vor Gewaltverbrechen oder einem Atomkrieg. Dies hat sich jedoch in den vergangenen 20 Jahren etwas geändert. Die Chapman University in Kalifornien führt jährlich eine Umfrage zu den größten Ängsten der Amerikaner durch. In den letzten sieben Jahren rangierten korrupte Regierungsbeamte ganz oben auf der Liste, dahinter kam die Angst vor der Erkrankung eines geliebten Menschen, vor verschmutztem Trinkwasser und vor russischen Atomraketen. In verschiedenen Ländern werden Bedrohungen unterschiedlich wahrgenommen – die Nummer eins der

Ängste in einer entsprechenden Umfrage in Großbritannien waren …
Spinnen.[*]

Wie bei Lungenerkrankungen und Schlaganfällen ist der Tod nicht
unbedingt das Schlimmste an Krebs. Ich sage nicht, dass der Tod am
Ende etwas Gutes sei, aber die körperliche Schwächung durch Krebs im
Endstadium und der damit verbundene Verlust an Lebensqualität ist es,
was die Menschen wirklich beunruhigt.

Eine erschreckende Zahl von Menschen erkrankt an Krebs. Im Jahr
2020 wurden in Großbritannien 288 753 neue Krebsdiagnosen gestellt.
Das bedeutet, dass alle zwei Minuten bei jemandem in Großbritannien
Krebs diagnostiziert wird. Am erschreckendsten ist es, dass 50 Prozent
der Menschen in Großbritannien im Laufe ihres Lebens einmal irgendeine Form von Krebsdiagnose erhalten werden. Das ist jeder Zweite;
wenn man sich also einmal an dem Ort, an dem man sich befindet,
umschaut und die Menschen um sich herum (sich selbst eingeschlossen) zählt, wird die Hälfte von ihnen irgendwann an Krebs erkranken.

Dies führt zu einer hohen Zahl von Sterbefällen. Insgesamt sind Krebserkrankungen durchschnittlich für ein Viertel aller Todesfälle in England
verantwortlich.[1] Bezogen auf ihre Häufigkeit lassen sich die Todesfälle
durch Krebs nach folgenden Organen aufschlüsseln: Lunge, Darm, Prostata (Männer), Brust (vorwiegend Frauen, aber auch einige Männer),
Bauchspeicheldrüse, Krebs unbekannter Herkunft, Speiseröhre, Leber,
Blase, Gehirn, Lymphom, Leukämie, Niere, Magen, Kopf und Hals, Ei-
erstock, Myelom, Gebärmutter, Mesotheliom und, um die Liste des Sen-
senmannes zu vervollständigen, Melanom (Hautkrebs).[2] Weltweit waren
im Jahr 2020 zehn Millionen Todesfälle auf Krebs zurückzuführen.

Das ist ein düsterer Ausblick. Tragischerweise trägt die Angst vor
Krebs auch zur Schwere der Krebserkrankung bei. Wenn Krebs als un-

---

[*] Wir haben in Großbritannien keine (einheimischen) giftigen Spinnen, was zeigt, dass
diese Angst irrational ist; ebenso sind die USA das 24. *am wenigsten* korrupte Land auf einer Liste von 180 bewerteten Ländern (vor Großbritannien, aber hinter vielen, vielen anderen – es ist kein Somalia).

heilbare Krankheit wahrgenommen wird, lassen sich Menschen viel seltener auf Krebstests ein, denn Wissen macht die Krankheit real. Viele Menschen ziehen es vor, wie Schrödinger die Katze in seinem Gedankenexperiment, die Dinge beobachten zu lassen, im dritten unerkennbaren Zustand zwischen Leben und Tod, und verzögern so die Diagnose. Das Aufschieben von Untersuchungen verschlechtert die Ergebnisse; eine frühzeitige Diagnose rettet Leben. So überleben beispielsweise fast alle Frauen, bei denen Brustkrebs im frühesten Stadium diagnostiziert wird, um fünf Jahre; nur drei von zehn überleben eine späte Diagnose. Das Aufschieben von Untersuchungen hat auch psychologische Auswirkungen, die durch den Stress verursacht werden, der durch den Gedanken hervorgerufen wird, dass man vielleicht an einer tödlichen Krankheit leiden könnte. So tragen die Menschen immer den nagenden Zweifel mit sich herum. Meine eigenen Erfahrungen mit Krebs spiegeln diesen Kreislauf wider.

EINE KLEINE SCHRAMME

Ich hatte ein Muttermal am Hals, das ich viele Jahre lang geflissentlich ignoriert habe. Ich hatte die Kommentare meiner Mutter und meiner Frau in den Wind geschlagen, dass ich es von einem Arzt anschauen lassen sollte, weil ich ein Mann bin und daher ein Idiot, wenn es um Gesundheit geht.[*] Schließlich ließ ich mich 2011 auf Anweisung eines befreundeten Arztes[**] doch untersuchen. Von da an ging alles sehr schnell. Ich suchte meinen Hausarzt auf, der mich umgehend zu einem Dermatologen schickte, welcher mich sofort an einen Chirurgen überwies. Alles innerhalb von etwa sieben Tagen. Ehe ich mich versah, fand

---

[*] Das gilt nicht für alle Männer.

[**] Zufällig brachte derselbe befreundete Hausarzt meinen Sohn im ersten Lebensjahr ins Krankenhaus, als er mit RSV infiziert war. Einer meiner besten Gesundheitstipps ist, sich mit einem Arzt anzufreunden.

ich mich in einem Operationsaal im St. George's Hospital wieder, etwa 200 Meter von meinem Arbeitsplatz entfernt, wo ich die letzten drei Jahre gearbeitet hatte, und bekam eine örtliche Betäubung in den Nacken gespritzt. Der Chirurg entfernte das Muttermal schnell und ich kehrte nach Hause zurück.

Aber damit nicht genug: Unerklärlicherweise hatten wir damals beschlossen, so viele Ereignisse wie möglich in diese eine Woche zu packen: Wir waren umgezogen, hatten eine neue Tagesmutter eingestellt und unseren Sohn in die Grundschule gebracht. Am Tag meiner Operation ereignete sich im Park hinter unserem neuen Haus ein brutaler Angriff. Ich erwähne dies nur, weil es wahrscheinlich etwas auffällig ist, wenn man einen riesigen blutgetränkten Verband am Hals hat, wenn die Polizei kommt, um den Vorfall zu untersuchen. Etwa zwei Stunden später erschien ein weiterer, ranghöherer Polizeibeamter, der die gleichen Fragen stellte. Eine gute Möglichkeit, die neuen Nachbarn zu beeindrucken.

Nachdem ich der örtlichen Polizei versichert hatte, dass ich nicht der Ripper von Epsom sei, begann die lange Wartezeit. Denn nachdem der verdächtige Leberfleck entfernt worden war, musste das Onkologie-Team überprüfen, ob es sich um Krebs handelte und ob er sich weiter ausgebreitet hatte. Das war zweifellos der schlimmste Teil. Meiner Erfahrung nach ist das Unbekannte viel schlimmer als die bekannte Tatsache. Das Unbekannte ist eine riesige, unermessliche dunkle Kiste. Es war eine beängstigende Zeit für mich und meine Familie; so beängstigend, dass wir »nur für den Fall« ein Familienporträt machen ließen. Die pathologische Untersuchung ergab, dass der Leberfleck tatsächlich bösartig war, sich aber noch nicht auf die Umgebung ausgebreitet hatte. Aus Sicherheitsgründen musste jedoch ein größerer Hautabschnitt entfernt werden. Da wurde es noch seltsamer. Während ich darauf wartete, dass die Betäubung wirkte, hörte ich, wie sich die Chirurgin und die Krankenschwester darüber unterhielten, wo sie ihre bessere Hälfte kennengelernt hatten. Die Chirurgin erzählte, dass sie ihren Mann in Cambridge kennengelernt habe, was meine Aufmerksamkeit erregte, weil (und ich bin überrascht, dass ich es noch nicht erwähnt habe)* ich auch in Cambridge war. Ich fragte sie, welches College sie besucht habe, und es stellte sich heraus, dass es dasselbe war wie meins, nur dass wir ein Jahr auseinanderlagen. Die Chirurgin sagte dann: »Oh ja, ich erinnere mich; du siehst jetzt viel älter aus«, worauf ich aber nichts erwiderte (weil sie ein sehr scharfes Messer an meinem Hals hatte): »Das macht der Krebs eben mit einem.«

Da ein größerer Bereich entfernt wurde, heilte die Wunde nicht ganz so sauber, sodass ich eine leicht gezackte Narbe am Hals zurückbehielt. Glücklicherweise bin ich dank des schnellen Handelns der Ärzte (und des Drängens von Freunden und Familie) in der Lage, über diesen Vorfall zu berichten, ohne dass ich mehr als eine Piraten-Narbe vorzuweisen habe. Aus dieser Erfahrung kann ich drei Ratschläge weitergeben: Erstens, lasst euch umgehend untersuchen, wenn ihr etwas Gefährliches entdeckt; zweitens, stellt vor der Untersuchung sicher, dass ihr krankenversichert seid, weil es enorm schwierig ist, sich erst versichern zu lassen, wenn man schon Anzeichen von Krebs zeigt; drittens, wie es so schön heißt: »Tragen Sie Sonnenschutzmittel auf« – wir werden später darauf zurückkommen, warum das so wichtig ist. Die Tatsache, dass ich hier bin, um über meine Krebserfahrung zu schreiben, spiegelt eine der wichtigsten (und manchmal übersehenen) Tatsachen dieser Krankheit wider: Ein Großteil der Fälle ist heilbar. 50 Prozent derjenigen, bei denen Krebs diagnostiziert wird, überleben zehn oder mehr Jahre, wobei sich die Überlebensrate in den letzten vier Jahrzehnten mehr als verdoppelt hat (ausgehend von 24 Prozent). Dies ist eine Erfolgsgeschichte, die von den Dächern gepredigt werden sollte, insbesondere wenn dies zur Folge hat, dass mehr Menschen sich um eine frühere Diagnose bemühen.

---

* Ich war überrascht, weil man, wenn man nach Oxbridge geht, außerdem Veganer ist, ein Elektroauto fährt und Radsport macht und anderen Menschen schon in der ersten Nanosekunde nach dem Kennenlernen davon erzählen muss.

WAS IST KREBS?

Wie üblich beginnen wir mit der Etymologie: Das Wort »Krebs« bedeutet im Lateinischen »Krabbe, Krebs« – das kennt man vielleicht auch aus der Astrologie.[*] Die Krankheit erhielt diesen Namen, weil die fingerartigen Auswüchse, die sich von einem bösartigen Tumor aus erstrecken, wenn er in das umliegende Gewebe eindringt, den berühmten Hippokrates an einen Krebs erinnerten; allerdings verwendete er das Wort »Karzinom«. Das Wort »Krebs« wurde erstmals von Celsus (einem römischen Arzt, der vier Jahrhunderte später lebte) verwendet, als er die Werke des Hippokrates vom Griechischen ins Lateinische übersetzte. Der andere Begriff, den man häufig im Zusammenhang mit Krebs hört, ist Onkologie (eigentlich eine »-ologie«), die sich auf die Erforschung von Krebserkrankungen bezieht: Die Bezeichnung wurde geprägt von Galen, der das Wort *oncos* (lateinisch für »Masse«) zur Beschreibung von Tumoren verwendete. Die Namensrechte liegen zwar bei Hippokrates, aber er war nicht der Erste, der Krebs beschrieb. Eine altägyptische Schriftrolle aus dem Jahr 1600 v. Chr. zeigt die Kauterisation als Mittel zur Entfernung von Brustkrebs; allerdings würde ich schon gern wissen, wie die Hieroglyphen dafür lauten würden – Brust, Krabbe, Stock, Mund, Feuer, Zange, Blut?

Eine der frühesten Krebsstudien wurde von Percivall Pott durchgeführt, der einen Zusammenhang zwischen Ruß und Hodensackkrebs bei Schornsteinfegern feststellte. Ein weiterer Pionier war Rudolf Virchow, der unter seinen Kollegen als »Papst der Medizin« bekannt war: also der Pontifex, nicht ein kleiner Pfarrer aus Surrey oder England. Virchow konnte sehr gut mit dem Mikroskop umgehen und machte eine Reihe von Entdeckungen über Zellen, insbesondere im Zusammenhang mit Krankheiten. Als vielbeschäftigter Mann identifizierte Virchow den Mechanismus der Thromboembolie (Blutgerinnsel) und

---

[*] Verwirrenderweise ist die »-ologie« die erfundene, auf Deutungen beruhende Lehre, die Astronomie hingegen die Wissenschaft.

erforschte, wie die Larven von Trichinenparasiten in Muskelzellen wachsen; er versuchte sich sogar ein wenig in der Forensik. Zudem hält er einen ganz speziellen Rekord: Er war die einzige Person, die jemanden zu einem Duell herausforderte, bei dem die Waffe der Wahl eine Wurst war. Im Jahr 1865 hatte der mit einem gesunden Appetit gesegnete preußische Ministerpräsident Otto von Bismarck im Preußischen Landtag einen Streit mit Virchow. Es ging aber nicht um seine Ernährung, sondern Virchow warf Bismarck Missachtung des Landtags vor, worauf Bismarck »persönliche Genugtuung« verlangte.[*] Virchow ließ Bismarck die Wahl der Waffen und bot ihm entweder eine Schweinswurst oder eine mit Trichinen infizierte Wurst an. Da Bismarck nicht als Würstchen dastehen wollte, machte er wenig überraschend einen Rückzieher und Virchow wurde zum Gewinner erklärt. Virchow spielt eine zentrale Rolle in der Krebsforschung, weil er die Entstehung von Krebs mit der Fehlfunktion normaler Zellen in Verbindung brachte.

Grundsätzlich entsteht Krebs, wenn sich Zellen unkontrolliert vermehren. Alle Krebserkrankungen beginnen mit einer einzigen Zelle – nur einer von infrage kommenden 40 Billionen Zellen (4×10^{13}), aus denen unser Körper besteht. Man könnte sagen, dass dies außerordentlich unglücklich ist. Jeden Tag teilen sich zwei Billionen dieser 40 Billionen Zellen – bei so vielen Würfelwürfen sollte es nicht überraschen, dass gelegentlich eine Zelle entartet. Die Wahrscheinlichkeit steigt noch, weil unsere Zellen bei jeder Replikation drei Milliarden (3×10^9) DNA-Buchstaben fehlerfrei kopieren müssen, was aufgrund der Doppelhelix-Natur der DNA tatsächlich sechs Milliarden Buchsta-

---

[*] Wer wissen möchte, was das Gegenteil einer gesunden Ernährung ist, muss sich nur den Eisernen Kanzler anschauen, der einen legendären, gewaltigen Appetit hatte. Während seines Feldzugs im Deutsch-Französischen Krieg verzehrte er bei einer Mahlzeit Pilzomelettes, Fasane, Schildkrötensuppe und einen Wildschweinkopf. Es überrascht nicht, dass Bismarck häufig Verdauungsprobleme hatte – um diese zu beheben, reduzierte er seine Nahrungsaufnahme schließlich auf eine magere Diät aus Suppe, einer fetten Forelle, Kalbsbraten und drei großen Möweneiern. Bismarck trank auch gerne und viel Bier und Wein, manchmal beides durcheinander (Black Velvet, der Guinness- und Champagner-Cocktail, wird manchmal auch Bismarck genannt). Trotz alledem wurde er 83 Jahre alt!

ben pro Zelle bedeutet, was sich zu unglaublichen 2,4 × 10²³ (fast einer Quadrilliarde) neuen DNA-Buchstaben pro Tag summiert. Es ist nicht überraschend, dass dabei Fehler auftreten, selbst ohne die übermäßige Belastung, der wir unsere Zellen aussetzen. Um Probleme im Zusammenhang mit einer fehlerhaften Replikation zu vermeiden, haben fast alle Organismen (mit Ausnahme einiger Viren) Korrekturprozesse entwickelt, die die neu kopierte Nukleinsäure auf Fehlerfreiheit überprüfen. Dieser Prozess ist nicht unfehlbar und mit der Zeit schleichen sich Fehler ein. Mit anderen Worten: Wir sollten nicht überrascht sein, dass die Hälfte von uns irgendwann im Leben an Krebs erkrankt. Eher sollte es uns überraschen, dass diese Zahl angesichts der Komplexität des Systems nicht viel höher ist.

SCHLECHTE KAMERADEN

Krebs entsteht, wenn eine einzelne Zelle die Fesseln sprengt, die sie daran hindern, unkontrolliert zu wachsen, was zu einer ungebremsten und invasiven Vermehrung führt. Krebs verursacht Krankheiten, weil unser Körper nur über begrenzte Ressourcen und Platz verfügt, weshalb Tumore einen Störfaktor darstellen. Der menschliche Körper ist eine unglaublich komplexe, lebendige Maschine. Er enthält 79 Organe, die aus 200 unterschiedlichen Zelltypen bestehen. Sie alle müssen zusammenwirken. Wenn eines der Organe versagt, versagen irgendwann auch alle übrigen. Im Laufe der Zeit müssen einzelne Zellen in unseren Organen aufgrund von Verschleiß oder Beschädigung ersetzt werden. In gesundem Gewebe vermehren sich (Stamm-)Zellen, bis sie beschädigte Bereiche ersetzt haben, und stellen dann ihr Wachstum ein. Die Fähigkeit, die Vermehrung zu stoppen, ist ebenso wichtig wie die Fähigkeit, sie in Gang zu setzen. Unkontrollierte Vermehrung von Zellen führt zu unkontrolliertem Wachstum und bildet die Grundlage für einen Tumor, eine abnormale Zellmasse. Wenn dieser Tumor dann Ressourcen oder Platz von anderen Zellen zu beanspruchen beginnt, kann dies zu

Erkrankungen führen. Krebszellen sind in dieser Hinsicht Infektionen nicht unähnlich; sie parasitieren den Körper und verdrängen gesundes Gewebe.

Die erste Stufe in der Entwicklung eines gefährlichen Tumors ist das Abwerfen der Fesseln, die das Zellwachstum einschränken. Die eigentliche Schädigung entsteht jedoch, wenn Krebszellen aus ihrem Ursprungsorgan ausbrechen. Zu Beginn sind Tumore auf das Gewebe beschränkt, in dem sie entstehen; in diesem Stadium können sie als gutartig bezeichnet werden, weil sie nicht invasiv sind. Dies wird auch als Stadium I bezeichnet. Die Überlebensraten bei den meisten in Stadium I erkannten Krebserkrankungen sind hoch. So überleben beispielsweise 98 Prozent der Frauen mindestens fünf Jahre nach der Diagnose von Brustkrebs im Stadium I. Das Stadium II stellt einen Übergang dar, bei dem sich der Tumor ausdehnt und sich unkontrolliert auszubreiten beginnt. Richtig problematisch wird es im Stadium III, wenn der Tumor bösartig wird und in benachbarte Gewebe eindringt. Einer der fiesen Tricks, die bösartige Tumore auf Lager haben, ist die Produktion von proteinabbauenden Enzymen (Proteasen), die die Zellgrenzen aufbrechen und so Lebensraum für den Tumor schaffen. Die Überlebensrate ist in diesem Stadium immer noch relativ hoch, weil der Tumor zwar nun größer ist, aber zumindest eine definierte Masse darstellt, die entfernt oder gezielt bekämpft werden kann: Die Überlebensrate bei Brustkrebs in Stadium III liegt bei etwa 70 Prozent. Im vierten und letzten Stadium bricht der Tumor aus seinem Ursprungsorgan aus – ein Prozess, der als Metastasierung bezeichnet wird, was »Wanderung« oder »Verlagerung« bedeutet. Metastasierende Tumorzellen gelangen in das Blut- oder Lymphsystem und wandern in andere Organe, wo sie die Krankheit verbreiten. Metastasierung ist eine schlechte Nachricht: Die Überlebensrate bei Brustkrebs im Stadium IV liegt bei weniger als 25 Prozent (die verschiedenen Krebsstadien sind in Abbildung 12 dargestellt).

Was treibt unsere Gene dazu, zu entgleisen und unsere Zellen in alles verzehrende, invasive Monster zu verwandeln?

URSACHE UND WIRKUNG

Bei fast allen Krankheiten besteht sowohl ein genetisches als auch ein umweltbedingtes Risiko. Bei Krebs ist das nicht anders; die Anfälligkeit kann vererbt werden und fehlerhafte Gene tragen zu etwa 5 Prozent der Krebserkrankungen bei. Die wohl bekannteste genetische Veranlagung ist die Verbindung zwischen Brust- (und Eierstock-)Krebs und den BRCA-Genen (oft »Brack-A« ausgesprochen), genauer gesagt BRCA1 und BRCA2. Der Name des Gens leitet sich von *BReast CAncer* (Brustkrebs) ab, da das Risiko für Brustkrebs bei Frauen durch das Vererben einer einzelnen fehlerhaften Kopie eines der beiden BRCA-Gene um das Fünffache, von 13 auf 72 Prozent, steigt. Bei Männern erhöht das Vorhandensein einer mutierten BRCA2-Kopie ebenfalls das Brustkrebsrisiko (allerdings ist das Gesamtrisiko geringer als bei Frauen ohne dieses Gen). Ich erwähne dies nur, um zu betonen, dass auch Männer

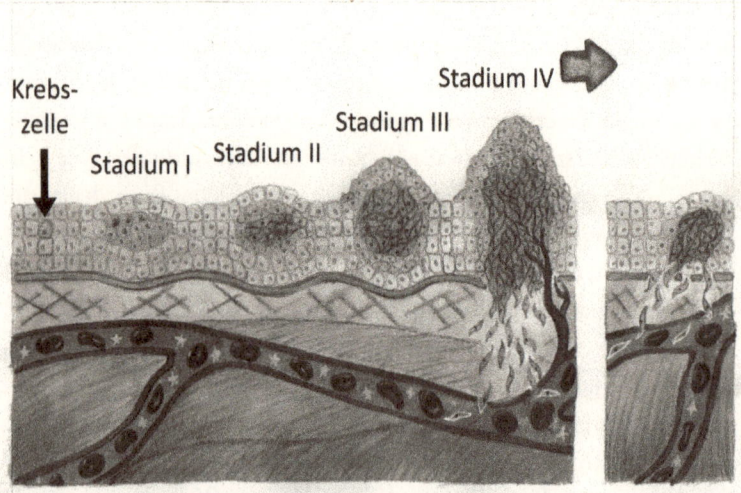

Abbildung 12. Die verschiedenen Krebsstadien. Tumore durchlaufen vier Stadien. In den Stadien I und II wächst die Zelle abnormal, aber begrenzt. In Stadium III beginnt der Tumor, in das lokale Gewebe einzudringen. Wenn er Stadium IV erreicht, wird der Tumor metastasierend und breitet sich im gesamten Körper aus.

an Brustkrebs erkranken können und dass es sinnvoll sein könnte, sich einem genetischen Screening zu unterziehen, wenn in der eigenen Familie Brustkrebsfälle aufgetreten sind.

Andererseits werden 95 Prozent aller Krebserkrankungen durch Umweltfaktoren verursacht. Wir beginnen mit den Krebserkrankungen, die als vermeidbar gelten, das heißt, dass es in diesen Fällen einen signifikanten, vermeidbaren ursächlichen Faktor gibt. Keiner dieser Risikofaktoren sollte überraschen. Und obgleich ein Großteil der Krebserkrankungen auf Glück oder Pech zurückzuführen ist, kann man die Chancen durch eigenes Handeln definitiv gegen sich selbst wenden.

EIN KLEINER (TÖDLICHER) SONNENSTRAHL

In meinem Fall war es zu viel Sonne, was ein bisschen komisch ist, wenn man bedenkt, dass ich in Großbritannien lebe. Allerdings ist meine blasse Haut besonders empfindlich und anfällig für Sonnenschäden. Neben dem Licht, das wir sehen und das Pflanzen zum Wachsen nutzen, erzeugt die Sonne Wellen im gesamten elektromagnetischen Spektrum von Radio bis Gamma. Die Wellen am kürzeren, energiereicheren Ende des Spektrums – UV-, Röntgen- und Gammastrahlen – sind alle potenziell bedrohlich. Der größte Teil dieses gefährlichen Lichts wird von der Ozonschicht absorbiert, die sich glücklicherweise von den Schäden zu erholen beginnt, die durch FCKW verursacht wurden, das in den wilden 1970er-Jahren aus Kühlschränken und Gefriertruhen freigesetzt wurde.* Obwohl es immer noch ein verdammt großes Loch über der Antarktis gibt – mit einer Fläche von etwa 24,5 Millionen Quadratkilometern (tausendmal so groß wie Wales) –, ist die einigermaßen gute Nachricht, dass sich dieses Loch seit seiner größten Ausdehnung im Jahr 2000 stabilisiert hat und sich möglicherweise

---

* Ein kurzes Dankeschön an die »Ein-Mann-Umweltkatastrophe« Thomas Midgley Jr. – den Erfinder von verbleitem Benzin und FCKW.

sogar allmählich schließt. Aber selbst ohne Ozonloch dringt etwas UV-Strahlung durch die Stratosphäre. Auf der Nordhalbkugel erreichen die UV-Werte um die Sommersonnenwende ihren Höhepunkt. Wer also Stonehenge besucht, sollte darauf achten, dass er genügend Woad, also indigofarbige Kleidung, trägt, um die Haut zu bedecken. UV-Licht umfasst mehrere Intensitätsstufen mit unterschiedlichem Schädigungspotenzial. Die Intensität ist proportional zur Wellenlänge des Lichts; UV-Strahlung kann in energieärmere UVA-Strahlung (315 bis 400 Nanometer) und energiereichere UVB-Strahlung (280 bis 315 Nanometer) unterteilt werden. Die energiereichste UVC-Strahlung erreicht die Erdoberfläche nie, ist aber der Grund, warum Astronauten bei Weltraumspaziergängen goldene Sonnenblenden tragen. All diese komplexen Daten werden zu einem Index zusammengefasst, bei dem ab Stufe 3 zusätzlicher Schutz erforderlich ist. Großbritannien erreicht auf dieser Skala nur die Stufe 8, andere Länder liegen höher, zum Beispiel Australien, wo bei zwei von drei Menschen vor ihrem 70. Lebensjahr ein Melanom diagnostiziert wird.

UV-Strahlung ist gefährlich, weil sie unsere Gene schädigen kann. Dies geschieht hauptsächlich durch die Verschmelzung von zwei Thyminbasen (der Buchstabe T im genetischen Code) zu einer einzigen Einheit. Dadurch können sie sich nicht mehr an das A (Adenin) auf dem gegenüberliegenden Strang binden, was zu einem Knoten im DNA-Rückgrat führt und die Fähigkeit der Zelle beeinträchtigt, daraus zu lesen oder neue Kopien zu erstellen. Meistens werden diese Brüche durch Proteine repariert, die speziell dafür entwickelt wurden, die DNA vor Schädigungen zu schützen. Bedauerlicherweise kommt es manchmal vor, dass die Zelle die Reparaturarbeit verpfuscht, wodurch die DNA-Sequenz verändert wird und eine Mutation entsteht. Da die Reihenfolge der DNA-Buchstaben die codierten Proteine beeinflusst, können Veränderungen in Genen zu Veränderungen in Proteinen führen. Diese Veränderungen können zur Folge haben, dass zu viel oder zu wenig von diesem Protein hergestellt wird. Obgleich das Wort »Mutation« beängstigend klingt, führen aber nicht alle Mutationen sofort zu Krebs.

Um den Zusammenhang zu verstehen, müssen wir die Größe und den Aufbau unseres DNA-Genoms und die relative Seltenheit einer Krebsmutation berücksichtigen. Denken wir daran, dass unsere DNA nicht nur aus Genen besteht, die wie Perlen auf einer Schnur hintereinander aufgereiht sind, sondern auch aus codierenden Regionen (den Genen) und nicht codierenden Regionen (dem Rest). Der codierende Teil macht nur 1 Prozent unseres Genoms aus. Die meisten DNA-Mutationen, wenn sie denn auftreten, finden außerhalb der Gene statt. Manchmal treten die Veränderungen in unseren Genen auf, aber selbst das ist nicht sofort katastrophal. Bei den meisten Proteinen in den meisten Zellen macht eine kleine Veränderung keinen großen Unterschied. Wenn beispielsweise eine einzelne Hautzelle anfängt, mehr Melanin zu produzieren, wird man das nicht bemerken. Veränderungen in einer Teilmenge von Genen können jedoch krebsartige Probleme hervorrufen.

Glücklicherweise verursachen nur 40 von 19 000 bis 20 000 menschlichen Genen Krebs, wenn sie verändert werden (die veränderbaren Gene werden Onkogene genannt). Die Ereignisse, die auf der Ebene einzelner Zellen zu Krebs führen, sind selten. Aber wie bereits erwähnt, haben wir viele Zellen, und wie bei der Lotterie gilt: Je mehr Lose man kauft, desto höher sind die Gewinnchancen (oder in diesem Fall die Verlustrisiken).

Um Krebs vorzubeugen, besteht der Trick darin, die Anzahl der metaphorischen Krebs-Lottoscheine zu reduzieren, die man kauft. Und bei Hautkrebs lautet die einfache Antwort: Sonnenschutzmittel verwenden. Sonnenschutzmittel enthalten eine komplizierte Mischung aus Chemikalien, die in zwei große Kategorien eingeteilt werden können: physikalische und chemische Blocker. Physikalische Blocker sind zum Beispiel Cricket-Fans als der weiße Streifen aus Zinkcreme bekannt, mit dem Shane Warne seine Nase einreibt – sie wirken, indem sie die UV-Strahlen reflektieren. Die chemischen Blocker absorbieren die UV-Strahlen der Sonne. Man muss nicht lange im Internet suchen, um Menschen zu finden, die sich Sorgen über die in Sonnenschutzmitteln enthaltenen Chemikalien machen. Diese Sorgen beruhen jedoch (wie üblich) hauptsächlich auf einer unzulänglichen Rezeption von Toxizitätsstudien. So wurde beispielsweise berichtet, dass einer der chemischen Blocker (Oxybenzon) die Hormonproduktion störe. Aber (und das ist eines dieser großen ABER), dieser Effekt wurde nur beobachtet, wenn Ratten Oxybenzon verabreicht wurde, und es würde 277 Jahre Sonnenschutzmittelgebrauch erfordern, um die verwendeten Dosen zu erreichen.[3] Und noch ein wichtiger Tipp: Trinken sollte man das Sonnenschutzmittel nicht, auch wenn es noch so sehr nach Kokosnuss und Sommerurlaub riecht.

Wir reagieren unterschiedlich auf die Sonne, und die wichtigste Variable ist die Hautfarbe. Menschen mit dunklerer Haut haben ein geringeres Risiko, an Hautkrebs zu erkranken, weil ihre Haut eine größere Menge des Pigments Melanin enthält. Melanin absorbiert UV-Licht und gibt es als Wärme wieder ab, ohne die DNA zu schädigen, was uns schützt. Die Menge an Melanin kann sich auch als Reaktion auf die Sonne verändern: Bräunen ist die verzweifelte Reaktion des Körpers, mehr davon zu produzieren, um eine Schädigung durch die UV-Strahlung zu verhindern. Es gibt keine gesunde Bräunung, weder durch die Sonne noch durch Solarien. Wenn überhaupt, sind Solarien noch schlimmer – das Bräunen in Innenräumen kann das Krebsrisiko um bis zu 50 Prozent erhöhen (und das noch vor den anderen Risiken wie Augenschäden, Hautalterung, Verbrennungen und Bewusstlosigkeit)*. Erwähnenswert ist auch, dass eine »Grundbräune« nicht vor zukünftigen Verbrennungen schützt: Man bekommt die DNA-Schäden eben früher, bevor man sich vielleicht später mehr UV-Strahlen aussetzt. Und ja, wir brauchen schon ein bisschen Sonneneinstrahlung – denn sie setzt die Produktion von Vitamin D in Gang. Aber nicht sehr viel – zehn Mi-

---

* Es besteht sogar das Risiko einer Infektion mit sexuell übertragbaren Krankheiten. Das Virus HSV wird von Haut zu Haut übertragen, sodass man sich bei unzureichender Reinigung mit dem Schweiß eines fleißigen Umpa Lumpa, wie die Arbeiter in der bereits erwähnten Schokoladenfabrik heißen, infizieren kann. Man versuche mal, das zu Hause zu erklären: »Nein, Liebling, das habe ich mir im Sonnenstudio eingefangen.« Nein, das klappt wahrscheinlich nicht.

nuten in einem T-Shirt zur Mittagszeit reichen aus (je nach Hautfarbe) und außerdem trägt niemand jemals die empfohlene Menge Sonnencreme auf.* Also, immer Sonnenschutz brav auftragen.

IN RAUCH AUFGEHEN

Ich gebe zu, der Abschnitt über Sonnenschutzmittel war ein bisschen moralisierend. Tut mir leid, aber ich fange gerade erst an. Menschen dazu zu bringen, ihr Verhalten zu ändern, ist schwierig. Noch schwieriger wird es, wenn man sie auffordert, etwas aufzugeben, das süchtig macht. Selbst wenn das Risiko offensichtlich ist. Ich arbeite in einem Krankenhaus und sehe oft Menschen in Krankenhauskitteln, von denen manche einen Infusionsständer mit sich ziehen, draußen in der eisigen Kälte rauchen – und bewundere ihre Bemühungen, an Lungenkrebs zu erkranken. Und ich bin nicht ohne Mitgefühl. Aber wenn es darauf ankommt, ist das Nichtrauchen eine außerordentlich wirksame Methode, um die Lebenserwartung zu verlängern. Wir haben das Rauchen als Ursache für COPD in Kapitel 6 nur am Rande erwähnt, aber untersuchen wir jetzt noch etwas eingehender, wie schädlich es wirklich ist. Von den 3,3 Millionen Menschen weltweit, die 2017 an den Folgen des Tabakkonsums starben, erlag ein Drittel dem Lungenkrebs. Und Rauchen ist ein universell wirkendes Karzinogen, es beschränkt sich nicht auf die Lunge – es kann 14 weitere Krebsarten verursachen, einige in den Atemwegen (Kehlkopf, Speiseröhre, Mundhöhle, Nasenrachenraum, Rachen) und andere an weiter entfernten Stellen (Blase, Bauchspeicheldrüse, Niere, Leber, Magen, Darm, Gebärmutterhals, Blut und Eierstöcke). Rauchen ist die häufigste vermeidbare Todesursache in Großbritannien und vielen anderen europäischen Ländern. In Großbritannien verursacht es zum Beispiel mehr als 28 Prozent aller Krebstodesfälle und 15 Prozent aller Krebserkrankungen. Dazu gibt

---

* So wie niemand eine ganze Portion Müsli verzehrt.

es noch all die anderen »Nebenwirkungen«: Rauchen trägt zu Herz-erkrankungen, Schlaganfall, COPD und erektiler Dysfunktion bei (auch wenn man daran zugegebenermaßen nicht stirbt).

Tabakrauch enthält eine komplexe Mischung krebserregender Chemikalien. Bei jedem Zug werden etwa 7000 dieser Stoffe einge-atmet, von denen viele noch nicht richtig erforscht sind, aber verhee-rende Schäden verursachen. Einige der giftigen Chemikalien stammen unmittelbar aus dem Tabakblatt selbst, andere werden hinzugefügt, um die Zigaretten für den Konsumenten schmackhafter zu machen. Das ist an und für sich schon ziemlich außergewöhnlich: Hier ist et-was, das nachweislich schlecht für den Menschen ist und so unange-nehm, dass Süßstoffe hinzugefügt werden müssen – ein Löffel Zu-cker senkt das Risiko für Krebs, wie es Mary Poppins vielleicht hätte sagen können. Die Liste der möglichen Zusatzstoffe ist sehr umfang-reich. In einer wissenschaftlichen Arbeit aus dem Jahr 2004 wurden 482 Stoffe aufgeführt, von harmlos klingenden wie Bananenextrakt und Karamell bis hin zu bedrohlich erscheinenden hochchemischen Stoffen wie δ-Decalacton, 2,3-Diethylpyrazin und 2-Hydroxy-4-Me-thylbenzaldehyd.[4] Wer sich über industriell verarbeitete Lebensmittel Sorgen macht, sollte sich definitiv auch vor dem Inhalt von Zigaretten ängstigen! Wenn diese Substanzen verbrannt werden, richten die Ver-bindungen durch ihr Zusammenwirken enormen Schaden an.

Die drei schlimmsten Übeltäter in dieser Suppe des Bösen sind Ni-kotin, Kohlenmonoxid und Teer. Nikotin ist der süchtig machende Bestandteil des Rauchs, der dafür sorgt, dass die Menschen immer wieder zum Glimmstängel greifen. Nikotin ahmt die körpereigenen Glücksmoleküle wie Dopamin und Serotonin nach. Mit der Zeit dämpft es die Fähigkeit des Körpers, über diese Bahnen Signale zu sen-den, sodass nun mehr davon benötigt wird, um die gleiche Reaktion auszulösen – so entsteht die Sucht. Positiv zu vermerken ist, dass Ni-kotin nicht krebserregend ist, aber den Blutdruck erhöhen kann, was zu Schlaganfällen beiträgt. Die zweite relevante Verbindung, Kohlen-monoxid (CO), entsteht, wenn Stoffe ohne genügend Sauerstoff verbrannt werden; es ist der giftige Stiefbruder von Kohlendioxid (CO_2). Es entsteht am häufigsten bei schlecht installierten Gasboilern, Herden oder Kaminen, obwohl eine strikte Gesetzgebung die tödliche Inzidenz dieses Gases im Vereinigten Königreich mittlerweile auf nur 40 Todesfälle pro Jahr reduziert hat. Kohlenmonoxid hat eine düstere Geschichte – die Einsatzgruppen der Nazis setzten es 1941 in ihren mobilen Mordwagen an der Ostfront ein. Was die Frage aufwirft: Warum sollte jemand diesen Stoff freiwillig zum Vergnügen einatmen? Zu einer Vergiftung nach dem Einatmen von Kohlenmonoxid kommt es, weil sich CO bevorzugt an das Hämoglobin in unserem Blut bindet und unsere roten Blutkörperchen dadurch im Wesentlichen unbrauchbar macht. Wenn man zu viel davon einatmet, erstickt man daran. Wie Nikotin verursacht auch Kohlenmonoxid keinen Krebs, erhöht aber die Arbeitsbelastung des Herzens, das gleichzeitig durch Nikotin geschädigt wird.

Was Krebs betrifft, ist der dritte Bestandteil, der Teer, das eigentliche Problem. Teer ist der verbrannte Rückstand des eingeatmeten Rauchs. »Beruhigenderweise« ist es nicht derselbe Teer wie der Teer in Straßenbelägen, denn wer würde den schon freiwillig einatmen? Gleichwohl ist Zigarettenteer eine schädliche Substanz. Eine analytische Aufschlüsselung der Bestandteile ergibt eine Liste von Chemikalien, für die ich jeweils eine ausführliche Risikobewertung ausfüllen müsste, wenn ich sie bei der Arbeit verwenden würde. Teer enthält beispielsweise Formaldehyd, eine Chemikalie, die zur Konservierung von Leichen verwendet wird. In meinem Labor bewahren wir Formaldehyd in einem verschlossenen Schrank auf und verwenden es nur unter einem Abzug, der jegliche Spuren absaugt. Auf einer Flasche Formaldehyd steht, dass es Verbrennungen, Krebs, Organschäden und genetische Defekte verursachen kann. Der Rest der Liste der Teerchemikalien ist ehrlich gesagt zu deprimierend, um näher darauf einzugehen. Viele dieser Stoffe können die DNA schädigen (auf die gleiche Weise wie die UV-Strahlung des Sonnenlichts), was zu Mutationen führt und möglicherweise den Weg für die Zerstörung von Lungenzellen ebnet. Andere Teerchemikalien töten Zellen der Atemwege ab, zerstören die empfindliche Struktur der Lunge, tragen zu COPD bei und erzeugen eine entzündliche Umgebung, die Krebs begünstigen kann. Rauchen und Luftverschmutzung gehen eine schreckliche Verbindung ein: Beide verursachen Krebs und COPD.

Die gute Nachricht ist, dass der Anteil der Raucher in der Bevölkerung in den letzten Jahrzehnten zurückgegangen ist. 1948 erreichte die Raucherquote bei erwachsenen Männern in Großbritannien mit 82 Prozent ihren Höchststand, wahrscheinlich als Folge des Zweiten Weltkriegs. Die Raucherquoten verdreifachten sich während des Krieges, was zweifellos durch die kostenlose Ausgabe von Zigaretten mit den Rationen begünstigt wurde. Das langfristige Risiko des Rauchens stand wahrscheinlich ziemlich weit unten auf Tommys Sorgenliste: Die Wahrscheinlichkeit, in der verdammten Infanterie verwundet oder getötet zu werden, lag im Wesentlichen bei 100 Prozent, sodass das Rauchen einer Capstan eine der wenigen verfügbaren Annehmlichkeiten war. Außerdem war zu dieser Zeit nur sehr wenig über das langfristige Risiko des Rauchens bekannt. Heute liegt die Raucherquote bei 13,3 Prozent, was 6,6 Millionen Rauchern im Vereinigten Königreich entspricht. Der Rückgang des Rauchens ist auf eine Kombination aus Aufklärung und Gesetzgebung zurückzuführen. Das Verbot von Zigarettenwerbung im Fernsehen (Abschied von Joe Camel), die Erhöhung der Steuern auf Tabakprodukte, die Einführung von Gesundheitswarnungen auf Zigarettenpackungen und Rauchverbote an öffentlichen Orten trugen maßgeblich dazu bei. Der Rückgang verlangsamte sich in den 1990er-Jahren, als nicht mehr viele neue einschlägige Gesetze kamen. Es wird interessant sein zu sehen, wie sich die Quote weiterentwickelt.

Die Regierung Neuseelands hat in dieser Hinsicht eine Führungsrolle übernommen. Sie strebte bereits für das Jahr 2025 eine rauchfreie Gesellschaft an. Um dieses Ziel zu erreichen, führte sie im Januar 2023 ein Gesetz ein, das ein stetig steigendes Mindestalter für Raucher vorsah, was bedeutete, dass Kinder, die 2009 geboren wurden, gesetzlich nie in der Lage sein würden zu rauchen. Nur dass dieses Gesetz dann nicht durchgezogen wurde. Eine neue Regierung verwarf den ursprünglichen Plan. In Großbritannien wurde im Herbst 2023 über eine ähnliche Gesetzgebung beraten. Zum Zeitpunkt der Erstellung dieses Buches sind die parlamentarischen Diskussionen noch im Gang.

Eine Möglichkeit, das Rauchen einzudämmen, sind Nikotinalternativen wie Kaugummis und Pflaster, die das süchtig machende Nikotin ohne die schädlichen Nebenwirkungen des Zigarettenrauchs liefern. Die neuesten und wahrscheinlich umstrittensten Mittel sind E-Zigaretten. Eine E-Zigarette (Vape) ist ein batteriebetriebenes Gerät, das ein Aerosol erzeugt, das Wasserdampf, Nikotin, Aromen und andere »Stoffe« enthält. Anfangs sahen sie aus wie Zigaretten, aber das Design hat sich im Laufe der Zeit verändert. Vape-Shops haben sich stark vermehrt: In meiner Heimatstadt Epsom habe ich drei Läden jeweils in einem Abstand von 100 Metern gefunden. E-Zigaretten spielen jedenfalls eine wichtige Rolle bei der Reduzierung des Rauchens.[5][6] Sie sind jedoch nicht völlig harmlos. Auch E-Zigaretten können eine gewisse Menge Nikotin enthalten, und das damit verbundene Risiko könnte sogar größer sein, weil Vaper häufiger »vapen« als Raucher rauchen. Es gibt auch die Gefahren, die generell mit dem regelmäßigen Einatmen von Substanzen in die Lunge verbunden sind. Zudem können E-Zigaretten als Einstieg dienen, insbesondere für Kinder, weil Aromen wie Himbeere, gemischte Beeren, Kirsche und Süßigkeiten leicht erhältlich sind. E-Zigaretten sind noch neu, und die langfristige Epidemiologie ist ungewiss. Insgesamt herrscht (zum Zeitpunkt der Abfassung dieses Buches) die Meinung vor, dass sie unterm Strich gut sind, weil sie Zigaretten ersetzen, aber sie werfen verschiedene Probleme auf, insbesondere wenn Kinder sie benutzen, die sonst nie geraucht hätten. Es erscheint ein bisschen so, als würde man eine Spinne schlucken, um eine Fliege zu fangen, und ich vermute, wenn ich in zehn Jahren über dieses Thema schreiben sollte, werde ich vielleicht das Rauchen als eine verrückte Erscheinung der Vergangenheit beschreiben und mich auf die Schäden durch Vapes konzentrieren. Gleichwohl sind E-Zigaretten immer noch *wesentlich* besser als herkömmliche Zigaretten.

Das ist ein Laster weniger. Lassen wir die Diskussion darüber ruhen, dass Alkohol, das andere Gift, das Menschen sich üblicherweise einverleiben, auch zu Krebs führt, und kommen wir wieder darauf zurück, wenn wir über die Schäden nachdenken, die er unserer Leber und unserem Leben zufügen kann.

DU BIST, WAS DU ISST

Die letzte »Lifestyle«-Krebsart wird mit der Ernährung in Verbindung gebracht. Krebs wird hauptsächlich durch Fettleibigkeit und dadurch verursachte Entzündungen verursacht. Wie mittlerweile klar sein sollte, ist alles miteinander verbunden; ich werde im Kapitel über Diabetes auf Fettleibigkeit zurückkommen.

Aber auch bestimmte Lebensmittel können krebserregend sein. Verarbeitetes Fleisch und rotes Fleisch stehen ganz oben auf der Liste der Lebensmittel, die Darmkrebs verursachen können. Rotes Fleisch enthält Hämoglobin (das Protein, das Sauerstoff transportiert und dem Fleisch seine rote Farbe verleiht), das beim Abbau Zellschäden verursachen kann. Verarbeitetes Fleisch enthält Nitrite, die zugesetzt werden, um das Fleisch vor dem Verderben zu schützen; diese sind unmittelbar krebserregend. Im Zuge des kollektiven Wahnsinns, der durch die Langeweile des Lockdowns ausgelöst wurde, habe ich mir unter anderem die Zeit damit vertrieben, meine eigenen Chorizo-Würste herzustellen.[*] Dadurch setzte ich mich dem doppelten Risiko aus, möglicherweise an Botulismus durch unzureichend gepökeltes Fleisch zu erkranken und Krebs zu bekommen; zudem mundeten die Würste

---

[*] Wichtige Anmerkung für alle Beteiligten: Dies ist mein Buch und ich spreche »Chorizo« mit einem harten englischen »Z«-Laut aus, und das wird mir niemand verbieten.

nicht einmal besonders gut – das Rezept enthielt so viel Fenchel, dass sie im Grunde wie eine Art fleischige Lakritze schmeckten. Möglicherweise aber wären sie für ein Duell tauglich gewesen. Man kann das Risiko durch den Verzehr von Wurst noch weiter erhöhen, indem man sie grillt. Gegrilltes Fleisch enthält eine Stoffklasse, die als heterozyklische Amine bezeichnet werden und die DNA schädigen können. Es überrascht nicht, dass sie auch im Zigarettenrauch vorkommen (was kommt eigentlich nicht darin vor?). Aber erstaunlicherweise reduziert man den Gehalt dieser giftigen Verbindungen um etwa 90 Prozent, wenn man Hühnchen vor dem Grillen mariniert; eine überraschend gute Nachricht – gesundes Essen kann auch wohlschmeckend sein.[7]

Mancher fragt sich vielleicht, wie etwas so Leckeres wie Speck schädlich sein kann. Das Problem liegt im Dickdarm. Der Dickdarm (der vorletzte Darmabschnitt vor dem Ausgang) ist nicht einfach ein Schlauch, sondern weist eine faltige Oberfläche mit vielen fleischigen Erhebungen und Vertiefungen auf. Ähnlich wie die Lunge benötigt der Dickdarm eine sehr große Oberfläche, damit er vor dem Stuhlgang eine größere Menge Wasser aus der verdauten Nahrung aufnehmen kann. Das bedeutet, dass der Schlauch selbst zwar nur 1,5 Meter lang ist und einen Durchmesser von 5 Zentimetern besitzt, ausgebreitet aber die Fläche eines halben Tennisplatzes bedecken könnte. Der Dickdarm ist dehnbar wie eine Schlange und verläuft von der rechten Hüfte unter dem Zwerchfell hindurch auf der anderen Seite wieder nach unten und dann in der Mitte schlingenförmig wieder zurück zum Rektum hin. In Bezug auf Krebs ist die Mikroanatomie des Dickdarms von großer Bedeutung. Die faltige Oberfläche besteht aus vielen kleinen Vertiefungen, die Krypten genannt werden. Diese U-förmigen Krypten wachsen von unten nach oben; Stammzellen befinden sich in der Vertiefung des U; sie replizieren sich und bewegen sich dann wie eine Rolltreppe zu den Spitzen des U, wo sie sich ablösen. Die Zellen, die den Dickdarm auskleiden, werden ständig ersetzt. Tatsächlich erneuern sich die Darmzellen nach den Blutzellen am schnellsten.[8] Der Mensch verliert täglich 10^{11} Zellen aus dem Darm –

ein großer Teil dessen, was man ausscheidet, ist man in der Tat selbst. Die Krypten spucken neue Zellen aus, um Schäden zu reparieren, die durch die Dinge, die man isst, und die Bakterien, die den Darm bewohnen, verursacht werden. Ein hoher Zellumsatz erhöht das Risiko, dass sich beim Kopieren Fehler in die DNA einschleichen. Eine fehlerhafte Replikation in den Krypten kann zu Auswüchsen führen, die als Polypen bezeichnet werden. Wie bei anderen Krebsarten sind auch diese meist gutartig, können gelegentlich aber auch aggressiver werden – mittels einer Koloskopie kann man diese Polypen finden und entfernen. Nahrungsmittel, die den Darm reizen (rotes, gegrilltes und verarbeitetes Fleisch), fördern die Bildung von Polypen, die Vorstufen von Krebs sein können, und erhöhen das Risiko, dass sie sich in Zukunft zu einem bösartigen Tumor entwickeln.

Was können wir tun? Die naheliegende Lösung ist, auf rotes Fleisch zu verzichten. Die Herausforderung (abgesehen davon, dass Schinkenspeck höchst wohlschmeckend ist) besteht darin, sich an die sehr niedrige empfohlene Verzehrmenge zu halten. Die Gesundheitsbehörden empfehlen 70 Gramm Fleisch pro Tag, und das ist wirklich nicht viel. Viele Menschen verzehren diese Menge bei einer einzigen Mahlzeit, oder zumindest an einem Tag: Ein warmes Frühstück mit Schinkenspeck und Würstchen hat 130 Gramm, eine Portion Sonntagsbraten 90 Gramm. Und 70 Gramm sind die Obergrenze; eine Studie, die sich auf Daten aus der britischen Biobank stützt, besagt, dass eine Reduzierung auf 25 Gramm pro Tag (ein halbes Stück Schinkenspeck) das Krebsrisiko um ein Fünftel senkt. Niemand isst nur ein halbes Stück Schinkenspeck zum Frühstück. Der einzig realistische Weg ist daher, Fleisch weitgehend aus den Mahlzeiten zu streichen. Für ein britisches Kind der 1980er-Jahre ist die Vorstellung von rein vegetarischem Essen erschreckend. Aber die Dinge haben sich eindeutig weiterentwickelt, und eine der wichtigsten Änderungen, die ich im Gefolge der Recherche und der Arbeit an diesem Buch vorgenommen habe, besteht darin, dass ich die Zahl vegetarischer Mahlzeiten, die ich wechselweise zu mir nehme, erhöht habe. Dazu gehören drei: Chilibohnen, Gemüsecurry und Tomatennudeln, aber ich bin offen für weitere Menüvorschläge!

Fleischkonsum kann teilweise durch Ballaststoffe ausgeglichen werden. Wir können die Ballaststoffzufuhr in Form von langweiligen Kohlenhydraten (braune Nudeln, Reis und Brot) oder Bohnen, Gemüse und Linsen erhöhen. Dabei sollten wir täglich mindestens 30 Gramm Ballaststoffe zu uns nehmen. Ballaststoffe haben eine Reihe von Vorteilen (man kann auch seinen Haustieren Bakterien zu fressen geben, worauf wir noch zurückkommen werden), aber sie schützen auch vor Krebs, indem sie den ganzen Verdauungsprozess beschleunigen und dem giftigen Fleisch weniger Zeit geben, mit unseren empfindlichen Eingeweiden in Kontakt zu kommen. Eine mangelnde Darmmotilität scheint in Ländern mit hohem Einkommen systemisch zu sein und ist mittlerweile anscheinend so schlimm geworden, dass in den USA im Jahr 2023 zeitweise Abführmitteln knapp wurden. Leider haben Currys und scharfe Speisen, obwohl sie die Darmpassage beschleunigen, wahrscheinlich keine Schutzwirkung – denn das Capsaicin in Chilischoten ist ein Reizstoff, der die Darmzellen schädigt, wenn er mit hoher Geschwindigkeit durch den Darm wandert.

ANSTECKENDER KREBS

Die restlichen 50 Prozent der Krebserkrankungen werden ebenfalls durch Umweltfaktoren ausgelöst (denn das ist bei allem so), aber vieles davon ist Glückssache. Selbst mit der ausgewogensten Ernährung und dem gesündesten Lebensstil kann man an Krebs erkranken. Wie Bill Hicks, der Komiker und einzige Mensch, der in den 1950er-Jahren entschiedener für das Rauchen eintrat als die amerikanischen Werbeagenturen, einmal sagte: »Täglich sterben Nichtraucher.«

Natürlich verringert eine Umstellung des Lebensstils (gesünder essen, nicht rauchen, Sonnenschutzmittel verwenden, Sport treiben, auf Alkohol verzichten) das Risiko, an einer der vielen Krebsarten zu erkranken oder andere gesundheitliche Beschwerden zu bekommen, aber dadurch wird das Risiko nicht beseitigt. Ein großes umweltbedingtes Krebsrisiko sind Virusinfektionen. Viren müssen sich in unseren Zellen vermehren, um zu überleben. Einer der Abwehrmechanismen des Körpers besteht darin, von Viren infizierte Zellen selbst zu zerstören. Einige Viren haben jedoch Wege gefunden, diesen zellulären Selbstmord zu inaktivieren, was dazu führt, dass Zellen unsterblich werden und daher eher krebsartig werden. Sieben häufige Viren können Krebs verursachen, nämlich EBV, HBV, HCV, HIV, HHV, HPV und HTLV. Das erste menschliche krebsverursachende Virus, das isoliert wurde, war EBV (Epstein-Barr-Virus), das von Anthony Epstein, Yvonne Barr und Burt Achong entdeckt wurde; es ist übrigens nach wie vor unklar, warum Achong bei der Namensvergabe übergangen wurde. EBV wird hauptsächlich über den Speichel übertragen (manchmal wird es auch als »Kusskrankheit« bezeichnet) und verursacht kurzfristig Pfeiffer'sches Drüsenfieber (Mononukleose). Langfristig besteht für Menschen ein erhöhtes Risiko, an Leukämie (Blutkrebs) zu erkranken, weil eine Art der weißen Blutkörperchen (auch Leukozyten genannt) – die B-Zelle – infiziert und unsterblich gemacht wird.

Es mag schwierig erscheinen, Viren zu vermeiden – sie sind praktisch allgegenwärtig –, aber es ist möglich. Die wichtigste Maßnahme zur Reduzierung von Viruskrebs ist der Impfstoff gegen HPV (humanes Papillomavirus). HPV verursacht Warzen (im Grunde gutartige Zellwucherungen), kann aber auch Krebs hervorrufen, am häufigsten Gebärmutterhalskrebs. Der deutsche Virologe Harald zur Hausen stellte diesen Zusammenhang 1976 her und erhielt dafür den Nobelpreis. Von entscheidender Bedeutung war, dass er krebserregende HPV-Stämme identifizieren konnte, was zur Entwicklung von Impfstoffen führte. Die Wirkung von HPV-Impfstoffen ist bemerkenswert: In Großbritannien konnte dadurch bei geimpften Mädchen die Zahl der Fälle von Gebärmutterhalskrebs um 87 Prozent gesenkt werden.[9]

KREBS DER FORTPFLANZUNGSORGANE

Mehrere krebserregende Viren werden durch sexuellen Kontakt übertragen, aber Viren sind nicht der einzige Risikofaktor für Krebs in den Fortpflanzungsorganen. Neben Lungen- und Darmkrebs sind Brust- und Prostatakrebs die beiden häufigsten Krebsarten. Die Entstehung dieser beiden Krebsarten ist noch nicht vollständig erforscht. Ein Grund für die Entstehung von Brustkrebs hängt mit der Funktion der weiblichen Brust – der Milchproduktion – zusammen. Das Drüsengewebe produziert Milch, und dichteres Gewebe erhöht die Wahrscheinlichkeit von Krebs, wahrscheinlich weil es mehr Zellen enthält, die entarten können. Einige Risikofaktoren sind unvermeidbar, wie Alter, ethnische Zugehörigkeit und vererbte Gene; andere sind potenziell vermeidbar, wie starkes Übergewicht, Alkoholkonsum, Antibabypillen und Hormonersatztherapie. Doch jedes Risiko ist für sich genommen eher gering, und es geht mehr um das Gesamtrisiko all dieser Dinge zusammen als um eine einzelne Sache (im Gegensatz zu Rauchen und Lungenkrebs). Die wichtigste Maßnahme zur Vermeidung von Brustkrebs ist die Vorsorge und Überwachung. Das frühzeitige Erkennen von Knoten, bevor sie sich zu einem ausgewachsenen Karzinom entwickeln, verringert das Risiko, an Brustkrebs zu sterben, erheblich. Dies kann durch Selbstuntersuchung, aber auch durch Screeningprogramme und Mammografien (die von den Krankenkassen angeboten werden) erfolgen. Die Früherkennung ist mit einer Verringerung der Todesfälle um 41 Prozent verbunden.

Ähnliches gilt für die Prostata. Vereinfacht ausgedrückt, erfüllt dieser komische walnussförmige Knoten, der die männliche Harnröhre umschließt, eine ähnliche Funktion wie die Brust: Er produziert Flüssigkeit, die vom Körper ausgeschieden wird. Der Zweck dieser Flüssigkeit ist natürlich ein anderer, aber die Risikofaktoren für Krebs sind nicht unähnlich: Alter, ethnische Zugehörigkeit, Familiengeschichte, bestimmte Gene (darunter auch BRCA1/2 wie bei Brustkrebs), Fettleibigkeit und Ernährung. Im Gegensatz zu Brustkrebs gibt es für Prostatakrebs jedoch kein einfaches Screeningprogramm. Die häufigste Screeningmethode ist die Messung des PSA-Wertes (prostataspezifisches Antigen); aber sie ist nicht besonders hilfreich. Der PSA-Test ist gut darin, positive Fälle zu finden (hohe Sensitivität), weil die meisten Männer mit Prostatakrebs einen erhöhten PSA-Wert aufweisen (obgleich einer von sieben Männern mit Prostatakrebs keine erhöhten Werte hat); allerdings ist die Wahrscheinlichkeit hoch, dass der Test falsch positive Ergebnisse liefert (geringe Spezifität), da alle Männer PSA im Blut haben und auch andere Erkrankungen wie eine Harnwegsinfektion den Wert erhöhen können. Das soll nicht heißen, dass sich der Test nicht lohnt, aber man sollte sich bewusst sein, dass die Ergebnisse nicht sehr verlässlich sind.

Prostatakrebs und Brustkrebs können beide durch einen chirurgischen Eingriff behandelt werden. Aber eine Operation kann die Lebensqualität erheblich einschränken. Ich habe jedoch auch einige gute Nachrichten (zumindest in Bezug auf Prostatakrebs). Aber nachdem ich meine Lektion gelernt habe, nachdem ich in meinem ersten Buch über einige kritische Dinge geschrieben habe, füge ich hier absichtlich einen Seitenumbruch ein, um sicherzustellen, dass meine Familie nicht versehentlich den folgenden Absatz liest.

Wer sehr empfindsam und leicht zu ängstigen ist, sollte die nächste Seite überspringen.

Ejakulation. Hier scheint ein Zusammenhang zu der Möglichkeit, das Risiko von Prostatakrebs zu senken, zu bestehen. Forscher in Harvard haben 1986 eine Langzeitstudie zur Gesundheit von Männern mit dem Titel »Health Professionals Follow-Up Study« ins Leben gerufen, bei der eine Reihe von Fragen mit der tatsächlichen gesundheitlichen Entwicklung der Befragten korreliert wurden. In der Studie wurden 31 925 Männer beobachtet. Eine der Fragen bezog sich auf die Häufigkeit der Ejakulation (was zu dem anderen, besseren Namen der Studie führte – die Harvard-Ejakulationsstudie). Die Ergebnisse zeigten eine klare Korrelation: Männer, die mehr als 21-mal im Monat ejakulierten, reduzierten ihr Prostatakrebsrisiko um zwei Drittel im Vergleich zu Männern, die nur 7-mal im Monat ejakulierten.[10] Vereinfacht ausgedrückt: Abstinenz ist schlecht. Laut dem renommierten Nachschlagewerk *Roger's Profanisaurus* (Untertitel: *War and Piss*)[*] gibt es so etwas wie eine gefährliche Spermienansammlung (DSB).[11] Doch es ist auch ratsam, sich mit den Gefahren einer progressiven äußeren Netzhautnekrose (deren Akronym genau das ist, woran man dabei denkt) zu befassen.[**]

---

[*] Ein Werk, das ich während der Coronapandemie in unserem Bücherregal sichtbar platziert hatte, was bedeutete, dass sich in jedes Fernsehinterview, das meine Frau über den Wert von Impfstoffen führte, unterschwellige Botschaften einschlichen.

[**] Und das ist keine Erfindung von mir, PORN hat einen eigenen ICD-Code – B02.3.

So, Mama, Papa und Schwiegereltern, jetzt seid ihr wieder zurück im Spiel.

Es gibt noch ein weiteres Risiko, das bei allen Krebsarten auftritt, und das ist die Entzündung. Wie bei anderen chronischen Erkrankungen verschlimmert eine allgemeine systemische Entzündung die Situation. Dieser Zusammenhang wurde von dem Frankfurter Arzt Rudolf Virchow im Jahr 1863 entdeckt. Eine krebsfördernde Entzündung kann durch vielerlei Faktoren ausgelöst werden: durch Stress, gegrilltes Fleisch, bakterielle Infektionen (insbesondere *Helicobacter pylori*, die Ursache von Magengeschwüren), ein »schlechtes« Mikrobiom, Umweltschadstoffe, Nachtschichtarbeit und Übergewicht. Entzündungen sind ein komplexer Prozess und können auf verschiedene Weise zur Tumorbildung beitragen, wobei die meisten dieser Faktoren erst ansatzweise von der Forschung entschlüsselt wurden. Einfache entzündungshemmende Medikamente wie Aspirin können die Inzidenz und die Mortalität im Zusammenhang mit Krebs verringern.[12]

HEILUNG VON KREBS

Aber es ist klar, dass die Einnahme von ein paar Aspirin-Tabletten, die zwar in vielen Fällen überraschend wirksam sind, bei den meisten Krebsarten nicht ausreicht. Man sollte sich darüber im Klaren sein, dass Krebs, wie übrigens auch eine gewöhnliche Erkältung, keine eindimensionale Sache ist: Es handelt sich um eine Reihe von Erkrankungen, die verschiedene Zelltypen betreffen und unterschiedliche Ursachen, Mechanismen und Folgen haben. Die Frage ist nicht, ob es eine Heilung für Krebs gibt, sondern eine Heilung für *meinen* Krebs. Die Antwort darauf lautet zunehmend Ja.

Der früheste Ansatz war die Operation, bei der die kranke Stelle herausgeschnitten wurde. Bevor Anästhetika entdeckt wurden und die Notwendigkeit von Hygienevorkehrungen erkannt wurde, waren Krebsoperationen grausam und die Überlebenschancen gering. Die Entwicklung der Keimtheorie durch Pasteur und Koch und ihre Anwendung durch Lister zur Entwicklung grundlegender steriler Techniken erhöhte die Wahrscheinlichkeit, eine Operation zu überleben (bis 1865 starben zwei von fünf Patienten). Die Chirurgie hat sich mit der Verbesserung der Möglichkeiten zur bildlichen Darstellung von Tumoren und der Einführung weniger invasiver Techniken zunehmend verbessert und verfeinert.

Im 19. Jahrhundert wurde die Chirurgie (auf sehr unvollkommene und unzureichende Weise) bei einer ganzen Reihe von Krankheiten eingesetzt: Die erste krebsspezifische Therapie war die Bestrahlung, die sogenannte Strahlentherapie. Diese baute auf den Erkenntnissen von Maria Skłodowska-Curie (besser bekannt als Marie Curie) auf, der außergewöhnlichen polnisch-französischen Physikerin, die zwei Nobelpreise gewann. Leider starb Marie Curie an den Folgen ihrer eigenen wissenschaftlichen Forschung – die von ihr entdeckte Strahlung führte zu einem langsamen Abbau ihrer roten Blutkörperchen. Nur wenige Jahre nach Curies Durchbrüchen wurde die Bestrahlung zur Bekämpfung von Hautkrebs eingesetzt. Die Wirkung der Strahlentherapie beruht darauf, dass sie die DNA in der Krebszelle vollständig zerstört und sie dadurch absterben lässt. In ihrer frühen Form war die Strahlentherapie noch ein ziemlich stumpfes Instrument. Der Patientin Henrietta Lacks – nach der die für die Forschung sehr bedeutsame HeLa-Zelllinie benannt ist – wurden zwei Radiumröhren an jener Stelle eingesetzt, an der ihr Krebs saß; diese schickten wahllos Strahlung durch ihr Gewebe und verursachten hohe Kollateralschäden. Die modernen Ansätze sind wesentlich gezielter: Anstelle eines einzelnen hochdosierten Strahls feuern Onkologen mehrere Strahlen mit niedrigerer Dosis aus verschiedenen Richtungen auf die Krebsgeschwulst und konzentrieren die Energie auf den Tumor (ein bisschen wie bei den sich kreuzenden Strahlen in *Ghostbusters*). Die Strahlentherapie verursacht Nebenwirkungen wie Hautreizungen und Müdigkeit, die mit den durch die Strahlung verursachten Schäden zusammenhängen.

Ein weiterer Eckpfeiler der modernen Krebstherapie ist die Chemotherapie. Überraschenderweise liegen die Wurzeln der Chemotherapie in der chemischen Kriegsführung. Im Zweiten Weltkrieg entwickelte die US-Armee, obwohl sie zu den »Guten« gehörte, ein wirksameres Senfgas als das bis dahin übliche. Dieses schreckliche Zeug erhielt seinen Namen aufgrund seines Geruchs, der ein wenig an Senf erinnert, aber damit enden die Ähnlichkeiten auch schon. Es ist krebserregend, erbgutverändernd, verursacht Blasen und ist häufig tödlich. Senfgas brachte den englischen Dichter Wilfred Owen dazu, den Satz, wie süß und ehrenvoll es sei, für sein Vaterland zu sterben, infrage zu stellen.

Wenn du hören könntest, wie bei jedem Stoß das Blut
Gurgelnd aus seinen schaumgefüllten Lungen läuft
Ekelerregend wie der Krebs, bitter wie das Wiederkäuen
Von Auswurf, unheilbare Wunden auf unschuldigen Zungen,
Mein Freund, du erzähltest nicht mit so großer Lust
Kindern, die nach einem verzweifelten Ruhmesglanz dürsten,
Die alte Lüge: Dulce et decorum est
Pro patria mori.

Wilfred Owen, »Dulce et decorum est«

Warum die USA Senfgas »verbessern« mussten, bleibt unklar, da es nicht so ist, als hätte es dem Original an Wirksamkeit gefehlt – der Einsatz von Senfgas im Iran-Irak-Krieg forderte rund 100 000 Todesopfer. Die »neue und verbesserte« Verbindung wurde Stickstoffsenf genannt. Im Jahr 1943 kam es bei einem Bombenangriff zu einer versehentlichen Freisetzung von Senfgas im italienischen Hafen Bari. Die Alliierten hatten das Gas als Vorsichtsmaßnahme für den Fall gelagert, dass die Deutschen es zuerst einsetzen würden. Bei einem Ereignis, das manchmal als »glücklicher Zufall« bezeichnet wird,[*] wurde entdeckt, dass Senfgas die Anzahl der weißen Blutkörperchen verringerte. Dies wurde von Steward

---

[*] Für die 83 Menschen, die starben, oder die 628 Menschen, die Verätzungen erlitten, war es wohl weniger schön.

Alexander festgestellt, einem Arzt der US-Armee, der in weiser Voraus-
sicht Proben gesammelt hatte. Alexanders Beobachtung führte dazu,
dass der neuere Stickstoffsenf zur Behandlung von Lymphomen (Krebs
der weißen Blutkörperchen) eingesetzt wurde.

Forscher haben eine Reihe verschiedener Chemotherapeutika entwickelt, die darauf abzielen, Krebszellen abzutöten, nicht aber die anderen gesunden Zellen. Dies ist schwierig, weil Krebszellen im Gegensatz
zu einem Antibiotikum, das auf spezielle Teile eines Bakteriums abzielen kann, die in menschlichen Zellen nicht vorhanden sind, menschliche Zellen sind und auf derselben Biologie beruhen. Eine Eigenschaft,
die Krebszellen von den meisten gesunden Zellen unterscheidet, ist die
Geschwindigkeit, mit der sie sich vermehren. Daher zielen Chemotherapeutika häufig auf sich schnell teilende Zellen ab. Dies führt jedoch
zu mannigfachen Nebenwirkungen, weil sich auch bestimmte andere
Zellen im Körper schnell vermehren, wie zum Beispiel Haarzellen, Immunzellen und die Darmschleimhaut. Zwei der häufigsten Nebenwirkungen der Chemotherapie, Haarausfall und Infektanfälligkeit, werden
durch diese Nebenwirkungen außerhalb des Zielbereichs verursacht.
Die Chemotherapie hat sich seit ihren Anfängen stark weiterentwickelt
und ist zielgerichteter und weniger toxisch geworden. Der eigentliche
Durchbruch war jedoch die Nutzung der Kraft des Immunsystems zur
Bekämpfung von Krebs.

SELBSTVERTEIDIGUNGSMASSNAHMEN

Bisher war bei nicht übertragbaren Krankheiten eine fehlgeleitete Immunität Teil des Problems. Und in gewissem Maße gilt dies auch für
Krebs – Entzündungen sind eindeutig ein Risikofaktor für die Entstehung von Tumoren und die Beschleunigung ihres Wachstums. Sobald jedoch ein Tumor entsteht, wird das Immunsystem benötigt, um
ihn zu bekämpfen, und viele Tumore kommen nie zum Ausbruch, weil
das Immunsystem sie erkennt und im Keim erstickt. Aber Tumore sind

immunsuppressiv – sie schalten unsere Fähigkeit aus, sie zu erkennen und zu beseitigen. Die kontrollierte und fokussierte Reaktivierung des Immunsystems durch Immuntherapie hat bereits große Durchbrüche erzielt, und wir stehen erst am Anfang des modernen Zeitalters der Immuntherapie.

Der amerikanische Chirurg William Coley unternahm die ersten Schritte, um das Immunsystem als Heilmittel gegen Krebs zu nutzen, indem er Bakterien direkt in Tumore injizierte. Der erste Patient war ein italienischer Migrant und Drogenabhängiger namens Zola, dessen Tumor nach einer Bakterieninjektion im Jahr 1891 verschwand. Auf dieser Grundlage entwickelte William Coley das nach ihm benannte Coley Toxin, aber leider wiesen seine nachfolgenden Studien eine Sterblichkeitsrate von 20 Prozent auf – die Injektion lebender Bakterien in schwerkranke Menschen bleibt eben nicht wirkungslos! Coley erlitt einen herben Rückschlag und sein Ansatz wurde zugunsten der Strahlentherapie, der Wunderwaffe der damaligen Zeit, in den Hintergrund gedrängt.

Ein Jahrhundert später griffen Forscher Coleys Arbeit wieder auf und entwickelten eine verfeinerte Methode: die Immuntherapie. Sie baute auf der Arbeit von James Allison an der University of California in Berkeley auf, der sich mit den regulatorischen T-Zellen beschäftigte. Allison entdeckte auf der Oberfläche der T-Zellen ein Molekül namens CTLA-4 *(Cytotoxic T-Lymphocyte-associated Protein 4)*, das diese deaktivieren kann. Er verknüpfte die Idee der T-Zell-Deaktivierung mit der Immunsuppression von Krebszellen, indem er zeigte, dass die Blockierung von CTLA-4 die Abtötung von Tumorzellen durch T-Zellen verstärkt. Kurz gesagt: Durch die Stärkung der Immunität wurde der Krebs beseitigt. Parallel dazu entdeckte ein anderer Forscher, Tasuku Honjo, der an der Universität Kyoto arbeitete, ein weiteres Molekül, das ebenfalls eine Reaktion der T-Zellen unterdrückt: das PD-1 *(Programmed Cell Death Protein 1)*. Da diese beiden Moleküle das Immunsystem ausschalten, sollte eine Blockade dieser Moleküle das Immunsystem wieder in Gang bringen – so ähnlich wie Minus plus Minus Plus ergibt (oder ein doppeltes Minus für jene, die nicht rechnen können). Auf dieser Grundlage wurden Antikörpermedikamente, sogenannte Immun-Checkpoint-Inhibitoren, entwickelt, um sowohl CTLA-4 (Ipilimumab) als auch PD-1 (Nivolumab) zu blockieren. Sie hatten einen außerordentlichen Einfluss auf die Behandlung solider Tumore und brachten Honjo und Allison 2018 den Nobelpreis ein.

Die Wirkung der Checkpoint-Inhibitoren von Allison und Honjo beruht darauf, dass sie die bestehende Immunantwort verstärken. Eine Alternative besteht darin, das Immunsystem mithilfe therapeutischer Impfstoffe darauf zu trainieren, den Krebs zu erkennen. Diese unterscheiden sich geringfügig von den Impfstoffen, die man normalerweise zur Vorbeugung gegen Infektionen erhält. Das liegt daran, dass Impfstoffe gegen Infektionskrankheiten verabreicht werden, *bevor* man den Erreger bekommt, während therapeutische Impfstoffe gegeben werden, *nachdem* man die Krankheit, in diesem Fall Krebs, entwickelt hat. In diesem Bereich wird derzeit intensiv geforscht, unter anderem zum Einsatz von RNA, jener Plattform, die uns (die meisten jedenfalls) aus der Coronapandemie herausgeholt hat. Hadi Sallah und Rob Cunliffe, zwei Mitarbeiter in meinem Labor, forschen nach Möglichkeiten, die Effizienz von RNA-Impfstoffen zu steigern. Es sind (noch) keine Krebsimpfstoffe verfügbar, gleichwohl wurde ein noch futuristischerer Ansatz entwickelt: die Erzeugung künstlicher T-Zellen, die speziell den Krebs angreifen. Diese CAR-T-Zellen sind biotechnologisch hergestellte T-Zellen, die aus dem eigenen Blut eines Patienten gewonnen und darauf trainiert werden, den Krebs dieser Person anzugreifen. Eine ehemalige Mitarbeiterin in meinem Team, Katie Flight, arbeitet jetzt an ihnen. Die Daten deuten darauf hin, dass CAR-T eine Erfolgsquote von 30 bis 40 Prozent aufweist – allerdings kostet eine Behandlungsrunde etwa 300 000 US-Dollar.

Der Preis ist eine der größten Hürden bei den neuen Krebstherapien. Selbst ältere Therapieformen wie die Chemotherapie (circa 3000 Pfund pro Behandlung) sind sehr teuer.[13] Der britische Nationale Gesundheitsdienst (NHS) gibt jährlich etwa 1,5 Milliarden Pfund für Krebsbehandlungen aus – 3 Prozent seines Gesamtbudgets.[14] Die Kosten für neuere Medikamente können einem die Tränen in die Augen treiben. In einer Erhebung aus den USA aus dem Jahr 2018 wurde geschätzt, dass Antikörperbehandlungen fast 100 000 US-Dollar pro Jahr kosten – das Dreifache eines durchschnittlichen amerikanischen Jahresgehalts.[15] Dies verbindet sich dann in einer schrecklichen Rückkopplungsschleife mit einer unverhältnismäßig hohen Krebsinzidenz in wirtschaftlich schwächeren Landesteilen. Die US-Bundesstaaten mit der höchsten Armut weisen auch die höchsten Sterberaten bei Krebserkrankungen auf. Armut ist auch in Großbritannien ein wichtiger Faktor für Krebserkrankungen. Bislang haben wir das Glück, dass wir einen staatlichen Gesundheitsdienst besitzen, der den Großteil der Kosten übernimmt,[*] aber in einem finanziell klammen System (mit ständig steigenden Ausgaben) müssen schwierige Entscheidungen getroffen werden. Dies fällt in den Zuständigkeitsbereich des NICE (National Institute for Health and Care Excellence). Es muss entscheiden, welche Therapien und Medikamente vom NHS zur Behandlung von Patienten eingesetzt werden können und welche nicht. Die Entscheidungen beruhen in erster Linie auf dem Kosten-Nutzen-Verhältnis, was in seiner einfachsten Form zu der Frage führt: Wie viele Leben rettet Medikament X im Vergleich zu seinen Kosten? Eine Behandlung, die ein Menschenleben rettet, aber 300 000 Pfund kostet, hat eine geringere Priorität als eine, die 100 Leben rettet, aber nur 3000 Pfund kostet. Dieses Modell, das dem »Wohl der Allgemeinheit« Rechnung tragen soll, dient der Gesellschaft am besten, kann aber auf individueller Ebene herzlos erscheinen.

Letztlich ist Vorbeugen fast immer besser als Heilen und auf jeden Fall billiger. Die Liste der »Dinge, die Krebs verursachen können«, ist

---

[*] Ein Teil der mit der Behandlung verbundenen Kosten geht zulasten des Patienten – hauptsächlich die Kosten für die Anreise, aber auch für das Parken, das für Patienten oder Mitarbeiter in britischen Krankenhäusern unerklärlicherweise nicht kostenlos ist (so unerklärlich aber vielleicht doch nicht, schließlich hat der NHS England in den Jahren 2018/19 280 Millionen Pfund durch Parkgebühren eingenommen, was ziemlich vielen Chemotherapien entspricht).

lang und erscheint teilweise lächerlich. Eine zweifelhafte Epidemiologie und eine griffige Schlagzeile machen Dinge in der Öffentlichkeit oft zu einem Thema, ohne dass sie tatsächlich eine ursächliche Wirkung haben. Zu den Dingen, von denen berichtet wird, dass sie Krebs verursachen, gehören: Blowjobs, BHs, gebrochene Herzen (es ist nicht klar, ob diese drei in Zusammenhang stehen), sowohl Kinder zu haben als auch kinderlos zu sein, Buntstifte, Linkshänder zu sein, Worcestershire-Soße (die Auswirkungen von Sheffielder Henderson's Relish sind nicht erfasst), ein Mann zu sein und eine Frau zu sein. Die Weltgesundheitsorganisation (WHO) listet 1108 potenzielle krebserregende Stoffe auf und kategorisiert sie nach ihrer Gefährlichkeit in mehrere Gruppen von »krebserregend für den Menschen« (Gruppe 1) über »wahrscheinlich krebserregend für den Menschen« (Gruppe 2A) bis »möglicherweise krebserregend für den Menschen« (Gruppe 2B). Man beachte, dass diese Einteilung in Gruppen nicht unbedingt die für eine Behandlung erforderliche Dosis widerspiegelt – Plutonium und Schinkenspeck gehören beide zur Gruppe 1, aber natürlich muss man viel mehr Schinkenspeck als Plutonium zu sich nehmen, um an Darmkrebs zu erkranken. Zu den am besten vermeidbaren Karzinogenen zählt die Raumfahrt, es sei denn, man gehört zu jenen 644 Menschen[*], die bislang das Glück hatten, die Erdumlaufbahn zu verlassen.[**] Die Breite und Länge der Liste der »Krebsursachen« und die Häufigkeit von Krebserkrankungen (bedenke, dass jeder Zweite von uns irgendwann daran erkranken wird) sagen mir, dass es nicht sinnvoll oder gar möglich ist, einige der eher seltenen Ursachen zu vermeiden (zum Beispiel ist es biologisch ziemlich schwierig, weder Mann noch Frau zu sein).

---

[*] Die Zahl variiert je nachdem, wie man den Beginn des Weltraums definiert: Die FAI verwendet die Kármán-Linie 100 Kilometer über dem Meeresspiegel (644 Personen); die USAF arbeitet mit 50 Kilometern (681 Personen). Sowohl Virgin Galactic als auch Blue Origin passieren die Kármán-Linie, wenn man sich das Ticket leisten kann.

[**] Es hat schon etwas Ironisches, dass sich Milliardäre und Programmierer ein Serum für ewiges Leben injizieren lassen und dann ins All fliegen und dort an Krebs erkranken.

Wie bei allen Krankheiten des Alterns sollte man die vier wichtigsten Prioritäten beachten: weniger essen, mehr bewegen, nicht trinken, nicht rauchen. Auch hier sehen wir die Schichtung der gleichen Risikofaktoren. Aber meine Suche nach neuen lebensverlängernden Tricks ist etwas ins Stocken geraten – bislang habe ich Sonnenschutzmittel hinzugefügt, verzichte auf das Halten von Tauben und ejakuliere häufiger. Vielleicht werde ich auch noch in weiteren Organen fündig.

Die Angst, die Krebs hervorruft, rührt hauptsächlich von der langen Krankheitsdauer her und von den verheerenden Veränderungen, die diese Krankheit im Leben der Betroffenen hervorruft. Hirntumore stehen ganz oben auf der Liste der Ängste der Menschen, weil unser Gehirn eng mit unserem gesamten Wesen verwoben ist. Tumore im Gehirn stellen aufgrund der Komplexität des Gewebes, in dem sie sich befinden, eine große Herausforderung dar, und im nächsten Kapitel wenden wir uns diesem bemerkenswertesten aller Organe zu.

EIN GEHIRN IST NUR SO STARK WIE SEIN SCHWÄCHSTES GLIED: KILLER NUMMER 5 – DEMENZ

Es interessiert uns nicht, dass unser Gehirn die Konsistenz von kaltem Haferbrei hat.

Alan Turing

Wir haben uns Blut, Lunge und das Herz angesehen, das aus unbekannten Gründen als Sitz der Seele gilt, obwohl es eigentlich nur ein wirklich guter Muskel ist. Was einen Menschen wirklich zu einem Menschen macht – mehr als alles andere –, ist sein Gehirn. Das erklärt, warum Krankheiten, die das Gehirn betreffen, so verheerend sind, sowohl für die Person selbst als auch für ihre Angehörigen. Um einen gewissen Ausgleich für den etwas düsteren Start in dieses Kapitel zu schaffen, kommen wir nun zu etwas Flauschigerem, nämlich zu Kätzchen. Wer liebt Kätzchen nicht? Stell dir bitte einmal ein Kätzchen vor. Du solltest jetzt also ein Bild von einem süßen, flauschigen Kätzchen im Kopf haben – sofern du nicht zu jenen 3 Prozent der Menschen mit einer Krankheit namens Aphasie[*] gehörst. Sich niedliche kleine Kätzchen vorzustellen ist nur eine der bemerkenswerten Fähigkeiten des 3 Pfund schweren Klumpens aus Protein und Fett, der sich im Kopf eines Menschen befindet; die ist noch bemerkenswerter, wenn man bedenkt, dass das Gehirn zu fast 75 Prozent aus Wasser besteht. Vielleicht haben die Homöopathen also recht, dass auch Wasser ein Gedächtnis haben kann?[**] Auch wenn wir nicht an nette, flauschige Kätzchen denken, ist unser Gehirn immer gut beschäftigt, steuert Körperfunktionen, denkt über das Universum nach und erledigt dazwischen unterschiedliche Dinge. Mit gutem Grund wird meist der Hirntod als Definition des Todeszeitpunkts verwendet – ohne das Gehirn hören wir auf zu existieren.

Das Gehirn ist äußerst komplex. Ich kann hier nur einen oberflächlichen Überblick über seine Funktionsweise geben. Während wir ziemlich gut verstehen, wie das Herz und die Lunge funktionieren, entzieht sich die innerste Funktionsweise des Gehirns immer noch weitgehend unserem Verständnis. Ich liebe diese raffinierte Zirkularität, das Prinzip, dass sich alles überall im System auswirkt, dass wir unser Gehirn nutzen können, um darüber nachzudenken, wie unser Gehirn denkt, ohne wirklich zu verstehen, wie es denkt. Das Gehirn enthält zwei Arten von Zellen: Neuronen und Gliazellen. Die Neuronen werden oft als die großen Stars der Show dargestellt; unser Kopf enthält etwa 68 Milliarden davon (Abbildung 12). Sie sehen aus wie ein entwurzelter Baum mit drei Teilen, dem Zellkörper (dem Blattwerk), dem Axon (dem Baumstamm) und der Axonterminale (den Wurzeln). Das »Blattwerk« des Neurons besteht aus Dendriten, kleinen Zellarmen, über die sie mit anderen Neuronen in Kontakt treten. Der »Stamm« des Neurons überträgt Signale von einer Zelle zur anderen; er ist mit einer Isolierschicht namens Myelin überzogen (das sollte man sich merken – es spielt eine

---

[*] Das ist nicht dasselbe wie Synästhesie, bei der Menschen mehrere Sinneswahrnehmungen gleichzeitig erleben, zum Beispiel Farben sehen, wenn sie Musik hören.

[**] Nein, sie haben nicht recht.

Schlüsselrolle bei Multipler Sklerose). Das Neuron leitet Informationen über die »Wurzeln« oder die Axonterminale weiter an andere Zellen weiter unten in der Kette.

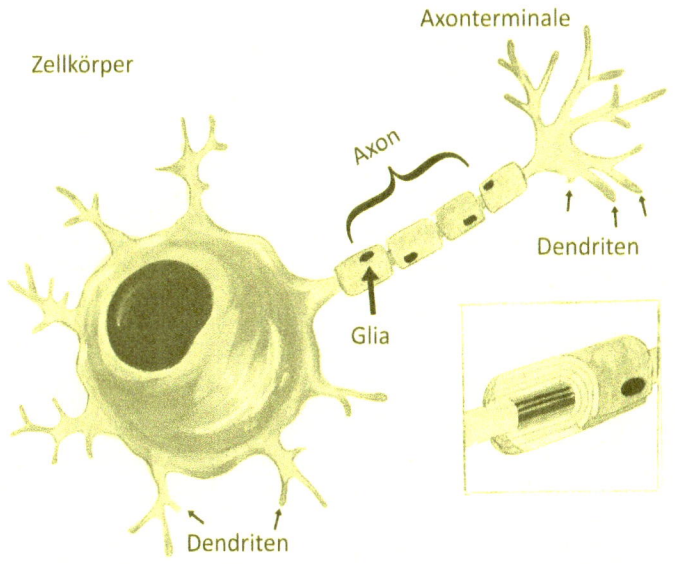

Abbildung 13. Gehirnzellen. Die Abbildung zeigt ein Neuron und die drei Teile – Zellkörper, Axon und Axonterminale – sowie die Dendriten, die mit anderen Zellen kommunizieren. Der Querschnitt zeigt die unterstützenden Gliazellen und die Myelinscheide.

Für sich allein betrachtet sind Neuronen nichts Besonderes. Erst durch ihre Vernetzung zeigt sich ihre Bedeutung. Die große Anzahl an Verbindungen (Hunderte Billionen) ermöglicht das Denken, das Sich-Bewegen, das Atmen und alles andere, was wir tun. Gehirnzellen arbeiten mit einer Kombination aus Elektrizität und Chemie. Signale werden entlang der Neuronen von den Dendriten zu den Axonterminalen als elektrische Ströme, Aktionspotenziale genannt, weitergeleitet. Wenn das elektrische Signal die Endstation erreicht, löst es die Freisetzung von chemischen Stoffen aus, die Neurotransmitter genannt werden. Unser Gehirn enthält über 100 dieser chemischen Botenstoffe. Sie verändern auf subtile Weise, was mit dem nächsten Nerv geschieht: Einige aktivieren, andere dämpfen ihn; Acetylcholin, Glutamat, GABA, Serotonin und Dopamin sind die fünf wichtigsten Botenstoffe. Sie alle spielen eine entscheidende Rolle bei der Gehirnaktivität, und es ist nicht überraschend, dass Betäubungsmittel ihre Funktion beeinflussen – Heroin und Kokain beeinflussen Dopamin (Freude und Belohnung), Alkohol wirkt auf Serotonin (Impulse) und Marihuana beeinflusst Acetylcholin (Motivation). Glutamat akkumuliert sich, wenn wir denken, und deshalb fühlen wir uns müde, wenn wir uns konzentrieren – es ist ähnlich wie die Ansammlung von Milchsäure in den Muskeln.[1]

Die Glia werden oft als die wenig geschätzten Verwandten der Neuronen übersehen – aber sie sind für die Gesundheit des Gehirns ebenso wichtig. Das Wort *glia* kommt aus dem Lateinischen und bedeutet »Leim«, weil man ursprünglich glaubte, dass sie nur eine einzige Funktion besäßen – Neuronen an ihrem Platz zu halten. Während eine Art von Gliazellen, die Oligodendrozyten, eine strukturelle Funktion haben, indem sie sich um Neuronen wickeln und so die isolierende Myelinscheide bilden, spielen andere Gliazellen eine wesentlich komplexere Rolle für die Gesundheit des Gehirns. Zum Beispiel fungieren die beweglichen Mikroglia als Immunzellen des Gehirns, die infizierte oder beschädigte Neuronen auffressen. Die Astrozyten, ebenfalls Gliazellen, übernehmen eine Art Hausmeisterfunktion, indem sie überschüssige Neurotransmitter aufsaugen und neuronale Synapsen aufräumen. Sowohl Mikroglia als auch Astrozyten müssen an der kurzen Leine gehalten werden; wenn sie durch eine Entzündung überstimuliert werden, tragen sie zu zahlreichen langfristigen Gehirnerkrankungen bei.

DAS ALTERN DES GEHIRNS NEU BETRACHTET

Es wurden ganze Bibliotheken über die Funktionen des Gehirns und die Art und Weise, wie es funktioniert (Abbildung 14), geschrieben; in unserem Buch hier geht es darum, wie sich das Gehirn mit dem

Altern und bei Krankheiten verändert. Bei der Geburt hat das Gehirn erst etwa ein Viertel seiner endgültigen Größe, dehnt sich dann aber so schnell aus, dass es im Alter von drei Jahren bereits 80 Prozent seiner Erwachsenengröße erreicht hat. Mit fünf Jahren ist es fast ausgewachsen, was den im Vergleich zum Rest des Körpers komisch großen Kopf von Kleinkindern erklärt. Das Gehirn wächst nicht deswegen, weil es nun mehr Neuronen enthält, sondern weil diese bessere Verbindungen herstellen (die Komplexität nimmt zu, nicht die Anzahl). Die anfängliche Entwicklung des Gehirns konzentriert sich auf das Erlernen grundlegender motorischer Fähigkeiten – Gehen, Weetabix auf den Teppich schmieren, so süß lächeln, dass man nicht an der nächsten Tankstelle ausgesetzt wird. In der folgenden Entwicklungsphase lernen wir, wie wir Gedanken ordnen – das ist die »Dinosaurier-Phase«. Interessanterweise besteht der nächste wichtige Schritt darin, Pfade anzulegen. Das Gehirn von Jugendlichen ist besonders formbar, wobei einige Pfade zulasten anderer verstärkt werden, wodurch die zukünftige Persönlichkeit geformt wird (was viele stereotype Verhaltensweisen von Teenagern erklärt: Launenhaftigkeit, Müdigkeit, aber auch Experimentierfreude).[*] Am Ende dieser Phase (etwa mit Anfang 20) enthält das Gehirn fast 500 Billionen Verbindungen, ein nahezu unendliches Fadenspiel aus ineinandergreifenden Dendriten. Wir bleiben in diesem relativ glücklichen Zustand, bis irgendwann in unseren späten Vierzigern unser Gehirn zu schrumpfen beginnt. Das gesamte Gehirnvolumen nimmt mit zunehmendem Alter ab, wobei der größte Rückgang in jenen Regionen zu verzeichnen ist, die mit Problemlösung und Gedächtnis in Verbindung gebracht werden (die Frontallappen und der Hippocampus).

---

[*] Das Buch *Inventing Ourselves* von Prof. Sarah-Jayne Blakemore erklärt dies viel anschaulicher und ist eine großartige wissenschaftliche Einführung in das Thema Teenager und warum ihr Gehirn eigentlich nicht falsch funktioniert.

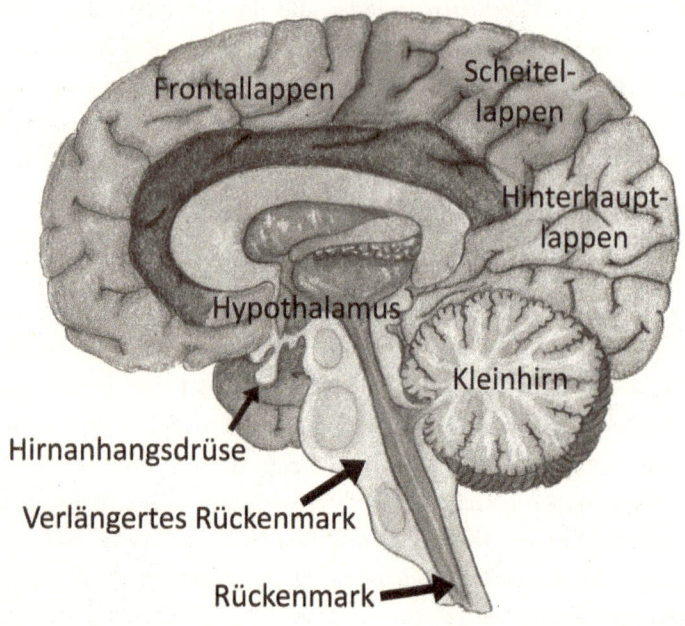

Abbildung 14. Das Gehirn. Es ist der Sitz unserer selbst, eine wundervoll komplexe Masse aus Verbindungen und chemischen Stoffen, die uns zu dem macht, was wir sind.

HIER SIND WIR JETZT

Was bedeuten diese Veränderungen für ein gesundes Altern? Da unser Gehirn alle übrigen Systeme des Körpers widerspiegelt, funktioniert es mit zunehmendem Alter weniger gut, insbesondere was die kognitiven Fähigkeiten betrifft, die für Verarbeitung von Informationen, logisches Denken und der Erwerb von neuem Wissen erforderlich sind. Daher kann ich mich zum Beispiel an den Text des Albums *Nevermind* von Nirvana erinnern, das ich 1991 zum ersten Mal hörte, als ich noch voller jugendlichem Elan war, aber ich weiß nicht mehr, warum ich vor 30 Sekunden nach unten gegangen bin.

Kognitive Fähigkeiten können in zwei Arten unterteilt werden – in kristallisierte oder kristalline Fähigkeiten (die in der Vergangenheit erworben wurden) und fluide Fähigkeiten (die ein neues Denken erfordern, um sie zu beherrschen). Die fluide Intelligenz lässt sich aus der Geschwindigkeit ableiten, mit der man Probleme unter Heranziehung neuer Informationen lösen kann – vergleichbar etwa einem Escape Room (oder *The Krypton Factor,* je nachdem, wie alt man ist). Im Durchschnitt nimmt diese Fähigkeit ab den Zwanzigern linear ab; G. H. Hardy bezeichnete in seinem Werk *A Mathematician's Apology*[2] die Mathematik als eine »Sache für junge Männer« und erklärte, dass ihm kein »Beispiel für einen bedeutenden mathematischen Fortschritt, der von einem Mann über 50 initiiert wurde«, bekannt sei. Während die kognitiven Fähigkeiten allgemein nachlassen, nehmen die kristallisierten Fähigkeiten, insbesondere der Wortschatz, im Durchschnitt bis weit in die Sechziger hinein zu. Das erklärt, warum ich meinen Sohn, der im Teenageralter ist, im Boggle schlagen kann, aber beim Schach gegen ihn verliere.

Ursprünglich ging man davon aus, dass der Verlust von Nervenzellen zu nachlassender geistiger Leistungsfähigkeit führe. Dies trifft jedoch nur zu einem gewissen Grad zu. Moderne bildgebende Verfahren zeigen, dass die Zellen selbst nicht verloren gehen, sondern dass vielmehr die Verbindungen zwischen ihnen unterbrochen werden. Ähnlich wie im Verhältnis zu Freunden aus Kindertagen driften unsere Neuronen langsam auseinander. Die Konnektivität nimmt stetig ab, und bei einem Synapsenverlust von mehr als 40 Prozent spricht man bei Menschen von Demenz. Glücklicherweise ist die normale Rate des Rückgangs ziemlich langsam – sie beträgt etwa 0,25 Prozent pro Jahr. Wenn man von einer maximalen Konnektivität von 90 Prozent im Alter von 25 Jahren ausgeht, sollten wir diese Schwelle erst im Alter von 130 Jahren überschreiten – zu diesem Zeitpunkt werden aber wahrscheinlich bereits zahlreiche andere lebenswichtige Organe versagt haben.[3] Problematisch wird es, wenn sich die Rate des Rückgangs beschleunigt (Abbildung 15).

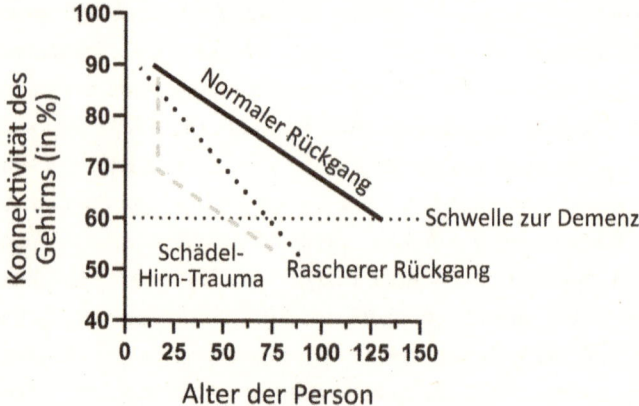

Abbildung 15. Nachlassende geistige Fähigkeiten. Die Konnektivität der Neuronen nimmt mit der Zeit ab; bei einem Schädel-Hirn-Trauma kommt es zu einem dramatischen Abfall der Konnektivität, was bedeutet, dass die Schwelle für Demenz bereits in jüngerem Alter überschritten wird. Ebenso führen Erkrankungen, die den Abbau beschleunigen, zu einem früheren Ausbruch von Demenz. Grafik und Darstellung basieren auf Daten und Annahmen von R. D. Terry und R. Katzman.

SCHÄDLICHE DINGE IM GEHIRN

Demenz äußert sich durch unterschiedliche Symptome, am häufigsten sind Gedächtnisverlust, verlangsamte Denkgeschwindigkeit, Sprachstörungen, vermindertes Verständnis und Probleme bei der Ausführung alltäglicher Tätigkeiten. Als Oberbegriff umfasst die Bezeichnung »Demenz« viele verschiedene Unterarten dieser Erkrankung. Die vorherrschende Form der Demenz in Großbritannien oder Westeuropa im Allgemeinen ist die Alzheimerkrankheit, die in fast 60 Prozent der Fälle vorliegt, sodass die Begriffe »Alzheimer« und »Demenz« oft (fälschlicherweise) synonym verwendet werden. Zu den weiteren Hauptursachen gehören vaskuläre Demenz (20 Prozent), Demenz mit Lewy-Körperchen (15 Prozent) und frontotemporale Demenz (2 Prozent). In Großbritannien lebten 2019 etwa 850 000 Menschen mit Demenz, von denen die meisten in höherem Alter sind. Je nachdem, ob man die

Perspektive »Gehirn halb voll, Gehirn halb leer« einnimmt, ist der Anteil der über 60-Jährigen mit Demenz relativ hoch (fast einer von 14) oder relativ niedrig (13 von 14 haben keine Demenz). Es wird prognostiziert, dass die Zahl der Menschen mit Demenz im Vereinigten Königreich bis zum Jahr 2040 langsam, aber stetig auf etwa 1,5 Millionen ansteigen wird. Weltweit leben 36 Millionen Menschen mit Demenz, wobei aber ein Großteil nicht diagnostiziert wird. Die Kosten für Demenz belaufen sich in Großbritannien auf 25 Milliarden Pfund, wobei zwei Fünftel auf den Staat und drei Fünftel auf die Familien der Betroffenen entfallen, ein großer Teil davon in Form von unbezahlter Pflege. Als eine Erkrankung, die den Körper fortschreitend schwächt und beeinträchtigt, gehört Demenz zu den Haupttodesursachen. Gedächtnisverlust kann das erste Anzeichen für den Beginn der Krankheit sein, aber der Verlust von Synapsen beeinträchtigt sämtliche Gehirnfunktionen. Demenz kann zu tödlichen Komplikationen oder Folgeerkrankungen wie Stürzen oder Infektionen führen, die jedoch bei richtiger Pflege vermeidbar sind. Demenz führt zum Tod, wenn infolge von Neurodegeneration die Medulla (jener Teil des Gehirns, der unwillkürliche Funktionen wie Herzfrequenz und Atmung steuert) geschädigt wird. Wenn dieser Bereich nicht mehr funktioniert, schalten sich die Körperfunktionen ab und der Mensch stirbt.

Konnektivität ist der Dreh- und Angelpunkt, aber wie führen die verschiedenen Arten von Demenz zu einem Verlust der Konnektivität? Obwohl dies keine Hauptursache ist, beginnen wir mit einer besonderen Erwähnung der sportassoziierten Demenz, weil sie eine der eher vermeidbaren Formen ist. Wiederholte Schläge auf den Kopf können eine chronische traumatische Enzephalopathie verursachen, eine neurodegenerative Erkrankung, die letztlich Demenz hervorruft. Früher als *Dementia pugilistica* oder einfach als »Boxersyndrom« bekannt, gilt sie seit Langem als Berufsrisiko im Boxsport. In jüngerer Zeit wurde diese Erkrankung jedoch auch bei Fußballern und Rugbyspielern diagnostiziert, etwa bei Steve Thompson, der 2003 als Hakler im englischen Rugby-Team Weltmeister wurde.[4] Die Frage, wie viele Kopfverletzungen noch akzeptabel sind, muss diskutiert werden. Wo sollte die Grenze zwischen dem Recht der Menschen, zu tun, was sie wollen (und womit sie ihren Lebensunterhalt verdienen können), und dem Schutz vor den Schäden, die ihnen dadurch langfristig entstehen, gezogen werden? Bei Freizeitdrogen ist diese Grenze ziemlich klar festgelegt, aber wie verhält es sich bei Kontaktsportarten?

Grundsätzlich ist das Gehirn sehr empfindlich und Erschütterungen stören die Verbindungen: Eine Schädel-Hirn-Verletzung erhöht die Wahrscheinlichkeit, im späteren Leben an Demenz zu erkranken, um das Zwei- bis Vierfache. Traumatische Hirnverletzungen stehen ganz oben auf der langen Liste der schlimmen Nachwirkungen der Kriege, die nach dem 11. September 2001 in Afghanistan und im Irak geführt wurden. Dank verbesserter Körper- und Fahrzeugpanzerungen starben weit weniger Menschen durch Bomben am Straßenrand, was die gute Nachricht ist, aber das heftige Hin-und-her-geworfen-Werden in einem gepanzerten Fahrzeug hinterlässt bleibende Spuren im Gehirn. In dem harmlos betitelten Artikel »Modern Warfare Destroys Brains« (Moderne Kriegsführung zerstört Gehirne) beschreiben die Obersten Warren Stewart und Kevin Trujillo das Schädel-Hirn-Trauma als die »typische Verletzung im Krieg gegen den Terror«, wobei 20 Prozent der US-Veteranen irgendeine Form von Hirnverletzung erlitten haben – das sind seit dem Jahr 2000 fast 200 000 Militärangehörige (doppelt so viele wie die gesamte britische Armee).[5]

So tragisch sie sind, spielen traumatische Kopfverletzungen nur eine untergeordnete Rolle; vaskuläre Demenz ist weitaus häufiger. Vaskuläre Demenz kann mit einem langsamen, andauernden Schlaganfall verglichen werden; Schlaganfälle werden durch eine massive Störung des Blutflusses zum Gehirn verursacht, während vaskuläre Demenz ein allmählicher fortschreitender Verfall aufgrund des Versagens kleinerer Gefäße ist. Die Symptome hängen zum Teil davon ab, welche Teile des Gehirns unzureichend mit Blut versorgt werden. Verschiedene Regionen des Gehirns steuern verschiedene Aspekte unseres Lebens, so ist zum Beispiel die vordere Region für den Geruchssinn und die hintere für das Sehen zuständig. In etwa 5 bis 10 Prozent der Fälle ist eine Gefäßschädigung die alleinige Ursache für Demenz, in den meisten Fällen trägt sie jedoch zu anderen Demenzformen bei, insbesondere in Verbindung mit den bei der Alzheimerkrankheit auftretenden Schädigungen.

FRAU DETERS VERGESSLICHKEIT

Die Alzheimerkrankheit ist die häufigste aller Ursachen für Demenz. Sie wurde erstmals von Dr. Alois Alzheimer beschrieben, einem deutschen Psychiater, der in der Frankfurter Anstalt für Irre und Epileptische, umgangssprachlich auch »Irrenschloss« genannt, arbeitete. Im Jahr 1901 begann Alzheimer, den Fall von Frau Auguste Deter zu dokumentieren, die nach einem raschen Gedächtnisverlust, der Entwicklung von Paranoia und Schlaflosigkeit eingewiesen wurde. Ihr Ehemann Carl, ein Eisenbahner, konnte sich ihre Pflege nicht leisten, und Alzheimer bot an, Auguste weiterhin kostenlos zu behandeln, wenn er ihr Gehirn nach ihrem Tod untersuchen dürfe. Sie starb 1906, und Alzheimer löste seinen Deal mit Carl ein; bei der Sektion ihres Gehirns fand Alzheimer Plaques – Proteinansammlungen – und Faserbündel, die er mit dem Ausbruch der Demenz in Verbindung brachte. Bemerkenswerterweise ist Augustes Gehirn (oder zumindest Teile davon) noch erhalten, und in den 2010er-Jahren entdeckten deutsche Neurowissenschaftler Mutationen in ihrer DNA, die mit dem Risiko einer Alzheimer-Erkrankung in Verbindung gebracht werden.[6] Alzheimer stellte 1906 bei einem Treffen südwestdeutscher Psychiater seine Erkenntnisse vor, wurde aber nach dem Ende seines Vortrags schnell von der Bühne geleitet, um einem Redner Platz zu machen, der über zwanghafte Masturbation sprach. Wie bei vielen wissenschaftlichen Durchbrüchen führte ein anderer, weniger bekannter Forscher parallel zu dieser Thematik ähnliche Arbeiten durch. Im Jahr 1907 berichtete der tschechische Psychiater Oskar Fischer über Funde von Plaques in 16 post mortem untersuchten Gehirnen. Tragischerweise wurde Fischer 1942 von der SS im Ghetto Theresienstadt ermordet, und seine wissenschaftlichen Arbeiten gingen infolge von Nationalismus und Antisemitismus verloren.

Die Plaques, die Fischer und Alzheimer beobachteten, enthalten ein Gewirr von Proteinen. Der Hauptschuldige ist Beta-Amyloid (Aβ), ein kurzes Proteinfragment des Amyloid-Precursor-Proteins (APP) beziehungsweise Amyloid-Vorläuferproteins. Das APP-Protein ist natürlicherweise im Gehirn vorhanden, seine Abbauprodukte verursachen jedoch Probleme. Auch Virchow (der waffenschwingende Duellant und Tumor-Pionier) beobachtete diese Plaques, brachte sie aber nicht mit Demenz in Verbindung. John Hardy und David Allsop stellten im St. Mary's Hospital in London – einem Ort, der für Sir Alexander Flemings Entdeckung des Penicillins berühmt ist und an dem ich 18 (lange, aber größtenteils glückliche) Jahre meines Lebens mit Forschung verbracht habe – den Zusammenhang zwischen Aβ und der Alzheimerkrankheit her.

Beta-Amyloid (Aβ) ist ein zentrales biologisches Kennzeichen der Alzheimerkrankheit, aber der genaue Mechanismus, durch den es die Krankheit verursacht, muss noch erforscht werden.[7] Bei Alzheimer häuft sich Aβ schneller an, als es abgebaut werden kann. Die Anhäufung beginnt in den äußeren Bereichen des Gehirns und schleicht sich langsam nach innen. Die Blutversorgung des Gehirns hilft, das Aβ zu entfernen, was die Überschneidung zwischen vaskulärer Demenz und Alzheimer erklären könnte. Wenn die Blutversorgung ausfällt, kann das Blut die Abfallprodukte des Gehirns nicht mehr ausspülen. Immunzellen bauen Aβ ab: Reinigungs-Astrozyten zerkleinern es, aber mit zunehmendem Alter können sie ihre Amyloid-Mahlzeit immer schlechter verdauen. Aβ kann auch zu Entzündungen führen, die die Mikroglia überstimulieren und weitere Schäden verursachen (Abbildung 16). Alzheimer weist auch Parallelen zu anderen Krankheiten wie COPD auf: Die Alterung, chronische Entzündungen und Stress verringern die Fähigkeit von Makrophagen, toxisches Material zu fressen, was wiederum die Funktion des Organs beeinträchtigt. Das Gehirn von Menschen mit

Alzheimerkrankheit weist eine ausgeprägte Neuroinflammation (Entzündung des Nervensystems) auf. Auch eine Entzündung nach einer Infektion kann zur Entstehung von Demenz beitragen. Obwohl hochaktive antiretrovirale Medikamente dafür sorgen, dass eine HIV-Infektion nicht zwangsläufig zu AIDS führt, kann HIV Demenz oder zumindest eine Form der kognitiven Beeinträchtigung verursachen. Dies liegt wahrscheinlich daran, dass das Virus in das Gehirn eindringt und dort Schäden verursacht. Dr. Merle Henderson, die in meinem Labor arbeitet, untersucht in ihrer Dissertation die Zusammenhänge zwischen HIV, Entzündungen und kognitiven Beeinträchtigungen. Eine der wichtigsten Veränderungen in den letzten 40 Jahren ist, dass (zumindest in Ländern mit hohem Einkommen) HIV von einer tödlichen Infektion zu einer Begleiterkrankung geworden ist.

Die kausale Rolle der Entzündung bei Alzheimer muss weiter untersucht werden, aber die Anhäufung von Aβ ist das erste Ereignis auf dem zerstörerischen Weg, das zur Rekrutierung anderer klebriger Pro-

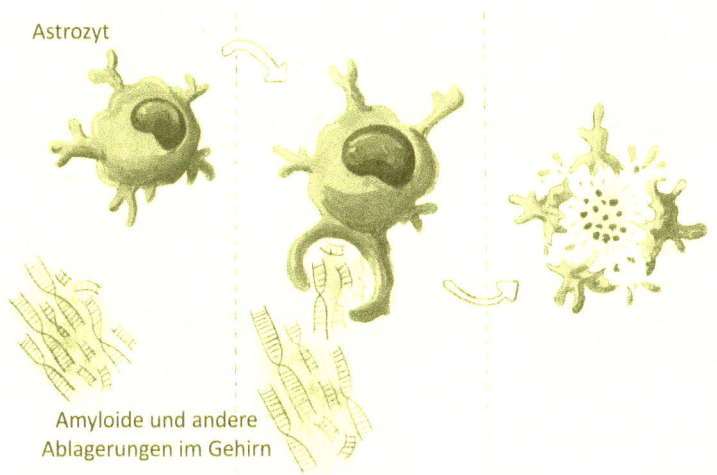

Astrozyt

Amyloide und andere
Ablagerungen im Gehirn

Abbildung 16. Nur hauchdünne Plaques. Makrophagen (Astrozyten) im Gehirn fressen das Amyloid auf, bis sie gesättigt sind und schließlich explodieren, was zu weiteren Schäden führt.

teine wie Tau führt, was dann eine Verklebung der Proteine nach sich zieht, wodurch die Verbindungen zwischen den Neuronen beschädigt werden und Gehirnzellen direkt absterben. Zusammenfassend lässt sich sagen, dass zu viel Aβ schlecht ist, weil es eine gefährliche Kaskade anderer klebriger Proteine auslöst, die zu Löchern im Gehirn und zum Verlust der kognitiven Funktion führt.

In den letzten 120 Jahren gab es kaum Therapiemöglichkeiten für die Alzheimerkrankheit, aber dann tauchten plötzlich, wie die berühmten Londoner Busse, drei Behandlungsmethoden auf einmal auf. Der Durchbruch ist auf die Grundlagenforschung zurückzuführen, die Aβ als Hauptauslöser für Alzheimer identifizierte. Die Entfernung der Ansammlung toxischer Aβ-Plaques kann die Schädigung des Gehirns verringern und den Beginn der Demenz verlangsamen. Dieser Ansatz ähnelt in gewisser Weise Impfungen und Krebstherapien, bei denen die Kraft des Immunsystems genutzt wird, um uns vor Krankheiten zu schützen. In diesem Fall binden die Medikamente Aβ und helfen den Immunzellen im Gehirn, es aufzuspalten, bevor Schäden entstehen. Alle drei Medikamente sind Antikörper und haben daher komisch klingende Namen (Donanemab, Lecanemab und Remternetug), die manche als unfreundlich empfinden könnten, weil sie für Menschen gedacht sind, die Schwierigkeiten haben, sich an Dinge zu erinnern. Daten der Pharma-Firma Eli Lilly zeigen, dass Donanemab den Rückgang der Fähigkeit, alltägliche Aufgaben zu bewältigen, verringern und das Fortschreiten der Krankheit um 20 bis 35 Prozent verlangsamen könnte.[8]

KOGNITIVER VERFALL UND STÜRZE

Neben Demenz gibt es noch andere mit dem Alterungsprozess in Verbindung stehende schwächende Gehirnerkrankungen, darunter Parkinson, Multiple Sklerose und Epilepsie. Eine der unangenehmsten ist die Huntington-Krankheit. Sie kann bereits in den Dreißigern auftreten. Wenn ich sie hätte, wüsste ich es wahrscheinlich schon. Die

Huntington-Krankheit wurde früher auch als Veitstanz[*] bezeichnet. Der amerikanische Arzt George Huntington beschrieb sie erstmals im Alter von 22 Jahren in einer Forschungsarbeit, nachdem er sie bei der medizinischen Begleitung seines Vaters und Großvaters, die ebenfalls Ärzte waren, beobachtet hatte. Gehe ich von den Ärzten aus, die ich kenne, ist die Vererbung einer medizinischen Karriere dominanter als braune Augen oder das Rollen der Zunge. Gleichwohl ist Arzt aber nicht der dynastischste Beruf – Nepo-Babys, also Kinder, die von der Berühmtheit ihrer Eltern profitieren, gibt es in einer ganzen Reihe von Berufen. Daten der US-amerikanischen General Social Survey zeigen, dass die Wahrscheinlichkeit, dass Söhne von Fischern ebenfalls Fischer werden, um das 275-Fache höher ist, und die Wahrscheinlichkeit, dass Töchter von Militärangehörigen Soldatinnen werden, um das 281-Fache.[9] Auch die Huntington-Krankheit wird vererbt, allerdings mit einer viel höheren Häufigkeit als der Beruf des Fischers. Sie wird durch eine Mutation des Huntingtin-Gens (HTT) verursacht, das ein Protein codiert, das Stoffe entlang des Axons (des Neuronenstamms) transportiert. Das Huntingtin-Protein ist auch als IT15 bekannt, das für »Interessantes Transkript 15« steht (die Genetiker beweisen hier einmal mehr einen Mangel an Vorstellungskraft); interessanterweise konnte ich nicht herausfinden, worin der Zweck der »interessanten Transkripte« 1 bis 14 besteht. Das HTT-Gen enthält eine Wiederholung von drei DNA-Basen (Cytosin-Adenin-Guanin: CAG); dies codiert die Aminosäure Glutamin, und je mehr Wiederholungen von Glutamin im HTT-Gen vorhanden sind, desto größer ist das Krankheitsrisiko. Mutiertes HTT ist, wie Aβ, toxisch für Gehirnzellen und verursacht mit der Zeit Schäden, wenn es sich ansammelt.

Unwillkürliche Bewegungen sind charakteristisch für eine andere Gehirnerkrankung, für Parkinson. Diese chronische degenerative Er-

---

[*] Der hl. Veit hatte ein sehr kurzes Leben – er wurde von Diokletian getötet, nachdem er ihm einen Dämonen ausgetrieben hatte. Das zeigt, dass man es manchen Menschen einfach nicht recht machen kann (oder dass Veit es nicht geschafft hat, alle Dämonen auszutreiben).

krankung erhielt ihren Namen nach James Parkinson, einem britischen Apotheker des 18. Jahrhunderts, der sie als *Paralysis agitans* beschrieb. Dass eine Krankheit nach ihrem Entdecker benannt wird, scheint üblich zu sein, ist aber wahrscheinlich nicht unbedingt erstrebenswert. Meistens ist eine Krankheit etwas Schreckliches, was bedeutet, dass Nachkommen des Entdeckers dafür gehänselt werden (niemand möchte, dass sein Nachname von Kindern verhöhnt wird). Oder man erinnert sich an den Betreffenden, wie an den armen alten Veit, nur wegen der Krankheit und nicht wegen der vielen Wunder, die er in seinem kurzen Leben vollbracht hat. Am besten ist es wohl, wenn etwas nach einem benannt wird, an das sich niemand erinnert, außer Quizveranstalter; in diese Kategorie gehört beispielsweise das Saxofon (Adolphe Sax), der Mesmerismus (Franz Mesmer) und der Maverick (englisch für »Querkopf«, »Rebell«) – kein Scherz, er ist nach Samuel Maverick benannt, der seine Widerborstigkeit dadurch zum Ausdruck brachte, dass er seiner Kuhherde keine Brandzeichen verpasste, was nicht ganz so aufmüpfig ist, wie niedrig über einen Flugplatz zu fliegen oder homoerotisches Volleyball zu spielen.

Die Parkinsonkrankheit äußert sich in unkontrolliertem Muskelzittern, das durch den Verlust von Nervenzellen in der *Substantia nigra* verursacht wird. Diese befindet sich im Mittelhirn und steuert Belohnung und Bewegung durch die Freisetzung von Dopamin. Daher können in diesem Bereich zahlreiche Suchtmittel ansetzen, wie zum Beispiel Kokain, das die Dopamin-Wiederaufnahme blockiert. Der größte Risikofaktor für Parkinson ist fortschreitendes Alter; weitere Risikofaktoren sind der Kontakt mit Pestiziden, das Leben auf dem Land und das Trinken aus Brunnen. Seltsamerweise senken Rauchen und Alkoholkonsum das Risiko, an Parkinson zu erkranken – obwohl dies sorgfältig gegen alle anderen Krankheiten abgewogen werden muss, die dadurch verursacht werden können. Kaffeetrinken schützt (es reduziert das Risiko um etwa die Hälfte), Teetrinken jedoch nicht. Dies deutet darauf hin, dass die schützende Verbindung nicht Koffein, sondern etwas anderes ist. Dies einzugrenzen ist schwierig, denn Kaffee enthält über 1000 Verbindungen – etwas weniger als Tabakrauch, aber immer noch ein Chaos, das es zu entwirren gilt. Eine Verbindung namens Eicosanoyl-5-Hydroxytryptamid könnte der entscheidende Faktor sein[10] und auch vor Alzheimer schützen[11], also ran an die Lattes, solange sie einen nicht finanziell ruinieren.

Die Parkinsonkrankheit kann mit einem Medikament namens L-DOPA (auch Levodopa genannt) behandelt werden, einem Vorläufermolekül von Dopamin. Markus Guggenheim isolierte L-DOPA aus der Saubohnenpflanze. Er ließ es nicht patentieren, weil er nicht glaubte, dass es eine nützliche Wirkung haben könnte. Zu diesem Schluss kam er, nachdem er es selbst ausprobiert hatte, was zu schwallartigem Erbrechen führte. Es ist immer das Gleiche: Selbstversuche mit selbst hergestellten Medikamenten können verheerende Folgen haben. Oliver Sacks setzte L-DOPA in den 1970er-Jahren zur Behandlung von Patienten mit Europäischer Schlafkrankheit *(Encephalitis lethargica)** ein. Seine Patienten waren seit den 1920er-Jahren bewegungsunfähig gewesen; die bemerkenswerte Veränderung, die das Medikament bewirkte, wurde in seinem Buch *Awakenings* und dem gleichnamigen Film mit dem verstorbenen, großartigen Robin Williams in der Hauptrolle dargestellt.

Multiple Sklerose (MS) beeinträchtigt ebenfalls die Bewegungsfähigkeit. Sie wird normalerweise in einem relativ jungen Alter diagnostiziert; bei Erwachsenen, bei denen sie in einem höheren Alter ausbricht, verschlimmert sie sich in der Regel schneller. MS ist eine Autoimmunerkrankung, die zahlreiche Merkmale mit anderen Krankheiten teilt, bei denen die Immunzellen unseren Körper anzugreifen beginnen, wie zum Beispiel Diabetes, worauf wir im nächsten Kapitel näher eingehen werden. Im Fall von MS attackiert das Immunsystem das Myelin, das die Nervenzellen umgibt. Dadurch wird die Effizienz und Geschwindigkeit der Signalübertragung sowohl im Gehirn als auch im peripheren Nervensystem verringert, was zu Muskelschwäche und Koordinati-

---

* Nicht zu verwechseln mit der Schlafkrankheit, einer Infektion mit Trypanosomen (Parasiten), die durch die Tsetsefliege übertragen wird.

onsproblemen führt. In Großbritannien leben etwa 100 000 Menschen mit MS (das entspricht dem Fassungsvermögen des Wembley-Stadions). Wie auch andere Autoimmunerkrankungen ist sie bei Frauen mehr als doppelt so häufig wie bei Männern.

Die letzte Hirnerkrankung, die mit dem Altern in Verbindung gebracht wird, ist die Epilepsie. In Großbritannien leiden mehr als 600 000 Menschen unter Epilepsie – fast 1 Prozent der Gesamtbevölkerung – und weltweit sind es fast 50 Millionen Menschen. Jeder vierte Mensch, bei dem Epilepsie diagnostiziert wird, ist über 65 Jahre alt. Epilepsie ist durch Anfälle* gekennzeichnet – plötzliche unkontrollierte Ausbrüche elektrischer Aktivität im Gehirn. Es gibt eine Reihe von Symptomen, von Verwirrtheit bis hin zu Bewusstlosigkeit und Zuckungen, unkontrollierten Bewegungen der Arme und Beine. Die meisten Menschen stellen sich Epilepsie in ihrer schwersten Form vor, bei der die Betroffenen ohnmächtig werden und zu zucken beginnen. Diese Art von generalisierten tonisch-klonischen (früher als *Grand-mal*-Anfälle bezeichneten) Attacken macht jedoch nur etwa 10 Prozent aller epileptischen Anfälle aus. Etwa die Hälfte der Fälle von Epilepsie im späteren Lebensalter ist mit einer anderen Form von Hirnschädigung verbunden, mit Schlaganfall, Hirnverletzung, Tumor oder Demenz. Bei der anderen Hälfte handelt es sich um eine andere Erkrankung des Gehirns, die in die Kategorie der idiopathischen Erkrankungen** fällt. Epileptische Anfälle können durch verschiedene Faktoren ausgelöst werden, darunter Müdigkeit, Stress, Alkohol, das Auslassen von Mahlzeiten und Fieber. Auch Blinklichter können Epilepsie auslösen (lichtempfindliche Epilepsie), was allerdings sehr selten ist und nur bei etwa 3 Prozent der Menschen vorkommt.

---

* Der Begriff »Anfall« wird aufgrund seiner etwas abwertenden Konnotationen nicht mehr häufig verwendet.

** So sagen wir Mediziner, wenn wir keine Ahnung von den Ursachen haben, damit wir nicht explizit zugeben müssen, dass wir keine Ahnung haben.

ZEN UND DIE KUNST DER GESUNDERHALTUNG DES GEISTES

Wie bei anderen Alterskrankheiten kann die Medizin auch den kognitiven Abbau nicht rückgängig machen. Wir können bestenfalls darauf hoffen, den Verfall zu verzögern oder ihn zumindest nicht zu beschleunigen. Es gibt ständig kleine Hinweise darauf, dass meine geistige Schärfe etwas an Brillanz verloren hat – meistens wenn ich versuche, mich an den Namen von jemandem in dem Film zu erinnern, den ich gerade schaue, der schon mit der anderen Person in einem anderen Film aufgetreten ist. Ich vermute, dass dieser Rückgang zum Teil mit dem Mobiltelefon zusammenhängt. Und zwar nicht in dem Sinne, dass »5G dich mit Covid infiziert«, sondern dadurch, dass es den Zugang zu Wissen erleichtert. Wenn ich mit einem Fingertipp auf alle Informationen der Welt zugreifen kann, dann erscheint es mir verschwenderisch, Speicherplatz zu belegen, um mich daran zu erinnern, dass Alyson Hannigan sowohl in *Buffy* als auch in *How I Met Your Mother* mitgespielt hat. Es ist auch nicht klar, ob die Erinnerung daran, dass ihre Figur Lily hieß und was sie in *Band Camp* von *American Pie* gemacht hat, Speicherplatz beansprucht, den ich für wichtigere Dinge brauche – wie die Namen der Kinder, die Geburtstage der Freunde oder den Aufbewahrungsort meiner Flöte.

Es gibt eine interessante Denkrichtung, die das Gehirn mit einem Muskel vergleicht, der durch Training in einem Topzustand gehalten werden kann, was zur Entwicklung zahlreicher »Gehirntrainings«-Apps mit unterschiedlichem Nutzen geführt hat. Ein Problem bei der Bewertung der Auswirkungen von Gehirntraining besteht darin, dass das, was gemessen wird – Gedächtnis/Kognition –, im Vergleich zu anderen, besser definierten Ergebnissen (zum Beispiel Herzinfarkte) einigermaßen vage ist und es daher einer großen Zahl von Freiwilligen bedarf, um gültige Schlussfolgerungen ziehen zu können. Eine Möglichkeit, die Basis einer Studie deutlich zu vergrößern, ist die Durchführung von »Citizen Science«-Projekten. Forscher haben dies in Zusammenarbeit mit der BBC-Show *Bang Goes the Theory* versucht; dabei wurden mehr als

11 000 Menschen mithilfe einer Online-Trainings-App getestet. Die Studienteilnehmer wurden zwar besser in den Aufgaben, auf die sie trainiert worden waren, aber das übertrug sich nicht auf andere Aufgaben.[12] Im Wesentlichen führt das Training, einen Gegenstand in das richtige Loch zu stecken, dazu, dass man diese Aufgabe schneller bewältigt, aber es hilft einem nicht, sich daran zu erinnern, dass Graf Olaf auch Barney Swanson war, oder wie ich mich im vorhergehenden Absatz zu diesem Film geäußert habe. Das Wiederholen von Handlungen verstärkt bestimmte Nervenbahnen, aber Demenz führt zu einem zufälligen Verlust von Nervenbahnen; die Fähigkeit, ein bestimmtes Spiel gut spielen zu können, wird Schädigungen an anderer Stelle nicht aufhalten. Wie bei vielen Dingen in der Wissenschaft ist der Wert des Gehirntrainings Gegenstand hitziger Diskussionen.[*] In einem Artikel beispielsweise, den ich neulich gelesen habe, kamen die Autoren zu dem Schluss, dass es keine überzeugenden Beweise dafür gebe, dass das Training des Arbeitsgedächtnisses NICHT effektiv sei,[13] was aber nicht ganz dasselbe ist wie die Aussage, dass Gehirntraining effektiv *ist*. Obwohl sie nicht mit der Aussage »Das ist Ihre Meinung« begann, ist diese passiv-aggressive doppelte Verneinung, die ursprünglich als Antwort auf einen anderen Artikel verfasst wurde, ein hervorragendes Beispiel für die schöne Tradition intensiver Debatten in akademischen Fachblättern, die oft in Leserbriefen geführt werden. Leider ist der langwierige wissenschaftliche Streit, der über mehrere Ausgaben solcher Nischenzeitschriften hinweg in Fortsetzungen veröffentlicht wird, dank der Unmittelbarkeit der sozialen Medien eine aussterbende Kunst.

Man ist sich einig, dass Gehirntraining wahrscheinlich eine gute Sache ist, oder zumindest keine schlechte, aber den meisten Apps, die »Gehirntraining« anbieten, mangelt es an wissenschaftlicher Validierung. Das

---

[*] Henry Kissinger sagte in diesem Zusammenhang einmal: »Die akademische Politik ist so bösartig, gerade weil so wenig auf dem Spiel steht.« Dieses Zitat selbst ist ein Schlachtfeld für solche Petitessen, weil es auch Woodrow Wilson, William Sayre und Sayres Kollegen Richard Neustadt zugeschrieben wurde. Es zeigt, dass Akademiker immer etwas finden, worüber sie streiten können.

bedeutet, dass es nicht schlimm ist, wenn ich Wörter mit fünf Buchstaben errate und wütend werde, wenn ich versuche (und dabei scheitere), meine Freunde zu schlagen, aber es ist unwahrscheinlich, dass sich dadurch gesundheitliche Folgen ergeben werden. Natürlich ist Gehirntraining nicht auf Onlinespiele beschränkt: Brettspiele im Allgemeinen und Schach im Besonderen wurden mit einer Verringerung des Demenzrisikos in Verbindung gebracht.[14] Ebenso verschiedene »Freizeitaktivitäten«* wie etwa das Lesen, das Spielen eines Musikinstruments und das Lösen von Kreuzworträtseln; als besonders positiv wurde das Tanzen eingestuft – wahrscheinlich weil es kognitive, soziale und sportliche Elemente verbindet. Selbst wenn es keinen unmittelbaren biologischen Zusammenhang zwischen Spielen und Gesundheit gibt, ist die soziale Verbundenheit beim Spielen von Vorteil, es sei denn, man spielt »Mensch ärgere dich nicht«, in diesem Fall hat man alles verdient, was auf einen zukommt.

Während die Vorstellung, das Monopoly-Spielbrett einfach umzudrehen, um den Gedächtnisverlust aufzuhalten, manchem als zu abwegig erscheinen mag, wird der Meditation (oder Achtsamkeit) von vielen ein gewisser Schutzwert zugesprochen, vor allem von denen, die sie praktizieren (und entsprechende Apps/Retreats feilbieten). Aber auch hier sind die Assoziationen wenig tragfähig; in einer Studie wurde die physische Struktur der Gehirne der Teilnehmer vor und nach einem 18-monatigen Meditationkurs untersucht. Es zeigte sich kein Unterschied, wenngleich gewisse Veränderungen in Bezug auf Aufmerksamkeitsverhalten/Wahrnehmung und Selbsterkenntnis zu registrieren waren.[15] Eine Metaanalyse, in der 17 800 andere Studien durchsucht wurden und eine detaillierte Analyse von 47 klinischen Studien mit 3300 Probanden ergab, dass Meditation Angst und Depressionen in gewissem Maße abschwächen kann, aber es fanden sich keine Hinweise, die Auswirkungen auf die Stimmung oder

---

* Interessanterweise haben die Autoren der Studie Hausarbeit in die Kategorie Freizeitaktivitäten aufgenommen. Noch seltsamer ist, dass häufiges Treppensteigen mit einem erhöhten Demenzrisiko in Verbindung gebracht wurde – hier besteht wohl eher eine starke Korrelation, aber kein Kausalzusammenhang: Man muss wieder nach oben gehen, weil man seine Brille vergessen hat.

den Missbrauch von Substanzen ergaben.* Wie bei der Forschung zu Gehirntrainingsspielen ist es schwierig, klare Zusammenhänge zwischen meditationsähnlichen Interventionen und ihren positiven Auswirkungen zu finden. Die Studien erstrecken sich zwangsläufig auf längere Zeiträume, die Ergebnisse sind schwer zu definieren und es gibt nur wenige messbare Marker, die die Zahlen untermauern. Zudem stehen sie vor einer Herausforderung, die bei Verhaltensstudien häufig auftritt: Wie kann man eine Gruppe für eine Blindstudie bilden, wenn es sich bei der Behandlung um ein selbst gesteuertes und intern definiertes Verhalten handelt – in diesem Fall um Meditation? Im Bereich der Impfstoffe, in dem ich tätig bin, ist es relativ einfach: Wir können untersuchen, ob ein Impfstoff wirkt, indem wir testen, ob sich geimpfte Freiwillige im Vergleich zu ungeimpften Kontrollpersonen mit einem bestimmten Krankheitserreger infizieren. Das binäre Ergebnis (infiziert oder nicht) macht Studien etwas einfacher, ebenso wie die Möglichkeit, Placebo-Injektionskontrollen zu verwenden. Aber auch dann haben die Studien riesige Dimensionen (an der Studie zum RNA-Impfstoff von Moderna nahmen 30 000 Personen teil), ganz zu schweigen von all den Kritikern!

DAS ENTZÜNDETE GEHIRN VERSORGEN

Meditation fördert den Stressabbau, wird gesagt. Da Stress, Cortisol und Entzündungen miteinander verbunden sind, könnte eine Stressreduzierung durch Meditation die negativen Auswirkungen von Stress verringern. Dass die Entzündung der rote Faden ist, der sich durch alle Krankheiten des Alterns zieht, deutet darauf hin, dass eine »Eindämmung der Entzündung« vor dem schützen könnte, was uns krank macht. Was aber auch in die Kategorie »leichter gesagt als getan« fällt.

---

* Achtsamkeit und Meditation unterscheiden sich zwar in Nuancen, aber sie sind eng verwandt, sodass die Zusammenfassung in einer einzigen umfassenden Metaanalyse die Robustheit beziehungsweise Verlässlichkeit der Daten erhöhen kann.

Es gibt eindeutig Dinge, die das Entzündungsgeschehen im Körper verstärken – Rauchen, Alkohol trinken, Steaks essen –, aber abgesehen davon, dass man diese Einflüsse meiden könnte, ist es fraglich, wie sich die Tendenz umkehren ließe. Wie kann man ein Entzündungsgeschehen eindämmen oder reduzieren? Sollte man die Entzündung in einem einzelnen Organ (dem Gehirn) oder im ganzen Körper zu dämpfen versuchen? Könnte eine zu starke Reduzierung das Risiko für Infektionen oder Krebs erhöhen? Ein Ansatz ist die Medikation. Wir verfügen über eine Reihe von entzündungshemmenden Medikamenten, von alltäglichen Mitteln wie Ibuprofen bis zu Steroiden, Metformin (das antidiabetische potenzielle »Wundermittel«, mehr dazu im nächsten Kapitel) und über zielgerichtete Antikörper.

Aber mehr Pillen einzunehmen erscheint auch nicht als der ideale Weg, und vielfach wird die Meinung vertreten, dass man Entzündungen durch eine Ernährungsumstellung eindämmen könne (aber hier melden sich oft auch Leute zu Wort, die Diäten verkaufen oder Social-Media-Konten bewerben wollen). Die Frage ist, ob eine Ernährungsumstellung Entzündungen sinnvoll eindämmen kann und ob bestimmte Lebensmittel einen nachweisbaren Einfluss auf die Entwicklung oder das Fortschreiten bestimmter Krankheiten haben. Schon bei oberflächlicher Recherche im Internet erhält man einen Warenkorb voller entzündungshemmender »Superfoods«. Die immer wiederkehrenden Artikel auf dieser Liste würden einen hervorragenden Brunch ergeben: farbenfrohe Lebensmittel (Beeren, Tomaten), fetter Fisch (Lachs), grüner Tee und Avocados. Abgesehen von den Kosten ist ein weiteres verbindendes Merkmal die Farbe – Kurkuma wird weithin als Wundernahrungsmittel angepriesen, Safran in geringerem Maße, vermutlich weil guter Safran sehr teuer ist. Es ist viel, viel einfacher, Listen von Superfoods zu finden, als solide epidemiologische Daten, die ihren gesundheitlichen Nutzen belegen; und es ist fast unmöglich, mechanistische Daten aufzustöbern, die belegen, wie der Verzehr bunter Lebensmittel das Immunsystem verändert. Außer in dem gut begründeten Fall von Tomaten, den ich in Kapitel 1 angeführt habe.

So verlockend es auch erscheinen mag, die Vorstellung, dass die Einnahme einer Nährstoffkapsel oder der Verzehr großer Mengen Avocado/Açai/Grünkohl sämtliche Krankheiten kurieren könne, ist mit ziemlicher Sicherheit falsch. Die Systeme des menschlichen Körpers sind in hohem Maße komplex; Krankheiten sind eine Verbindung aus Genen, Umwelt und Glück, und deshalb würde der Verzehr aller verfügbaren Blaubeeren immer noch nicht das Rauchen von 20 Zigaretten pro Tag ausgleichen. Ein Großteil der Forschung, die die Vorteile einzelner Lebensmittelkomponenten identifiziert, kann gewissermaßen als eine Umkehrung der Forschung zur krebserregenden Natur bestimmter Substanzen angesehen werden. In beiden Fällen wird mit Mausmodellen gearbeitet, bei denen Mickey mit enormen Dosen einer bestimmten Verbindung behandelt wird, worauf dann wie verrückt extrapoliert wird. Man verstehe mich nicht falsch, Tierversuche sind ein wichtiger Schritt auf dem Weg zu neuen Erkenntnissen, aber man kann daraus keine direkte Verbindung zur Unsterblichkeit des Menschen ableiten. Dieses Extrapolationsproblem gilt insbesondere in Bezug auf Nahrungsergänzungsmittel, bei denen die benötigten Mengen um mehrere Größenordnungen höher sind als das, was man vernünftigerweise durch den Verzehr von Lebensmitteln aufnehmen kann. Nehmen wir Kurkuma als Beispiel: Um eine messbare Wirkung zu erzielen, muss eine durchschnittliche Person täglich 1000 Milligramm des Wirkstoffs (Curcumin) zu sich nehmen, was nach nicht viel klingt (es ist schließlich nur 1 Gramm). Aber um diese Menge zu erhalten, müsste man täglich zweieinhalb Teelöffel Kurkuma zu sich nehmen. Das ist eine Menge gelbes Essen.

Die wohltuenden Farben in unserer Nahrung stammen hauptsächlich von Pflanzenstoffen. Diese kommen in unterschiedlichen Farbtönen vor: Anthocyane machen Blaubeeren blau, Lycopin färbt Tomaten rot, Carotinoide machen Karotten orange (oder violett). In meiner Doktorarbeit habe ich mich eingehend damit beschäftigt, ob wir Lycopin (das Rot in Tomaten) künstlich herstellen können; ich bin mir darüber immer noch unschlüssig. Diese biochemischen Verbindungen, insbesondere Flavonoide, können als Antioxidantien wirken und Chemikalien, sogenannte reaktive Sauerstoffspezies, die die DNA schädigen können, aufsaugen. Antioxidantien werden weithin als gesundheitsfördernd angepriesen – ein niederländisches Unternehmen geht sogar so weit zu behaupten, dass sie Cannabis einen medizinischen Schub verleihen! Groß angelegte klinische Studien über Antioxidantien allein zeigten jedoch keine Vorteile. Prof. Gary Frost, Inhaber des Lehrstuhls für Ernährung und Diabetologie am Imperial College London, erklärte mir: »Wir wissen, dass es gut ist, mehr Obst und Gemüse zu essen, aber wenn wir sie in einzelne Bestandteile zerlegen, erzielen wir nicht den gleichen Nutzen.«

DENKANSTÖSSE

Anstatt sich auf einzelne Superfoods zu konzentrieren, ist es besser, die Ernährung als Ganzes zu betrachten. Das am weitesten verbreitete Ernährungsmuster, das sich positiv auf die Gesundheit auswirkt, ist die mediterrane Ernährung, die erstmals von Ancel Keys, einem amerikanischen Physiologen, Abenteurer und Universalgelehrten, beschrieben wurde.[16] Keys wurde 1904 in Berkeley, Kalifornien, geboren und arbeitete als junger Mann in einem Holzfällerlager, einer Goldmine und einer Höhle, wo er mit der aufregenden Aufgabe betraut war, Fledermaus-Guano zu schaufeln. Während seines Grundstudiums arbeitete er als Maschinist auf einem Dampfschiff. Er erwarb zwei Doktortitel (ich verstehe nicht ganz, warum eigentlich, für mich war schon einer schlimm genug), bevor er die Auswirkungen der Höhe auf sein eigenes Blut untersuchte, indem er zehn Tage lang in den Anden in über 6000 Metern Höhe lebte. Sein erster großer Beitrag war die Entwicklung der K-Ration.* Keys entwickelte diese Lebensmittelbox für die Bedürfnisse der

---

* Wahrscheinlich erhielt diese Nahrungsration, obwohl sie mit demselben Buchstaben wie »Keys« beginnt, diese Bezeichnung, um sie von anderen Rationstypen (A und B) zu unterscheiden: Das United States Quartermaster Corps ist nicht gerade für seine Fantasie bekannt. Siehe auch Item #9118100, Prophylactical, Mechanical, Individual, 144 oder GI Jonny.

US-Armee im Zweiten Weltkrieg; er kaufte in einem Supermarkt verschiedene Waren mit einem Brennwert von rund 3000 Kalorien, die er als Tagesrationen verpacken ließ und die in die Brusttasche eines Fallschirmjägers passten (ob er einen K-Mart aufsuchte, ist nicht überliefert). Diese Nahrung war zwar nährstoffreich und gut verträglich, aber nicht sonderlich beliebt – von den ersten sechs Testpersonen wurden sie als »kann man essen« und »besser als nichts« beschrieben.

Etwas später führte Keys ein bemerkenswertes – wahrscheinlich einmaliges – Forschungsprojekt zum Thema Mangelernährung durch. Damit wollte er herausfinden, wie man nach dem Ende des Krieges mit der Ernährung von Millionen von Vertriebenen und Kriegsgefangenen beginnen sollte. 36 männliche Kriegsdienstverweigerer meldeten sich freiwillig für die Studie; ihre Energiezufuhr wurde drei Monate lang auf 1800 Kalorien reduziert. Die Freiwilligen verloren fast 25 Prozent ihres Körpergewichts und waren verständlicherweise ausgehungert. Darauf folgte eine Rehabilitationsphase. Die wichtigste Erkenntnis war, dass es nicht darauf ankam, welcher Art die Nahrung in der Erholungsphase war, solange sie möglichst viele Kalorien enthielt.

In Bezug auf unser Thema des Alterns bestand Ancels wichtigste Leistung darin, die Wechselwirkung zwischen Ernährung und Herzerkrankungen zu untersuchen. Er leitete die Seven Countries Study, in der 12 000 gesunde Männer mittleren Alters aus Italien, Griechenland, Jugoslawien, den Niederlanden, Finnland, Japan und den Vereinigten Staaten verglichen wurden. Sie beruhte auf der Erkenntnis, dass die Ernährungsumstellung in den USA nach dem Zweiten Weltkrieg die Häufigkeit von Herzinfarkten erhöht hatte. Die Studie beobachtete eine zehnmal höhere Rate an Herzerkrankungen in Finnland als auf Kreta oder in Japan, und Keys vermutete, dass Länder mit fettarmer Ernährung niedrigere Raten an Herz-Kreislauf-Erkrankungen aufweisen. Aufgrund dieser Beobachtung schlug Keys eine »mediterrane Diät« vor, die reich an Obst, Gemüse und Olivenöl ist und einen geringeren Anteil an gesättigten Fetten aufweist. Die Vorteile einer mediterranen Ernährung wurden seit Ancels Studie[17] vielfach diskutiert, aufgearbeitet und verfeinert, und es kristallisierten sich zwei Kernpunkte heraus: Der Ersatz gesättigter Fette durch mehrfach ungesättigte Fette ist vorteilhaft; ebenso empfiehlt es sich, das allgemeine Ernährungsmuster in den Blick zu nehmen, statt sich auf einzelne Nährstoffe zu konzentrieren.

Das bedeutet, dass vereinfachte Ratschläge wie »Fünf am Tag« in Bezug auf Obst und Gemüse oder »Iss den Regenbogen« durchaus hilfreich sein können. Und die Botschaft kommt an: In einer OECD-Umfrage aus dem Jahr 2023 gehörte das Vereinigte Königreich zu den Ländern mit dem höchsten Verzehr von fünf Portionen Obst und Gemüse pro Tag.[18]

MÜDE MENSCHEN MACHEN GERN EIN NICKERCHEN

Nachdem wir die vielschichtigen Argumente zu dem Komplex Ernährung, Entzündungen und Demenz auf den Satz »Iss mehr Gemüse« reduziert haben, gibt es noch eine weitere Änderung des Lebensstils, die berücksichtigt werden muss, nämlich der Schlaf. In der komplexen Welt des Gehirnverständnisses ist Schlaf einer der komplexesten Aspekte. Um genauere Einblicke zu erhalten, habe ich mit dem Schlafexperten Prof. Bill Wisden FRS gesprochen. Seine Antwort auf die Frage »Was ist Schlaf?« war einfach: »Es ist ein reversibler Zustand der Bewusstlosigkeit.« Die Antwort auf die Frage »Warum schlafen wir?« war ebenfalls einfach, aber etwas überraschend: »Das wissen wir nicht.« Und Wisden gehört zu den weltweit führenden Schlafexperten. Ich war beeindruckt von seiner Offenheit.

Seine Antwort überraschte mich, weil Schlaf ein so zentraler Bestandteil des Lebens ist – wir verbringen etwa ein Drittel unseres Lebens mit Schlafen, durchschnittlich 26 Jahre! Wisden erklärte weiter, dass alle Tiere schlafen, sogar Fische, und dass Schlafen ein grundlegendes Bedürfnis sei, wie das Stillen des Hungers. Ohne Schlaf geht es jedem schlecht. Je länger man nicht geschlafen hat, desto mehr Schlaf braucht man, um dies nachzuholen. Aber das ist nicht das Ende der Welt, und man kann ihn tatsächlich nachholen. Der Nachtschlaf besteht aus zwei unterschiedlichen Phasen: dem REM-Schlaf (Rapid Eye Movement) und dem Non-REM-Schlaf. Wenn wir einschlafen, treten wir zuerst in die Non-REM-Phase ein. Die elektrischen Impulse im Gehirn verlangsamen sich und nehmen die Delta-Wellenform an, die mit Tiefschlaf verbunden ist. Während des Tiefschlafs verlangsamt sich der Herzschlag, die Körpertemperatur sinkt und das Gehirn verbraucht weniger Energie. Wenn dieser Zustand nicht unterbrochen wird, wechselt das Gehirn in den REM-Schlaf – wie der Name schon sagt, bewegen sich die Augen des Schläfers in dieser Phase schnell.* Der Körper gerät während des REM-Schlafs gewissermaßen auch in einen Zustand der Lähmung, sodass man nicht aus dem Bett oder vom Ast fällt. Die meisten Menschen träumen automatisch im REM-Schlaf, aber man kann auch im Non-REM-Schlaf träumen. Ob Träume einem physiologischen Zweck dienen oder nur ein Nebenprodukt von etwas anderem sind, ist ebenfalls nicht bekannt. Auf bestimmten Ebenen erscheint das Gehirn während des Träumens wach, aber da es weniger der wichtigen Neurotransmitter produziert, die für die Speicherung von Erinnerungen benötigt werden, verblassen die Träume schnell. Der gesamte Prozess dauert etwa 90 Minuten, was bedeutet, dass man bei einem achtstündigen Schlaf vier- oder fünfmal die verschiedenen Phasen durchläuft.

Einer der Pioniere der Schlafforschung war Baron Constantin von Economo, der 1876 in Brăila in Rumänien geboren wurde. Constantin von Economo gehörte zu den Universalgelehrten der Jahrhundertwende – er war einer der ersten Menschen, die das Fliegen lernten, und er diente im Ersten Weltkrieg als Pilot für Österreich-Ungarn. Seine wichtigste Leistung bestand in der Erforschung der Schlafkrankheit *(Encephalitis lethargica)* – jener Krankheit, die Oliver Sacks in *Awakenings* beschrieb. Die Krankheit wurde mit ziemlicher Sicherheit durch eine Infektion mit dem Influenzavirus verursacht (sie trat etwa zur selben Zeit

---

* Unter geschlossenen Augenlidern, es sei denn, man ist ein komischer Kauz und schläft mit offenen Augen!

wie die Grippepandemie von 1918 auf), die das Gehirn schädigte – eine Art »Langzeitgrippe« nach modernem Sprachgebrauch. Die Patienten entwickelten entweder Schlaflosigkeit oder Narkolepsie, und Economo stellte fest, dass diese gegensätzlichen Erkrankungen mit Schäden an verschiedenen Bereichen des Gehirns korrelierten. Wenn Menschen unglücklicherweise Teile ihres Gehirns verlieren, kann uns das etwas über die Funktion der betreffenden Region verraten – nehmen wir als Beispiel den Fall von Phineas Gage, »ein lebender Teil der medizinischen Folklore«, der dadurch berühmt wurde, dass in vielen populären wissenschaftlichen Büchern dargestellt wurde, wie ihm ein Metallstab durch das Auge in den präfrontalen Kortex geschossen wurde, was zu einer Persönlichkeitsveränderung führte. Während die Schlafkrankheit nach 1927 als Krankheit verschwand, tritt die Narkolepsie, die durch unwillkürliche Schlafanfälle gekennzeichnet ist, noch immer auf. Wie die Schlafkrankheit könnte auch die heutige Narkolepsie eine Folge einer Infektion mit dem Influenzavirus sein – aber in diesem Fall tötet das Virus nicht bestimmte Bereiche ab, sondern löst eine Autoimmunreaktion auf das Hormon Orexin aus. Orexin ist nach dem griechischen Wort für »Appetit« benannt, weil es nicht nur Wachheit hervorruft, sondern auch die Nahrungsaufnahme anregt. Wie wir in Kapitel 9 (Diabetes) sehen werden, gerät die Funktion der Hormone durcheinander, wenn das Immunsystem regulierende Hormone angreift.

SCHLAFEN IST MEINE RELIGION

Abgesehen von Narkolepsie ist Schlafen im Allgemeinen eine gute Sache! Akuter Schlafmangel beeinträchtigt unsere Fähigkeiten. In einer Studie wurden die Teilnehmer nach einer Nacht ohne Schlaf oder nach einem Glas Wein in einem Simulator auf ihre Fahrtüchtigkeit getestet. Beides hatte zu einer deutlichen Verringerung ihrer Fähigkeiten geführt – was darauf hinweist, dass es doppelt schlecht ist, am Morgen nach einer durchzechten Nacht nach Hause zu fahren. Nach längerem Schlafmangel treten Kompensationsmechanismen in Kraft, die beispielsweise den Cortisolspiegel erhöhen. Wenn man 48 Stunden lang nicht schläft, kommt es zu Sekundenschlaf – einer unwillkürlichen Abschaltung von Teilen des Gehirns, was passieren kann, ohne dass die Person es überhaupt bemerkt. Randy Gardner hält den Rekord für die längste Zeit ohne Schlaf: Als Teenager blieb er 1964 11 Tage und 24 Minuten lang wach. Sein Rekord wurde bislang noch nicht übertroffen, zumindest hat dies der offizielle Rekordrichter (Guinness) nicht festgestellt, da er ein Gesundheitsrisiko darstellt – unter anderem werden auch keine Rekorde für Alkoholkonsum, Blinzeln, zu schnelles Fahren auf öffentlichen Straßen und Sommersprossen anerkannt (es ist unklar, inwiefern einige davon eine Gefahr darstellen). Einen anerkannten Rekord stellte dagegen Maureen Weston aus Peterborough mit einem Schaukelstuhl-Marathon über 477 Stunden auf, doch dieser Rekord wurde von Robert McDonald aus Kalifornien gebrochen, der in einem Stuhl unglaubliche 18 Tage, 21 Stunden und 40 Minuten schaukelte.

Bei diesen Rekordversuchen waren keine Drogen im Spiel, aber zahlreiche Stimulanzien können die Umarmung von Hypnos eine gute Weile verzögern. Armeen wandten während des Zweiten Weltkriegs verschiedene Methoden an, um ihre Soldaten wachzuhalten; die Alliierten bevorzugten Benzedrin, die Deutschen Meth (das sie Hermann-Göring-Pille nannten). In jüngerer Zeit wurde Speed durch das etwas sicherere Modafinil ersetzt, weil es mittlerweile als etwas fragwürdig gilt, Soldaten mit Speed aufzuputschen; allerdings sind die langfristigen Auswirkungen von Schlafmangel neben den anderen Belastungen, denen Soldaten ausgesetzt sind, wahrscheinlich immer noch unangenehm. Ob anhaltender Schlafmangel tatsächlich zum Tod führen kann, ist noch unklar, obwohl Allan Rechtschaffen in den 1980er-Jahren zeigte, dass Ratten nach zwei Wochen Schlafentzug sterben. Ethisch wäre es freilich unvertretbar, dies auch an Menschen zu testen.

Schlafmuster haben eine genetische Komponente: Durch das Ausschalten bestimmter Gene bei Mäusen kann die Dauer des Schlafs erhöht oder verringert werden, aber kein einzelnes ausgeschaltetes Gen kann das Schlafbedürfnis vollständig beseitigen. Schlaf wird auch durch den zirkadianen Rhythmus unterstützt, einen fest verdrahteten, tief verankerten 24-Stunden-Aktivitätszyklus in unseren Zellen. Schlafzyklen stehen in Verbindung mit Cortisol, jenem Hormon, das uns als Erstes in den Sinn kommt, wenn wir an Stress und das Herz denken; das Cortisol steigt morgens an und bereitet den Menschen auf die Abenteuer und Herausforderungen des Tages vor. Obwohl der zirkadiane Rhythmus des Körpers bis zu einem gewissen Grad unabhängig ablaufen kann, spielt das Tageslicht eine entscheidende Rolle bei seiner Regulierung. Sich dem Tag-Nacht-Zyklus zu widersetzen ist der Gesundheit nicht zuträglich. Die Belege häufen sich, dass Nachtschichten negative Auswirkungen auf die Gesundheit haben, das Risiko für Herz-Kreislauf-Erkrankungen um bis zu 40 Prozent erhöhen[19] und ein Zusammenhang mit Brust- und Prostatakrebs besteht.[20] Aufgrund der engen Verbindung zwischen Cortisol und dem Tagesrhythmus ist chronischer Schlafmangel stark stresserzeugend.

Schlafmuster ändern sich mit dem Alter.[21] Die Gesamtschlafzeit nimmt von einem Höchstwert von zehneinhalb Stunden in der Jugend um acht Minuten pro Jahrzehnt ab; außerdem verlieren wir langsam die Fähigkeit, nach dem Aufwachen wieder einzuschlafen, was auch häufiger vorkommt. Diese Verkürzung stellt eine biologische Gegebenheit dar, aber zusätzliche Faktoren wie etwa Stress, Sorgen, Erkrankungen oder Harndrang verkürzen den Schlaf. Nach meiner persönlichen Erfahrung traten die meisten Veränderungen auf, als ich gerade Vater geworden war, und seither haben sich meine Schlafmuster nie wieder ganz stabilisiert. Schon vor der Geburt meiner Kinder hatte ich einen leichten Schlaf, und wie meine Frau bestätigen kann, leide ich ziemlich häufig unter einer Art von »Wahnschlaf«, nach dem ich aufwache und denke, ich sei im Schlaf gestorben, oder nicht mehr weiß, wer ich bin; das wird noch schlimmer, wenn ich an einem neuen Ort schlafe, verbunden mit gelegentlichen Ausbrüchen von Somnambulanz, sobald ich mich ausgezogen habe. Hoffentlich sind meine verrückten Träume nur das Ergebnis einer lebhaften Fantasie, doch eine Studie deutet auf ein erhöhtes Risiko für einen früh einsetzenden kognitiven Verfall bei Menschen hin, die in ihrer Kindheit häufig intensive Träume hatten.[22]

Abgesehen von meinen seltsamen Träumen verschiebt das Altern die zirkadianen Rhythmen und rückt sie im Verhältnis zum Lichtzyklus etwas nach vorn. Der zirkadiane Rhythmus hängt auch mit unserer Genetik zusammen (den sogenannten Uhren-Genen). Eine der eher weniger überzeugenden Aussagen in meinem 23andMe-Profil (einer Genomanalyse, die von der US-Firma 23andMe für Privatpersonen angeboten wird) ist die Vorhersage, dass ich jeden Tag wahrscheinlich genau um 7:42 Uhr aufwache. Dies basiert auf 450 genetischen Markern und berücksichtigt Alter und Geschlecht, und es wird erwähnt, dass die Vorhersagekraft des statistischen Modells (das R^2) ziemlich schwach war – 0,16 (auf einer Skala von 0 bis 1, wobei 1 ein guter Wert ist). Dessen ungeachtet, wachte ich an diesem Sonntagmorgen um acht Uhr auf, aber wenn ich eine Stunde früher aufstehen muss, um zur Arbeit zu fahren, habe ich damit zu kämpfen. Die Tageszeit beeinflusst jeden, aber unsere Gene bestimmen die Art und Weise, wie unser Körper und vor allem unser Geist den 24-Stunden-Zyklus steuern. Der Chronotyp oder die Tagespräferenz wird durch Mutationen in den Uhrengenen bestimmt;[23] es gibt tatsächlich »Lerchen« und »Eulen«. Ein Tag hat zwar immer 24 Stunden, aber ohne die Führung durch die Sonne und andere Zeitgeber stellen sich unsere Körperuhren auf einen genetisch festgelegten Wert ein, der von 24,3 Stunden bei »Eulen« bis zu 24,1 Stunden bei »Lerchen« variieren kann. So oder so kann ich vorhersagen, dass ich heute nach dem Essen ein Nickerchen machen werde, wie es mein Recht als Vater in einem bestimmten Alter ist. Eines der am wenigsten überraschenden Forschungsergebnisse, das mir bei der Arbeit an diesem Buch untergekommen ist, besagt, dass die Häufigkeit von kurzen Schläfchen mit dem Alter zunimmt.[24] Die gute Nachricht (zumindest für mich) ist, dass ein kurzes Nickerchen am Nachmittag von Vorteil sein kann. Ein Nickerchen zwischen fünf und fünfzehn Minuten kann die Leistungsfähigkeit bei kognitiven Aufgaben – zum Beispiel beim Schreiben eines Buchkapitels über das Schlafen – sofort um bis zu drei Stunden verbessern. Und es gibt Hinweise darauf, dass kurze Schläfchen sogar vor Demenz schützen könnten – zumindest ist das meine Ausrede, wenn mich meine Kollegen das nächste Mal während einer Besprechung nach dem Mittagessen in meinem Büro beim Schlafen erwischen.*

Es stellt sich die Frage, ob Schlafmangel Demenz verursacht oder Schlafstörungen durch Demenz verursacht werden. Beschädigte Synapsen treten nicht nur in den Gedächtnisbereichen des Gehirns auf; Demenz beeinträchtigt sämtliche Funktionen und kann daher auch den Schlaf stören. Es besteht eine Korrelation: In der Whitehall-II-Studie wurde eine Kohorte von fast 8000 Mitarbeitern des britischen öffentliches Dienstes untersucht, die zwischen 1985 und 1988 eingestellt worden waren.[25] Diejenigen, die angaben, in ihren Fünfzigern und Sechzigern weniger als sechs Stunden pro Nacht geschlafen zu haben, hatten ein um 30 Prozent erhöhtes Demenzrisiko. Es war nicht viel nötig, um dieses Risiko zu senken; diejenigen, die von sieben Stunden Schlaf pro Nacht berichteten, wiesen ein geringeres Demenzrisiko auf.

Ich machte mich also daran, meinen Schlaf zu verbessern, um meinen Geist zu schützen. Auf sieben Stunden Schlaf in der Nacht zu kommen sollte eigentlich eine relativ einfache Sache sein. Das Problem ist natürlich die Zirkularität der Schlaflosigkeit, und wenn die Sorge um die langfristigen Auswirkungen hinzukommt, wird dies nicht unbedingt dazu beitragen, einen in den Schlaf zu wiegen. In der Nacht, in der ich meinen Schlaf aufzuzeichnen begann, steckte ich in einer einstündigen Halbschlafschleife fest, während ich versuchte, ein Spiel zu erfinden, das Elemente von *Betrayal at House on the Hill* mit der Garagenband The Streets verband (das könnte daran gelegen haben, dass ich Blauschimmelkäse gegessen, Rotwein getrunken und das Spiel gespielt hatte, während ich mir vor dem Schlafengehen Mike Skinners hypnotischen Sprechgesang

---

* Eine Kollegin bemerkte, dass ich jetzt zum ordentlichen Professor befördert worden sei, weil ich in ihrem Seminar anscheinend geschlafen hätte, aber am Ende trotzdem eine relevante und anspruchsvolle Frage stellen konnte. Dies zeige, dass ich über eine akademische Kernkompetenz verfüge.

anhörte). Ich habe mir die Schlaftracker-Funktion eines tragbaren Geräts angeschaut, aber festgestellt, dass das Tragen einer Uhr beim Schlafen mich vom Schlafen abhielt. Allerdings konnte ich auf die Daten meiner Frau aus drei Jahren zugreifen. Während ihre Ruhepulsdaten anzeigten, wenn sie sich unwohl fühlte (indem sie anstiegen), wiesen die Schlafdaten keine entsprechenden Muster auf. Dasselbe zeigte sich bei mir, als ich ein Schlaftagebuch führte. Es gibt einfach zu viele Variablen: Raumtemperatur, Essen, Trinken, Koffein, laute Nachbarn, Stress, Krankheit, unruhige Kinder. Eine große Veränderung in den letzten Jahren war, dass meine Kinder, die alle noch im Teenageralter sind, nach mir ins Bett gehen; das ist gut für meine Schlafgewohnheiten, wenn auch nicht für ihre.

Wie die meisten Menschen leide ich unter Schlaflosigkeit, die mit der Arbeit, der Familie und anderen Belastungen zusammenhängt. Ich finde, das Schlimmste ist, wenn man nach einer halben Stunde Schlaf wieder geweckt wird. Lesen hilft, den Kopf freizubekommen. Weitere einfache Tipps sind: Gehe jeden Abend etwa zur gleichen Zeit ins Bett, schlafe in einem dunklen Raum und treibe tagsüber Sport – aber nicht zu kurz vor dem Schlafengehen. Koffein hat unterschiedliche Wirkungen. Manche Menschen (wie ich) können nach dem Mittagessen nicht einmal mehr eine Tasse Tee sehen, wenn sie gut schlafen wollen, andere (meine Eltern) können kurz vor dem Schlafengehen noch einen Espresso trinken. Ich war davon ausgegangen, dass die Wirkung von Koffein gut erforscht ist, aber das war eine weitere Frage, auf die Wisden sagte, dass wir die Antwort schlicht nicht kennen. Die Komplexität des Gehirns macht es schwierig festzustellen, was verbessert werden muss, oder zu messen, was sich verändert. »Wenn es nur so einfach wäre«, seufzte Wisden. Eines der Probleme der heutigen Zeit ist das blaue Licht unserer schönen kleinen Mobilgeräte. Blau ist besonders störend, weil es die Farbe des Himmels ist und unser Gehirn dadurch in den Wachzustand versetzt wird, was den Tagesrhythmus durcheinanderbringt. Das ständige Scrollen durch soziale Medien auf dem Handy ist daher in doppelter Weise negativ – das Licht hält unseren Körper wach, der endlose Kreislauf schlechter Nachrichten stresst unser Gehirn.

In der zwielichtigen Welt der Anti-Aging-Industrie nehmen die Verkäufer von Produkten zur Verbesserung des Schlafs einen besonders dubiosen Platz ein. Manche dieser Mittel mögen durchaus sinnvoll sein – bessere Matratzen zum Beispiel. Andere nicht – zum Beispiel Bettlaken, die über einen Erdungsdraht geerdet sind, um elektrische Aufladungen zu reduzieren, während man schlummert, was abgesehen davon, dass es mir die Möglichkeit gibt, ein Wortspiel über Kurzschlafstrom zu machen, keinerlei Nutzen bietet. Am irrsinnigsten, scheint mir, ist der Vorschlag, mit zugeklebtem Mund zu schlafen, damit der Schläfer gezwungen wird, durch die Nase zu atmen. Ich würde genau einen Atemzug lang durchhalten, bevor mich eine massive Panikattacke überkommen würde. Der beste Vorschlag (aber auch nicht praktikabler als die anderen) ist, ein zweites Schlafzimmer zu schaffen, in das man sich zurückziehen kann, wenn man selbst oder der Partner nicht schlafen kann.

Obwohl die Zusammenhänge zwischen Stress, Schlaflosigkeit und Demenz relativ schwach sind, sollten die Hauptrisikofaktoren keine großen Überraschungen bergen* – insbesondere wenn man bedenkt, dass Demenz zum Großteil vaskulär bedingt (es also einen Zusammenhang mit Blut und Kreislauf gibt) ist. Was dem Herzen schadet, schadet auch dem Gehirn. Natürlich besteht die Möglichkeit, dass man durch kardiovaskuläre Risikofaktoren schon vor dem Ausbruch einer Demenz an etwas anderem stirbt, wahrscheinlicher aber ist, dass der toxische Cocktail aus schlechter Ernährung, Alkohol und Zigaretten zu einem ebenso toxischen Gemisch aus Herzversagen, COPD und Demenz führt.

HÖREN IST ERINNERN

Interessanterweise gibt es noch einen weiteren unerwarteten Risikofaktor für Demenz, nämlich Hörverlust. Es geht also darum, ihm vorzu-

---

* Bluthochdruck, Bewegungsmangel, Rauchen und Alkoholkonsum erhöhen das Demenzrisiko.

beugen oder ihn, falls erforderlich, zu beheben. Die zweite Möglichkeit ist für mich in meinen mittleren Jahren beruhigend, da mein junges Ich sein Bestes getan hat, um mein Gehör zu schädigen. Eine Kombination aus Konzerten und In-Ear-Kopfhörern war sicherlich nicht hilfreich. Aber der wahre Killer war Maschinengewehrfeuer, besonders wenn es in einem geschlossenen Raum ohne Gehörschutz abgefeuert wurde. Viele wissen es vielleicht nicht, aber eine Patrone des Kalibers 5,56 Millimeter erzeugt beim Abfeuern etwa 160 Dezibel (dB), was 30 Dezibel über der Schmerzgrenze und ungefähr 90 Dezibel über dem Grenzwert liegt. Für diejenigen unter den Lesern, die noch nicht das (Miss-)Vergnügen hatten, Schüsse aus nächster Nähe zu hören: Sie sind lauter als Düsentriebwerke. Es war wirklich ziemlich dumm von mir, meine Ohrstöpsel wegzulassen. Das führte unweigerlich zu einem lang anhaltenden Tinnitus, der sich als Rauschen oder Klingeln in den Ohren äußert. Auch wenn man seine Ohren nicht übermäßig lauten Geräuschen aussetzt, nimmt das Hörvermögen mit fortschreitendem Alter ab. Die Härchen, die Geräusche wahrnehmen, versagen allmählich, insbesondere bei hochfrequenten Tönen. Unbehandeltes Hörversagen steht in einem linearen Zusammenhang mit Demenz – je größer der Hörverlust, desto wahrscheinlicher eine Demenz.[26] Wie stark dieser Zusammenhang ist, muss jedoch noch weiter erforscht werden. Es wurden mehrere Mechanismen ins Gespräch gebracht, darunter der kognitive Verfall aufgrund mangelnder Anregungen und sozialer Isolation. Die gute Nachricht ist, dass dies korrigierbar ist: Wenn das Gehör mithilfe von Hörgeräten wiederhergestellt wird, sinkt das Demenzrisiko erheblich.

All diese Gedanken über das Denken haben mich hungrig gemacht, und was gibt es Besseres als einen leckeren Snack? Leider wurde auch ein Zusammenhang zwischen unkontrolliertem Blutzucker und vaskulärer Demenz festgestellt. Die Hauptursache dafür ist Diabetes, der Killer Nummer sechs. Tauchen wir also jetzt tiefer in unseren Bauch ein, um die Rolle der Bauchspeicheldrüse und ihres lebenswichtigen Produkts, des Insulins, zu erforschen.

KAPITEL 9

KEIN ZUCKERSCHLECKEN: KILLER NUMMER 6 – DIABETES UND AUTOIMMUNITÄT

*Lass die Nahrung deine Medizin sein, lass
die Medizin deine Nahrung sein.*

Hippokrates

Ob es einem gefällt oder nicht, Zucker versorgt den Körper mit Energie. Man kann diesen Treibstoff in einer anderen, seltener vorkommenden Form zu sich nehmen – als braune Nudeln mit niedrigem glykämischen Index und gedünstetem Gemüse (alles schön präsentiert in den sozialen Medien) –, aber der Körper zerlegt ihn dann in Glukose. Glukose ist die Universalwährung für alle Zellen. Um Energie aus Glukose zu gewinnen, enthalten unsere Zellen winzig kleine bakterielle Zellorganellen, die Mitochondrien, die Kraftwerke der Zelle. Sie »verbrennen« Zucker zu Sauerstoff in einem Prozess, den man als Atmung bezeichnet. Dabei wird Energie in Form eines anderen chemischen Stoffes, ATP genannt, freigesetzt, die der Rest der Zelle dann für sein tägliches Leben nutzt. Die Energie, die bei der Verbrennung von Glukose in Sauerstoff entsteht, ist lebenswichtig. Ohne Energie stirbt der Körper. Ohne

Sauerstoff, um die Glukose effizient zu verbrennen, stirbt der Körper auch. Manche Gewebe können Glukose auch ohne Sauerstoff verstoffwechseln, aber wie bei der Verbrennung von Holz ohne genügend Luft entsteht dabei weniger Energie, aber dafür mehr giftige Nebenprodukte – in unserem Fall Milchsäure.

Die Leben spendende Glukose wird im Blut durch den Körper transportiert, genauer gesagt im flüssigen Teil, dem Plasma, das wir bereits in Kapitel 5 (Schlaganfall) kennengelernt haben. Aber was den Blutzucker betrifft, kann man durchaus zu viel des Guten haben. Und so entwickelt sich der Killer Nummer sechs – Diabetes. Zu viel Zucker im Blut nennt man Hyperglykämie (aus dem Griechischen *hyper* für »zu viel«; zu wenig Blutzucker ist Hypoglykämie (*hypo,* wie man sich denken kann, ist das griechische Wort für »zu wenig«). Bei der Messung des Tagesdurchschnitts zeigt sich, dass die Blutzuckerkonzentration im Laufe des Tages großen Schwankungen unterliegt und nach Nahrungsaufnahme Spitzen- oder Tiefstwerte aufweist, was erklärt, warum man den Blutzuckerspiegel oft morgens nüchtern misst. Ein gesunder Nüchternblutzuckerspiegel liegt bei 100 Milligramm pro Deziliter (mg/dl – »dl« ist ein Deziliter – ein Zehntel eines Liters Blut). Das entspricht bei einem durchschnittlich großen Erwachsenen etwa 5 Gramm Glukose, also etwa einem Teelöffel. Wir können diesen Wert durch unsere Ernährung stark verändern. Die 10,4 Gramm Zucker in der Karamellwaffel von Tunnock's, die ich gerade verzehrt habe (einer von einer Million Riegel dieser Firma, die jeden Tag hergestellt werden), brauchen zum Beispiel ungefähr zehn Minuten, um in meinen Blutkreislauf zu gelangen.[*] Angenommen, ich habe 5 Liter Blut und es nimmt den Zucker des Riegels vollständig auf, steigt mein Blutzucker um 200 Milligramm pro Deziliter – auf das Dreifache des gesunden Wertes. Er bleibt aber nur für kurze Zeit auf diesem erhöhten Wert, weil der Körper schnell auf Schwankungen des Blutzuckerspiegels reagiert.

---

[*] Nicht berücksichtigt ist dabei der Teelöffel Zucker, den ich in meinen Tee gerührt habe, um ihn hinunterzuspülen.

Der erste Hinweis auf die Beteiligung der Bauchspeicheldrüse an der Glukoseregulierung kam von dem deutschen Physiologen Oskar Minkowski, der 1889 einem Hund eine Bauchspeicheldrüse entnahm und Glukose im Urin des Hundes entdeckte. Später konnte ein amerikanischer Arzt, Eugene Opie, die Glukosekontrolle der Bauchspeicheldrüse auf eine bestimmte Region eingrenzen, die Langerhans-Inseln, die nach dem Forscher Paul Langerhans benannt wurden, der sie im Zuge seiner Doktorarbeit entdeckte. Mehrere Wissenschaftler sezierten daraufhin den Hund und versuchten, den zentralen Stoff zu isolieren. Zwei verschiedene Forscher prägten unabhängig voneinander das Wort »Insulin« (vom lateinischen Wort *insula,* was »Insel« bedeutet) nach den von Langerhans entdeckten inselartigen Zellansammlungen in der Bauchspeicheldrüse. Der Kanadier Frederick Banting isolierte schließlich als Erster das Insulin. Das geschah am 31. Oktober 1910 um zwei Uhr nachts, als Banting einen Geistesblitz hatte und ihm eine neue und bessere Methode zur Isolierung des Proteins einfiel. Durch den Ersten Weltkrieg wurden seine Forschungen unterbrochen, und nach der Schlacht von Cambrai wurde er mit einem Militärorden ausgezeichnet. Nach dem Krieg trat Banting eine Stelle im Labor von John Macleod an der Universität von Toronto an, wo sich eine Zusammenarbeit mit dem Labortechniker Charles Best entwickelte. Das Forscherteam arbeitete zunächst mit Hunden als Versuchstieren, obwohl es in Toronto in den frühen 1920er-Jahren nur wenige Streuner gab. Später gingen sie von Hunden zu Kälbern über, indem sie deren Bauchspeicheldrüsengänge abschnürten und den Rest der Inselchen entnahmen. Für diese Arbeit teilte sich Banting 1923 den Nobelpreis mit Macleod und war damit der jüngste Preisträger aller Zeiten. Der Techniker Best wurde beim Nobelpreis nicht berücksichtigt, aber Banting ließ ihm einen Teil seines Preisgeldes zukommen. Dass Best in das Team gekommen war, hatte er einem Zufall zu verdanken; er setzte sich als Ergebnis eines Münzwurfs gegen Clark Noble durch, einen anderen Techniker, dem dadurch die Teilhabe am Preisgeld eines Nobelpreises versagt blieb. Das mag als einer der unglücklichsten Münzwürfe aller Zeiten erscheinen, aber zum Beispiel wurde auch das Halbfinale der Fußballeuropameisterschaft 1968 durch den Wurf einer Lira-Münze entschieden – Italien gewann durch den Münzwurf, was die Niederlage im Elfmeterschießen im Finale der Weltmeisterschaft 2020 (die eigentlich 2021 ausgetragen wurde) ein wenig relativiert.

Insulin erhöht die Aufnahme von Glukose aus dem Blut in die Zellen und legt diese dort zur späteren Verwendung ab. Glukose kann entweder als ein großes Zuckermakromolekül namens Glykogen, das aus mehreren aneinandergereihten Glukoseuntereinheiten besteht, oder als Fett gespeichert werden. Insulin steuert diese Energiespeicherung, indem es sich an ein Protein bindet, das Insulinrezeptor genannt wird und sich auf der Oberfläche von Zellen in der Leber, in den Muskeln und im Fettgewebe befindet. Muskelzellen speichern Glukose eher in Form von Glykogen, Fettzellen stellen Fett her und die Leber macht von beidem etwas. Insulin wird in den Langerhans-Inseln produziert, und zwar von den Beta-Zellen (β-Zellen), die es in kleinen Körnchen speichern, bis es freigesetzt wird (Abbildung 17). Die Beta-Zellen fungieren als Glukosesensoren, die ständig den Blutzuckerspiegel messen. Wenn der Blutzuckerspiegel ansteigt, geben die Beta-Zellen ihre Pakete mit vorgefertigtem Insulin ab, das im gesamten Körper wirkt und den Spiegel wieder anhebt. Dies alles vollzieht sich außerordentlich schnell – innerhalb von zehn Minuten, nachdem der Blutzuckerspiegel in die Höhe geschnellt ist. Das bedeutet, dass mein Körper eine halbe Stunde nach dem Verzehr eines leckeren Waffelkekses mit Milchschokolade bereits dabei ist, den Zuckerrausch wieder unter Kontrolle zu bringen.

Aber Insulin ist nur die eine Hälfte der Geschichte. Ich kann den Blutzuckerspiegel mit Leichtigkeit in die Höhe treiben, indem ich rot und golden verpackte Süßigkeiten verzehre, schwieriger aber ist es, ihn wieder nach unten zu bringen. Wenn wir die Energie für einen regnerischen Tag aufgespart haben, müssen wir einen Weg finden, um sie zurückzubekommen. Mein zehnminütiges Schwimmen im bitterkalten Meer heute Morgen hätte zum Beispiel ungefähr ebenso viele Kalorien verbrannt wie die fünf Portionen Waffeln und vier Portionen Karamell enthalten haben, die ich verzehrt habe, aber meinen Blutzuckerspiegel nicht wesentlich unter seinen Ausgangswert gedrückt. Mit anderen Worten: Der starke Anstieg nach dem Essen wird nicht durch einen ebenso starken Rückgang nach dem Sport kompensiert. Dies lässt sich zum Teil dadurch erklären, dass die Muskeln Glukose in Form von Glykogen speichern, wodurch sie ein Depot für künftige Aktivitäten aufbauen und sicherstellen, dass die Muskeln die Glukose nicht direkt aus dem Blut ziehen (zumindest anfangs). Die Inselzellen produzieren auch ein dem Insulin entgegengesetztes Hormon namens Glucagon, allerdings in den Alpha-Zellen (α) und nicht in den Beta-Zellen. Es ist das Yin zum Yang des Insulins und signalisiert den Zellen, dass sie Gly-

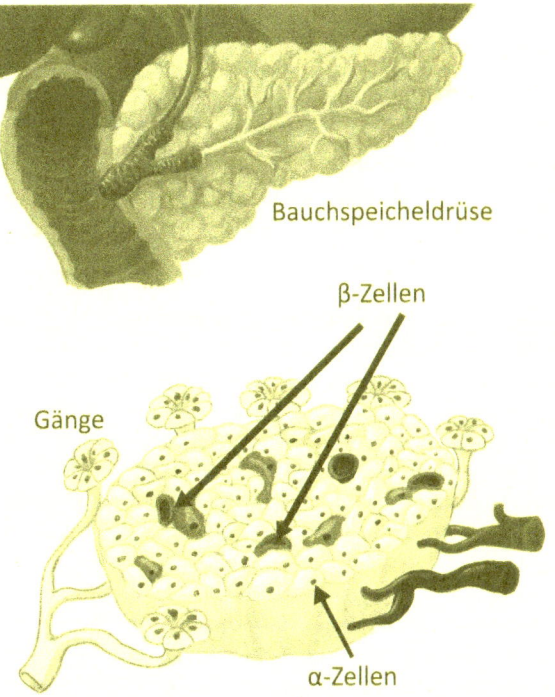

Abbildung 17. Die Bauchspeicheldrüse. Sie beherbergt unter anderem die wichtigen Alpha- (α) und Beta-Zellen (β), die den Blutzuckerspiegel regulieren.

kogen zu Glukose umbauen sollen. Die Freisetzung von Glucagon wird durch verschiedene Faktoren gesteuert, darunter auch durch das Stresshormon Cortisol – ein weiterer Grund, warum lang anhaltender Stress die Gesundheit erheblich beeinträchtigen kann.

LIEBLING, ICH HABE DAS PIPI GESÜSST

Bei 95 Prozent der Menschen läuft die Blutzuckerregulierung ohne Nachdenken oder Konsequenzen ab, doch fast 4,8 Millionen Menschen in Großbritannien und 422 Millionen Menschen weltweit leben mit Diabetes mellitus. Der Name setzt sich zusammen aus dem griechischen Wort *diabetes*, was so viel wie »Wasser« bedeutet, und dem lateinischen Wort *mellitus*, was für »Honig« steht. Die Krankheit erhielt diesen Namen, weil der Urin bei unbehandeltem Diabetes süß ist (das nutzte auch der in Kapitel 3 erwähnte William Osler, um die Beobachtungsgabe seiner Studenten zu prüfen). Schon den alten Ägyptern fiel im 5. Jahrhundert vor Christus die Süße des diabetischen Urins auf, aber erst ein Engländer[*], Thomas Willis, kostete ihn und fügte das Wort »mellitus« hinzu.

Endokrinologen unterteilen Diabetes in zwei Haupttypen (Typ 1 und Typ 2; manchmal auch T1D und T2D genannt). Typ-1-Diabetes macht etwa 10 Prozent der Fälle aus und tritt meist früh im Leben auf; er ist durch die Zerstörung der Beta-Zellen der Bauchspeicheldrüse durch das Immunsystem gekennzeichnet. Dadurch wird die Produktion von Insulin gestoppt. T1D ist die schwerwiegendere der beiden Erkrankungen, weil sie irreversibel ist und früher auftritt, sodass die Betroffenen länger mit ihr leben müssen.

Der besorgniserregendere Typ für jemanden in meinem Alter ist jedoch Typ-2-Diabetes. Typ-2-Diabetes ist nicht durch das Absterben der

---

[*] Das war in der Zeit, als wir noch die führende Nation der Welt waren und bevor die Geschichte eine dramatische Wendung nahm (siehe dazu die humoristische Darstellung der englischen Geschichte in *1066 and All That* von Sellar und Yeatman).

Insulin produzierenden Beta-Zellen, sondern durch eine Insulinresistenz gekennzeichnet. Die Muskel-, Leber- und Fettzellen reagieren nicht mehr auf das Insulin im Blut. Faktoren des Lebensstils, vor allem Übergewicht und schlechte Ernährung, sind die Hauptursachen. Es besteht auch ein starker Zusammenhang mit der ethnischen Zugehörigkeit: Menschen aus Südasien (Indien, Bangladesch und Pakistan) haben ein sechsfach höheres Risiko für T2D. Typ-2-Diabetes beginnt relativ langsam mit einem allmählichen Anstieg des Blutzuckerspiegels, ausgehend von einem normalen Nüchternblutzuckerwert von 100 Milligramm pro Deziliter; alles über 125 Milligramm pro Deziliter gilt als Diabetes.

SÜSSE ERLÖSUNG

Sowohl Hypoglykämie (zu niedriger Blutzucker) als auch Hyperglykämie (zu hoher Blutzucker) sind gefährlich. Kurzfristig ist eine Hypoglykämie problematischer, weil sie schnell eintritt und schwerwiegende Folgen hat. Ein Blutzuckerwert unter 70 Milligramm pro Deziliter kann zu verschwommenem Sehen, Schläfrigkeit und, wenn er nicht schnell behoben wird, zu Krampfanfällen und Koma führen.

Hyperglykämie ist ein längerer und langsamerer Killer. Da unser Blut alle unsere Gewebe umspült, verursacht Diabetes Schäden im ganzen Körper, vor allem an den kleinen Blutgefäßen in den Extremitäten. Um besser zu verstehen, wie sich dies vollzieht, sprach ich mit Nick Oliver, Professor für menschlichen Stoffwechsel und Berater für Diabetes und Endokrinologie am Imperial College. Wir trafen uns vor dem Cambridge-Flügel des St. Mary's Krankenhauses, wo wir beide arbeiten (und Nick studiert hat). Wie man es von einem Endokrinologen erwarten würde, ist Nick beneidenswert gesund und legt möglichst viele Strecken mit dem Rad zurück. Er erzählte mir, dass praktisch jedes ernsthafte Problem im Zusammenhang mit Diabetes eine Schädigung der Blutgefäße als Ursache hat. Der überschüssige Zucker verringert die Elastizität und die Weite der Blutgefäße und reduziert die Flüssigkeitsmenge, die durch die Gefäße fließen kann, ähnlich wie zu viel Salz oder zu viel Fett (und dies hängt alles zusammen, denn Diabetes verursacht auch eine Hyperlipidämie, also einen Überschuss an Blutfett. Diabetische Gefäßschäden führen letztlich dazu, dass die Kapillaren nicht mehr funktionieren und das Gewebe, das sie versorgen sollen, abstirbt. Dies kann unterschiedliche unangenehme Folgen nach sich ziehen: Nervenschäden in Händen und Füßen (periphere Neuropathie), Augenschäden, die zu Sehstörungen führen (diabetische Retinopathie), und die Unfähigkeit, Infektionen abzuwehren, insbesondere in der Haut, weil die Immunzellen den Infektionsherd nicht erreichen. Diese Vorgänge werden als mikrovaskuläre Schäden bezeichnet: Schäden an den Augen

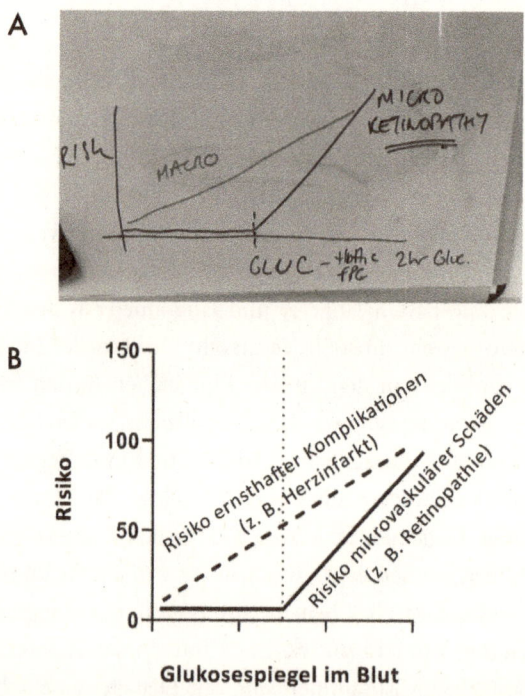

Abbildung 18. Die Grafik des Untergangs. A: Prof. Nick Olivers Originalzeichnung des Krankheitsrisikos bei steigendem Blutzucker. B: Ein Diagramm desselben.

sind eine besondere Form von Diabetes. Oliver formulierte es treffend: »Die Augen sind die Fenster zur Glukose-Seele.«

Wie das Diagramm, das Nick auf das Whiteboard in meinem Büro gezeichnet hat, »sehr anschaulich«[*] zeigt, hat das Risiko für mikrovaskuläre Ereignisse (die gebogene Linie) einen bestimmten Umschlagspunkt (Abbildung 18). Bis zu einem bestimmten Blutzuckerspiegel besteht im Grunde kein Risiko, darüber indes steigt das Risiko linear an.

Diabetes verursacht nicht nur die bereits erwähnten Probleme, sondern trägt auch zu Herzkrankheiten, Demenz und Schlaganfällen bei, indem er die Blutgefäße schädigt, die das Herz und das Gehirn versorgen. Diese Art der Schädigung wird als makrovaskulär bezeichnet und wird durch die gerade Linie in Olivers Grafik veranschaulicht. Wenn man die sich überschneidenden Risikofaktoren für Typ-2-Diabetes mit Herz- und Gehirnerkrankungen – Ernährung, Übergewicht, Bewegungsmangel – berücksichtigt, erkennt man, wie sie zu einer negativen Rückkopplungsschleife des Risikos beitragen. Das erklärt, warum makrovaskuläre Erkrankungen nicht den gleichen Umschlagspunkt aufweisen wie mikrovaskuläre Schädigungen.

Die Behandlungsmöglichkeiten für die beiden Arten von Diabetes unterscheiden sich aufgrund ihrer unterschiedlichen Ursachen: Typ 1 wird durch einen Mangel an Insulin verursacht, Typ 2 durch eine fehlende Reaktion darauf. Vor 100 Jahren war T1D mit einer hundertprozentigen Sterblichkeitsrate praktisch ein Todesurteil; die betroffenen jungen Menschen verkümmerten einfach. Die Entdeckung des Insulins durch Banting und Best eröffnete neue Behandlungsmöglichkeiten. Im Jahr 1922 hatten die beiden genug Kalbsinsulin hergestellt, um einen Patienten, Leonard Thompson, zu behandeln, und dieser Stoff erwies sich als Wundermittel. Thompson war anfangs zu schwach, um seinen Kopf gerade zu halten, und konnte dann wieder selbstständig gehen. Die Insulinbehandlung verlängerte sein Leben um 13 Jahre. Banting

---

[*] Nick bestätigt damit sehr schön die verbreitete Klischeevorstellung über die Handschrift von Ärzten.

und Best verkauften die daraus resultierenden Patentrechte für 1 Dollar an die Universität von Toronto, wobei Banting edelmütig erklärte: »Das Insulin gehört nicht mir, es gehört der Welt«.[1] Seitdem wurde die Behandlung mit Insulin immer weiter verbessert. Ein großer Fortschritt war, dass es 1978 gelang, das Bakterium *Escherichia coli* gentechnisch so zu verändern, dass man damit biosynthetisches Humaninsulin produzieren konnte. Viele Diabetiker haben heute eine kontinuierliche Überwachung mit Insulininjektionen aus ein- und demselben Gerät – gewissermaßen eine externe künstliche Bauchspeicheldrüse.

Menschen mit Typ-1-Diabetes fehlt Insulin, weil ihr Immunsystem auf Hochtouren läuft und ihre T-Zellen die insulinproduzierenden Beta-Zellen in der Bauchspeicheldrüse abtöten. Aufgrund dieser Selbstschädigung wird T1D in die Kategorie der Autoimmunerkrankungen eingeordnet.

MAN TUT ES SICH SELBST AN

Unser Immunsystem hat sich entwickelt, um zu verhindern, dass wir an einer Infektion sterben. Manchmal aber wird es ein wenig übereifrig und greift nicht die Dinge an, die in den Körper eindringen, sondern den Körper selbst. Autoimmunität ist vor allem (aber nicht ausschließlich) ein Merkmal des adaptiven Immunsystems (jenes Teils, der aus Erfahrungen lernen kann). Autoimmune T- und Beta-Zellen erkennen aus dem einen oder anderen Grund ein menschliches Protein falsch und beginnen, es anzugreifen. Das ist schon schlimm genug, aber das Problem besteht darin, dass menschliche Proteine im Gegensatz zu einem eindringenden Krankheitserreger nicht verschwinden und der Ansturm des Immunsystems daher immer intensiver wird. Die Anzeichen und Symptome einer Autoimmunität hängen davon ab, welcher Teil des Körpers angegriffen wird. Wenn das Immunsystem zum Beispiel die Beta-Zellen schädigt und damit die Fähigkeit der Bauchspeicheldrüse, Insulin zu produzieren, verringert, verursacht es Diabetes.

Wenn T-Zellen jedoch das Myelin angreifen, das die Nervenzellen um-
hüllt, und so die Fähigkeit beeinträchtigen, Signale richtig weiterzu-
leiten, führt dies zu Multipler Sklerose (MS). Jede zehnte Person in
Großbritannien ist von Autoimmunerkrankungen betroffen, Tendenz
steigend.[2] Die häufigste Erkrankung zwischen 2000 und 2019 war die
Hashimoto-Thyreoiditis (280 000 Fälle). Das war (zumindest für mich)
überraschend, denn obwohl ich 20 Jahre in der Immunologie gearbeitet
habe, habe ich darüber keinen einzigen Vortrag gehört – über Arthritis,
Lupus, Diabetes, IBD ja, aber nicht über Schilddrüsenentzündung. Ich
weiß nicht, wie ich das erklären soll – für manche Krankheiten gibt es
anscheinend bessere PR, oder sie haben vielleicht schwerwiegendere gesundheitliche Auswirkungen. Oder sie sind weniger leicht in den Griff
zu bekommen.

Die Genetik spielt eine große Rolle beim Autoimmunitätsrisiko,
insbesondere eine große Gruppe von Genen, die HLA, auf die wir im
Zusammenhang mit dem Thema Transplantation zurückkommen werden. Das biologische Geschlecht ist ein weiterer wichtiger Risikofaktor:
Autoimmunität tritt bei Frauen signifikant (1,74-mal) häufiger auf als
bei Männern, wobei die Häufigkeit bestimmter Erkrankungen wie Lupus sogar noch höher ist.[3] Sowohl die Geschlechtshormone als auch die
Geschlechtschromosomen sind für diesen Zusammenhang verantwortlich. Es wird auch vermutet, dass es zwischen Männern und Frauen einen Unterschied in der Immunität gibt. Männer haben ein etwas weniger reaktionsfreudiges Immunsystem, das sie anfälliger für Infektionen
und Krebs macht; das Immunsystem von Frauen ist reaktionsfreudiger,
was sie vor Infektionen schützt, aber zu Autoimmunität beiträgt.[4]

Das Geschlecht und die Genetik bilden die Grundlage für die Entwicklung der Autoimmunität, aber sie brauchen einen Auslöser. In vielen Fällen handelt es sich dabei um eine Infektion, obwohl bei vielen Erkrankungen der genaue Erreger noch nicht identifiziert werden
konnte. Mitglieder der Familie der humanen Enteroviren wurden als
virale Auslöser für das Verschwinden des Insulins vorgeschlagen.[5] Interessanterweise stiegen die Diabetes-Neudiagnosen während der Corona-

pandemie sprunghaft an, und ein laufendes Projekt (CoviDiab) verfolgt diese Fälle, um eine Kausalität zu ermitteln.[6] Neben seiner Rolle bei der Krebsentstehung wurde ein weiteres sehr verbreitetes Virus, das Epstein-Barr-Virus (EBV)*, als Auslöser für MS (Multiple Sklerose) identifiziert. Eine groß angelegte retrospektive Studie, bei der zehn Millionen Angehörige der US-Armee über einen Zeitraum von zehn Jahren untersucht wurden, ergab ein um das 32-Fache erhöhtes MS-Risiko bei denjenigen, bei denen eine EBV-Infektion nachgewiesen wurde.[7] Parallel dazu identifizierte eine andere Untersuchung bei Menschen mit MS Antikörper, die sowohl ein EBV-Protein (EBNA1) als auch ein Nervenzellprotein (GlialCAM) erkannten, was darauf hindeutet, dass die Infektion die Immunabwehr dazu verleitet, den Körper anzugreifen.[8] Generell können Virusinfektionen langfristige, unerwünschte Folgeerscheinungen verursachen und die Auswirkungen des Alterns beschleunigen. Nach einer Infektion mit dem Grippevirus besteht einen Monat lang ein deutlich höheres Risiko für Herzinfarkte und Schlaganfälle.[9] Und es kann zu einer ganzen Reihe von postviralen Syndromen kommen, wie zum Beispiel Long-Covid und Meningoenzephalitis (deren Auslöser noch nicht identifiziert wurde). Mit Viren kommt man ein Leben lang in Kontakt, nicht nur im Winter.

Doch nicht nur Viren bringen den Körper dazu, sich selbst anzugreifen. Bei der rheumatischen Herzerkrankung spielt ein bakterieller Erreger eine Rolle, nämlich Streptokokken der Gruppe A, jenes Bakterium, das zu Scharlach führt. Die meisten Infektionen mit Streptokokken der Gruppe A verlaufen mild und klingen schnell ab. Bei einer kleinen Gruppe von Menschen jedoch schädigt die Art und Weise, wie der Körper die Bakterien abwehrt, das Herz. Die herkömmliche Erklärung, wie diese Krankheit entsteht, ist einfach, elegant und deshalb etwas unvollständig – aber für unsere Zwecke reicht sie aus. Unser Im-

---

* Dieses Virus, das Pfeiffer'sches Drüsenfieber (oder Mononukleose) verursacht, wird durch Tröpfcheninfektion und engen Kontakt übertragen und wird daher auch als »Kusskrankheit« bezeichnet (siehe dazu auch Kapitel 7).

munsystem merkt sich Krankheitserreger, damit es sie beim nächsten Mal besser abwehren kann. B-Zellen und die von ihnen produzierten Proteine, die sogenannten Antikörper, spielen eine wichtige Rolle bei diesem Immungedächtnis. Im Laufe der Zeit und mit jedem Kontakt mit Bakterien werden die Antikörper, die der Körper bildet, immer besser und bieten so einen besseren Schutz. Eine der Chemikalien in den Streptokokken A ähnelt jedoch einer chemischen Substanz, die auch im menschlichen Herzen vorkommt. Im Fall einer rheumatischen Herzerkrankung binden sich die hochaktiven Antikörper, die eigentlich die Bakterien angreifen sollten, stattdessen an den Herzmuskel. Das führt zu Gewebeschäden, die das Herz schwächen und seine Leistungsfähigkeit beeinträchtigen. (Das ist übrigens die einfache Version, die komplexe Version beinhaltet noch ein gewisses Gegenstück, ein sogenanntes Komplement, doch das würde im Moment zu weit führen.)

Bei der Behandlung von Autoimmunkrankheiten wurden mittlerweile bedeutende Fortschritte erzielt. Ein großer Durchbruch war der Nachweis, dass ein Immun-Signalmolekül namens TNF die rheumatoide Arthritis fördert. Sir Marc Feldmann entdeckte dies in Zusammenarbeit mit Sir Ravinder Maini, der die klinischen Studien leitete. Die beiden arbeiteten am Kennedy Institute, das sich damals im Westen Londons befand. Das Institut wurde nach Mathilda Kennedy, der Tochter von Michael Marks, dem Gründer von Marks & Spencer, benannt, was zwar völlig irrelevant, aber dennoch interessant ist. Die Arbeit von Feldmann und Maini führte zur Entwicklung des ersten monoklonalen Antikörpers, der heute als Medikament eingesetzt wird: Infliximab, das TNF neutralisiert. Diese Klasse von Humanarzneimitteln wird auch als Biologika bezeichnet. Ein weiteres Biologikum, das auf TNF abzielt, Adalimumab (vertrieben unter dem Namen Humira), hat sich mit einem geschätzten Umsatz von 200 Milliarden US-Dollar als sehr lukrativ erwiesen.[10] Das Patent lief 2023 aus und mittlerweile sind billigere Alternativen, so Biosimilars, verfügbar; 2018 gab der britische Gesundheitsdienst 400 Millionen Pfund für Adalimumab aus, hoffte aber, durch die Umstellung auf andere Biosimilars 150 Millionen Pfund einsparen zu können.[11] Wie in allen Bereichen der Gesundheitsversorgung ist die Höhe der Arzneimittelausgaben des Nationalen Gesundheitsdienstes schwindelerregend. Im Jahr 2021/22 beliefen sich die Kosten für verschreibungspflichtige Medikamente in England auf insgesamt 9,69 Milliarden Pfund. Das teuerste Einzelmedikament war Elbasvir, das eine überaus erfolgreiche Behandlung des Hepatitis-C-Virus ermöglicht (8250 Pfund pro Dosis); am häufigsten wurde das cholesterinsenkende Statin Atorvastatin verschrieben (53 402 180 Dosen), und obwohl eine Dosis nur 1,50 Pfund kostet, verursachte dieses Mittel aufgrund seiner fast flächendeckenden Verwendung die größten Einzelausgaben (80 560 602 Pfund).[12]

Die bessere Alternative ist natürlich, gar nicht erst eine Autoimmunerkrankung zu entwickeln. Impfstoffe könnten eine Schlüsselrolle bei der Prävention spielen. Der Zusammenhang zwischen EBV und MS sollte ein Ansporn für weitere Forschungen sein, um Infektionen zu verhindern und damit die Langzeitfolgen zu verringern. Je mehr Zusammenhänge zwischen bestimmten Infektionen und Krankheitstypen entdeckt werden, desto mehr Impfstoffe können entwickelt werden. Die Impfstoffe funktionieren wirklich sehr, sehr gut. Wir sollten uns auf eine Zukunft freuen, in der wir die Auswirkungen nahezu aller Krankheitserreger vermindern können. Aber Krankheitserreger sind nur die Spitze des Eisbergs, wenn es um unsere Interaktionen mit Mikroorganismen geht; wir leben in einer mikrobiellen Welt und unsere Interaktionen mit ihnen prägen unser Leben.

WAS WIR WISSEN

Die Mikroben, die in und auf uns leben, werden als Mikrobiom bezeichnet. Das Wort kann sich auf die Mikroorganismen beziehen, die in einem bestimmten Lebensraum leben, und so besteht das Mikrobiom unseres Körpers aus vielen verschiedenen Mikrobiomen. Die Bakteriengemeinschaft (der weiße Schleim) auf einem unserer Zähne unterscheidet sich zum Beispiel völlig von der auf einem anderen; noch erstaunlicher ist, dass sich auch die Bakterien in einem Haarfollikel von jenen im benachbarten Follikel unterscheiden. Die Möglichkeit, DNA kostengünstig zu sequenzieren, öffnet die Tür zu dieser außerordentlich komplexen Welt. Die Schätzungen schwanken, aber es gibt mindestens so viele Bakterien auf und in uns wie Zellen, aus denen wir bestehen. Und wegen der enormen Vielfalt dieser Bakterien übersteigt die Zahl der bakteriellen Gene die der menschlichen Gene bei Weitem. Der Begriff »Mikrobiota« wurde bereits 1956 erstmals verwendet, aber richtig im Bewusstsein der Wissenschaftler verankert hat er sich erst 2001. Bis 2023 wurden fast 150 000 wissenschaftliche Arbeiten zu diesem Thema veröffentlicht. Das ist dem Anschein nach sehr viel (die Worte in diesen Studien würden tausendmal die Bibel füllen), aber nur halb so viel wie zum Beispiel zu Covid-19 (mehr als 380 000 Studien) und weit weniger als über das Herz (1,7 Millionen) oder das Thema Krebs (4,9 Millionen).

Der Umfang und die Komplexität des Mikrobioms bedeuten, dass es eine wichtige Rolle für unsere Gesundheit und Krankheit spielt. Es wird mit fast allen Krankheiten in Verbindung gebracht, vom *Aagenaes*-Syndrom bis zur Zygomykose.[*] Wir brauchen diese Mitreisenden unbedingt, denn sie helfen uns, Ballaststoffe abzubauen, um mehr Energie zu gewinnen, Galle zu produzieren und wichtige Stoffwechselprodukte herzustellen. Mäuse, die unter sterilen Bedingungen gezüchtet werden und denen es an Bakterien fehlt, sind in einem sehr schlechten Zustand. Das Mikrobiom spielt eine wichtige Rolle bei der Vorbeugung gegen bakterielle Infektionen – was vielleicht etwas kontraintuitiv erscheinen mag, wenn man bedenkt, dass es selbst größtenteils aus Bakterien besteht. Aber diese Bakterien können andere, fiesere Bakterien verdrängen, zum Beispiel *Clostridium difficile,* das eine häufige Darminfektion bei Menschen verursacht, die im Krankenhaus viele Antibiotika einnehmen. *C. diff* (so sein Kosename) macht sich dieses post-antibiotische

---

[*] Stimmt nicht ganz, aber das sind alphabetisch die ersten und letzten Krankheiten, die ich finden konnte.

Brachland zunutze. Eine Möglichkeit der Behandlung ist FMT – eine Behandlung, die so eklig ist, dass sie sich hinter einem Akronym versteckt. FMT steht für fäkale Mikrobiota-Transplantation und ist genau das, was auf dem Reagenzglas steht: Bakterien aus dem Kot einer Person werden einer anderen Person verabreicht. Die guten Fäkalien müssen von irgendwo herkommen und jeder kann sich freiwillig als Spender melden – und wird dann sogar für seinen Kot bezahlt!

Abgesehen von seiner Rolle beim Schutz vor Infektionen ist die genaue Funktion des Mikrobioms bei der Modulation von Krankheiten noch komplexer. Auf die Frage nach einer Mikrobiom-Tracking-App seufzte Oliver nur. Aber er sagte: »Es ist ein Teil von uns und hat einen Einfluss auf den Stoffwechsel«, dann fügte er noch hinzu: »Die Mikrobiomforschung ist zum Großteil ziemlich scheiße, entschuldige bitte das Wortspiel.«

WAS WIR NICHT WISSEN, DASS WIR NICHT WISSEN

Die Herausforderung, das Mikrobiom eindeutig mit dem Gesundheitszustand in Verbindung zu bringen, liegt in seiner Komplexität. Wie bei allen Studien, die sich mit dem menschlichen Befinden befassen, stellen die unscharfen Erscheinungsformen von Krankheiten ein Problem dar – die meisten Krankheiten sind keine eindeutige Sache, sondern weisen ein Spektrum auf, das von »leicht« bis »tödlich« reicht ... und keine Krankheit tritt isoliert auf: Demenz korreliert mit Herz-Kreislauf-Erkrankungen und diese korrelieren mit Diabetes. Zu Beginn des Buches haben wir uns mit der Schwierigkeit befasst, menschliche Gene mit Gesundheitszuständen in Verbindung zu bringen, und wir haben ja »nur« 19 000 bis 20 000 Gene. Das Mikrobiom besitzt eine um ein Vielfaches höhere Komplexität als das menschliche Genom. Das gesamte menschliche Mikrobiom enthält potenziell 232 Millionen Gene. Und das ohne Berücksichtigung der Viren, die sich von den Bakterien ernähren, von denen jeder Mensch nach einer Schätzung 10^{13} besitzt.[13] Unsere Mikroben sind im Grunde für jeden von uns einzigartig oder zumindest so individuell, dass schon ein Mikrobiom-Matching vorgeschlagen wurde, um Menschen aufzuspüren, ähnlich wie durch Fingerabdrücke.[14] Sogar innerhalb eines Haushalts gibt es große Unterschiede, obwohl deine Mikroben denen deines Partners ähnlicher sind als denen deiner Geschwister, was durchaus Sinn macht, da wir (in den meisten Gemeinschaften) mehr Zeit mit unseren Partnern verbringen und weniger mit unseren Geschwistern zusammen sind. Und um die Sache noch komplexer zu machen, verändert sich das Mikrobiom ständig. Man kann sein Darmmikrobiom verändern, indem man einfach etwas anderes isst; die Bakterien in meinem Darm werden nach sechs Gläsern Cobra (Schlangenwein) und einem Hammel-Vindalho nicht dieselben sein wie nach einem veganen Gemüseeintopf. Und die Ernährung ist nur eine von vielen Variablen, die das Mikrobiom eines Menschen beeinflussen. Eine Studie, die versucht hat, die Vielfalt des Mikrobioms umfassend zu charakterisieren, fand mindestens 69 verschiedene Einflussfaktoren, die von Schlaf, Kaffeekonsum, Brotvorliebe, Schichtarbeit, Verstopfung bis zur Körpergröße reichen.[15]

All das führt zu einem Bereich der Forschung, der etwas unübersichtlich sein und manchmal sogar als unsinnig erscheinen kann. Hinzu kommt, dass man bei der Mikrobiomforschung auch sehr viel falsch machen kann. Die Allgegenwart von Bakterien macht es sehr einfach, überall bakterielle DNA zu finden, aber oft stammt sie aus einer anderen, einer fremden, kontaminierenden Quelle. Forscher, die sich mit Proteinen beschäftigen, nannten dies CRAPome *(Contaminant Repository for Affinity Purification-Mass)*[16]; und ein Kollege von mir prägte den Begriff »Kitome«[17] zur Beschreibung von Bakterien, die nur deshalb entdeckt wurden, weil man die Studie überhaupt durchgeführt hat.* Das entspricht dem aus der Informatik stammenden Satz *crap-in crap-out* (»Müll rein, Müll raus«), nur dass er hier wörtlicher zu verste-

---

* *-ome* ist das allgemeine Suffix für komplexe Datensätze in der Biologie.

hen ist. Ebenso bedenklich wie bei den Wunderdiäten und Anti-Aging-Mitteln ist, dass die Leute, die für die Mikrobiomforschung werben, oft auch finanziell etwas davon haben. Wenn auch nicht immer so offenkundig wie in der Studie über die Vorteile der durch Bier geförderten Immunmodulation, die von Forschern des State Key Laboratory of Biological Fermentation Engineering of Beer der Tsingtao Brewery Co. Ltd. bekannt gemacht wurde, bei denen man vermuten könnte, dass ihre Forschungsarbeit durch ein gewisses Interesse an den positiven Auswirkungen von Bier beeinflusst worden sein könnte (obgleich sie keinen Interessenkonflikt eingeräumt haben!).[18]

WAS WIR WISSEN, DASS WIR NICHT WISSEN

Es gibt zwar eine beträchtliche Menge an miserabler Mikrobiomforschung, aber nicht alles ist wertlos. Auch ich habe mich bekanntermaßen in der Mikrobiomforschung versucht, und ich hoffe, dass meine Daten in die Kategorie »passabel« fallen. Aber ich bin in dieser Hinsicht bestenfalls ein begabter Amateur. Um herauszufinden, was uns das Mikrobiom über Gesundheit und Krankheit sagen kann, unterhielt ich mich mit James Kinross, Chirurg, Autor des Buches *Dark Matter: The New Science of the Microbiome* und professioneller Mikrobiom-Enthusiast. Wir begegneten uns bei einem obligatorischen Teamtreffen, und weil er Chirurg und Wissenschaftler zugleich ist, hatte Kinross am Montagmorgen um neun Uhr bereits sein drittes Treffen an diesem Tag. Er erklärte mir, dass die Mikrobiomforschung im besten Fall dazu beitragen könne, einen Mechanismus zu finden, wie bestimmte Dinge unsere Gesundheit verbessern können. Als Beispiel nannte er den Verzehr von Ballaststoffen – deren positive Wirkung ist schon lange bekannt, aber der neue Hinweis auf die Fermentierung durch Darmmikroben, die positive biochemische Stoffe produzieren, zeigt deutlicher, wie sie uns schützen. Kinross erklärt jedoch einschränkend: »Den Mikrobiomforschern hat es nicht wirklich geholfen, dass ihre Arbeit so stark gehypt und überbewertet wurde. Wir können die Erwartungen, die in uns gesetzt werden, unmöglich erfüllen.« Außerdem, so Kinross weiter, »gibt es keine Standardmethoden für die Sammlung oder die Analyse von Daten«, was bedeutet, dass die Daten eines Forschungszentrums nicht mit denen eines anderen verglichen werden können. Sogar der Probentyp stellt eine Herausforderung dar – die meisten Sequenzierungen werden anhand eines Abstrichs vom Kot durchgeführt, aber die Bakterien auf der Oberfläche können sich von denen in der Mitte des Kots unterscheiden. Außerdem repräsentiert der Kot nur die letzte Etappe der Reise der Nahrung durch unseren Darm, sodass die Fäkalienflora nicht notwendigerweise die Ereignisse im gesamten Verlauf der Passage widerspiegelt.

Dass es gute und schlechte Bakterien gibt, ist eine häufig postulierte Annahme (vor allem von Leuten, die damit etwas verdienen). Aber Kinross erklärte mir: »Man sollte Bakterien nicht vermenschlichen. Wenn du deine Mikroben schlecht behandelst, beißen sie dich in den Hintern.« Manche Bakterien sind eindeutig schlecht für uns – wer eine Dosis *Vibrio cholerae* verabreicht bekommt, wird eine Toilette brauchen, die nicht weit weg ist. Andere Bakterien verursachen Probleme, wenn sie an die falsche Stelle gelangen – vor allem wenn sie von den Eingeweiden ins Blut übergehen. Das kann unmittelbar zu den negativen Folgen einer Blutinfektion führen. Aber Bakterien am falschen Ort können auch eine subtilere negative Auswirkung haben, indem sie eine vorhandene Entzündung verstärken. Das Immunsystem ist darauf eingestellt, auf bakterielle Biochemikalien zu reagieren, und wenn diese im Blut vorhanden sind, können sie den Grundpegel einer Entzündung erhöhen. Wie hier gezeigt wird, sind Entzündungen immer mit schlechten Ergebnissen verbunden und spielen eine Rolle bei der Entstehung von Herzkrankheiten, Schlaganfall und Demenz (Entzündungszellen fördern das Schrumpfen von Blutgefäßen), Lungenkrankheiten (Entzündungszellen schädigen die Lungenflügel), Diabetes (mehr Zellen greifen die Inselzellen an) und Krebs (sie beschleunigen das Tumorwachstum). Dieser Prozess der bakteriellen Entzündung kann sich mit dem Älterwerden verschlimmern. Mit zunehmendem Alter lässt die Intaktheit der Darmwände langsam nach, sodass vermehrt Bakterien oder zumindest Teile von Bakterien in unseren Blutkreislauf gelangen. Das kann einen weiteren Kreislauf aus Schädigungen im Darm, Entzündungen und Zunahme von Bakterien in Gang setzen.

Aber abgesehen von den unmittelbar invasiven Bakterien schwimmen viele Mikroben wahrscheinlich einfach nur mit, weil der Darm warm und feucht ist und eine leicht zugängliche Nährstoffquelle bietet – es geht also gewissermaßen darum, »möglichst viel wegzuputzen von dem Kot«. Wie ein »gesunder« Darm aussehen soll, ist noch nicht geklärt. Und diese Ungewissheit führt dazu, dass schwammige Begriffe wie »Dysbiose« entstanden sind. Wenn man tief genug in den wohlformulierten Pressemitteilungen gräbt, stößt man schließlich auf die Originalarbeiten, die einen Zusammenhang zwischen bestimmten Bakterienstämmen und gesundheitlichen Ergebnissen nahelegen. Die Aussagekraft ist jedoch begrenzt, weil dieselben Bakterien auch mit ungesunder Ernährung in Verbindung gebracht werden.[19] Das wirft die Frage auf: Verursachen schlechte oder schädliche Bakterien schlechte Gesundheitsergebnisse oder verursachen schlechte Ernährungsgewohnheiten schlechte Gesundheitsergebnisse, wobei die schlechten Bakterien nur als Indikator dienen? Um auch noch andere Variablen kontrollieren zu können, arbeiten Forscher mit Mäusen, um diese Art von Fragen zu beantworten. In einer häufig zitierten Studie, die an Joseph und seine Träume erinnert, führte die Übertragung des Darminhalts von fetten Mäusen auf dünne Mäuse dazu, dass die dünnen Mäuse an Gewicht zunahmen; bemerkenswerterweise fraßen sie aber nicht tatsächlich mehr, sondern zogen nur mehr Kalorien aus der verabreichten Nahrung. In einer Folgestudie wurden Mikroben von Zwillingen (einer dick, einer dünn) auf Mäuse übertragen, und auch hier nahmen die Mäuse zu, die das »fette« Mikrobiom erhielten. Die Übertragung dieser Ergebnisse auf den Menschen ist allerdings nicht ganz einfach, denn im Gegensatz zu Mäusen fressen wir uns nicht gegenseitig den Kot weg.

Allgemein geht man in der Forschung davon aus, dass es besser ist, je größer die Vielfalt der Darmbakterien ist. Kinross erklärte mir, dass wir nicht über einzelne Bakterien nachdenken, sondern die Funktion des gesamten Systems betrachten sollten. Und dass mehr und unterschiedliche Bakterien für mehr Stabilität sorgen – wie in jedem Organismus schützen sie vor Veränderungen. Seine größte Sorge ist, dass die Menschheit durch den übermäßigen Einsatz von Antibiotika dafür sorgen könnte, dass seltene Arten des Mikrobioms langsam aussterben. Ob der WWF (World Wide Fund For Nature) vielleicht irgendwann eine Kampagne zur Förderung von Verrucomicrobiota ins Leben ruft, bleibt abzuwarten.

Die drei am häufigsten erwähnten Stoffe für die mikrobielle Metamorphose sind Ballaststoffe, Prä-/Probiotika und fermentierte Lebensmittel. Neben der Vorbeugung von Darmkrebs durch die Beschleunigung des Nahrungstransports bieten Lebensmittel mit hohem Ballaststoffanteil noch weitere Vorteile. Die Bakterien in unserem Darm bauen den unverdaulichen Zucker in Nahrungsmitteln mit hohem Proteingehalt ab und produzieren dabei kurzkettige Fettsäuren (mit so wohlklingenden Namen wie Butyrat, Valerat und Propionat). Diese Verbindungen wirken weitgehend entzündungshemmend und haben eine ganze Reihe potenziell positiver Auswirkungen, wie zum Beispiel eine Verbesserung der Darmintegrität und weniger Atemwegserkrankungen. Eine Ernährung mit hohem Proteingehalt hat jedoch einen Nachteil: Sie führt zu Blähungen und dem unvermeidlichen Ausstoß von Gasen. Außer Blähungen gibt es noch einen weiteren trügerischen Grund, nicht zu viel Ballaststoffe zu verzehren. Glaubt man einem der Erfinder der Cornflakes, können Ballaststoffe die Libido beeinträchtigen. Der Arzt John Harvey Kellogg, der in Battle Creek in Michigan eine Kureinrichtung betrieb, untersuchte schon früh die Bedeutung des Darmmikrobioms für die Gesundheit. Zusammen mit seinem Bruder William und seiner Frau Ella erfand er die Cornflakes, um der fleischlastigen amerikanischen Ernährung entgegenzuwirken; zudem wollte er die Selbstbefriedigung reduzieren. Er war kein Anhänger dieses »einsamen Lasters« und bezeichnete es in seinem Buch *Plain Facts about Sexual life* (das in späteren Ausgaben in *Plain Facts For Old and Young* umbe-

nannt wurde) als eine »Sünde wider die Natur ohnegleichen, die höchs-
tens in der Sodomie eine Entsprechung findet«.[20] Er entwickelte seine
ballaststoffhaltigen Cornflakes, um diese abstoßenden Verhaltensweisen zurückzudrängen.

Probiotika sind Lebensmittel (oder Tabletten), die Bakterien enthalten; Präbiotika sind Lebensmittel, die das Wachstum der »guten« Bakterien fördern. Diese stellen eine zweifache Herausforderung dar. Wie
bereits angedeutet, kennen wir die richtige oder ideale Kombination
von Bakterien nicht; die Einnahme von irgendwelchen Biobakterien in
Tablettenform ändert vielleicht überhaupt nichts. Zum anderen wim-
melt es im Darm des Menschen bereits von Bakterien, sofern man nicht
gerade eine große Menge Antibiotika eingenommen hat, sodass es für
Neuankömmlinge sehr schwer ist, Fuß zu fassen. Das ist so, als würde
man in das abwasserbelastete Meer Großbritanniens pinkeln und dann
behaupten, dass sich dadurch die Gesamtverschmutzung ändere. Abgesehen davon sollten Probiotika und Lebendjoghurt am besten während
und nach einer oralen Antibiotikabehandlung eingenommen werden,
weil sie dazu beitragen können, den Darm neu zu besiedeln und zu verhindern, dass sich böse, antibiotikaresistente Bakterien (wie *C. diff*) ein-
nisten. Diese Wiederbesiedlung kann eine große Wirkung haben. Bevor
ich in der Türkei eine Dosis *Giardia*[*] verabreicht bekam, war ich etwas
anfällig für Magenverstimmungen; eine Dosis iranischer Antibiotika,
gefolgt von Dugh und Mast (Getränke und Dips auf Joghurtbasis), haben meinen Darm viel widerstandsfähiger gemacht.

Fermentierte Lebensmittel sind das dritte Mitglied der Troika des
Mikrobioms. Sie sind den Pro-Präbiotika nicht unähnlich, weil sie eine
Quelle für Mikroben und deren positive Chemikalien darstellen, aber
sie sind tendenziell reicher an Kohlgemüse. Fermentierte Lebensmittel
können eine stärkere Wirkung auf das Immunsystem haben als eine Ernährung mit hohem Ballaststoffanteil allein.[21] Es gibt keinen Grund,

---

[*] Ein Darmparasit – in meinem Buch *Infectious* kann man lesen, was passiert, wenn dieser
im eigenen Darm haust. Nicht angenehm.

sie nicht in den Speiseplan aufzunehmen, es sei denn, man mag knoblauchartigen, würzigen, verrottenden Kohl nicht.

Darmbakterien sind keine wählerischen Esser. Sie können zwar sorgfältig mit komplexen (meist braunen) Kohlenhydraten ernährt werden, aber sie lieben auch ein bisschen Zucker, sogar spezielle Süßstoffe. Der russische Wissenschaftler Constantin Fahlberg entdeckte den ersten künstlichen Süßstoff, Saccharin, weil er die Anweisung, die neuen Chemikalien zu »testen«, als zu »kosten« missverstanden hatte. Zumindest erzählte er es so, denn Chemiker lieben es, ihre eigenen Kreationen zu testen. Albert Hofmann nahm 250 Mikrogramm[*] seines neu synthetisierten LSD und versuchte dann, mit dem Fahrrad nach Hause zu fahren. Auf der kaleidoskopisch bunten, halluzinogenen Heimfahrt kam er zu dem Schluss, dass seine Nachbarin eine bösartige Hexe sei; ihre Reaktion darauf ist nicht überliefert. Der Erfinder von Diazepam (Valium) und in den 1960er-Jahren Liebling aller Mütter, Leo Sternbach, war ebenfalls ein eifriger Selbstexperimentator, der bekannte: »Ich habe alles ausprobiert. Vor allem zahlreiche Drogen.«[22] Das klappt aber nicht immer: Ein anderer Chemiker, Barry Kidston, bekam Parkinsonähnliche Symptome, als er sein selbst gebrautes Heroin probierte. Auch wenn sie sich nicht immer absichtlich mit ihren eigenen Materialien oder Stoffen zudröhnen, haben Chemiker viele nützliche Verbindungen entdeckt, indem sie sie versehentlich zu sich genommen haben: Cyclamat, ein weiterer künstlicher Süßstoff, wurde 1937 entdeckt, als Michael Sveda eine Zigarettenpause machte und bemerkte, dass seine Zigarette süß schmeckte. Der Grund dafür war, dass Sveda seine Zigarette auf den Labortisch gelegt hatte, wo sie die Chemikalie aufgesogen hatte. Erklären wir es mit gesundheitlichen Überlegungen oder Gründen der Sicherheit, aber dergleichen würde heute nicht mehr passieren, denn in einem Labor voller leicht entzündbarer Verbindungen eine Zigarette zu rauchen wäre schlicht verrückt.

---

[*] Das war eine beträchtliche Dosis, das Fünffache der Menge, die die Drug Enforcement Agency in heutigen Säuretabletten findet.

Süßstoffe sind keine völlig neutralen Chemikalien – aber eigentlich gibt es solche gar nicht. Im Jahr 2023 veröffentlichte der WHO-Sachverständigenausschuss für Lebensmittelzusatzstoffe eine Risikobewertung, in der er feststellte, dass Aspartam potenziell krebserregend ist (in Gruppe 2B; niedriger als das Risiko, das von rotem Fleisch ausgeht).[23] Wie bei vielen Dingen müsste man enorm große Mengen zu sich nehmen, um krank zu werden. Die FDA schätzt, dass man 75 Packungen NutraSweet® an einem Tag verzehren müsste, um die zulässige Aufnahmemenge zu überschreiten – in Bezug auf die Süße entspricht das 600 Gramm Zucker, was zweifellos mehr Schaden anrichten würde.[24] Studien mit Bakterien und Mäusen deuten darauf hin, dass Süßstoffe, insbesondere Saccharin, das Darmmikrobiom verändern können. Wie immer sind weitere klinische Studien erforderlich, die wenigen Untersuchungen, die bisher durchgeführt wurden, haben keine Auswirkungen auf das menschliche Darmmikrobiom festgestellt.[25] Letztlich aber sind Süßstoffe wahrscheinlich in Ordnung, wenn sie den Leuten helfen, weniger Zucker zu essen, und man es vermeidet, sie im Übermaß zu konsumieren. Eine Ausnahme bestätigt die Regel – zuckerfreie Gummibärchen, die in den 2010er-Jahren durch eine Reihe von Online-Berichten einen gewissen Kultstatus erlangten wegen der »unseligen Geisterbeschwörung«, die sie in den Eingeweiden der Menschen in Gang setzten.[26]

BALLASTSTOFFE, FERMENTIERTE NAHRUNGS-MITTEL UND WECHSELNDE STUHLGÄNGE

Die meisten unserer bakteriellen Bewohner leben in unseren Eingeweiden. Ich wollte herausfinden, was nötig wäre, um sie zu verändern. Eine Möglichkeit wäre ein Flug ins All.[27] Leider reichte der Vorschuss des Verlags nicht aus, um die 450 000 Dollar für einen kommerziellen Weltraumflug aufzubringen (und selbst dann wäre wahrscheinlich ein längerer Aufenthalt im All erforderlich, um größere Veränderungen zu erreichen). Daher habe ich mich für einen einfacheren Ansatz entschieden – die Umstellung der Ernährung. Aber auch das kostet Geld – kommerzielle Mikrobiom-Kits kosten 300 Pfund pro Packung – und ist ein weiteres Beispiel dafür, dass die Gesundheit der Menschen teuer erkauft werden muss. Hier ist es hilfreich, wenn man Freunde aus der Branche hat. Dr. Kinross und sein Mitarbeiter Prof. Julian Marchesi erboten sich freundlicherweise, meinen Stuhlgang zu untersuchen, nachdem ich sie unaufhörlich genervt hatte. Mein ursprünglicher Plan war es, einen Tag normal zu essen und dann Curry und Bier zu mir zu nehmen, um die Veränderungen zu sehen. Die »Experten« (Kinross und Marchesi) sagten, dass dies keine Auswirkungen haben würde; aber wie schon einmal festgestellt, haben wir alle genug von selbst ernannten Experten, und um ehrlich zu sein, sie haben meine Toilette am Tag nach fünf Pints Guinness und einem Jalfrezi-Hühnchen nicht gesehen. Aber da es hier um Wissenschaft geht, habe ich mich überreden lassen, eine Woche lang eine ballaststoffreiche Diät mit fermentierten Lebensmitteln zu mir zu nehmen – die beiden Ernährungsmaßnahmen, deren Wirkung am besten belegt ist.

Schritt 1: der »normale Stuhl«. Ich sage »normal«, aber am Ende war der Prozess doch etwas traumatisch. Wegen eines Bahnstreiks konnte ich an diesem Tag nicht zur Arbeit fahren, also musste ich meine Probe zu Hause entnehmen (ich musste trotzdem jeden Tag eine selbst entnommene Probe abgeben – selbst Kollegen am Imperial College sind nicht immer bereit, mir entgegenzukommen). Dazu packte ich meinen Dakla-Pack Fecotainer® aus – im Grunde ein Töpfchen, das auf den Toilettensitz gesetzt wird. Dann begann das Spiel mit dem Stuhlgang. Erster Versuch – Fehlschlag. Ich traf nicht. Kacke in der Toilette, keine Kacke im Sampler. Versuch zwei – knapp daneben. Versuch drei: Volltreffer. Die nächste Frage war, was ich mit der Probe machen sollte, bis ich sie ins Labor bringen konnte. Antwort – in der heimischen Gefriertruhe aufbewahren (natürlich doppelt verpackt – ich bin ja kein Monster*). Aber ich musste sie dann ja noch zur Arbeit transportieren. Dazu brauchte ich einen Gefrier-

---

* Meine Kinder sind in diesem Punkt durchaus unterschiedlicher Meinung.

block, eine Kühltasche von Lidl und musste daran denken, sie auf dem Weg zur Arbeit nicht neben der Heizung im Zug zu deponieren.

Schritt 2: der »Curry-Stuhl«. Ich war mittlerweile ein Profi bei der Probenentnahme und konnte es am Arbeitsplatz erledigen, was es etwas weniger traumatisch machte als am ersten Tag. Trotzdem fühlte ich mich etwas unsicher, als ich das leuchtend blaue Töpfchen von der Toilette ins Labor trug. Ich versteckte beide Proben hinten in einem unserer superkalten (minus 80 Grad Celsius) Gefrierschränke. Ich schrieb »Johns Kot« auf die Behälter, um Verwechslungen vorzubeugen und zu verhindern, dass jemand sie versehentlich für echte Wissenschaft benutzte. Die Änderung bei der Nahrungsaufnahme bestand aus zwei Flaschen Guinness und einem selbst zubereiteten Knoblauch-Chili-Hähnchen – alles im Namen der Wissenschaft. Ich bezweifelte allerdings, dass der Eingriff in meine Ernährungsgewohnheiten aggressiv genug war.

Schritt 3: der »Ballaststoff-Stuhl.« Kinross (und die WHO) empfehlen 30 Gramm Ballaststoffe pro Tag, zusammen mit drei Portionen fermentierter Lebensmittel. Dies erwies sich jedoch als relativ schwierig. Ich füllte meinen Einkaufswagen mit braunen Lebensmitteln (Nudeln, Kleie, Brot) und Sachen, die mit K beginnen (Kimchi, Kefir, SauerKraut). Und so begann eine lange Woche des Zählens von Ballaststoffen. Um noch mehr Messergebnisse zu erhalten, habe ich auch die Anzahl der Stühle, die Stuhlkonsistenz, meine Zufriedenheit und meine Blähungen aufgezeichnet. Ursprünglich hatte ich mich für eine Darmerhebung mit 43 Fragen entschieden, aber als ich in Frage 2 gefragt wurde, ob das Furzen meine kognitiven Fähigkeiten beeinträchtigt habe, kam ich zu dem Schluss, dass diese Frage vielleicht ein bisschen zu detailliert war und dass ich aufhören würde, wenn die Diät an diesen Punkt gelangen würde. Ich entschied mich für eine einfachere Erhebung, die aus vier Fragen bestand, bei denen es um Blähungen, Völlegefühl, Unwohlsein und »Borborygmi« (ein schönes lautmalerisches Wort für Bauchgrummeln) ging. Meine erste Beobachtung: Es ist ziemlich schwierig, die empfohlene Menge an Brot zu essen. An einigen Abenden musste ich verzweifelt Kleiekuchen mampfen, um das

Pensum zu erreichen. Die zweite Beobachtung war noch überraschender: Ich bekam keine Bauchbeschwerden bei der stark fermentierten Diät. Im Grunde habe ich jeden Tag gebackene Bohnen gegessen – und wie wir alle wissen, sind Bohnen gut für das Herz, aber je mehr man davon isst, desto mehr Gas sammelt sich im Verdauungstrakt an. Deshalb erwartete ich seismische Folgen – möglicherweise sogar einen kognitiven Verfall, doch nichts von dem, was ich gemessen habe, hat sich verändert: keine Blähungen, keine Flatulenz (zumindest nicht mehr als sonst), keine Veränderung der Anzahl oder Art des Stuhls, kein einziger Borborygmus (die noch wohlklingendere Singularform). Ich kann nur spekulieren, dass die fermentierten Lebensmittel Bakterien beigesteuert haben, die die Ballaststoffe auf dem Weg durch die Nahrung aufgespalten haben – ich könnte diese Hypothese überprüfen, indem ich eine Woche lang nur Ballaststoffe ohne die fermentierten Beilagen esse, aber ich fürchte, das könnte meine Ehe auf die Probe stellen. Also hörte ich am Freitag der Testwoche erleichtert auf, All-Bran zu essen, die ballaststoffreichen Frühstücksflocken von Kellogg's, und übergab einem der Mitarbeiter von Kinross ein Päckchen Pestilenz in einer unmarkierten Tüte unter der Statue eines Mannes, der vor dem St. Mary's Hospital unerklärlicherweise in einen Schuh schaut.

ZEIT FÜR EIN SPIEL ...
»WER STECKT IN DEINEM KOT?«

Ein paar Wochen später bekam ich dank des unermüdlichen Einsatzes von Dr. Despoina Chrysostomou die Ergebnisse. Was habe ich erfahren? Kinross hatte recht: Curry und Bier hatten keinen Einfluss auf meine Darmmikroben; Pups eins und Pups zwei wiesen denselben bakteriellen Abdruck auf. Das Bakterium Prevotella-9 dominierte an der Spitze der Fäkalien, dazu kam noch etwas von *Bacteroides vulgatus* und *Faecalibacterium prausnitzii*. Wie man sehen kann (Abbildung 19), zeigte sich jedoch nach einer Woche in dem braunen Zeug eine deutliche Veränderung.

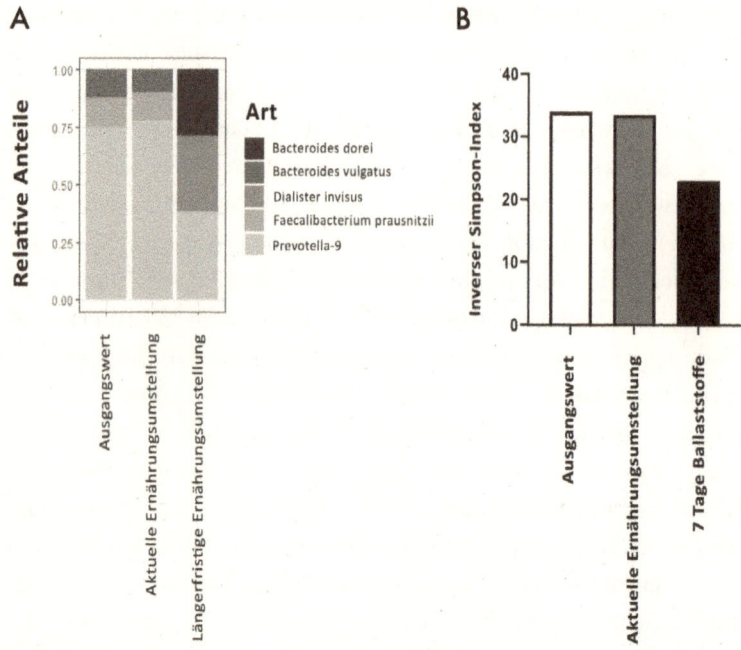

Abbildung 19. Veränderungen im Darmmikrobiom. Daten aus der Sequenzierung meines fäkalen Mikrobioms zu drei Zeitpunkten – Ausgangswert (normale Ernährung), aktuelle Ernährungsumstellung (ein Tag nach Curry und Bier), längerfristige Ernährungsumstellung (zehn Tage nach einer Ernährung mit hohem Ballaststoffanteil und fermentierten Lebensmitteln). Feld A zeigt die drei wichtigsten Stämme zu den jeweiligen Zeitpunkten, Feld B zeigt die Gesamtzusammensetzung.

Die Häufigkeit von Prevotella ging stark zurück und *Bacteroides vulgatus* sowie *Faecalibacterium prausnitzii* wurden von *Bacteroides dorei* und *Dialister invisus* verdrängt. Die gängige Meinung ist, dass Ballaststoffe die bakterielle Vielfalt erhöhen und daher eine »gute Sache« sind. Meine bakterielle Vielfalt insgesamt war jedoch nach einer ballaststoffreichen Ernährung nicht gestiegen, sondern geschrumpft. Wissenschaftler verwenden verschiedene statistische Methoden zur Berechnung der Bakterienvielfalt. Abbildung 19 B zeigt den sogenannten »inversen Simpson-Index«, einen Ansatz, bei dem größere Zahlen mehr Vielfalt bedeuten

und kleinere Zahlen geringere Vielfalt. Die Balken 1 und 2 sind größer als der Balken 3, was auf eine Verringerung der Vielfalt hinweist,
wenn ich nichts anderes als Ballaststoffe zu mir nehme. Im Grunde
genommen erlebte ich in meinem Darm ein massives Aufblühen von
völlig neuen Bakterien. Ich recherchierte in der wissenschaftlichen Literatur über meine neuen Top 3 und nahm an, dass sie auf meiner Seite
kämpfen würden, weil ihre Zahl gestiegen war. Wieder falsch (vielleicht). Eine Bakterienart, die zugenommen hat, *Bacteroides dorei,* wird
mit dem Auftreten von Typ-1-Diabetes bei Kindern in Verbindung
gebracht;[28] eine der Bakterienarten, die abgenommen hat, *Faecalibacterium prausnitzii,* soll dagegen der Gesundheit förderlich sein.[29] Ich habe
keine Ahnung, woher meine neuen bakteriellen Freunde kommen. Fermentierte Lebensmittel sind angeblich voller Laktobazillen, aber davon
tauchte keine einzige auf; die Bakterien aus dem probiotischen Joghurt,
den ich zu mir genommen habe, hatten überhaupt keine Auswirkung
und sind spurlos wieder verschwunden, und das zweithäufigste Bakterium nach der Intervention *(Dialister invisus)* lebt normalerweise im
Mund (und nein, ich habe den Kot nicht abgeleckt).

Das zeigt uns Folgendes:

1. Man kann das Darmmikrobiom durchaus verändern, aber dazu
    muss man über einen längeren Zeitraum hinweg etwas ganz Ein-
    schneidendes tun.
2. Wenn man glaubt, dass ein einzelnes Bakterium aus einem Ge-
    wimmel von Mikroben gut für den Körper ist, dann sind Curry
    und Bier besser als Ballaststoffe.
3. Wir sind alle Individuen; was ich (auf bakterieller Ebene) in mei-
    nen Fäkalien sehe, wird nicht in jenen anderer Leute gleich sein.
4. Das Mikrobiom ist ein höchst komplexes System; man sollte also
    das Geld nicht für die Sequenzierung des Kots verschwenden.
5. Schlussfolgerung 2 ist keine vernünftige Schlussfolgerung. Na-
    türlich sind Curry und Pils nicht gut für euch. Esst mehr Bal-
    laststoffe!

Letzten Endes bilden Ernährung, Mikrobiom und Diabetes ein kompliziertes Netz, das wir gerade erst zu entschlüsseln beginnen. Sicher ist jedoch, dass ein weiterer Risikofaktor, der mit der Ernährung zusammenhängt, direkt mit dem Risiko für Typ-2-Diabetes korreliert – nämlich die Fettleibigkeit.

DIE WICHTIGE ROLLE DES KÖRPERGEWICHTS

Typ-2-Diabetes hat viele Gesichter: Es gibt genetische und ethnische Risikofaktoren. Ein wesentlicher Faktor ist jedoch Übergewicht. Das einfachste Maß für Fettleibigkeit ist nach wie vor der viel geschmähte und oft missverstandene BMI (Body-Mass-Index), der von Adolphe Quetelet, einem belgischen Astronomen und Statistiker des 19. Jahrhunderts, entwickelt wurde. Quetelet gilt als Begründer der modernen Sozialstatistik; er ging davon aus, dass sich jede menschliche Messgröße über eine Normalverteilung von Werten erstreckt. Um den BMI zu berechnen, nimmt man das Körpergewicht und teilt es durch die Körpergröße (im Quadrat). In eine Formel gefasst: BMI = Gewicht/Größe^2; die Ergebnisse werden in Kilogramm pro Meter (kg/m) angegeben. Entscheidend ist, dass der BMI das Gewicht zur Körpergröße in Beziehung setzt. Doch das Gewicht allein reicht nicht aus, um Fettleibigkeit festzustellen – zwölf Stein (76 Kilogramm) sind in Ordnung, wenn ein Mensch 1,82 Meter groß ist, bei einer Körpergröße von 1,52 Metern aber sind es zu viel. Wie Abbildung 20 zeigt, gibt es verschiedene BMI-Bereiche: Alles unter dem Wert 18,5 gilt als untergewichtig, 18,5–25 als normal, 25 bis 30 als übergewichtig und alles über 30 als fettleibig.

Je nachdem, welche Waage ich benutze, liegt mein BMI entweder bei 23,4 (nach der Waage meiner Eltern) oder 24,6 (nach der Waage, die wir im Urlaub gefunden haben) – und da es schon in der Bibel heißt: »Du sollst Vater und Mutter ehren, auf dass du lange lebest«, sehe ich mich gezwungen, den niedrigeren Wert zu wählen. Diese Werte tendieren zum Bereich des Ungesunden; es ist schon lange her, dass ich ein dünner Teenager mit Untergewicht war und zu viel Gothic-Musik hörte. Der BMI allein ist nicht aussagekräftig genug, weil er viele weitere wichtige Faktoren unberücksichtigt lässt, vor allem in Bezug auf die ethnische Varianz, was auf den Datensatz zurückzuführen ist, den Quetelet zur Festlegung seiner ursprünglichen Einteilung verwendete. Er hat Soldaten aus den schottischen Highlands und der französischen Gendarmerie gemessen und damit bewiesen, dass es immer einfacher ist, Personen einer leicht verfügbaren Gruppe zu vermessen als eine wirklich repräsentative, die als Querschnitt der Bevölkerung gelten darf. Und als Maß für die Gesamtbevölkerung gibt es natürlich auch Grenzen – Dwayne »the Rock« Johnson, Wrestler, Schauspieler und Teilzeitsänger, hat einen BMI von 30,7 (laut Internet zum Zeitpunkt der Erstellung dieses Buches) und ich werde mich hüten, ihn als fettleibig zu bezeichnen, aber Sie können es natürlich gerne tun, Dr. Quetelet.

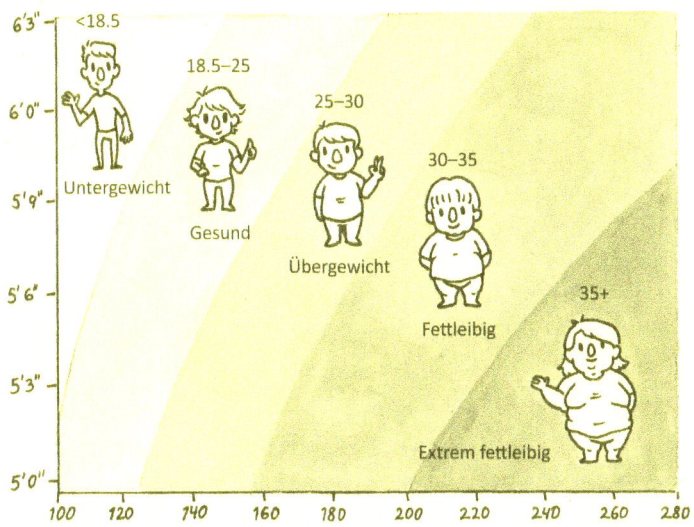

Abbildung 20. Body Mass Index (BMI). Die Abbildung zeigt, wie Größe und Gewicht beim BMI in Bezug gesetzt werden.

Welches Messsystem man auch verwendet, Fettleibigkeit kann auf jeden Fall mit Typ-2-Diabetes in Verbindung gebracht werden. Das haben zahlreiche Studien gezeigt – eine Metaanalyse weist zum Beispiel Daten auf, die nahelegen, dass Übergewicht das Risiko für Typ-2-Diabetes um das Dreifache und Fettleibigkeit um das Achtfache erhöht.[30] Ich will Übergewicht nicht verteufeln; Menschen bezüglich ihres Gewichts zu belehren geht weit über meinen Aufgabenbereich hinaus. Körperform und -größe sind ebenso persönliche Entscheidungen wie Rauchen und Alkoholkonsum, aber sie bergen alle Risiken, vor allem wenn mehrere Faktoren zusammenkommen.

Was kann man tun? Nun, eigentlich nur besser essen. Aber was heißt »besser«? An dieser Stelle möchte ich eine Pause einlegen und tief durchatmen, bevor ich mich ins Minenfeld der Ernährung begebe. Um das Gute vom Schlechten zu unterscheiden, habe ich mit Prof. Gary Frost gesprochen, einem Ernährungswissenschaftler und Lehrstuhlinhaber für Ernährung und Diabetiker am Imperial College. Ich fragte ihn, wie sich die Ernährung auf das Altern auswirkt, und er antwortete: »Ich glaube, das ist im Moment noch eine offene Frage. Wir wissen nur, dass übermäßiger Konsum problematisch ist. Wenn du fettleibig oder übergewichtig wirst, wirkt sich das auf deine Lebenserwartung und die Anzahl der krankheitsfreien Jahre aus.« Die entscheidende Frage lautet also: Wie kann man Übergewicht vermeiden?

Ancel Keys reiht sich in eine Gruppe von Experten, Halbexperten und Quacksalbern ein, die Diäten für Langlebigkeit und Gewichtsverlust entwickelt haben. Diätbücher verkaufen sich massenhaft. Das Buch über die Atkins-Diät zum Beispiel fand in Großbritannien mehr als eine Million Käufer; bemerkenswerterweise verkaufte sich »Dr.« Gillian McKeiths kotschnüffelndes Werk *You Are What You Eat* sogar noch besser – und das, obwohl die Frau nicht einmal einen anerkannten Doktortitel hat.[*] In all diesen Büchern werden ausgeklügelte Wege vor-

---

[*] Ja, natürlich bin ich neidisch auf diese Verkaufszahlen, und nein, ein echter Doktortitel macht das nicht wett.

geschlagen, wie man glücklicher und produktiver werden kann. Viele der konkreten Ratschläge – verschiedene Dinge wegzulassen und etwa Kohlenhydrate, Obst oder Milchprodukte zu reduzieren –, gehen am Thema vorbei, weil sie die Ernährung nicht als Ganzes betrachten. Zum Glück arbeite ich mit Kollegen zusammen, die die komplizierte Botschaft vereinfachen können – um auf Oliver zurückzukommen: »Man kann nicht vor einer schlechten Ernährung davonlaufen«, erklärte er. Es gebe keine schlechten Lebensmittel, es gebe nur schlechte Ernährungsweisen. Er nannte mir ein Beispiel: Sein Sohn liebt Döner Kebab, was auf keiner Liste gesunder Lebensmittel auftaucht, und gelegentlich verzehrt er einen als Abendessen (vermutlich hat sein Sohn vorher aber nicht die erforderlichen zehn Gläser starkes Pils getrunken, aber ich fand es unhöflich nachzufragen). Ein Döner macht noch keine schlechte Ernährung; wenn man gelegentlich ungesund isst, wird man dadurch im Rahmen einer ansonsten gesunden Ernährung nicht krank. Eine andere Art, die Ernährung zu betrachten, ist die Energiedichte – die Kalorien in Bezug auf die verzehrte Menge an Lebensmitteln. Noch einmal Frost: »Manche Ernährungsweisen sind gesundheitsschützender, wenn energiedichte Lebensmittel und gesättigte Fette vermieden werden.« Sowohl Frost als auch Oliver erklärten mir, dass das Konzept der hochverarbeiteten Lebensmittel (*Ultra-processed Foods*, kurz UPFs) nicht einfach ist, weil diese nicht genau definiert werden und weil es so viele Überschneidungen im Venn-Diagramm von fett-, salz- und zuckerreichen Lebensmitteln mit UPF gibt, dass es schwierig ist, die schlechte(n) Komponente(n) herauszufiltern.

Die grundlegende Botschaft im Zusammenhang mit Gewicht und Diabetes lautet, dass die Kalorienzufuhr schlicht den Kalorienbedarf decken sollte; idealerweise sollten die Kalorien nicht aus energiedichten Lebensmitteln stammen (man kann nicht einfach nur Schokolade essen). Dieser Ratschlag lässt sich noch weiter präzisieren: Reduziere rotes Fleisch (Krebs), Salz (Blutdruck) und gesättigte Fette (Herzkrankheiten) und verzehre mehr Obst (wegen der Antioxidantien und anderer toller Sachen) und Ballaststoffe (für das Mikrobiom).

»Sich ausgewogen ernähren« ist natürlich leichter gesagt als getan. Wir haben so leicht Zugang zu Kalorien; die drei Schokoladenriegel, die ich gerade verspeist habe (weil uns die Karamellwaffeln ausgegangen sind), enthielten 108 Kalorien, eigentlich genug, um eine Stunde lang zu schreiben, also sollte ich dem Drang widerstehen, wieder nach unten zu gehen, um noch mehr zu holen. Aber sie schmecken so gut, und neuere Forschungen haben gezeigt, dass stark fett- und zuckerhaltige Snacks unsere Belohnungsschaltkreise verändern; im Grunde machen sie sogar ein bisschen süchtig.[31] Die Leichtigkeit der Kalorienaufnahme verbindet sich mit einer verringerten körperlichen Leistung, was sich letztlich negativ auswirkt: Im Durchschnitt benötigen die Menschen bei ihrer Arbeit heute weniger Kalorien als noch vor 100 Jahren, weil weniger körperliche Arbeit zu verrichten ist. Außerdem verbrennen wir mit zunehmendem Alter weniger Kalorien. All das führt dazu, dass die Kalorienaufnahme den Energieverbrauch übersteigt, das Gewicht zunimmt – und damit steigt auch das Risiko für Krankheiten unterschiedlicher Art. Preisgünstige, kalorienreiche und schmackhafte Lebensmittel machen Maßhalten oder Verzicht bei der Ernährung schwierig. Aber was kann man sonst noch tun?

JENSEITS DER DIÄTEN

Wenn eine Diät allein nicht reicht, um Übergewicht in den Griff zu bekommen, welche Möglichkeiten gibt es dann noch? Die Hoffnung richtet sich auf eine Wunderpille. Die Suche nach einer solchen Wunderpille hat eine lange und weitgehend ruhmlose Geschichte. Bei der viktorianischen Bandwurmdiät nahmen die Menschen Parasiten zu sich, um Gewicht zu verlieren; in einigen dunklen Ecken des Internets wird dies immer noch als gute Idee empfohlen. Ist es aber nicht. Dr. Ziyin Wang, die in meinem Labor arbeitet, hat die gängige Annahme, dass die Immunreaktion auf eine Infektion den Appetit unterdrücke, einer Überprüfung unterzogen. Das tut sie tatsächlich, aber

eine Dauererkältung zu haben erscheint auch nicht gerade erstrebenswert.[32] Nachdem sie im Krieg verwendet wurden, um Soldaten wachzuhalten, verschrieben Ärzte ab den 1950er- bis in die 1970er-Jahre
Amphetamine als Mittel zur Gewichtsreduktion. Der besonders zwie-
lichtige Cousin von Speed, nämlich Meth (Amphetamin), kam auch
in Diätpillen zur Verwendung. Die damit verbundenen Nebenwirkungen wie Psychosen, Halluzinationen und Tod haben dieser Praxis
jedoch den Garaus gemacht. Ein anderer Kandidat, das Mittel Orli-
stat (Xenical), verhindert die Fettresorption. Das Fett aus der Nahrung muss aber irgendwohin – in diesem Fall kommt es als Steator-
rhoe (Fettstuhl) heraus, als eine schleimige, übel riechende Kacke,
die oft ohne Vorwarnung ausgeschieden wird. Damit steht es in einer
Reihe mit den Nebenwirkungen der Meth-Diät™ (und zuckerfreien
Gummibärchen).

Damit kommen wir zu dem aktuell angesagten Wundermittel:
zu Semaglutid (Markennamen Ozempic/Wegovy). Das Medikament
ahmt die Wirkung des glucagonähnlichen Peptids 1 (GLP1) nach, das
wiederum aus demselben Proteinvorläufer wie Glucagon, dem Anti-
Insulin, stammt. Doch statt Glukose freizusetzen, führt GLP1 zur
Ausschüttung von Insulin und senkt damit sowohl den Blutzucker
als auch den Appetit. Obwohl Semaglutid allgemein bekannt ist und
weithin eingesetzt wird, ist es nicht der erste GLP1-Nachahmer. Eines
der ersten Medikamente dieser Klasse war Exenatid, das wie die ACE-
Hemmer ursprünglich aus dem Gift von Reptilien, genauer gesagt der
Gila-Krustenechse, gewonnen wurde. Die aus Jugoslawien stammende
Chemikerin Svetlana Mojsov entdeckte GLP1 in den 1980er-Jahren
in Boston, und GLP1-Nachahmer gehören seit 20 Jahren zum Hand-
werkszeug der Endokrinologen bei der Behandlung von Typ-2-Diabe-
tes. Semaglutid verursacht weniger Nebenwirkungen als frühere Versionen, was die Therapietreue erleichtert. Durch bekannte Schauspieler
und TikTok-Influencer wuchs die Nachfrage nach Semaglutid so stark,
dass sie 2023 nicht mehr durch das Angebot gedeckt werden konnte.
Der durch das Mittel erzielte Gewichtsverlust ist jedoch schnell wie-

der rückgängig zu machen; sobald man das Mittel abgesetzt hat, kehrt der Appetit zurück und damit möglicherweise auch das Gewicht. Die Zeit wird zeigen, wie sich Semaglutid und die anderen Nachahmerpräparate, die unweigerlich entwickelt werden, langfristig auswirken. Zu den eher kuriosen Behauptungen gehört es, dass Semaglutid die Profitabilität von Fluggesellschaften erhöhen könnte, indem es das Durchschnittsgewicht der Passagiere senkt, aber dadurch auch das Geschäft von Junkfood-Herstellern wie Pringles, Jell-O oder Fritos negativ beeinflussen könnte. Die wirtschaftliche Bedeutung dieses Präparats ist enorm: Im Jahr 2023 war der dänische Semaglutid-Hersteller Novo Nordisk mehr wert als der Rest der dänischen Wirtschaft zusammen und verkaufte so viele Medikamente, dass dadurch im zweiten Quartal eine Rezession in Dänemark verhindert wurde; vermutlich wirkte sich das aber auch auf den Absatz von Bier und Speck aus.

Aber wenn Semaglutid zu teuer ist, könnte eine andere, wesentlich leichter erhältliche Substanz tatsächlich ein Wundermittel werden, nämlich Metformin. Metformin wurde ursprünglich aus der Pflanze *Galega officinalis* isoliert, die in Amerika im Volksmund auch »Professor Weed« (Professor Unkraut) genannt wird – und der wahrscheinlich an einer Kunsthochschule in der Nähe Philosophie unterrichtet. In den 1920er-Jahren wurde nachgewiesen, dass Metformin den Blutzuckerspiegel senkt, aber wegen anderer, erfolgversprechenderer Wirkstoffe – wie Insulin – blieb es unbeachtet. Der französische Arzt Jean Sterne entdeckte 1957 seine Bedeutung wieder.[33] Spätere Studien zeigten, dass die Einnahme von Metformin das kardiovaskuläre Risiko deutlich senkt und die Häufigkeit von Diabetes verringern kann. Dies führte dazu, dass Metformin heute das am häufigsten verschriebene blutzuckersenkende Medikament ist und auf der WHO-Liste der unentbehrlichen Arzneimittel steht. Aber seine Fähigkeit, den Blutzucker zu senken, ist nicht der einzige Grund, warum es ein Wundermittel ist: Wie Aspirin bietet es noch eine Reihe weiterer Vorteile, doch im Unterschied zu Aspirin wissen wir nicht genau, wie es wirkt. Kohortenstudien deuten darauf hin, dass es auch das Risiko von Krebs und

Demenz verringern kann. In unserem Labor haben wir gezeigt, dass Metformin durch die Senkung des Blutzuckerspiegels in der Lunge die Schwere von Atemwegsinfektionen verringern kann; allerdings haben wir dafür fette Mäuse verwendet.[34] Wir haben diese Studien auf Menschen mit COPD ausgeweitet und dabei mit Dr. Fiorenzo und Dr. Farne zusammengearbeitet, die ich in einigen der vorhergehenden Kapitel bereits als Berater hinzugezogen habe. Wir konnten nicht feststellen, dass Metformin zu einer Senkung des Blutzuckerspiegels in der Lunge beiträgt; das war besonders betrüblich, weil es sehr schwierig gewesen war, diese Studie auf die Beine zu stellen und durchzuführen, sodass mich jede E-Mail erschauern ließ. Metformin kann vielleicht auch den Alterungsprozess verlangsamen, aber diese Hoffnung könnte übertrieben sein – die besten Beweise stammen von winzigen Fadenwürmern *(Caenorhabditis elegans)*, und meine Kollegin Cathy (Dr. Slack) hat gezeigt, dass sich das nicht einmal auf Fruchtfliegen übertragen lässt,[35] geschweige denn auf Menschen.

Medikamente zur Gewichtsreduzierung, insbesondere kurzfristig wirkende, sind nur so lange wirksam, wie sie eingenommen werden. Andere Ansätze, die unter dem Begriff »bariatrische Chirurgie« (Adipositas-Chirurgie) zusammengefasst werden, können längerfristige Lösungen bieten. Es gibt drei gängige Operationen: Magenschlauch, Magenbypass und Magenband. Bei diesen Eingriffen wird der Magen verkleinert und damit auch die Menge der Nahrung, die aufgenommen werden kann. Diese Art der Operation wird in Großbritannien für Menschen mit einem BMI über 40 empfohlen. Die Ergebnisse sind gemischt: Laut einer Metaanalyse kann sie eine Reihe von Krankheiten, die mit Fettleibigkeit einhergehen, wie Diabetes, Krebs und Herz-Kreislauf-Erkrankungen, deutlich reduzieren. Allerdings besteht auch ein erhöhtes Risiko für Selbstmord und Selbstverletzungen.[36] Die Gründe dafür sind noch unklar, aber es sollte beachtet werden, dass bariatrische Operationen in der Regel nicht losgelöst von individuellen Hintergründen und Gegebenheiten stattfinden; auch psychiatrische Grunderkrankungen können eine Rolle spielen. Verhaltensprobleme im Zusammenhang mit dem Essen sind oft komplex, und solche können nicht unbedingt durch eine chirurgische Einschränkung einer übermäßigen Nahrungsaufnahme behoben werden.[37]

SCHNELL LEBEN, ALT STERBEN

Die bariatrische Chirurgie wirkt dadurch, dass sie die Essensmenge reduziert. Während eine Operation gewissermaßen ein irreversibler Eingriff ist, hat in den letzten zehn Jahren ein anderer Ansatz zunehmend Interesse geweckt: das Fasten – genauer gesagt das intermittierende Fasten. Dies kann unterschiedliche Formen annehmen, zum Beispiel das Modell 5 : 2 (fünf Tage essen, zwei Tage fasten) oder das Modell 16 : 8 (16 Stunden fasten, nur während acht Stunden essen). Das Grundprinzip ist, über längere Zeiträume keine Nahrung zu sich zu nehmen. Eine besonders groteske Variante ist die sogenannte »Krieger-Diät«, deren Name allein schon von toxischer Männlichkeit zeugt. Sie besteht darin, 20 Stunden lang zu fasten und sich dann nachts vier Stunden lang vollzustopfen – wie die »Krieger der alten Zeit«.[*] Die vierstündige Nahrungsaufnahme unterliegt keinen Einschränkungen hinsichtlich der Art der Lebensmittel – das scheint mir nicht unbedingt ein guter Diätplan zu sein. Andere Modelle des intermittierenden Fastens sind wissenschaftlich fundierter und können durchaus die Gewichtskontrolle fördern. Intermittierendes Fasten unterscheidet sich von der Kalorienreduzierung (einfach nur weniger essen) aber nur geringfügig, der Hauptunterschied liegt im Timing.[38] Bei der Kalorienrestriktionsdiät wird die Gesamtzufuhr verändert, beim intermittierenden Fasten wird die reduzierte Kalorienzahl auf bestimmte Zeiträume konzentriert. Wenn man in einem Zeitfenster von acht Stunden 1000 Kalorien mehr isst, als man

---

[*] Ich dachte, es könnte helfen, wenn ich »alte Krieger« mit einem schrecklichen Wikinger-Akzent ausspreche, um dem Ganzen einen Hauch von Glaubwürdigkeit zu verleihen. Hat es aber nicht.

verbraucht, nimmt man zu. Ein möglicher Vorteil des intermittierenden Fastens liegt in der Einhaltung der Regeln: Für manche Menschen kann es einfacher sein, ihre Willenskraft auf eine begrenzte Anzahl von Tagen zu konzentrieren und dafür an anderen Tagen unbeschwerter zu essen.

Eine Kalorienreduzierung, egal mit welcher Methode, kann Typ-2-Diabetes verbessern und sogar umkehren. Aber neben der Gewichtsreduzierung und der Verringerung der Auswirkungen von Diabetes kann eine Kalorienreduzierung, insbesondere durch Fasten, noch einen zusätzlichen Vorteil bieten, nämlich eine verlängerte Lebenserwartung. Dies wurde bereits im Labor beobachtet. Aus praktischen Gründen werden die meisten Studien zur Lebenserwartung an Labortieren durchgeführt – vor allem an Fadenwürmern, Fruchtfliegen und Mäusen, die alle ein kurzes Leben haben und innerhalb einer dreijährigen Doktorarbeit generationenübergreifend untersucht werden können. Dies führt allerdings zu Problemen bei der Verallgemeinerung der Ergebnisse auf den Menschen, wie Oliver es ausdrückt: »Ich bin keine Fruchtfliege und du auch nicht.« Dennoch kann eine Kalorienreduzierung bei all diesen Arten das Leben verlängern, was auf einen gemeinsamen Mechanismus im Tierreich hindeutet. Zu diesem Thema sind viele Artikel geschrieben worden, die als übertrieben einzustufen sind und die sich fast immer darauf berufen, dass unsere paläolithischen Vorfahren immer wieder Zeiten des Hungers hätten ertragen müssen, als die Mastodonjagd erfolglos blieb und sie dann vom erzwungenen Fasten profitierten. Das mag für die Fans des FC Millwall zutreffen, aber für den Rest von uns ist die Evolution weitergelaufen.

Einer der verlockenden Aspekte des Fastens besteht sicherlich darin, dass es einen zellulären Mechanismus namens Autophagie (aus dem Altgriechischen für »sich selbst verzehrend«) auslösen kann, bei dem die Zellen Material aus ihrem Inneren wiederaufbereiten. Die führt zurück zu Ideen über das Altern, die mir Slack und O'Neill vermittelt haben: Im Laufe ihres Alterungsprozesses werden die Zellen durch ihren eigenen Inhalt beschädigt. Die Zeichnungen von Zellen, die wir in der Ausbildung anfertigen (im Grunde ein Spiegelei mit dem Zellkern als

Eigelb), sind so einfach, dass sie irreführend sind. Proteinstränge durchziehen die Zelle und ihre Unterbereiche, die auf biochemischen Gradienten beruhen und durch den lokalen pH-Wert gesteuert werden. In jeder einzelnen Zelle passiert eine ganze Menge. Mit der Zeit bauen sich die Zellproteine ab und interagieren nicht mehr mit jenen Bereichen oder Elementen, mit denen sie dies tun sollten, sondern verbinden sich möglicherweise mit anderen chemischen Stoffen, was wiederum ihre Funktion beeinträchtigen kann. Auch die Mitochondrien, die Kraftwerke der Zellen, beginnen mit zunehmendem Alter zu rebellieren, sie entledigen sich ihrer DNA und belasten ihre Zellwirte – eine DNA, die sich an der falschen Stelle befindet, ist ein wichtiges Warnsignal. Die Autophagie fungiert gewissermaßen als intrazellulärer Haushalt: Sie entfernt alte Proteine und zerlegt sie in ihre Bestandteile, damit andere neu gebildet werden können. Dieser Prozess kommt während des Schlafs in Gang und ist vielleicht sogar ein Hauptgrund, warum wir Schlaf brauchen. Das bedeutet, dass ein bisschen Hungern, das mit der Ruhezeit des Körpers einhergeht, von Vorteil sein könnte.

Ob es nun ein einzigartiger Vorteil ist oder einfach nur eine Möglichkeit, Kalorien zu sparen und Übergewicht zu reduzieren – das Fasten hat meine Schwelle zum Selbstversuch überschritten. Nachdem ich lange überlegt hatte, ob ich fasten sollte oder nicht, entschied ich mich für den erstbesten Diätplan, den ich im Internet fand – ich gebe zu, dass mich der hervorragende *Science*-Artikel, der damit verlinkt war, maßgeblich dazu verleitete.[39] Also begann ich im September 2023 ohne die Unterstützung meiner Frau, meiner Familie oder meiner Arbeitskollegen* mit einer fünftägigen Fastenkur. Obwohl Kalorien billig zu bekommen sind, kann eine hochwertige kalorienreduzierte Diät unglaublich teuer sein. Die Diät, für die ich mich entschied, lieferte mir weniger als 900 Kalorien am Tag, aber die entsprechenden Lebensmittel für fünf Tage kosteten sage und schreibe 160 Pfund – für das gleiche Geld kann

---

* Niemand, den ich kenne, hielt das für eine gute Idee, außer mein Kumpel Alan – der nicht täglich mit mir zusammenleben muss oder zu tun hat.

ich 80 Packungen Karamellwaffeln kaufen, die rund 80 000 Kalorien liefern. Das hat mich so empört, dass ich den gleichen Betrag sofort einer Tafel gespendet habe. Diese Situation erinnerte mich an die Figur Famine in der herausragenden Serie *Good Omens* von Terry Pratchett und Neil Gaiman, die es geschafft hatte, ein Lebensmittel zu entwickeln, dessen Nährstoffgehalt »ungefähr dem eines Sony Walkman« entsprach.[40] Jedenfalls erhielt ich Diätpläne für fünf »leckere« Tage. Als Bedingung für die Teilnahme an dieser Diät musste ich die Woche in den Familienkalender eintragen, damit alle wussten, dass sie sich eher von mir fernhalten sollten. Versehentlich trug ich sie auch in den Kalender meiner Frau ein, sodass alle ihre Arbeitskollegen davon wussten und mich ebenfalls mieden. Außerdem habe ich mein Laborteam vorgewarnt, das das Abenteuer, das ich mir selbst eingebrockt hatte, ertragen musste.

In dem halbherzigen Versuch, wissenschaftlich vorzugehen, habe ich möglichst viele Informationen über meinen Körper und, was (für die Menschen um mich herum) noch wichtiger ist, meine Stimmung in den Wochen vor, während und nach dieser Fastenzeit aufgezeichnet. Ich ließ mich von einer meiner Lieblingsarbeiten in diesem Jahr inspirieren, dem Aufsatz »Veganism and Body Weight: An N of 1 self-experiment«,[41] in dem es heißt: »Selbstversuche und N-aus-1-Versuche werden nur selten unternommen, sind aber potenziell wertvolle Untersuchungsgegenstände.* Ungefähr eine Woche vor Beginn der Diät wurde mir immer deutlicher bewusst, worauf ich mich einlassen würde. Das ging so weit, dass ich wie ein Eichhörnchen anfing, Kalorien für den bevorstehenden langen Winter zu horten, was dazu führte, dass ich mich noch ungesünder ernährte und Donuts, Entenbraten und Lagerbier gewissermaßen in einem letzten Abendmahl des Exzesses konsumierte.

Das Essen für die Diätwoche kam in einer glänzenden Verpackung und war in einzelne Boxen für jeden Tag aufgeteilt. Diese Schachteln

---

* Das hat mich amüsiert, denn ich verbringe einen Großteil meines Lebens damit, Studenten zu erklären, warum Experimente mit einer Zahl von einem Probanden gerade kein wertvolles Forschungsinstrument sind.

waren nicht sehr groß und ihr spärlicher Inhalt wirkte nicht gerade einladend. Mein Essensplan für die Woche bestand aus folgenden Dingen: Suppenpulver (zehn Tütchen), ergänzt durch fünf Nussriegel, ein paar ominöse Grünkohlkekse (drei Päckchen), eine Handvoll Oliven (fünf Päckchen mit acht Oliven) und drei »Schokoladen«-Riegel, die aus Zichorienwurzelfasern bestanden (das heißt, es war keine Schokolade). Dazu gab es Kräutertee und ein obskures Nahrungsergänzungsmittel, dessen Hauptzweck es war, meinen Magen trotz des fast völligen Fehlens von fester Nahrung ruhig zu halten. Wenn man sich vorstellen möchte, wie ich mich bei dieser Diät fühlte, dann denke man zum Beispiel an Eric Carles *Die kleine Raupe Nimmersatt*. Jeden Tag löffelte ich zwei Suppen, bis ich am Samstag schließlich ein komplettes englisches Frühstück, einen riesigen Teller Nudeln und ein Curry vertilgte und vier Pints Lagerbier trank. Damit stellte sich die Frage: Habe ich mich in eine schöne Raupe verwandelt?

Ich würde sagen, der erste Tag war der schlimmste, aber auch der dritte und der fünfte Tag waren ziemlich schwierig. Am ersten Tag nahm ich mein Nussriegel-Frühstück um 7:30 Uhr ein und war um 8:15 Uhr schon wieder hungrig, also kein guter Start; dasselbe beim Mittagessen – um 12:15 Uhr gegessen, um 12:45 Uhr wieder Hungergefühl. Im Laufe der Woche verging die Zeit immer langsamer, wie es mir erschien. In einer meiner Notizen vom ersten Tag steht einfach: »Ich möchte jetzt einen Snack.« Am zweiten Tag fiel es mir schon etwas leichter – aber Glück ist relativ, denn die zusätzliche Olive in der Packung an diesem Tag war ein Grund zur Freude. Am Mittwoch begann ich, Cracker vor mir selbst zu verstecken, und dann fing es auch noch an zu regnen; das war der Tiefpunkt. Ich habe verschiedene Methoden ausprobiert, um Glück (mittels ONS4-Fragebogen der britischen Regierung)[42], Depressionen (Fragebogen PHQ-9)[43] und Ängste (Fragebogen GAD7)[44] zu bewerten, und ich habe versucht, das Ganze etwas objektiver zu handhaben, indem ich mir die Ergebnisse des Vortags gar nicht anschaute. Wie in Abbildung 21 zu sehen ist, verschlechterte sich meine Stimmung, und am dritten Tag der Diät (einem verregneten Mittwoch) erreichte meine Depression ihren

Höhepunkt. Sobald ich diese Hürde überwunden hatte, ging es mir besser, auch wenn der Hunger nicht dadurch gestillt wurde, dass einer meiner Kollegen zum Mittagessen einen Salat mit geräuchertem Lachs verzehrte und mein Sohn zum Tee einen Berg Curry vor sich stehen hatte – während ich eine kleine Schüssel Suppe auslöffelte. Zugegeben, mittlerweile war ich schon ziemlich verzweifelt und hatte angefangen, Pfeffer, Cayennepfeffer und ab und zu ein Basilikumblatt in die Suppe zu geben. Aber schließlich ging die Woche zu Ende – mit einer letzten Suppe.

Was habe ich gelernt? Ich war völlig unvoreingenommen an die Sache herangegangen. Ich hatte erwartet, dass ich die Diät verfluchen würde, und machte mir Sorgen darüber, wie sich diese Erfahrung auf meine Beziehungen zu Kollegen und zur Familie auswirken würde. Meine Angst stieg am Tag vor der Diät sprunghaft an. Was würde eine solche kalorienarme Ernährung mit mir selbst anstellen? Insgesamt lief es viel besser als erwartet. Ein Mitarbeiter in meinem Team sagte am Freitag: »Du warst überhaupt nicht mürrisch, du warst sogar weniger mürrisch als sonst!« Meine Frau dachte, ich hätte einfach zu wenig Energie, um mich zu ärgern.

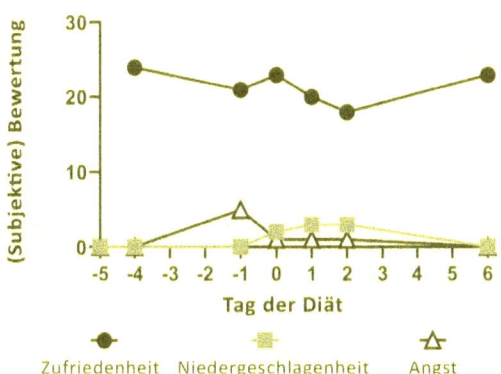

Abbildung 21. Wie ich mich während meiner Diät fühlte. Ein völlig subjektives Bewertungssystem, um zu beurteilen, wie sich die Diät auf meine Psyche ausgewirkt hat (unter Verwendung bewährter Fragebögen).

Es fiel mir schwer, die Diät einzuhalten, vor allem wenn ich zu Hause war und alle möglichen Leckereien im Blick hatte, aber es war nicht unmöglich. Es war es aber auch nicht angenehm. Ich verzichtete nicht nur auf Essen, sondern auch auf Trinken, reduzierte meinen Sport und zog mich aus meinem Sozialleben zurück. Ich entdeckte, dass Essen eine ziemlich zentrale Rolle in meinem Leben spielt. Weniger essen, um zu leben, sondern eher leben, um zu essen – ich verbringe viel Zeit damit, über Essen nachzudenken, Essen zuzubereiten, Essen zu verzehren. Durch den Verzicht auf das Essen hatte ich zwar mehr Zeit, aber nichts, womit ich sie füllen konnte, denn ich hatte weder ein Sozialleben noch Energie für sportliche Aktivitäten. Ich verbrachte zwei anstrengende Nächte damit, meine Steuererklärung auszufüllen. Das war kein Weg, um langfristig erfolgreich zu sein. Außerdem wurde mir die Allgegenwart von Lebensmitteln viel bewusster – jedes dritte Plakat wirbt für Lebensmittel, jedes zweite Geschäft ist eine Art Lebensmittelgeschäft, am Umsteigebahnhof der Circle Line in Paddington riecht es nach Brathähnchen und an der Victoria Station nach Steak. Ein weiterer Nachteil war das Fehlen von frischem Obst und allem, was in irgendeiner Weise gehaltvoll ist. Ich frage mich, was für ein Chaos das in meinem Mikrobiom angerichtet hat, und brach mein Fasten, indem ich einen frisch gepflückten Apfel – vom Baum in meinem Garten – verzehrte; er war vollkommen, das Musterexemplar eines im englischen Herbst gereiften Apfels, saftig und so knackig wie die Luft in der Umgebung. Ich entdeckte auch, dass eine extreme Diät zu jenen Dingen gehört, die man jedem erzählen muss, den man trifft (neben Veganismus, Radfahren und Oxbridge – siehe Kapitel 7). Das Thema beherrschte meine Gespräche während der ganzen Woche.

Dafür habe ich in dieser Woche 3 Kilogramm abgenommen, meinen Taillenumfang von 94 Zentimetern (dem oberen Ende der Niedrigrisiko-Grenze) auf 92 Zentimeter verringert und konnte wieder in eine Armeehose schlüpfen, die ich seit der Zeit besaß, als ich noch ein gertenschlanker 18-jähriger Offiziersanwärter gewesen war. Auch mein BMI fiel von 24,2 (an der Grenze zum Risikobereich) auf 23,3. Die

Herausforderung bestand darin, dieses verringerte Gewicht zu halten und meinen neuen Vorsatz zu befolgen, weniger zu naschen, nur bei den Mahlzeiten zu essen und ein Übermaß an kalorienreichen Lebensmitteln zu vermeiden. Eine Woche später wog ich mich und stellte fest, dass ich das Gewicht gehalten hatte, aber ein paar Monate später, nach einer einwöchigen Konferenz in Belfast, bei der das Guinness gewissermaßen gratis war, meinte meine Frau, dass mein Bauch vielleicht wieder da sei. Und als ich sechs Monate später die Endfassung des Buches las, war nicht mehr zu leugnen, dass das Alter wieder seinen Tribut gefordert hatte. Gleichwohl war ich im September einen Monat lang schlank und schön gewesen!

Wie schon erwähnt, war ich mit der Überzeugung in die Diät gegangen, dass sie eine schreckliche und grundlegende Zeitverschwendung sein würde. Das war sie nicht unbedingt. Aber eine Folge dieser Diät – eine Woche lang nur Suppe und aromatisiertes Wasser – war, dass ich ununterbrochen pinkeln musste. Und damit kommen wir zum letzten System des Körpers: der Leber und den Nieren. Ich habe dieses Thema nach hinten geschoben – in der Hoffnung, dass ich dank der Reise durch andere Körperregionen die Willenskraft oder vielleicht auch eine Lösung finden würde, um mit den Auswirkungen meines persönlichen Gesundheitsproblems umzugehen, einem Reizthema, das noch gravierender ist als Schokolade oder Chips – der Teufelstrunk.

KAPITEL 10

NEUE TIEFEN AUSLOTEN: DIE KILLER NUMMER 7 UND NUMMER 8 – LEBER UND NIEREN

Deswegen kann man zurecht sagen, sei übermäßiges
Trinken gleichbedeutend mit Unzucht.
Es reizt sie und es verhindert ihre Befriedigung.

William Shakespeare, *Macbeth*

Am Remembrance Sunday, als ich bei der Horse Guards Parade in einer langen Schlange von (überwiegend männlichen) Veteranen auf eine freie Herrentoilette wartete, wurde ein Klischee des Alterns offensichtlich: der mit dem Alter zunehmende Harndrang. In den letzten Jahren überwiegen auf meiner mentalen Karte von London eher die öffentlichen Toiletten als die Bars oder Nachtclubs. Und ich bin nicht der Einzige: In einer Umfrage von Age UK fanden 81 Prozent der Befragten, es gäbe zu wenig öffentliche Toiletten in der britischen Hauptstadt. In London gibt es nur 1500 öffentliche Toiletten – das entspricht einer Toilette pro 5000 Einwohnern. Zwar gibt es mobile Toiletten, Straßenecken und das, was im Comic *Viz* als McSh*t bezeichnet wird – wenn man ohne die Absicht, sich ein Happy Meal zu gönnen, in einen McDonald's geht. Dieser Zustand ist alles andere als zufriedenstellend und kann gesundheitliche Konsequenzen haben: 50 Prozent der Befragten gaben an, dass sie weniger trinken, bevor sie ausgehen, was das Risiko von Dehydrierung und Stürzen erhöht.[1] Es kann möglicherweise auch rechtliche Konsequenzen haben – ein Mann wurde kürzlich wegen widerrechtlicher Abfallentsorgung zu einer Geldstrafe verurteilt, als er beim Urinieren in einer Parkbucht erwischt wurde (die Strafe wurde letztendlich aufgehoben). Falls sich das jemand fragen sollte: Das Gerücht, es sei legal, an den eigenen Hinterreifen zu pinkeln, ist natürlich ein urbaner Mythos.

Im Durchschnitt müssen wir sechs- oder siebenmal am Tag pinkeln. Auf die Häufigkeit des Wasserlassens haben zahlreiche Faktoren Einfluss: Einige sind volumenbedingt – je mehr Wasser man trinkt, desto häufiger muss man pinkeln. Andere sind drogeninduziert – sowohl Koffein als auch Alkohol verstärken den Harndrang. Und einige haben medizinische Ursachen – häufiges (und süßes) Wasserlassen ist ein Kennzeichen von Diabetes. Für die Produktion und Abgabe von Urin sind drei Organe zuständig: die Leber, die Nieren und die Blase (auch das Gehirn ist natürlich ein bisschen daran beteiligt). Mit zunehmendem Alter lässt bei den Nieren die Effizienz der Wasserrückgewinnung nach, das erhöht den Durchfluss zur Blase. Diese verliert ihrerseits an Elastizität, wodurch sich das Volumen verringert, das sie aufnehmen kann.

Beim Pinkeln passieren zwei Dinge: Zusammen mit überschüssiger Flüssigkeit werden auch Giftstoffe ausgeschieden. Der Grund, warum wir Letztere loswerden müssen, dürfte ziemlich offensichtlich sein: Wie die Bezeichnung sagt, sind sie giftig! Leber und Nieren spielen bei diesem Prozess eine zentrale Rolle. Natürlich entlastet es beide, wenn man erst gar kein Gift zu sich zu nimmt, doch um einige Gifte kommen wir nicht herum: Auch Zellabbauprodukte können schädlich sein, ebenso wie die verschiedenen Abbauprodukte zum Beispiel der Bakterien, die in uns leben. Und sehr viele nehmen absichtlich und häufig ein ganz bestimmtes Gift zu sich – Alkohol.

Warum wir den Wassergehalt des Körpers möglichst konstant halten müssen, ist etwas komplizierter zu erklären. Der korrekte Begriff für die Kontrolle des Wasserhaushalts im Körper ist homöostatische Osmoregulation. Homöostase bezeichnet die Aufrechterhaltung weitgehend konstanter Verhältnisse in einem Körpersystem. Osmose ist die Bewegung von Wasser über ein Lösungsmittelgefälle.* Vielleicht erinnern sich einige noch an den Begriff »Osmose« aus der Schule – wenn man eine Bohne in eine salzige Lösung legt, kann man zusehen, wie sie schrumpft, legt man sie dann ins Wasser zurück, schwillt sie wieder an. In Analogie dazu sollte der flüssige Blutanteil, das Blutplasma, stets ungefähr die gleiche Gesamtkonzentration an Salzen, Zuckern und Proteinen aufweisen, damit alles, was damit in Berührung kommt, nicht schrumpft oder anschwillt. Rote Blutkörperchen reagieren besonders empfindlich auf Veränderungen der Salzkonzentration. Wird das Plasma zu sehr verdünnt, platzen sie.

Der Wassergehalt des Körpers wird über eine Verbindung zwischen Nieren und Gehirn gesteuert. Überraschenderweise ist daran nicht das Rückenmark beteiligt, sondern es wird über zwei andere Hirnareale gesteuert – die Hypophyse und den Hypothalamus. Die Hypophyse sieht aus wie ein Paar Rachenmandeln, die vom Hypothalamus herunterhängen. Der Hypothalamus empfängt elektrische Signale, worauf die Hypophyse entsprechend dieser Signale Hormone produziert, die dann auf den Rest des Körpers wirken. Hypophysenhormone beeinflussen viele Körperfunktionen, darunter Wachstum, Laktation und Geschlechtsdifferenzierung. Zur Steuerung des Wasserlassens schüttet die Hypophyse auf Anweisung des Hypothalamus ein Hormon namens Vasopressin oder ADH (antidiuretisches Hormon) aus, wodurch die Plasmakonzentration konstant gehalten wird (wie in Kapitel 5 beschrieben, spielt der Salzgehalt hier eine wichtige Rolle). Befindet sich zu wenig Flüssig-

---

* Meistens wird dies mit Salz in Verbindung gebracht, genau genommen beeinflussen jedoch alle möglichen Dinge im Blut dessen Konzentration, einschließlich Eiweiß und nicht zu vergessen Glukose, weshalb Menschen mit Diabetes häufiger Wasser lassen müssen.

keit im Körper, steigt die Konzentration von ADH. Ist zu viel Flüssigkeit vorhanden, sinkt sie. Eine erhöhte Salzkonzentration (die auf zu wenig Wasser hindeutet) führt zu Durst (wodurch man mehr trinkt) und zur Ausschüttung von ADH. Dieses ADH wiederum erhöht die Menge des von den Nieren resorbierten Wassers.

Die Nieren fungieren als Filterorgane für unser Blut. Jedes Mal, wenn Blut durch sie hindurchfließt, wird das Blutplasma aus den Blutgefäßen in das Nierengewebe geleitet. Dies geschieht an einem siebähnlichen Knoten, dem Glomerulum. Im Blutplasma sind viele Stoffe gelöst, die die Blutgefäße gleichzeitig verlassen. Die Farbe und der Geruch des Urins hängen stark davon ab, was durch die Nieren herausgefiltert wird oder nicht. Wenn man zu viel Vitamin B_2 zu sich nimmt, färbt sich der Urin leuchtend gelb – eine Nebenwirkung, die ziemlich beunruhigend sein kann, wenn man gerade eine sprudelnde Vitamintablette zu sich genommen hat, um einen Kater zu bekämpfen. Und dann ist da natürlich noch die Rote Bete und ihr erschreckender Effekt, wenn man zum ersten Mal große Mengen davon isst: rosafarbener Urin – diese Anomalie hat sogar einen eigenen Namen, Beeturie. Überraschenderweise sind nur 15 Prozent der Menschen davon betroffen – ich hatte angenommen, dass dieser Effekt universell sei, aber wahrscheinlich ist das nicht unbedingt ein Thema, worüber man außerhalb der Familie spricht. Beim Militär gibt es einen urbanen Mythos: Wenn man die Flüssigkeit eines Leuchtstabs trinkt, leuchtet der Urin – aber man muss schon verboten dumm sein, das auszuprobieren oder zu empfehlen. Sollte jemand *wirklich* einmal im Dunkeln leuchtendes Pipi benötigen, dann enthält Tonic Water anscheinend genug Chinin, damit der Urin unter UV-Licht leuchtet.

Auch einige geruchsintensive Chemikalien werden unverändert ausgeschieden. Durch Sugar Puffs riecht mein Urin süßlich, was anscheinend ungewöhnlich ist und eventuell ein Anzeichen für Diabetes sein kann. Eine erhöhte Zuckermenge im Blut überlastet bei Diabetikern die Nieren, was zu einem erhöhten Zuckerwert im Urin führt. Laut meines Testergebnisses ist mein Blutzuckerniveau jedoch ziemlich normal, au-

ßerdem habe ich den unangenehmen Geruchseffekt des Honigmons-
ters schon als Kind bemerkt, also mache ich mir keine allzu großen Sorgen. Wenn jemand eine Studie darüber finanzieren möchte, würde ich
das sehr begrüßen, ich würde sogar meinen Urin (für wissenschaftliche Zwecke) zur Verfügung stellen. Der Einsatz eines hochwissenschaft-
lichen Instruments (die Online-Umfrage in sozialen Medien) hat gezeigt, dass mindestens vier andere Menschen in meinem Umfeld das
gleiche Phänomen an sich beobachten (bei einer Erhebungsgröße von
14 Probanden, wobei sechs der Befragten geantwortet haben: »Hör endlich auf mit deiner Fragerei!«). Der berühmteste Geruchsstoff im Urin
ist jedoch Spargel – zu dessen unverwechselbarem Aroma äußerten sich
schon Proust und Benjamin Franklin.[*] Obwohl wir alle die übel riechenden Schwefelverbindungen produzieren (S-Methylthioester, falls jemand selbst welche herstellen möchte), können die meisten Menschen
sie nicht riechen (einer Studie zufolge fast 60 Prozent). Die Autoren
beginnen ihren Artikel mit der wunderbar selbstironisch-bescheidenen
Feststellung: »Nur wenige Wissenschaftler haben bislang versucht, die
mit der Spargelanosmie verbundenen Erbfaktoren zu untersuchen.«[2]
Die Spargelanosmie wird mit dem 871 SNPs *(Single Nucleotide Polymorphism)* in Verbindung gebracht, das sich auf dem Chromosom 1 befindet, und zwar größtenteils in den beiden Genen OR2M7 und OR2L3.
Die Funktionsweise dieser Gene ist noch unbekannt. Die Autoren kommen zu dem Schluss, dass »die Grundlagen des menschlichen Riechver-
mögens nicht vollständig verstanden sind«. Mein eigener Gentest sagt
mir, dass ich es riechen kann – und meine Nase auch.

Doch die Niere filtert nicht nur Substanzen, sie muss auch Flüssigkeit
zurückgewinnen, und hier kommt das antidiuretische Hormon (ADH)
ins Spiel. Durch ein bemerkenswert cleveres Klempnerkunststück, die

---

[*] Das zeigt, dass sich meine kindliche Begeisterung für Körperfunktionen in hochgeistiger
Gesellschaft befindet. Franklin ging noch weiter und stellte fest, dass der Genuss einer kleinen Menge Terpentin sein Pipi nach Veilchen riechen ließ – was ich allerdings nicht ausprobieren würde. Wahrscheinlich hat er sein Gehirn beim Drachenfliegen neu verdrahtet.

Gegenstrommultiplikation, fließt die resorbierte Harnflüssigkeit zurück ins Blut und lässt die Stoffwechselendprodukte im nun konzentrierteren Endharn zurück. All dies geschieht in der Henle-Schleife, die von Friedrich Gustav Jakob Henle entdeckt wurde, der mit der Benennung von Körperteilen nicht gerade gegeizt hat. Er prägte auch die Begriffe Henle-Krypten, Henle-Drüsen und Henle-Röhren, die Henle-Spalte, die Henle-Ampulle und das Henle-Band. Im Grunde genommen hat er Leichen zerlegt und Dinge nach sich selbst benannt und, ehrlich gesagt, warum auch nicht? Der ADH-Spiegel im Körper bestimmt die Menge an Wasser, die von der Niere reabsorbiert wird (Abbildung 22).

Dehydrierung signalisiert der Hypophyse, ADH freizusetzen. Dessen antidiuretische Funktion kann jedoch durch andere Chemikalien außer Kraft gesetzt werden. Die offensichtlichste davon ist Alkohol. Wie Macbeths Pförtner treffend feststellt, führt Alkohol zu roten Nasen, Schläfrigkeit und Harndrang. Die Nettoharnmenge ergibt sich aus

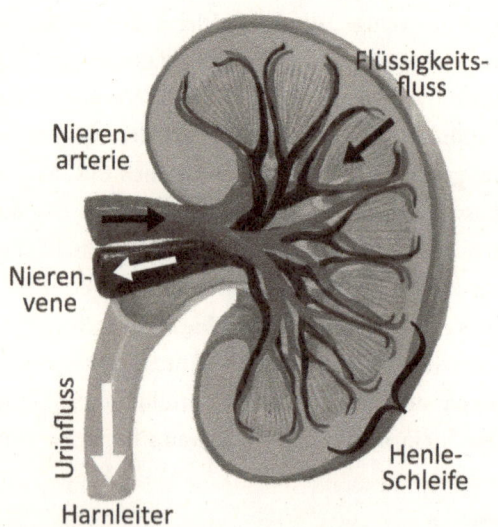

Abbildung 22. Die Niere ist eine sehr ernste Angelegenheit. Sie filtert 40-mal am Tag unsere Körperflüssigkeiten und erledigt stillschweigend eine Menge Aufgaben hinter den Kulissen, um uns am Leben zu erhalten. Darüber hinaus produziert sie Urin.

der Kombination von Alkoholgehalt und aufgenommener Flüssigkeitsmenge: Nach acht Pints eines superstarken Hellen muss man mehr pinkeln als nach einem kleinen Glas Sherry. Interessanterweise dauerte es
bis in die 1940er-Jahre, bis man das Pinkeln mit dem Ethanolgehalt
des eingenommenen Getränkes in Verbindung brachte. Grace Eggleton, die am University College London und an der psychiatrischen Klinik am Maudsley Hospital arbeitete, maß die produzierte Urinmenge
in Relation zur Alkoholaufnahme bei einer einzelnen Person über mehrere Tage hinweg und konnte eine direkte lineare Relation nachweisen.[3] Auch der anfängliche Hydratationszustand hat einen Einfluss –
wenn man relativ stark dehydriert ist, muss man nach dem Biertrinken
nicht gleich pinkeln. In einer anderen wichtigen Studie aus den 1980er-
Jahren wurde festgestellt, dass Bier mit geringem Alkoholgehalt (weniger als 2 Prozent) den Flüssigkeitshaushalt nach dem Sport wieder
ausgleicht. Alles über 4 Prozent verlangsamt jedoch die Rehydrierung,
was bedeutet, dass ein Helles trotz der gegenteiligen Bemühungen von
Rugbyspielern weltweit leider nicht als Sportgetränk gilt.[4] Eine andere
Studie deutet jedoch darauf hin, dass die Zugabe von Natrium zu einem leichtem Bier dem Körper hilft, verlorene Flüssigkeit zu ersetzen.[5]
Wenn man also nach dem Sport ein Bierchen trinkt, sollte man ein
paar Chips dazu essen – allerdings fällt mir, während ich dies nieder-
schreibe, sofort auf, dass dies ein schlechter Rat ist. Es soll nicht unerwähnt bleiben, dass die Forschung zum Thema Alkohol in den 1980er-
Jahren ziemlich wild war. In einem Brief an *The Lancet* maßen Forscher
die Reaktion eines Probanden, der 16 Pints Bier (also gut 9 Liter, die
ihm großzügigerweise der Erstautor spendierte) in 20 Minuten »ziemlich mühelos« trank (zugegebenermaßen in Newcastle upon Tyne). Ich
bin mir immer noch nicht ganz sicher, warum sie das taten oder was
das zeigen soll.[6] Was nach den 16 Pints geschah, wird nicht weiter aus-
geführt. Es scheint mir ziemlich wahrscheinlich, dass es der Proband in
die Schlagzeilen schaffte. Obwohl es im allgemeinen Sprachgebrauch
zu existieren scheint, das Biersiegel gibt es nicht (die Vorstellung, dass
man nach dem ersten Mal pinkeln anschließend in viel schnelleren Ab-

ständen gehen muss). Die beste Erklärung für das »Brechen des Siegels« ist eine Verzögerung zwischen Flüssigkeitsaufnahme und -abgabe, und da die meisten von uns zu Beginn einer »Session« wahrscheinlich leicht dehydriert sind, dauert es einige Zeit, bis die Flüssigkeit die Blase erreicht. Wenn wir aber erst einmal in Schwung gekommen sind, dann gibt es kein Halten mehr – die Blase ist relativ klein und fasst insgesamt nur gut einen Viertelliter, sie fühlt sich bereits voll an, wenn sie einen Achtelliter Flüssigkeit enthält.* Wenn man also einen halben Liter Bier trinkt, füllt sich der dehnbare Beutel mit Urin. Hält man den Urin willentlich zurück, erhöht sich das Risiko einer Harnwegsinfektion und es können langfristige Schäden auftreten. Deswegen: Wenn man muss, sollte man auch gehen.

Das andere häufig konsumierte Diuretikum ist Koffein, es ist wie die meisten Freizeitdrogen pleiotrop, das heißt, es hat eine breite Palette von Wirkungen. Grob gesagt, ist Koffein (oder 3,7-Dihydro-1,3,7-trimethyl-1H-purin-2,6-dion) ein Stimulans. Es ist potenziell tödlich, allerdings bräuchte man 10 Gramm davon, um einen Menschen zu töten – eine durchschnittliche Tasse Tee enthält nur 50 Milligramm, das heißt, man würde wahrscheinlich eher ertrinken, bevor man es schafft, eine tödliche Überdosis Tee zu sich zu nehmen. Koffein macht geringfügig süchtig – ein Entzug verursacht Kopfschmerzen. Es bindet sich an Adenosinrezeptoren, die sowohl mit Müdigkeit als auch mit Wassereinlagerungen in der Niere in Verbindung gebracht werden, was erklärt, warum man nach Tee pinkeln muss.

Auch andere externe Faktoren beeinflussen den Harndrang, insbesondere die Temperatur. Kälte bewirkt, dass sich unsere Blutgefäße zusammenziehen (um die Wärme im Körperinneren zu halten), wodurch der Blutdruck steigt und mehr Flüssigkeit durch die Niere und damit in

---

* Im Labor und auch bei mir zu Hause gibt es diverse Messbecher, es erschien mir jedoch unangebracht, sie zu verwenden, um mein eigenes Urinvolumen zu messen. Deswegen hat die Suche nach einem geeigneten Behälter unnötig lange gedauert. Schließlich fiel mir ein, dass ich einfach eine Milchflasche benutzen könnte!

die Blase geleitet wird. Diese Faktoren wirken oft zusammen. Eine der kuriosen Eigenheiten der britischen Militäretikette erfordert, dass man nicht vor dem Ende einer Mahlzeit oder bevor das königliche Oberhaupt das Gebäude (oder zumindest den eigenen Sichtbereich) verlassen hat, pinkeln gehen darf. An dieses Gebot der Höflichkeit habe ich mich zu meinem Leidwesen gehalten, als ich der Tochter meines Freundes bei der Parade zuschaute, die König Charles III. abgenommen hat. Das Ganze fing früh an und es war bitterkalt, sodass ein warmer Tee zu Beginn der zweistündigen Parade sehr verlockend war. Gegen Ende der Parade erwies sich diese Idee allerdings als weniger gut. Zu allem Überfluss hatte sich die Kadettin, die wir eigentlich sehen wollten, irgendwo im Dartmoor einen Bruch zugezogen und konnte deshalb nur ein paar Würdenträger in einer Art Golfwagen herumkutschieren. Immerhin erhaschten wir einen Blick auf den Hinterkopf unseres neuen Königs aus 300 Metern Entfernung – das war wohl die Unannehmlichkeiten wert.

Natürlich braucht man zur Beeinflussung der Urinmenge nicht unbedingt Medikamente, man kann einfach mehr (oder weniger) viel Wasser trinken. Die Standardempfehlung lautet, sechs bis acht Tassen (etwa 2 Liter) pro Tag zu trinken. Diese Flüssigkeitsmenge kann man in jeder Form zu sich nehmen, aber Tee und Alkohol sind aufgrund ihrer harntreibenden Wirkung eher negativ zu bewerten. Eine ausreichende Flüssigkeitsaufnahme ist zweifellos wichtig, und eines der ersten Anzeichen für einen Flüssigkeitsmangel sind Kopfschmerzen. Ob Dehydrierung direkt zu Kopfschmerzen führt, ist allerdings nicht eindeutig gesichert.[7] Es scheint eine generationsbedingte Relation zwischen Wasser und Flüssigkeitsaufnahme zu geben. Junge Menschen nehmen heutzutage definitiv mehr Wasser zu sich als ihre Eltern oder Großeltern. Meine tägliche Flüssigkeitszufuhr ist so gering, dass ein Millennial verzweifelt zu seiner riesigen Wasserflasche greifen würde. An einem normalen Tag umfasst sie die Milch in meinen Cornflakes, zwei Tassen Tee (am Vormittag), zwei Tassen Wasser (mittags), einen Früchtetee am Nachmittag (wenn ich Lust darauf habe), ein oder zwei Gläser Wasser zum Abendessen und vielleicht ein Bierchen. Damit liege ich über der empfohlenen Mindestmenge des National Health Service, erfülle jedoch nicht die Empfehlungen von jüngeren Leuten und »Gesundheitsinfluencern«, die dafür plädieren, so viel Wasser zu trinken, dass man eigentlich ständig aufs Klo flitzen muss. Für all diejenigen, die Studien danach auswählen, ob sie die eigene Meinung bestätigen: 2022 wurde in einer in *Science* publizierten Studie der tägliche Wasserbedarf neu bewertet. Man kam zu dem Schluss, dass ein Pauschalwert von 2 Litern pro Tag möglicherweise nicht korrekt ist und dass es für diese Empfehlung keinerlei Beweise gäbe.[8] Es gibt keinen Standardwert zur Flüssigkeitsaufnahme, der universal gilt, da ein Großteil der Flüssigkeit aus der Nahrung stammt und der Wasserbedarf von einer Vielzahl von Variablen wie Körpergröße, Bewegung und Temperatur abhängt. Mit Hinblick auf die Diskrepanz zwischen den Generationen ist an dem Bericht besonders erfreulich, dass man argumentieren kann, dass übermäßiger Wasserkonsum die Umwelt schädigt, weil natürliche Ressourcen für die Reinigung des Wassers auf dem Weg in und aus der Flasche verbraucht werden. In einer anderen Studie wurde überdies in Plastikflaschen eine erhebliche Menge von Mikroplastik gefunden,[9] ein weiterer Beleg, dass Teetrinken gesünder ist.

NIERENVERSAGEN

Die Nieren arbeiten unermüdlich, um den Körper zu entgiften. Bei jedem Herzschlag wird das Blut durch die Nephrone gepumpt und alle schlechten und übel riechenden Bestandteile werden entfernt. Die Nieren filtern 180 Liter pro Tag (da unser Körper 5 Liter Blut enthält, bedeutet das, dass jeder Liter mindestens 30-mal pro Tag gereinigt wird). Je schneller das Herz schlägt, desto eifriger filtert die Niere – daher müssen wir pinkeln, wenn wir nervös sind. Adrenalin erhöht die Durchblutung und es wird mehr Flüssigkeit durch die Körpersysteme gepumpt. Es ist also nicht allzu überraschend, dass die Niere irgendwann versagt! 7,2 Millionen Menschen im Vereinigten Königreich leiden an irgendeiner Art von chronischer Nierenerkrankung – das ist einer von zehn. Drei Millionen davon haben Krankheitssymptome, 70 000 leiden an der schwersten Form und 40 000 sterben jedes Jahr an Nierenversagen. Die Niere kann auch akut versagen. Ich habe mit David Thomas, Professor für Nierenheilkunde an der Universität Cambridge, über die Ursachen des Nierenversagens gesprochen. Wer bis zu diesem Punkt gut aufgepasst hat, kann sie wahrscheinlich erraten: Diabetes, Herzkrankheiten und erhöhter Blutdruck beeinträchtigen die Nierenfunktion. Diabetes schädigt die Niere auf die gleiche Weise wie andere periphere Gefäße, indem es den Druck erhöht und die Flüssigkeitsleitungen durcheinanderbringt. Ich fragte Prof. Thomas, ob er irgendwelche witzigen Fakten oder Anekdoten über die Niere auf Lager habe, worauf er seine fabelhafte Haarmähne zurückschüttelte und mir mit seinem starken walisischen Akzent antwortete: »Die Niere ist eine sehr ernste Angelegenheit, John!«

Nierenversagen tritt auf, wenn die Niere nicht mehr in der Lage ist, Abfallstoffe oder Flüssigkeit aus dem Körper zu entfernen, was zu Flüssigkeitseinlagerungen, Schwellungen, Krämpfen und Müdigkeit führt. Leichte Fälle von chronischer Nierenunterfunktion können durch eine Änderung des Lebensstils und durch Medikamente behandelt werden. Bei schwerem Nierenversagen kann jedoch eine Transplantation erforderlich sein. Chirurgen gelang es früher, kaputte Nieren auszutauschen, bevor ihnen dies mit unglücklichen Herzen gelang – denn ohne Niere kann man etwas länger überleben als ohne Herz (aber auch nicht viel länger). Die erste, erfolglose Nierentransplantation von Mensch zu Mensch wurde 1933 von dem sowjetischen Chirurgen Yurii Yurijevich (»Yu Yu«) Voronoy durchgeführt, gefolgt von einer Reihe ebenso erfolgloser Versuche in Frankreich in den 1940er-Jahren, bei denen guillotine-frische Nieren verwendet wurden.* Doch die Frische war nicht das Problem. Während die sowjetische Niere, die sechs Stunden nach dem

---

* Madame Guillotine hatte eine lange Karriere, die 1792 begann und erst 1977 endete, als sie ihre letzten Opfer forderte.

Tod entnommen wurde, nekrotisiert gewesen sein könnte, war die französische Niere *(le rein Français)* hinrichtungsfrisch. Das Problem war, wie bei allen Transplantationen, das Immunsystem.

Peter Medawar leistete einen wichtigen Beitrag zur Grundlagenforschung in der Transplantationsimmunologie. Wie bei vielen bedeutenden britischen Wissenschaftlern waren auch Medawars Eltern Einwanderer. Er wurde in Brasilien geboren, wo sein libanesischer Vater als Zahnbürstenverkäufer arbeitete. Während des Zweiten Weltkriegs diente er beim Militär in einer Hauttransplantationseinheit, um Piloten mit Verbrennungen zu kurieren. Dabei fiel ihm auf, dass Transplantate, die von anderen Menschen gespendet wurden, schneller abgestoßen wurden als Eigentransplantate. Nach dem Krieg setzte er seine Arbeit fort und transplantierte Haut zwischen Zwillingskühen. Im Jahr 1953 wies er nach, dass eine Abstoßung vermieden werden kann, allerdings nur, wenn der Zelltransfer im Mutterleib stattfindet, was auf eine immunologische Komponente hindeutete. Medawars Idee der aktiv erworbenen Toleranz bildete die Grundlage für seine weiteren Arbeiten, für die er später den Nobelpreis erhielt. Vor allem aber war seine Idee, dass das Immunsystem bei der Abstoßung von Transplantaten eine Rolle spielt und darauf trainiert werden kann, fremdes Gewebe zu akzeptieren, die Grundlage für die Transplantationschirurgie.[10] Forscher dieser Disziplin untersuchten eine Reihe von Vorgehensweisen, um eine Immunreaktion auf ein Spenderorgan zu verhindern, darunter Bestrahlung und den Einsatz von Stickstoffsenf, der giftige Vorläufer der Chemotherapie bei Krebs. In den 1960er-Jahren gelang es, eine Niere erfolgreich zu transplantieren, doch die Überlebensrate blieb extrem niedrig – 90 Prozent der Empfänger starben kurze Zeit nach der Operation. Der Durchbruch gelang 1963 auf einer Konferenz, als ein Chirurg (Tom Starzl) von einer 70-prozentigen Überlebensrate berichtete. Die Zuhörer reagierten so, wie es Wissenschaftler tun, wenn sie sich herausgefordert fühlen – sie schlugen seine Forschungsergebnisse in den Wind. Ein fataler Irrtum! Er hatte eine andere Art von Immunsuppressivum (das Steroid Prednisolon) mit verblüffender Wirkung eingesetzt. Die Unterdrückung des Immunsystems mit Medikamenten veränderte den Erfolg von Transplantationen. Zwei der wichtigsten Medikamente sind Tacrolimus und Cyclosporin. Beide wurden auf der Suche nach neuen Antibiotika entdeckt, und zwar mit demselben Prozess, mit dem auch die Statine gefunden wurden (beim Sieben von Schlamm). Mikroben sind die Apotheke der modernen Medizin. Tacrolimus stammt von einem Bodenbakterium, Cyclosporin von einem Pilz. Beide Medikamente schalten die T-Zellen der Empfänger eines Spenderorgans aus und verhindern so eine Abstoßung. Doch die für die Akzeptanz des Spenderorgans erforderliche Immunsuppression hat den Nachteil, dass die Transplantatempfänger auch einem besonders hohen Infektionsrisiko ausgesetzt sind.

Während die medikamentöse Unterdrückung des Immunsystems die Akzeptanz von Transplantaten verbessert, müssen wir zum vollen Verständnis zum letzten Teil des Puzzles zurückkehren, zu Medawars Studien, bei denen Fellflecken zwischen Zwillingskühen verpflanzt wurden. Er konnte mit diesen Experimenten eindeutig nachweisen, dass die genetische Nähe darüber entscheidet, ob ein transplantiertes Organ abgestoßen wird oder nicht. Transplantationen zwischen eineiigen Zwillingen waren erfolgreicher als die zwischen zweieiigen Zwillingen, die wiederum erfolgreicher waren als solche zwischen Geschwistern, was wiederum die Erfolgsaussichten einer Nierentransplantation von einem Fremden weit übertraf – sogar dann, wenn die Niere frisch von der Guillotine kam. Dies hängt damit zusammen, wie die Gene zwischen den Generationen weitergegeben werden. Wir erhalten die Hälfte unserer Gene von der Mutter und die Hälfte vom Vater. Geschwister erhalten ebenfalls die Hälfte von jedem Elternteil und haben statistisch etwa die Hälfte der gleichen Gene. Im Zusammenhang mit der Transplantationsimmunität spielen die Humanen Leukozyten-Antigene (*Human Leukocyte Antigen*, HLA) eine Schlüsselrolle. Sie sind dafür zuständig, eine Gruppe von Proteinen zu codieren, mit denen die Immunzellen erkennen können, ob es sich bei einem Implantat um eigenes oder fremdes Gewebe handelt. Sie bilden somit die Grundlage für die Abstoßung von Gewebe und haben sich entwickelt, um unseren Zellen zu helfen, Infektionen zu erkennen. Die HLA-Genetik ist äußerst komplex – diese Genfamilie ist auf sechs Genorte verteilt, und jeder Ort kann eine von Tausenden möglicher Varianten enthalten, sodass die Wahrscheinlichkeit einer exakten Übereinstimmung extrem gering ist. Dies ist mit der Grund, warum es so schwierig ist, geeignete Organspender zu finden. Deswegen empfiehlt es sich, mit seinen Geschwistern gut auszukommen – sie könnten die Niere haben, die man selbst in Zukunft vielleicht einmal braucht! Bemerkenswerterweise haben Chirurgen im Jahr 2021/2022 im Vereinigten Königreich fast 3000 Nieren transplantiert, und dank der Fortschritte bei der Gewebeanpassung und der Immunsuppression kann eine übertragene Niere bis zu 25 Jahre im Empfänger überleben. Wie bei anderen Organen könnte die Zukunft in der Xenotransplantation (zum Beispiel von Schweinen) liegen oder bei Nieren, die in einer Petrischale gezüchtet wurden. Von beidem sind wir jedoch noch weit entfernt. Die Niere ist schließlich eine *ernste Angelegenheit*, und eine künstlich hergestellte Niere erfordert eine Menge Klempnerarbeit.

Trotz der Fortschritte auf dem Gebiet der Nierentransplantation gibt es im Vereinigten Königreich nach wie vor eine lange Warteliste mit 5000 Menschen, die auf eine Spenderniere warten. Zum Glück können sie am Leben gehalten werden, während sie warten – durch die Dialyse. Dabei übernimmt eine Maschine die Arbeit der Niere. Sie leitet das Blut durch eine semipermeable Membran, die wie die Niere das Schlechte ausscheidet und das Gute resorbiert. Das erste Dialysegerät wurde von einem niederländischen Arzt namens Willem Kolff gebaut und entwickelt, als die Niederlande im Zweiten Weltkrieg unter deutscher Besatzung standen. Tierversuche wiesen darauf hin, dass Zellophan als Membran eingesetzt werden kann, um schädliche Stoffe herauszufiltern. Praktischerweise werden Wursthüllen aus Zellophan hergestellt. Kolff verwendete 20 Meter Wursthüllen,* die über Oran-

---

* Virchow wäre stolz gewesen.

gensaftdosen mit einer alten Waschmaschinentrommel verbunden waren, die sie durch eine Flüssigkeit mit unterschiedlicher Konzentration schleuderte. Dadurch konnten die schädlichen Chemikalien extrahiert werden. Die ersten 15 Versuche waren ein Reinfall, aber schließlich gelang es Kolff durch die Zugabe von Antikoagulantien, das Blut erfolgreich zu schleudern, und Maria Schafstad (eine bekannte Nazi-Kollaborateurin) erlangte nach elf Stunden auf dem Heath-Robinson-Dialysator wieder das Bewusstsein. Die Entwicklung von Dialysegeräten kommt einem bis zu Beginn des 21. Jahrhunderts vor wie »Papa hat da mal was im Schuppen zusammengebaut«, sie sind jedoch heute ein zentraler Bestandteil der Nierenbehandlung – wenn auch zeitaufwendig und lästig, mit mehreren Anwendungen pro Woche, die jeweils bis zu vier Stunden dauern.

DIE GEPLAGTE BLASE

Die resorbierte Flüssigkeit verlässt dann die Niere und fließt in die Blase ab. Die Blase ist ein ziemlich merkwürdiges Organ, im Grunde ist es nur ein Beutel, der zusammenschrumpeln kann, gefüllt mit Urin, der sich im Becken befindet. Die verschiedenen Spezies haben unterschiedliche Mechanismen entwickelt, um ihren Urin mit sich herumzutragen. Vögel haben überhaupt keine Blase, sondern lassen ihren Urin einfach im freien Flug ab.* Im diametralen Gegensatz dazu kann die Erdkröte bis zur Hälfte ihres Körpergewichts als Wasser in ihrer Blase speichern. Warum sich die Blase entwickelt hat, ist nicht ganz klar. Die wahrscheinlichste Erklärung ist, dass sie dem Träger dabei half, Raubtieren zu entkommen, denn eine riechende Spur, die zum eigenen Nest führt, ist wahrscheinlich keine besonders gute Überlebensstrategie. Die Blase könnte auch als eine Art Verteidigungsmechanismus dienen – wenn man einen Welpen hochhebt, könnte der Erguss der goldenen Erregung

---

* Und die Leute machen sich Sorgen über ›Chemtrails‹.

so überraschend sein, dass man ihn wieder fallen lässt. Die Muskeln am Blasenhals und am oberen Ende der Harnröhre kontrollieren den Urin-fluss. Beim Urinieren zieht sich die Blase zusammen und die Harnröhre öffnet sich. Mit zunehmendem Alter nehmen die Elastizität und das Speichervolumen der Blase ab, und die Häufigkeit des Wasserlassens nimmt zu. Die Häufigkeit des Urinierens kann auch durch eine ver-größerte Prostata beeinträchtigt werden, die die Röhren blockiert, die die Blase mit dem Penis verbinden. Dies ist ein Beispiel dafür, warum die Evolution offensichtlich keinem vorausschauenden Plan folgt – es gibt keinen zwingenden Grund, wieso die Harnröhre durch die Prostata verlaufen *muss*. Eine Vergrößerung der Prostata, die das Wasserlassen blockiert, ist sehr häufig und tritt bei einem Drittel aller Männer auf. Das muss nicht unbedingt Krebs sein, es kommt einfach vor. Auch die Muskeln, die den Urinfluss kontrollieren, lassen mit zunehmendem Al-ter nach, was zu Inkontinenz führt – diese Muskeln werden als Becken-boden bezeichnet. Er kann bei Frauen während der Schwangerschaft und Geburt geschwächt oder beschädigt werden. Übungen, die nach dem amerikanischen Gynäkologen Arnold Kegel benannt sind, können einen Teil der Muskelfunktion wiederherstellen. Fälschlicherweise ver-sprechen auch eine Reihe von nicht überprüften einführbaren Geräten dasselbe. Diese funktionieren mit ziemlicher Sicherheit nicht und erhö-hen mit ebensolcher Sicherheit das Risiko einer Infektion und anderer Schäden. Kegel-Übungen zur Stärkung des Beckenbodens sind dage-gen sehr zu empfehlen – immerhin ist Inkontinenz ein häufiger Grund, weshalb ältere Frauen im Seniorenheim untergebracht werden.[11]

Auch ohne das Einsetzen von Zaubereiern kann die Blase an einer Reihe von Krankheiten leiden. Die häufigste davon ist der Harnwegsin-fekt (*Urinary Tract Infection*, UTI), der mit zunehmendem Alter im-mer häufiger auftritt. Außerdem können sich in der Blase Steine ansam-meln, also auskristallisierte Chemikalien, die so groß werden, dass sie den Harnabfluss blockieren. Blasensteine sind zwar nicht mehr so häu-fig wie früher, doch sie haben einige »große Männer« im Laufe der Ge-schichte immer wieder geplagt – Napoleon Bonaparte litt möglicherweise 1812 an einem Stein, der seinen Russlandfeldzug beeinträchtigte (*toujours des excuses*; eine ziemlich dumme Idee von ihm, einen Landkrieg in Asien zu beginnen). Ein weiterer Stein wurde 1873 bei Boneys Namensvetter und Neffen Louis Napoleon entfernt. Samuel Pepys bewahrte bekanntlich einen tennisballgroßen Stein auf, der ihm über den Damm entnommen worden war und den er an hohen Fest- und Feiertagen seinen Gästen zeigte. Abgesehen von den Steinen ist die Blase recht simpel – sie ist im Grunde ein Muskelsack, der sich füllt und entleert. Das dritte Mitglied des Dreigestirns der Abfallbeseitigung, die Leber, stellt in Bezug auf ihre Komplexität die beiden anderen locker in den Schatten.

DIE FEIGE LEBER

Für Puristen ist die Haut das größte Organ des Körpers, und da ich ein wissenschaftliches Buch schreibe, sollte es keine Fehler enthalten. Die Haut spielt – über den Schweiß – tatsächlich eine Rolle bei der Ausscheidung von Abfallstoffen. Wenn es jedoch um ein einzelnes Organ geht, das durch seine räumliche Ausdehnung sehr leicht zu erkennen ist, gewinnt eindeutig die Leber: Sie macht fast 2 Prozent der gesamten Körpermasse aus und enthält konstant fast 10 Prozent des Blutes. Sie befindet sich genau über dem Magen und entnimmt das Blut direkt von dort – etwa 75 Prozent des Blutes gelangen über die Pfortader in die Leber. Über diese Pfortader wird das nährstoffreiche Blut aus Magen und Darm abgeleitet, damit ist die Leber die erste Anlaufstelle für alles, was wir verdauen. Die Leber ist das Arbeitstier des Körpers und spielt eine zentrale Rolle bei der Verdauung, dem Stoffwechsel, der Fettspeicherung, dem Cholesterinhaushalt, der Galleproduktion, dem Sexualhormonstoffwechsel und dem Immunsystem. Strukturell enthält die Leber mehrere sechseckige Filtrationseinheiten, die sogenannten Läppchen. Das Blut aus den Eingeweiden fließt von außen nach innen, wo es an den Leberzellen (Hepatozyten) vorbei zu einer ableitenden Zentralvene geleitet wird. Hepatozyten sind multifunktional – ihnen werden fast 500 verschiedene Prozesse zugeschrieben. Während das Blut an ihnen vorbeifließt, reinigen und bearbeiten sie es (Abbildung 23).

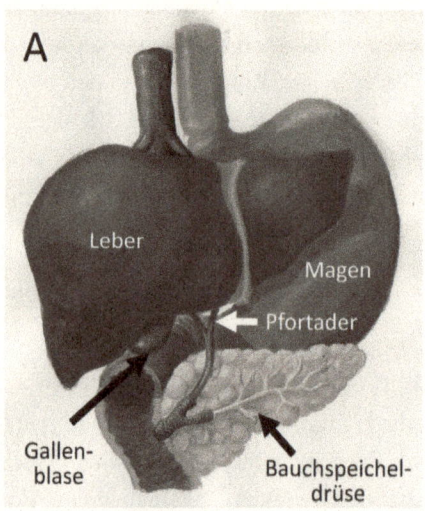

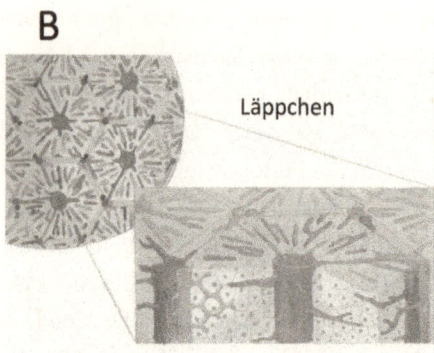

Abbildung 23. Die Leber. Sie ist das größte und fleißigste Organ im Körper und hat eine Vielzahl von Aufgaben, keine davon wird durch eine Alkoholvergiftung erleichtert. A: Lage der Leber im Vergleich zu anderen Organen B: Hepatozyten – Leberzellen – und wie sie organisiert sind, um schädliche Stoffe aus dem Körper zu filtern.

All diese Vorgänge führen zu einem hohen Verschleiß von Leberzellen, doch zum Glück ist die Leber ein Organ, das sich sehr gut regenerieren kann. Man kann fast 50 Prozent seiner gesamten Leber verlieren und sie wächst anschließend wieder zu normaler Größe nach – daher eignet sie sich gut für Transplantationen. Doch der hohe Verschleiß und die Exposition gegenüber den verschiedenen Schadstoffen, die wir zu uns nehmen, prädisponieren sie für Erkrankungen. Obwohl die Sterblichkeitsrate bei Lebererkrankungen niedriger ist als beispielsweise bei Herzinfarkten oder Schlaganfällen, hat sie sich in den letzten 50 Jahren vervierfacht.[12] Dies hängt zum Teil mit dem Nullsummenspiel der Sterblichkeit zusammen: Geht die Sterblichkeitsrate bei Schlaganfällen zurück, muss die Sterblichkeitsrate bei anderen Erkrankungen zwangsläufig steigen. Die Risikofaktoren überschneiden sich mit anderen Erkrankungen – Übergewicht und Diabetes erhöhen beide die Wahrscheinlichkeit von Leberversagen. Eine Lebererkrankung im Endstadium wird als Zirrhose bezeichnet, was im Griechischen so viel wie »gelbe Krankheit« bedeutet, nach der leichten Gelbfärbung einer kranken Leber. Der Begriff stammt vom französischen Arzt René Laennec aus dem 19. Jahrhundert, dem Erfinder des Stethoskops.

Die Haut von Menschen mit einer Lebererkrankung im Endstadium beginnt sich ebenfalls gelb zu verfärben, was als Gelbsucht bezeichnet wird.[*] Eine der zahlreichen Aufgaben der Leber besteht darin, Erythrozyten und die darin enthaltenen Moleküle abzubauen, die sie rot färben (das Hämoglobin/Häm). In einer glücklichen Leber wird es in verschiedenfarbige Verbindungen zerlegt und über den Urin und die Fäkalien ausgeschieden. Die Abbauprodukte des Häms färben den Kot braun (Sterkobilin) und den Urin gelb (Urobilin). Sie tragen auch zur bunten Farbpalette von Blutergüssen bei, wobei die roten Blutkörperchen im Hautgewebe langsam zerfallen.

---

[*] Im Englischen *jaundice*, was auf das französische *jaune* zurückgeht. Man kann seine eigenen Schlüsse daraus ziehen, warum die Franzosen den Markt für die Benennung von Leberleiden und allgemein von Krankheiten beherrschen, die auf ein ausschweifendes Leben zurückzuführen sind (das englische Wort *gout* [Gicht] ist ebenfalls französischen Ursprungs).

Die meisten Lebererkrankungen werden durch drei Auslöser verursacht: Infektionen, Übergewicht und Alkohol. Zwei Viren, Hepatitis B und C, greifen beide direkt die Leber an. Seit 1986 gibt es einen Impfstoff gegen Hepatitis B und die Zahl der Hepatitis-B-Erkrankungen im Vereinigten Königreich ist sehr gering: 2021 gab es nur 77 Todesfälle. Hepatitis C war früher lebensbedrohlicher, da es weder einen Impfstoff noch eine Behandlung gab. 2011 wurden jedoch neue hochwirksame antivirale Medikamente zugelassen, die die Krankheit praktisch heilen. Zwischen 2015 und 2022 sank die Hepatitis-C-Prävalenz um 45 Prozent, und es wird angestrebt, die Krankheit bis 2030 zu eliminieren.[13] Übergewicht trägt zu einer Erkrankung bei, die als nicht-alkoholische Fettlebererkrankung (*Non-alcoholic Fatty Liver Disease*, NAFLD) bezeichnet wird und verschiedene Stadien von Fettablagerungen in der Leber über Fibrose bis hin zur Zirrhose durchlaufen kann. NAFLD geht Hand in Hand mit Herzerkrankungen, Typ-2-Diabetes und Schlaganfall. Doch selbst wenn viele Menschen eine Art menschlicher Gänsestopfleber haben, die schlimmsten Schäden werden durch Alkohol verursacht.

DER DÄMONENTRANK

Ich habe mich aus zwei Gründen entschieden, als Letztes über die Leber zu schreiben. Der erste ist, dass Leberversagen statistisch gesehen weit hinter anderen Todesursachen liegt, doch der zweite, ehrlichere Grund ist, dass ich im Zusammenhang mit der Leber unweigerlich über Alkohol und seine negativen Auswirkungen auf den Körper schreiben muss. Das fiel mir nicht leicht, denn das ist bei mir ein wunder Punkt. Es war ein Leichtes, darüber zu schreiben, wie enorm wichtig es für die Gesundheit ist, sich das Rauchen abzugewöhnen, weil ich selbst nicht rauche. Es war auch relativ einfach, darüber zu sprechen, wie Ernährung und Bewegung helfen, und ich befolge sogar manchmal tatsächlich meine eigenen Ratschläge. Ich kenne die mit Alkohol verbundenen Risiken und schreibe diese Zeilen, nachdem ich gestern Abend bei einem

Arbeitsessen fünf Bierchen gezischt habe. Wie bei der Luftverschmutzung gibt es keinen präzisen Grenzwert, sondern lediglich einen drastisch ansteigenden negativen Effekt – ein zusätzlicher Schluck schadet doppelt so viel, zwei zusätzliche viermal so viel. Bei zwei alkoholischen Getränken pro Tag (14 pro Woche) liegt die Wahrscheinlichkeit eines alkoholbedingten Todes bei eins zu hundert, bei drei Getränken pro Tag steigt sie auf zwei zu hundert, bei vier Getränken pro Tag auf fünf zu hundert, und bei sechs Getränken pro Tag steigt die Wahrscheinlichkeit eines alkoholbedingten Todes auf satte 10 Prozent. Wenn man länger leben möchte, sollte man keinen Alkohol trinken. Das ist eine klare Ansage, die ich selbst nur ungemein schwer beherzigen kann. Ich weiß um die Gefahren und lasse mich trotzdem auf etwas ein, das schlecht für mich ist. Ich habe einen kurzen Online-Test zu meinem Risiko gemacht, ob meine Leber geschädigt wird. Das Hauptkriterium dabei war der Alkoholkonsum (und das, obwohl ich untertrieben habe, was ich in der vorangegangenen Woche konsumiert hatte).

Damit bin ich nicht allein. 48 Prozent der Erwachsenen im Vereinigten Königreich trinken mindestens einmal pro Woche Alkohol, 30 Prozent der männlichen Erwachsenen trinken mehr als die empfohlenen 14 Einheiten[*] pro Woche und 19 Prozent der Befragten gaben an, dass sie in der vorangegangenen Woche mehr als acht Einheiten Alkohol an einem einzigen Tag getrunken haben. Im Jahr 2020 gab es fast 9000 alkoholbedingte Todesfälle im Vereinigten Königreich und drei Millionen weltweit. Die höchste Kategorie des Alkoholkonsums (mehr als 35 Einheiten pro Woche) wird als riskant bezeichnet. In den drei Wochen vor der Abfassung dieses Kapitels habe ich diese gefährliche Schwelle einmal überschritten, in einer anderen Woche war ich

---

[*] Eine Einheit entspricht 10 Milliliter oder 8 Gramm reinem Alkohol. Sie wird wie folgt berechnet: Alkoholgehalt (ABV) × Volumen (ml) ÷ 1000. Eine einzelne 330-Milliliter-Flasche Birra Moretti L'Autentica (ein im Vereinigten Königreich in Lizenz gebrautes Bier) hat 4,6 Prozent Alkohol und enthält damit 1,5 Einheiten. Die fünf Morettis, die ich beim Arbeitsessen getrunken habe, entsprachen also etwas mehr als der Hälfte meiner wöchentlich empfohlenen Höchstmenge.

nahe dran und in der »guten Woche« lag ich bei knapp unter 14 Einheiten. Ich habe diese Wochen sorgfältig so gewählt, dass sie nicht in die Zeit um Weihnachten fallen, wenn, offen gesagt, Hopfen und Malz verloren ist. Kein Grund, stolz zu sein. Meine Leberfunktionstests sind (im Moment) in Ordnung, aber ich bin mir nicht sicher, ob das wirklich so aussagekräftig ist, es zeigt mir lediglich, dass meine Leber noch nicht versagt hat. Zu wissen, wie viel Alkohol man regelmäßig zu sich nimmt, ist eines, diese Menge auch zuzugeben, ist etwas ganz anderes. Ich würde meinem Hausarzt garantiert nicht sagen, wie viel ich trinke – das wäre mir zu peinlich. Und damit bin ich nicht allein – der offiziell angegebene Alkoholkonsum macht nur 40 bis 60 Prozent des verkauften Alkohols aus. Entweder landet die Hälfte unseres Biers im Abfluss oder die Leute sind sehr sparsam mit der Wahrheit.[14]

Tatsächlich habe ich die Schwelle zum Alkoholismus noch nicht überschritten. Das bedeutet aber nicht, dass ich (oder einer der 20 Prozent der britischen Männer, die ähnlich viel trinken) mir nicht selbst schade, genauso wie die meisten meiner Freunde, die ebenfalls zu diesem Fünftel gehören. Die wohlhabende Mittelschicht greift übrigens am häufigsten zum Alkohol. 70 Prozent der höherqualifizierten Erwerbstätigen konsumieren Alkohol häufig, im Vergleich zu 50 Prozent in Handwerksberufen. Die Quoten steigen mit dem Einkommen. Es gelingt uns erschreckend leicht, den angerichteten Schaden zu leugnen, weil er in teuren französischen Verpackungen daherkommt.

Alkohol ist ein Verfechter der Chancengleichheit, was seine Giftigkeit betrifft: Nur weil mein Alkohol mit einem teuren Fruchtsaftgetränk verdünnt ist, bedeutet das nicht, dass er meiner Leber weniger schadet.

Ein gängiges Mittel, um diese Tatsache zu leugnen, ist die Suche nach falschen Belegen, um selbstzerstörerisches Verhalten irgendwie zu rechtfertigen. Doch sogar mir ging zugegebenermaßen die (von Angestellten einer Brauerei verfasste) These zu weit, dass Biertrinken irgendwie mein Mikrobiom verbessern könne.[15] Es gibt eine noch verlockendere Geschichte mit Sirenengesang, dass Rotwein in gewisser Weise gut

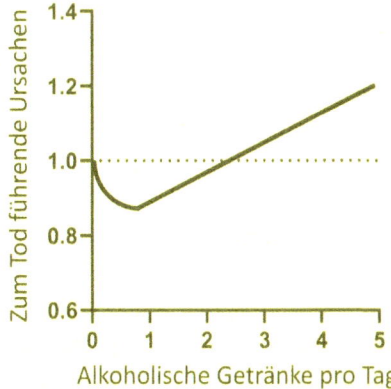

Abbildung 24. »**A drink a day keeps the doctor away.**« Daten, die den Zusammenhang zwischen Alkoholkonsum und Sterblichkeitswahrscheinlichkeit zeigen. Sie sind verschiedenen Quellen entnommen. (Das kleine Fenster, innerhalb dessen Alkohol einen positiven Effekt haben kann, ist absolut winzig – um auf Nummer sicher zu gehen, sollte man überhaupt keinen Alkohol trinken.)

für die Gesundheit sei. Wie aus Abbildung 24 hervorgeht, hat man bei völliger Abstinenz (also absolut kein Alkohol) das gleiche Sterberisiko wie bei zwei Gläsern pro Tag, wobei der »Sweet Spot« bei einem halben Glas Wein pro Tag liegt.[16] Ein sehr niedriger Alkoholkonsum scheint mit einem verringerten Risiko für Herzkrankheiten verbunden zu sein: Es besteht höchstwahrscheinlich eine Korrelation, die aber nicht mit der Ursache gleichzusetzen ist. Es kursieren verschiedene Theorien dazu – die am häufigsten zitierte besagt, dass Alkoholkonsum den Gehalt an »gutem« HDL-Cholesterin erhöht. Eine kleine Anhängergruppe dieser Theorie stellt eine Verbindung zwischen der roten Farbe von Rotwein und der schwarzdunklen Farbe von Stout* auf der einen Seite mit schützenden Antioxidantien auf der anderen Seite her. Das ist wahrscheinlich jedoch lediglich eine Wunschvorstellung, denn die große Anzahl von Co-Variablen macht es schwierig, einen kausalen Zusammenhang herzustellen.

---

* Es wird vorsichtig nahegelegt, dass Guinness tatsächlich zuträglich für die Gesundheit sei.

MIT 'NEM TEELÖFFEL SAKE NEHM'
ICH JEDE MEDIZIN

Tief in meinem Inneren (nicht ganz so tief) wusste ich, dass Alkohol schlecht für mich ist. Als ich mich intensiver damit beschäftigte, hatte ich ein noch schlechteres Gewissen. Auf der Suche nach einer positiveren Sichtweise sprach ich mit David Nutt, Professor für Neuropsychopharmakologie am Imperial College und von 2008 bis 2009 kurzzeitig Vorsitzender des Advisory Council on the Misuse of Drugs (ACMD). Nutt erforscht seit 40 Jahren die gesundheitlichen Auswirkungen von Drogen, insbesondere von Alkohol, und konzentriert sich dabei auf deren relative Schäden.[17] Mit seinem nüchternen (aber politisch unpopulären) Leitartikel »Equasy – An overlooked addiction with implications for the current debate on drug harms« (auf Deutsch etwa: »Equasy – eine verkannte Sucht mit Auswirkungen auf die aktuelle Debatte über durch Drogen verursachte Schäden«, Anm. d. Übers.) löste er eine Debatte aus.[18] In diesem Artikel beschrieb er die Gefahren verschiedener Freizeitaktivitäten in Relation zueinander, ausgehend von einer neuen Droge namens Equasy. Er erklärte, dass das Risiko einer akuten Schädigung durch die neue Droge bei 1 zu 350 läge, also weit höher als bei Ecstasy (1 zu 10 000). Der Clou ist, dass es sich bei Equasy um Reiten handelt (EQUine Addiction SYndrome). Das Reiten hat in der Tat weitaus schlimmere akute Folgen, als irgendwo auf einem Feld in Hampshire eine Tablette Ecstasy einzuwerfen. In den USA gibt es jedes Jahr 11 500 Reitunfälle mit traumatischen Kopfverletzungen. Nutt argumentiert weiter, dass alle Sportarten mit Risiken verbunden sind (sogar das Taubenzüchten), und dennoch ist »Sport trotz seiner unbestreitbaren gesundheitlichen Gefahren nicht illegal« (abgesehen von Boxen mit bloßen Fäusten). Unsere Einstellung gegenüber Drogen ist im Wesentlichen gesellschaftlich geprägt und wird durch die einseitige Darstellung in den Medien beeinflusst. In der Zeit von 1990 bis 2000 berichteten die Zeitungen *nur über einen* der 265 Todesfälle durch Paracetamol in Schottland, verglichen mit *allen* 28 Todesfällen, die durch Ecstasy verursacht worden waren.[19] Der kulturelle Kriegszug gegen Drogen hat historische Wurzeln im Verbot und in moralischen Vorstellungen.

Es stellte sich heraus, dass wir im selben College in Cambridge studiert hatten, und trotz unseres Altersunterschiedes von 20 Jahren ähnelten sich unsere ersten Alkoholerfahrungen. An seinem ersten Abend in Cambridge war Nutt in eine Kneipe gegangen, danach wurde der feuchtfröhliche Abend bei einem seiner neuen Freunde auf dessen Zimmer fortgesetzt und endete schließlich damit, dass einer der Anwesenden in Tränen ausbrach. Zwei von diesen damaligen Kommilitonen sind inzwischen an alkoholbedingten Krankheiten gestorben – ein ziemlich ernüchternder Beginn des Gesprächs. Ich wechselte zu den positiven Effekten von Rotwein und hoffte auf eine Art Absolution von einem führenden Experten: »Rotwein verbessert definitiv die Lebensqualität«, begann er recht vielversprechend, um dann mit dem Vorbehalt zu enden: »… wenn man ihn beim Sonnenuntergang in der Provence trinkt.«

Wir wechselten über zum Thema der kulturellen Omnipräsenz von Alkohol. Nutt erklärte: »Man kann Alkohol als die ultimative soziale Droge bezeichnen.« Verschiedene Soziologen und Historiker haben die Hypothese aufgestellt, der Ackerbau sei entstanden, um Weizen zum Bierbrauen zu produzieren und nicht, um Brot zu backen – zum Beispiel in dem hervorragend betitelten Aufsatz »Did man once live by beer alone?« (Lebte der Mensch früher vom Bier allein?)[20] Es gibt Beweise, dass Menschen bereits vor 13 000 Jahre Bier gebraut haben, also gut 3000 Jahre bevor sie überhaupt Landwirtschaft betrieben.[21] Wahrscheinlich brauten unsere Altvordern hauptsächlich, um sich zu betrinken, es hatte jedoch auch einen Überlebensvorteil: Der Genuss von leichtem Bier (mit einem Alkoholgehalt von weniger als 2 Prozent) gab nicht nur Energie (flüssiges Brot), sondern schützte auch vor Infektionen. In einer bedeutenden epidemiologischen Studie von Dr. John Snow aus dem 19. Jahrhundert waren die Arbeiter der Huggins-Brauerei die Einzigen, die nicht an Cholera erkrankten. Alle anderen Choleraopfer in dieser Studie bezogen ihr Wasser aus einer bestimmten (kontaminierten) Pumpe in der Broad Street im Londoner Stadtteil Soho. Nutt vermutet, dass Alkohol auch evolutionär einen Vorteil bietet, da er die Verbreitung von Genen erleichtert: »Wenn man betrunken ist, ist es einem eher egal, mit wem man sich paart.«

DAS PASSIERT IM GEHIRN, WENN ES AUF DROGEN IST

Was macht Alkohol trotz der Schäden, die er verursacht, so verlockend? Alkohol hat massive und vielfältige Auswirkungen auf das Gehirn. Wie andere Drogen beeinflusst er die Neurotransmitter. Die Gehirnaktivität wird von zwei antagonistischen Systemen justiert: GABA wirkt beruhigend, und Glutamat hat eine aufputschende Wirkung und verstärkt vorhandene Ängste. Alkohol wirkt beruhigend, da er das entspannende GABA-System anregt. Diese Wirkung kann im sozialen Umgang besonders hilfreich sein – es gelingt einem leichter, Hemmungen zu überwinden und neue Leute kennenzulernen. Doch nach ein paar Drinks hat der Alkohol noch weitere Auswirkungen. Je mehr man trinkt, desto mehr wird das sensibel-julianische Glutamat-System ausgeschaltet, was das Urteilsvermögen und schließlich das Bewusstsein steuert. Es ist ein sich selbst verstärkender Prozess: Das Trinken schaltet die Stimme im Gehirn aus, die da sagt: »Nein, John, hör jetzt besser auf zu trinken!«, was irgendwann dazu führt, dass sich alle Schleusen öffnen. Der angstverstärkende Glutamat-Pfad spielt auch eine Schlüsselrolle bei der Gedächtnisbildung. Wenn dieser Neurotransmitter durch einen Alkoholexzess ausgeschaltet wird, verlieren wir unsere Erinnerungen. Alkohol befeuert auch drei andere Signalwege: Serotonin macht uns geselliger und erhöht gleichzeitig die Wahrscheinlichkeit, dass wir uns übergeben. Dopamin gibt uns Energie und erhöht unsere Sprechlautstärke, und Endorphine wirken schmerzlindernd und beglückend. Dieser Cocktail von Effekten im Gehirn macht den Spaß und die Gefahr des Alkohols aus.

NUR NOCH EINEN WINZIGEN SCHLUCK

Alkohol kann schnell und langsam töten. Ein schneller Alkoholtod kann durch eine Alkoholvergiftung eintreten, wenn man bis zum Hirntod trinkt. Er kann auch Verhaltensänderungen bewirken, die zu Autounfällen, Schlägereien und Selbstmord führen. Alkohol kann aber genauso langsam töten – ein alkoholbedingt erhöhter Blutdruck trägt zu Herzversagen und Schlaganfällen bei, mit all den Folgeschäden, die das mit sich bringen kann. Er ist ein direktes Karzinogen und kann Mund-, Rachen-, Speiseröhren- und Magenkrebs verursachen. Er kann auch zu Brustkrebs beitragen, da er den Östrogenspiegel erhöht, was das Wachstum von Tumorzellen beschleunigt. Und er tötet Leberzellen. Die Leber verarbeitet den größten Teil des Alkohols, den wir trinken, und baut etwa eine Einheit Alkohol pro Stunde ab. Leider wird abgebauter Alkohol nicht sofort zu etwas völlig Unbedenklichem. Die Leber verwandelt Ethanol mithilfe eines Enzyms namens Alkohol-Dehydrogenase (ADH – nicht dasselbe wie das Hormon, welches das Urinieren verhindert) in Acetaldehyd, eine andere gefährliche Verbindung. Das Acetaldehyd wird dann durch ein Enzym namens ALDH (Aledhyd-Dehydrogenase) in eine dritte, weniger schädliche Chemikalie namens Acetat umgewandelt. Mutationen im zweiten Enzym (ALDH) führen zu der bei einigen asiatischen Volksgruppen beobachteten Gesichtsröte, weil sich das giftige Acetaldehyd dort ansammelt.

Acetaldehyd verursacht außerdem Übelkeit und trägt zum Kater bei. Das Übelkeitsgefühl, das mit dem Alkoholabbau verbunden ist, liegt dem Medikament Antabus (Disulfiram) zugrunde, das verwendet wird, um Alkoholiker vom Trinken abzuhalten. Es überrascht nicht, dass, wenn wir uns an frühere pharmakologische Entdeckungen erinnern, der dänische Entwickler des Medikaments, Erik Jacobsen, es sich selbst verabreichte, bevor er ein Carlsberg trank, und sich damit den *wahrscheinlich* schlimmsten Kater der Welt zuzog.[22] Aber entgegen der weitverbreiteten Geschichte liegt die Entstehung von Disulfiram nicht im Schlamm, sondern beruht auf ihm. Die Verbindung wurde 1881 entdeckt, geriet aber in Vergessenheit, bis sie bei der Vulkanisierung von Gummi, bei der Herstellung von Gummistiefeln, Verwendung fand. Im Jahr 1937 berichtete der amerikanische Arzt E. E. Williams, dass die Arbeiter einer Gummistiefelfabrik unter dem Einfluss von Whisky etwas wackelig wurden. Diese Erkenntnisse führten zur Verwendung von Disulfiram als Präventivmittel gegen Alkohol. Das einzige Problem ist nur: Wenn man die Einnahme unterbricht, wird man leicht rückfällig. In Russland wurde dieses Problem angeblich durch die Injektion des Mittels im größeren Stil in den Popa* gelöst.

Varianten in den ALDH- und ADH-Genen werden mit Alkoholismus in Verbindung gebracht – auf eine Weise, die nicht unmittelbar intuitiv ist. Menschen mit einem langsameren Alkoholstoffwechsel sind mit *größerer* Wahrscheinlichkeit Alkoholiker, weil sie das krank machende Acetaldehyd langsamer abbauen. Wenn die Leber ein schönes Glas Rosé schnell von lebensfrohem Ethanol in Acetaldehyd umwandelt, das zum Erbrechen führt, trinkt man das zweite (oder dritte) Glas vielleicht nur widerwillig.

Sowohl Alkohol als auch Acetaldehyd töten Leberzellen direkt ab. Die Leber kann sich zwar regenerieren, aber nur bis zu einem gewissen Grad. Wenn man sie wiederholt mit Alkohol vergiftet, stirbt sie. Dies führt dazu, dass die guten Hepatozyten (Leberzellen) durch Narbengewebe ersetzt werden, was die Leberfunktion insgesamt beeinträchtigt. Letztendlich führt übermäßiger Alkoholgenuss zu zirrhotischem Leberversagen. Darüber hinaus kann Alkohol direkt Leberkrebs verursachen. Im Gegensatz zum Teenager-Mythos ist es nicht möglich, die Leber zu trainieren – als ich Nutt diese Vorstellung unterbreitete, sagte er: »Oh mein Gott, nein, das ist eine schreckliche Idee.« Es ist ein Gift, und je mehr man davon zu sich nimmt, desto mehr Schaden richtet man an.

---

* Oder попа, was, wie ich aus zuverlässiger Quelle weiß, auf Russisch »Hintern« bedeutet.

EIN FINGERZEIG

Was kann man tun? Es ist ziemlich klar, dass ich und die anderen 25 Prozent der erwachsenen männlichen Bevölkerung des Vereinigten Königreichs einen etwas größeren Schubs brauchen, um unser Verhalten zu ändern. Die Regierungen können uns ändern. In gewissem Maße hat Westminster schon seit Langem Einfluss auf das Trinkverhalten genommen. Die »Gin-Epidemie« im 18. Jahrhundert führte dazu, dass mit dem Gin Act von 1751 Lizenzen für Schankbetriebe erteilt wurden. Sowohl Gladstone *als auch* Disraeli bastelten an Gesetzen zur Lizenzvergabe. Der Children's Act von 1908 untersagte den Verkauf von Alkohol an Kinder unter fünf Jahren und auch der Konsum von Alkohol war ihnen verboten (außer zu medizinischen Zwecken), und der Defence of the Realm Act von 1914 schränkte die Öffnungszeiten von Pubs ein. Dieser Wandel geht wahrscheinlich in die richtige Richtung. Eine gute Nachricht für die Gesundheit unserer Nation ist, dass jüngere Erwachsene weniger trinken, was sich generell in vielen Ländern mit höherem Einkommen beobachten lässt.[23] Diese Entwicklung wird von vielen Faktoren beeinflusst: demografische Veränderungen einschließlich Einwanderung, strengere Kontrollen des Alkoholkonsums bei Minderjährigen und bessere Aufklärung über die Risiken.[24]

Die Wirtschaft spielt übrigens eine wichtige Rolle bei der Reduzierung des Alkoholmissbrauchs. Im Vereinigten Königreich war Alkohol in den letzten 40 Jahren in Relation zu dem Schaden, den er anrichtet, unverhältnismäßig billig. Hinzu kommt die leichte Verfügbarkeit – man kann im Grunde überall und jederzeit Alkohol kaufen, was Tür und Tor öffnet zu einer wahren Suff-Pandemie. Im August 2023 wurde eine kleine Gesetzesänderung eingeführt, wonach sich die Steuer auf Alkohol nach dem Alkoholgehalt und nicht mehr nach der Alkoholsorte bemaß. Zuvor gab es ein verwirrendes Durcheinander, das dazu beigetragen hat, dass man Apfelmost mit hohem Alkoholgehalt wesentlich billiger erstehen konnte als Wein mit geringerem Alkoholgehalt, was zu einem übermäßigen Konsum von Ersterem führte. Jetzt wird auf alle Getränke mit einem Alkoholgehalt über 3,5 Prozent eine erheblich höhere Steuer erhoben. Die Inflation im Vereinigten Königreich wird zweifelsohne ebenfalls zu Verhaltensänderungen beitragen – im Jahr 2023 bekam man eine Pint Bier in London kaum noch unter 10 Pfund Sterling, was die Möglichkeit auszugehen (und auch länger auszugehen) erheblich einschränkt. Nutt schlägt weitere, ebenfalls hilfreiche Maßnahmen vor; so funktioniert beispielsweise in Schweden die Limitierung der Verkaufsstellen für Alkohol gut. Dort kann man nur in einer staatlichen Ladenkette namens Systembolaget Alkohol kaufen. Dies reduziert die Zahl der Gelegenheitskäufe, wie beispielsweise auf dem Nachhauseweg nach einem langen Tag mal eben eine Flasche Wein aus dem Tesco Express in Epsom direkt neben dem Bahnhof mitzunehmen. Ein weiterer, relativ einfacher Ansatz wäre, Alkoholwerbung komplett zu verbieten. Dies hat sich bei der Verringerung des Zigarettenkonsums, insbesondere unter jungen Menschen, als äußerst wirksam erwiesen. Und wenn es keine Werbung für Alkohol mehr gäbe, würden die Alkoholproduzenten nicht so viel Geld ausgeben, um mit ihrem Bier als offizielles Getränk der Fußballweltmeisterschaft, der Olympiade oder eines Dartsturniers zu werben.

Die Substitution durch andere Drogen trägt ebenfalls zu einem geringeren Alkoholkonsum bei jungen Menschen bei. Kulturelle Barrieren werden jedoch wahrscheinlich den Verkauf von Heroin bei Sainsbury's oder den Verkauf von Acid bei Aldi verzögern. Das ist bedauerlich, denn diese kulturellen Barrieren scheinen die relativen Schäden von Freizeitdrogen zu ignorieren. In einer Studie aus dem Jahr 2007 untersuchten Nutt und sein Team die gesellschaftlichen und individuellen Schäden einer Reihe von Drogen. Nur Heroin, Koks und Meth schnitten besser ab als Alkohol. Cannabis, LSD und Ecstasy waren alle schlimmer.[25] Doch andere Drogen reichen nie ganz an die erfrischende Wirkung von Alkohol heran. Laut Prof. Nutt macht einen zum Beispiel Kiffen ziemlich langweilig. Jüngste Ergebnisse von Nutts Forschungsgruppe haben gezeigt, dass Pilze zu besserem Sex führen,[26] im Gegensatz zu Alkohol – um auf Shakespeares scharfsinnigen Pförtner zurückzukommen: »Es reizt die Unzucht und verhindert ihre Befriedigung.«

Vielleicht wäre ja ein Getränk denkbar, das den positiven Effekt von GABA ermöglicht, ohne all die anderen toxischen Probleme. Genau an dieser Stelle setzt Nutt mit Sentia™ an: Es handelt sich um einen Kräutercocktail, den Nutt (gemeinsam mit anderen) entwickelt hat und der die Ausschüttung von GABA anregt. Als mutiger Experimentator habe ich mich aufgemacht, Sentia zu probieren. Es gibt dieses Getränk in zwei Geschmacksrichtungen, einmal rot und einmal schwarz gefärbt, beide schmecken ein bisschen nach Gin, aber das könnte daran liegen, dass ich sie mit Tonic gemischt habe. Auf jeden Fall hatten sie beim Trinken eine klar spürbare Wirkung auf mich: Sie sorgten für einen stärkeren Rausch als andere alkoholarme oder alkoholfreie Getränke. Ich litt ein wenig unter Schlaflosigkeit, aber der Grund dafür war nicht eindeutig zu bestimmen, da ich auch nach Alkohol, Koffein, Käse, Fernsehen, Schokolade, Brettspielen, dem Hören von UK Garage und sogar nach der Einnahme des Erkältungs- und Grippemittels Lemsip nicht schlafen kann. Diese Alkoholersatzgetränke waren zwar ganz in Ordnung, aber sie kratzten nicht ganz so auf und erzeugten nicht ganz denselben Kick wie Alkohol.

Letztendlich ist es eine persönliche Entscheidung (und unterliegt der persönlichen Wahrnehmung). Einige meiner besten Nächte verdanke ich dem Alkohol.[*] Vielleicht gehören diese Nächte der Vergangenheit an oder sie sollten es jedenfalls tun. Ich werde nicht jünger (niemand wird jünger, die Aussage ist so banal, dass sie bedeutungslos ist). Das rechte Maß einzuhalten und Ziele dabei in kleinen Schritten anzugehen scheint mir am plausibelsten – weniger Alkohol in der Wochenmitte, weniger Zwischenmahlzeiten, weniger Fleisch. Die Herausforderung besteht darin, all diese guten Vorsätze durchzuhalten. Um den Abschluss dieses Kapitels zu feiern, gehe ich jetzt nach unten, um ein halbes Glas Rotwein zu trinken, und verdränge die Schuldgefühle ange-

---

[*] Dazu gehörten unter anderem: Wassermelonenhelme, meine Hochzeit, die Sache mit dem Eisbären, die Angelegenheit in Trinity Hall im Sommer 1998, die Superspreader-Veranstaltung auf einer Wissenschaftskonferenz und das »Leertrinken« eines Dorfes in Nepal.

sichts des Schadens, den der Wein unweigerlich in meinem Körper anrichten wird.

Nach diesem kurzen Überblick über die Organe, die uns am Leben erhalten und die letztendlich zum Tod führen, kommen wir nun auf die Zielgerade – zu all den Schmerzen und dem Grund, warum Altern lästig ist, lange bevor es zu unserem Tod führt.

KAPITEL 11

WAS FÜR EINE QUAL: GEBRECHLICHKEIT UND DAS ÄLTERWERDEN

Nicht wir sind schuld, ach! Unsere Schwäch allein:
Wie wir gemacht sind, müssen wir ja sein.

William Shakespeare, *Was ihr wollt*

Zu meiner Morgenroutine gehört es, mir darüber klar zu werden, welcher Teil meines Körpers an diesem Tag schmerzt. Heute hatte ich ein wenig Tinnitus im rechten Ohr, eine schmerzende Achillessehne und allgemeine Gelenksteifheit.[*] Die Schmerzen wandern im Körper umher, aber oft habe ich auch Schmerzen in den Beinen, weil ich mich nach dem Sport nicht richtig dehne. Einen Großteil dieses Jahres hatte ich erhebliche Schmerzen in der Schulter, deren Beweglichkeit auch eingeschränkt war, weil ich durch eine plötzlich auftauchende Baumwurzel beim Laufen gestürzt war; natürlich bekam ich keine Physiotherapie. Mit zunehmendem Alter häufen sich allgemein die Schmerzen.

---

[*] Wir werden noch darauf zurückkommen, inwiefern man durch Beobachtung der Morgensteifigkeit die Gesundheit verbessern kann.

Dass sie am Volkstrauertag am Ehrenmal vorbeimarschieren sollten, sorgte bei 10 000 Veteranen für ein kollektives Aufstöhnen, das von wackeligen Knien herrührte, die verkrampfen, wenn sie zu lange (zehn Minuten) stillstehen müssen.

Wir leben heute länger, aber nicht unbedingt besser. Um dies zu verstehen, habe ich mich mit Sir Johnathan Van-Tam unterhalten, dem ehemaligen stellvertretenden Chief Medical Officer für England, der durch seine abendlichen Corona-Briefings landesweit bekannt wurde. Er zeigte mir zwei Grafiken, die die Zukunftsaussichten von Menschen, die 2012 65 Jahre alt waren, mit denen von 2012 Geborenen verglichen.[1] Die heutige Generation der 65-Jährigen kann sich darauf freuen, durchschnittlich zehn weitere Jahre ohne Schmerzen und dann weitere durchschnittlich zehn Jahre mit einer Beeinträchtigung zu leben – was wenig glaubwürdig erscheint, bis man sich die Neugeborenen ansieht, denen voraussichtlich 63 Jahre eines gesunden Lebens und dann *20 Jahre* mit einer Beeinträchtigung irgendeiner Art bevorstehen. Wenn sich nichts ändert, werden unsere Kinder also einen größeren Teil ihres Alters in einem angeschlagenen Gesundheitszustand verbringen. Er wies auch darauf hin, dass wir zwar »die Sterblichkeit durch Asthma, Schlaganfall und Herzerkrankungen stark senken konnten« (im Vergleich zu den vorhergehenden Jahrzehnten), aber jetzt »all diese anderen Probleme haben: Diabetes, Stürze, COPD und Gelenkverschleiß«. Und da das Vereinigte Königreich wie viele andere Länder auch eine alternde Gesellschaft ist, werden immer mehr Menschen mit »allen möglichen Langzeitproblemen« leben müssen, wie er es ausdrückte. Dies wird als »Rektangulierung« bezeichnet – früher war die Alterskurve pyramidenförmig aufgebaut mit weniger Menschen in den höheren Altersgruppen als in den jüngeren, heute verteilen sich die Altersgruppen ziemlich gleichmäßig und die Kurve nimmt verstärkt die Form eines Rechtecks an.

Unser Körper versagt mit der Zeit. Jeder wird einige, wenn nicht alle der folgenden Probleme bekommen: Falten, graue Haare, schwächere Knochen, schrumpfende Muskeln, Gelenkschmerzen, Weitsichtigkeit und Schwerhörigkeit. Diese Beschwerden werden durch ein Versagen des zellulären Reparatursystems und der Zellerneuerung verursacht. Die Zellen, die für die Reparatur unseres Körpers zuständig sind, die Stammzellen, diese magischen regenerativen Zellen, die sich in andere Zelltypen umwandeln können, sind nicht mehr in der Lage, Tochterzellen zu produzieren. Die Folgen zeigen sich zuerst in Geweben mit hohem Zellumsatz, der Haut, den Eingeweiden und der Leber. Man stelle sich vor, man sei eine wohlhabende, aber nichtsnutzige Erbin und die Stammzellen seien das Geld auf der Bank, wo das große Erbe liegt. In der Jugend besitzt man viele dieser Stammzellen, die man vergeuden kann, indem man etwa die Darmschleimhaut nach dem Verzehr von zu viel rotem Fleisch erneuert oder die Leber nach einer durchzechten Nacht repariert. Mit der Zeit aber wird dieses Erbe aufgebraucht und die Ressourcen zur Behebung von Schäden nehmen ab – wie schon Falstaff erkannte: »Je mehr man die Jugend vergeudet, desto schneller vergeht sie.«

SCHÖNHEIT GEHT UNTER DIE HAUT

Einige altersbedingte Veränderungen sind kosmetischer Natur, was nicht heißen soll, dass sie unbedeutend seien. Die Soziologie der Schönheit der Jugend ist nicht mein Fachgebiet, aber sie ist wichtig für die Menschheit, solange es die Menschheit gibt. Sie ist in unserer Kultur verankert – am besten eingefangen in Oscar Wildes Werk *Das Bildnis des Dorian Gray* und in jüngerer Zeit in Amy Schumers Sketch »Last Fuckable Day«. Viele Menschen ergreifen drastische Maßnahmen, um die Auswirkungen des Alterns auf ihr Aussehen einzudämmen – das belegen zum Beispiel die rund 31 000 Schönheitsoperationen, die im Jahr 2022 in Großbritannien durchgeführt wurden. Natürlich ist ein Teil davon rekonstruktiver Art und baut auf der Arbeit von Pionieren wie Sir Archibald McIndoe auf, jenem neuseeländischen Chirurgen, der den Guinea Pig Club leitete, der im Zweiten Weltkrieg körperlich versehrte Piloten behandelte (und auf dessen Arbeit sich auch Peter Medawar, der Pionier der Transplantationsimmunologie, stützen konnte).

Es ist schwieriger, bei der Mehrzahl der 900 000 Botoxinjektionen, die jedes Jahr in Großbritannien verabreicht werden, einen nicht rein kosmetischen Nutzen zu erkennen, oder bei den 7,4 Millionen Injektionen in den USA (doppelt so viele pro Kopf). Aus kommerzieller Sicht ist es eine geniale Sache, weil eine Injektion nur vier Monate anhält und daher Wiederholungsbehandlungen garantiert sind; Botox erwirtschaftete im Jahr 2020 in den USA einen Umsatz von 2,6 Milliarden Dollar.

Bei einer Botoxbehandlung wird ein Nervengift in das Gesicht injiziert, was im Grunde genauso unangenehm ist, wie es klingt. Das Bakterium, das dieses Nervengift produziert, *Clostridium botulinum,* kann in Lebensmitteln vorkommen und Botulismus verursachen. Es wurde erstmals in Deutschland aus einer Blutwurst isoliert – allerdings nicht aus jener, mit der Virchow seinerzeit Bismarck zum Duell herausgefordert hatte.* *Clostridium botulinum* gehört zur Familie der Clostridien, zu deren wichtigsten Vertretern auch *Clostridrium difficile* (das Bakterium, das nach einer Überdosierung mit Antibiotika Darminfektionen verursacht), *Clostridium tetani* (das Tetanus oder Wundstarrkrampf verursacht, bekannt durch den rostigen Nagel) und *Clostridium perfringens* (das im Zusammenhang mit Wundbrand steht) gehören. Botulinumtoxin (der Wirkstoff) bringt einen Menschen bei einer Dosis von einem Nanogramm pro Kilogramm Körpergewicht um (eine tödliche Dosis würde daher etwa 70 Nanogramm wiegen, ein Tausendstel eines Sandkorns). Mit einer tödlichen Dosis von 1 Nanogramm pro Kilogramm steht Botox an der Spitze der Rangliste – es ist damit dreimal tödlicher als Tetanustoxin.[2] Die Dosis, die ins Gesicht injiziert wird, ist natürlich viel geringer – eine Einheit entspricht etwa 50 Pikogramm (ein Zwanzigstel eines Nanogramms – tausendmal weniger als die tödliche Dosis, ein Millionstel eines Sandkorns). Das Gift löst Falten auf die gleiche Weise, wie es einen Menschen tötet, nämlich indem es den Neurotransmitter Acetylcholin zersetzt, den die Neuronen für ihre Kom-

---

* Im Deutschland des 19. Jahrhunderts war der Verzehr von Würstchen ein riskantes Unterfangen.

munikation verwenden, und dadurch eine Lähmung verursacht. Botox blockiert die Nerven, die die Kontraktion der Gesichtsmuskeln ermöglichen, und macht die Haut glatter. Es wurde erstmals zur Behandlung von Strabismus (Schielen) eingesetzt, bei dem sich die Augen nicht auf denselben Punkt fokussieren. Doch die Chirurgen, die es injizierten, stellten fest, dass es zu einer Verringerung der Falten um die Augen herum führte. Dies veranlasste kanadische Ärzte (das Ehepaar Carruther) dazu, seine rein kosmetische Anwendung zu untersuchen, was dazu führte, dass eine ganze Generation von Prominenten heranwuchs, die ständig aussahen, als hätte man sie gerade furchtbar erschreckt.

SCHLAFFE BÄLLE, SCHLAFFE HAUT

Warum braucht unsere Haut mit zunehmendem Alter ein wenig Pflege? Die Schädigung kommt zum Teil von außen (hauptsächlich durch die krebserregenden UV-Strahlen der Sonne), teils auch von innen (chemische Stoffe im Zigarettenrauch bauen die Proteine ab, die für eine straffe Haut sorgen) und nicht zuletzt spielt auch die Alterung der Haut eine Rolle (Krähenfüße und Lachfalten). Trotz meiner Zweifel im Kapitel über die Leber ist die Haut tatsächlich das größte Organ des menschlichen Körpers. Sie ist weit mehr als eine träge, unbewegliche Hülle, die das Innere des Körpers zusammenhält: Sie schützt uns vor mechanischen, thermischen und physischen Schäden, bremst den Feuchtigkeitsverlust, schützt uns vor den UV-Strahlen der Sonne, reguliert die Körpertemperatur, erkennt Infektionen, produziert Vitamin D und ermöglicht es uns, die Welt zu fühlen. Die Haut besteht aus drei Schichten, von der Epidermis an der Außenseite über die Dermis zur Hypodermis. Die Epidermis ist jener Teil, den wir sehen können, und auch der Stoff, von dem Staubsaugerbeutel träumen; wir verlieren 200 Millionen Hautzellen pro Stunde, fast 4 Kilo pro Jahr (und wie wir gesehen haben, atmet man eine beträchtliche Menge davon ein – insbesondere Fußhaut).

Die Haut erneuert sich von unten nach oben. Unter unserer Haut befindet sich eine Basalschicht aus Stammzellen, die sich ständig teilen und neue Zellen an die Oberfläche schieben, wie bei einer Rolltreppe oder dem Spielzeug, bei dem Pinguine langsam die Treppe hinaufklettern, um dann oben wegzuspringen. Es dauert ungefähr einen Monat, bis die Hautzellen ihre Wanderung absolviert haben, was sich mit zunehmendem Alter zwangsläufig verlangsamt. Dieser Erneuerungsprozess beschleunigt sich bei der Wundheilung. Manchmal verläuft dieser Reparaturprozess nicht ganz komplikationslos, die Haut kann sich nicht neu vernetzen und die Lücke muss mit Fasergewebe – meist Kollagen – gefüllt werden. Jeder kann wahrscheinlich die Narben auf seinem Körper katalogisieren – einige spiegeln vergangene Traumata wider, andere sind einfach nur die Folge irgendwelcher Dämlichkeiten. Ich habe eine Narbe am Hals von einer Melanomentfernung, ein leicht verstümmeltes Ohr nach einem Sturz im dritten Lebensjahr und eine dünne weiße Linie quer über das Gewebe meines Daumens und Zeigefingers, als einmal ein Sägeblatt aus dem Holz sprang und einen perfekten geraden Schnitt machte.

DAS VERDAMMTE ALTERN

Mit zunehmendem Alter verlangsamen sich unsere Zellerneuerungsprozesse, sodass die Haut bei sehr alten Menschen papierdünn wird. Es ist nicht nur die Reparatur von Zellen, die nicht mehr funktioniert; mit zunehmendem Alter wird auch weniger Kollagen in der Dermis (der mittleren Hautschicht) abgelagert. Das Kollagen hält die junge Haut straff und elastisch, sein Fehlen führt zu Falten. Kollagen ist nicht das einzige Bindegewebe, das sich mit der Zeit abbaut. Viele unserer wichtigen Körperteile bestehen aus einem anderen Gewebe, dem Knorpel. Mit zunehmendem Alter baut sich auch das Knorpelgewebe ab, das unseren Ohren und Nasen ihre Struktur verleiht, und der unvermeidliche Effekt der Schwerkraft macht sich dadurch bemerkbar, dass er unsere

Gesichter langsam nach unten zieht. Dasselbe gilt für die Hoden. Aber Knorpelgewebe hat nicht nur für einen wohlgeformten Hodensack zu sorgen, sondern spielt eine wesentlich wichtigere Rolle. Es dient als Polster zwischen den Knochen. Knorpelgewebe enthält einen seltsamen Zelltyp namens Chondrozyten, die nicht wachsen und sich auch nicht selbst ersetzen, sodass sie, wenn sie einmal verschwunden sind, für immer weg sind. Dies ist besonders bei stark beanspruchten, tragenden Gelenken zu spüren – insbesondere den Knien und den Hüften. Mit der Zeit nutzt sich der Knorpel in den Gelenkpfannen ab, sodass die Knochen oft schmerzhaft aneinanderreiben.

Gelenkschäden sind der einzige Bereich, in dem es einen Kompromiss zwischen den Vor- und Nachteilen von Bewegung geben könnte, insbesondere bei Sportarten mit hoher Belastung, die Gelenkverletzungen beschleunigen können. Spitzen-Cricketspieler haben ein höheres Risiko, dass sie einmal Gelenkersatz benötigen werden.[*3] Zugegeben, das ist eine ziemlich kleine Untergruppe, und eine Metaanalyse auf der Grundlage mehrerer Studien ergab, dass es nur schwache Hinweise auf einen Zusammenhang zwischen Sport und Arthrose gibt.[4] Im Grunde überwiegen die Vorteile von Bewegung bei Weitem jedes Risiko; ein sitzender Lebensstil erhöht die Körpermasse und belastet die Gelenke stärker. Diplodocus-Fossilien beispielsweise weisen Gelenkschäden auf – zugegebenermaßen handelte es sich dabei um riesige Kolosse mit einem Durchschnittsgewicht von 30 Tonnen; das ist eine immense Dinosaurier-Masse, die sich auf ein Gelenk stützt. Aber überall dort, wo Knochen gegeneinanderreiben, können solche Schmerzen auftreten. Im Allgemeinen werden Gelenkschmerzen als Arthritis bezeichnet, abgeleitet vom griechischen Wort für Gelenk, und sie plagen ältere Menschen seit jeher. Auch Skelettüberreste antiker Völker belegen diese Schäden, und neben ihren wabbeligen Hinterteilen malte Rubens im 17. Jahrhundert auch eine arthritische Hand bei einer seiner »drei Grazien« (obgleich es Diskussionen darüber gibt, ob Rubens, wie

---

[*] Und leider auch häufiger Depressionen bekommen.

die künstliche Intelligenz DALL-E bei ihren ersten Versuchen, einfach keine Finger malen konnte)[5]. Arthritis kann als osteo- oder rheumatoide Arthritis klassifiziert werden; bei der Osteo-Arthritis handelt es sich um eine Schädigung und bei der rheumatoiden Arthritis um eine Autoimmunerkrankung. Aufgrund ihrer unterschiedlichen Ätiologie werden diese Erkrankungen auf unterschiedliche Weise behandelt. Bei der Osteo-Arthritis sind in der Regel eine Änderung des Lebensstils und eine Operation erforderlich, bei der rheumatoiden Arthritis braucht es Medikamente, die die Immunantwort reduzieren, wie zum Beispiel das Anti-TNF-Blockbuster-Medikament Humira (Adalimumab).

Wenn die Schädigung zu gravierend ist, können Gelenke ersetzt werden. In den Jahren 2018/2019 ersetzte der National Health Service in Großbritannien 80 000 Hüft- und 90 000 Kniegelenke, die überwiegende Mehrheit davon bei Menschen über 50 Jahren, während Chirurgen für privat Versicherte weitere 30 000 Gelenkersatzoperationen durchführten.[6] Ein befreundeter Orthopäde bezeichnete diese Operationen als »Holzarbeiten« – das alte Gelenk wird herausgeschlagen und ein neues eingesetzt. Hüftoperationen sind zwar weitverbreitet, aber nicht ganz einfach, insbesondere was die Genesung betrifft. Im Großen und Ganzen jedoch verbessert eine Gelenkersatzoperation die Lebensqualität.

SCHWACH, WIE ICH BIN

Nicht nur Haut und Gelenke leiden unter dem Alter, auch unsere Muskeln lassen nach. Die Muskelmasse nimmt ab dem 30. Lebensjahr um etwa 5 Prozent pro Jahrzehnt ab, wobei sich der Rückgang nach dem 60. Lebensjahr beschleunigt. Diese Entwicklung wird als Sarkopenie bezeichnet und äußert sich in einer Reihe von Unannehmlichkeiten, wie zum Beispiel der Unfähigkeit, Marmeladengläser zu öffnen. Sie hat aber auch schwerwiegendere Folgen, denn wir brauchen unsere Muskeln nicht nur, um uns fortzubewegen und wohlschmeckende

Fruchtaufstriche aus Glasbehältern zu holen, sondern auch, um das Gleichgewicht zu halten. Eine Schwächung der Muskeln erhöht die Sturzhäufigkeit; außerdem dauert die Reparatur von Muskelschäden länger. Wie bei anderen Geweben ist auch hier der Rückgang der Stammzellen die Ursache.[7] Die Stammzellen, die die Muskeln reparieren, werden Satellitenzellen genannt. Sie befinden sich normalerweise im Ruhezustand, werden aber bei einer Schädigung aktiviert. Sie vermehren sich dann und bilden genügend neue Tochterzellen, um den Muskel zu reparieren, bevor sie wieder in den Ruhezustand übergehen. Da es mit zunehmendem Alter länger dauert, Satellitenzellen zu aktivieren, dauert auch die Reparatur länger – Verletzungen, von denen wir uns früher schnell erholt haben, brauchen jetzt mehr Zeit, um zu verheilen. Zu lernen, geschädigten Muskeln Zeit zur Erholung zu geben, ist eine Herausforderung des Älterwerdens (zumindest für Männer mit einer bestimmten Einstellung); auf einer Wissenschaftlerkonferenz habe ich einmal mit Kollegen über das Laufen gesprochen, und wir alle haben die Anekdote »und dann habe ich mir diesen Muskel gezerrt, ihn nicht geschont und spüre ihn jetzt noch« erzählt.* Der Rückgang und der Verfall unserer Satellitenzellen wird von einer Mischung aus intrinsischen (von der Zelle ausgehenden) und extrinsischen Faktoren verursacht. Wenn man bei Mäusen Muskeln von alten Mäusen in junge Mäuse überträgt, heilen sie, nicht aber umgekehrt. Die Umgebung kann die Heilungsgeschwindigkeit beeinflussen – interessanterweise kann das Hormon Oxytocin die Muskelreparatur beschleunigen,[8] was darauf hindeutet, dass die Methode »Kiss it better« tatsächlich funktionieren könnte. Eine (moralisch eher fragwürdige) Variante wäre die Idee, dass der Austausch des Blutes durch das eines jüngeren Menschen die gesundheitlichen Ergebnisse verbessern könnte; der junge Mensch würde dieses Blut aber wahrscheinlich eher für sich selbst brauchen, statt Opa damit zu einer Strandfigur zu verhelfen.

---

* Ich habe bereits in Kapitel 3 erzählt, wie spaßig es manchmal unter Wissenschaftlern zugehen kann.

STOCK UND STEIN

Der Abbau der Muskulatur kann zu Stürzen beitragen, und der altersbedingte Knochenabbau kann dafür sorgen, dass diese schwerwiegender werden. Stürze sind häufig Vorboten des Verlusts der Unabhängigkeit. Meine Großmutter war selbstständig, bis sie im Alter von 87 Jahren beim Treppenputzen stürzte; der daraus resultierende Hüftschaden brachte sie ins Krankenhaus und löste einen körperlichen Verfall aus, von dem sie sich nie wieder richtig erholte. Unsere Knochen werden mit zunehmendem Alter schwächer, weil sich durch den sich verändernden Mineralstoffgehalt ihre Dichte vermindert. Während wir uns Knochen gewöhnlich als weiße Röhren mit Noppen an beiden Enden vorstellen, handelt es sich um ein weitaus komplexeres Gewebe. Knochen enthalten eine Mischung aus Proteinen und Mineralien, vor allem Kalzium – was auch erklärt, warum der Fußballer Ian Rush so viel Milch trank, damit er nicht für den viertklassigen Verein Accrington Stanley spielen musste. Das Kalzium bildet mit Phosphor, Sauerstoff und Wasserstoff eine dichte Verbindung namens Hydroxylapatit, die 65 Prozent der Knochen und 75 Prozent der Zähne ausmacht. Die Menge an Kalzium in den Knochen schwankt, wobei die Knochen als Kalziumspeicher für andere Gewebe dienen. Dies zeigt sich in der Schwangerschaft, wenn der Fötus den Knochen der Mutter Kalzium entzieht. Knochen haben zwei Zelltypen, die Osteoblasten, die den Knochen produzieren, und die Osteoklasten, die ihn resorbieren. Mit zunehmendem Alter resorbiert unser Körper langsam Kalzium, wodurch die Knochendichte abnimmt. Dies beginnt als Osteopenie und entwickelt sich schließlich zu Osteoporose. Beide Erkrankungen können symptomlos bleiben, bis der Betroffene eines Tages stürzt und sich etwas bricht. Frakturen weisen bestimmte Muster auf: Jüngere Menschen neigen dazu, sich das Handgelenk zu brechen, weil sie die Hände ausstrecken, um sich vor dem Fallen zu schützen; ältere Menschen brechen sich die Hüfte, weil sie dies nicht tun. Die Knochengesundheit kann durch die Einnahme von Kalzium und Vitamin D sowie durch mehr Bewegung verbessert werden. Durch die Belastung des Skeletts wird die Regenerationsfähigkeit des Körpers erhöht. Es ist auch klar, dass der Verzicht auf Alkohol und Rauchen positive Auswirkungen hat.

Ein etwas überraschender Ratschlag ist, die Zehennägel kurz zu halten. Vom Zustand der Zehennägel kann man viel über den gesundheitlichen Zustand einer Person erfahren, zumindest in Bezug auf Unabhängigkeit und Selbstständigkeit; der Anblick der Monströsitäten am Ende meiner Füße, die durch jahrelanges Laufen ramponiert sind, ist daher schon etwas beunruhigend.[9] Das Schneiden der Zehennägel wird mit zunehmendem Alter aufgrund mangelnder körperlicher Flexibilität schwieriger. Es ist auch eine riskante Angelegenheit, und das nicht nur, weil rasierklingenartige kleine Splitter von den Nägeln abbrechen können. Menschen, die mit Diabetes leben, bekommen oft Fußinfektionen, wenn sie sich beim Kürzen der Nägel schneiden. Fußschmerzen durch Zehennägel können auch zu Stürzen führen; also sollte man sie immer sauber halten.

Ab einem bestimmten Punkt führt chronische und kombinierte Abbau all unserer körperlichen Systeme zu Gebrechlichkeit. Gebrechlichkeit kann als ein »biologisches Syndrom, das durch ein akkumuliertes Defizit in mehreren physiologischen Systemen gekennzeichnet ist und zu einer erhöhten Anfälligkeit für externe Stressoren und einem erhöhten Risiko für unerwünschte Folgen führt« definiert werden;[10] Atul Gawande bezeichnet es in *Being Mortal* prägnanter als ein Syndrom des »Eine verdammte Sache nach der anderen«.[11] Wir erreichen einen Wendepunkt, ab dem im Grunde alles schlicht nachlässt. Sarkopenie und Osteoporose sind typische Merkmale von Gebrechlichkeit und bilden in Verbindung mit Gelenkschmerzen die große Gruppe muskuloskeletaler Erkrankungen, die die Lebensqualität in unseren späteren Jahren am meisten beeinträchtigen.[12] Etwa 10 Prozent der über 65-Jährigen leben mit einer Form von Gebrechlichkeit, bei den über 85-Jährigen sind es sogar 50 Prozent.

WAS IST EIGENTLICH GENAU LOS?

Das Altern wirkt sich auf alles aus, auch auf unsere Geschlechtsorgane. Das männliche Glied ist von Natur aus nicht gerade attraktiv und wird mit zunehmendem Alter nicht schöner. Ein altersbedingtes Leiden verringert die Attraktivität des Glieds noch weiter: die Peyronie-Krankheit, benannt nach dem Chirurgen von König Ludwig XV. von Frankreich (Sohn des Sonnenkönigs, über den einen Penis-Witz zu machen wirklich schwierig ist). Die Peyronie-Krankheit hat ihre Ursache in Narbengewebe, das sich um den Penis herum bildet und dazu führt, dass er sich bei der Erektion krümmt – das Narbengewebe kann von Verletzungen durch Sport, Sex oder Unfälle herrühren;[*] sie betrifft zwischen 1 und 20 Prozent der Männer. Wie andere Organe auch benötigt der Penis Blut und kann unter einer arteriellen Verstopfung leiden, die mit Schäden an Herz, Lunge und Nieren einhergeht. Solche Schäden können dazu führen, dass er schrumpft oder die Fähigkeit zur Erektion beeinträchtigt wird. Die Unfähigkeit, tagsüber eine Erektion zu bekommen, ist relativ leicht zu diagnostizieren – man muss nur nach unten schauen. Aber bei meinem unermüdlichen Bemühen, das Altern zu verstehen, stieß ich auf ein sehr bemerkenswertes Gerät – es heißt Adam. Es ist angeblich der »weltweit erste Erektions-Gesundheits-Tracker«, aber ich würde es wagen, das Wort »erste« durch »einzige« zu ersetzen. Zum Zeitpunkt der Abfassung dieses Buches kann ich für den deutlich reduzierten Preis von 149 Pfund (rund 180 Euro) einen solchen Ring kaufen,[**] den ich über meinen Penis streifen kann, um meine nächtlichen Erektionen zu messen, sowohl in Bezug auf ihre Dauer als auch ihre Häufigkeit. Wobei ich (und auch alle anderen, denen ich davon erzählt habe) nie wirklich gedacht hätte, dass es für so etwas einen Bedarf gäbe. Ein bisschen Stöbern hat ergeben, dass nächtliche Erektionen den Blutfluss zur Penisspitze verbessern und diesen dadurch stärken

---

[*] Beim Tippen dieses Absatzes bin ich leicht zusammengezuckt.
[**] Ich habe es nicht getan, liebe Leser.

können.[13] Wie wir im Kapitel über den Blutdruck gesehen haben, können Medikamente bei Erektionen helfen, indem sie Stickstoffmonoxid freisetzen, ähnlich wie bei Popeye dem Seemann. Zu den Alternativen zur blauen Pille gehört die Stoßwellentherapie mit geringer Intensität, bei welcher der Penis 18- bis 36-mal in einer Klinik jeweils 20 Minuten lang mit Strom behandelt wird. Es ist erstaunlich, welche Anstrengungen Männer unternehmen, um die Größe ihres Glieds zu erhalten. Die »gute« Nachricht lautet, dass es vielleicht doch ein letztes Hurra gibt – zumindest für Männer, die durch Erhängen hingerichtet werden und die beim Tod einen Priapismus erleben, auch bekannt als *Rigor erectus* oder, poetischer ausgedrückt, *Engelslust.* Der Nachteil besteht freilich darin, dass man tot ist und daher wahrscheinlich nicht viel davon hat.

Ob man wirklich wissen muss, wie viele Erektionen man nachts hat, bleibt unklar, aber Männer neigen dazu, mit zunehmendem Alter weniger Testosteron zu produzieren. Neben einem Rückgang der Libido und erektiler Dysfunktion kann ein niedriger Testosteronspiegel auch verschiedene Erkrankungen verursachen, darunter Depressionen, kognitiven Verfall, Lethargie und Verlust von Muskelmasse. Viele dieser Dinge nehmen ohnehin mit dem Alter ab – was es zu einer weiteren Frage der Ursache beziehungsweise der Korrelation mit dem Altern macht. Es scheint auch eines jener Dinge zu sein, von denen Menschen meinen, sie leicht erlangen zu können, anstatt die Ursachen des Verfalls anzugehen – warum mit dem Trinken oder Rauchen aufhören, wenn man sich Androgene auf die Haut sprühen kann? Doch auch dies ist nicht ohne Risiko;[14] im Jahr 2015 gab die US-amerikanische Arzneimittelbehörde FDA Warnungen über die möglichen Risiken von Testosteron-Ergänzungsmitteln in Bezug auf Herzinfarkt und Schlaganfall heraus.[15] Wie viel davon tatsächlich zutrifft und inwieweit es sich dabei um bloße Spekulationen oder Vermutungen handelt, ist unklar.

Es gibt jedoch eine viel häufigere und wichtigere hormonelle Veränderung, die mit dem Altern in Verbindung gebracht wird – die Menopause. Dies ist der Zeitpunkt, ab dem Frauen keine Periode mehr haben, was im Durchschnitt zwischen dem Alter von 45 und 55 Jahren eintritt; dies wird ein Jahr nach der letzten Periode bestätigt. Das Wort stammt aus dem Griechischen und bedeutet »Ende der monatlichen Zyklen«, ist aber eine Wortschöpfung aus dem 19. Jahrhundert. Die Wechseljahre haben weitreichende Auswirkungen auf die Gesundheit von Frauen, sowohl in körperlicher als auch in geistiger Hinsicht. Der Verlust von Eizellen leitet die Menopause ein; im Gegensatz zu Spermien, die sich alle 64 Tage erneuern, werden Frauen mit ihrem lebenslangen Vorrat an Eizellen geboren. Die Freisetzung von Eizellen veranlasst die Eierstöcke, die Sexualhormone zu produzieren, und wenn die Freisetzung von Eizellen aufhört, versiegen auch die Hormone. Die Wechseljahre können sich auf die Stimmung und das Gedächtnis auswirken und verursachen bekanntermaßen Hitzewallungen und Nachtschweiß. Die Mineraldichte der Knochen nimmt in der Menopause am schnellsten ab. Etwa 80 Prozent der Frauen in Großbritannien leiden während der Wechseljahre an diversen Symptomen. Im Durchschnitt dauern die Symptome der Wechseljahre vier Jahre an. Eine Hormonersatztherapie (HRT) kann einige davon lindern; im Jahr 2021 wurde fast zwei Millionen Patientinnen in Großbritannien eine HRT verschrieben. Es gibt jedoch anhaltende Medikamentenengpässe, die den Zugang der Frauen zu den Medikamenten erschweren. Es gibt Hormonersatztherapien in verschiedenen Formen, aber sie alle führen dem Körper mehr weibliche Hormone zu, Östrogen und Progesteron. Wenn sie kurz vor Beginn der Wechseljahre angewendet wird, ist die Hormonersatztherapie hochwirksam und senkt die Gesamtmortalität, wirkt vorbeugend gegen koronare Erkrankungen, Osteoporose und Demenz.

DAS ZEITALTER DER PILLE

Wenn wir älter werden, suchen wir nach anderen Mitteln und Wegen, um unsere körperliche Verfassung zu stabilisieren oder zu verbessern. Und bei den meisten Menschen geschieht dies in Form von Medikamenten. Die Anzahl der verschreibungspflichtigen Medikamente, die wir im Alter einnehmen, steigt exponentiell an. In den USA nehmen 60 Prozent der 40- bis 59-Jährigen regelmäßig mindestens ein verschreibungspflichtiges Medikament ein, bei den 60- bis 79-Jährigen sind es sogar 84 Prozent.[16] Im Vereinigten Königreich nimmt mehr als jeder zehnte über 65-Jährige mindestens acht verschiedene Pillen pro Woche ein. Seltsamerweise korreliert dies umgekehrt mit der Höhe des illegalen Drogenkonsums, wenn wir älter werden – was fälschlicherweise darauf hindeutet, dass der Konsum von Freizeitdrogen dem Altern entgegenwirken könnte.* Interessanterweise bleibt der Alkoholkonsum in dieser Lebensspanne stabil oder steigt nur leicht an – vermutlich, um die deprimierenden Auswirkungen des Alterns auszugleichen (Abbildung 25). Verschreibungspflichtige Medikamente kosteten den britischen National Health Service im Zeitraum 2017/2018 18,2 Milliarden Pfund (ein Zehntel der HS2, der zweiten, noch im Bau befindlichen britischen Eisenbahn-Schnellfahrstrecke, die von Birmingham nach Leeds/Manchester führen soll). Pillen zu schlucken ist ein Zeichen des Alterns, womit ich mich nur ungern anfreunde. Ich möchte so lange wie möglich ohne Pillen auskommen; das könnte sich indes als eine verhängnisvolle Entscheidung erweisen – insbesondere in Bezug auf Medikamente, die präventiv eingenommen werden, wie etwa Statine.

Eine große Komplikation stellt die Polypharmazie oder Multimedikation dar, also dass Menschen mehrere Medikamente gleichzeitig einnehmen. Wenn man unterschiedliche Medikamente mischt, kommt es zu vielfältigen Wechselwirkungen. Es hilft nicht, dass sich unser Stoffwechsel mit zunehmendem Alter verlangsamt. Ein Medikament, das bei einem 24-Jährigen innerhalb von 24 Stunden abgebaut wird, braucht bei einem 70-Jährigen länger, bis es abgebaut ist, aber die empfohlene Tagesdosis bleibt gleich, was zu einer Anhäufung von Medikamenten im Laufe der Zeit führt.

---

* Eine Hypothese, die einerseits dadurch gestützt wird, dass manche Rockmusiker weit über 70 Jahre alt werden, andererseits aber durch die Flut von Prominenten widerlegt wird, deren Leben schon mit 27 Jahren ein Ende fand.

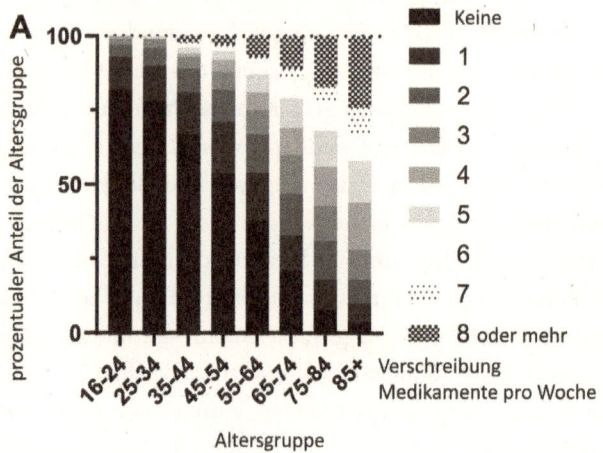

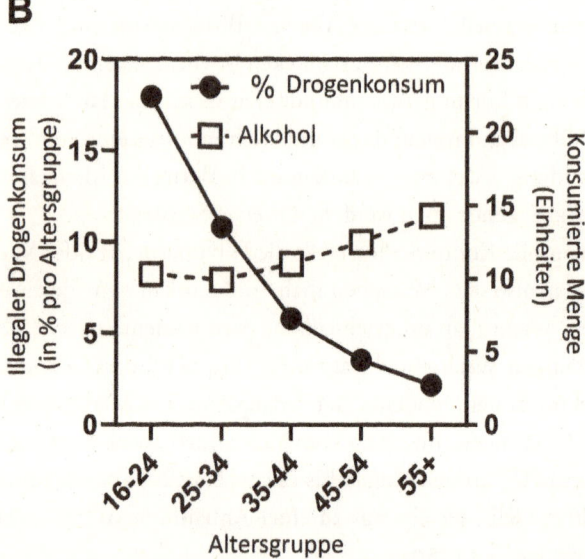

Abbildung 25. Mehr Medikamente, weniger Spaßdrogen. A: Die Anzahl der verschiedenen verschreibungspflichtigen Medikamente, die mit zunehmendem Alter eingenommen werden. B: Die Menge der Freizeitdrogen, die mit zunehmendem Alter eingenommen werden. Quellen: Health Survey for England, ONS und Statista.

Medikamente wirken nicht zielgerichtet und Menschen sind keine homogenen, unbeschriebenen Blätter. Der Schweizer Alchemist und Philosoph Paracelsus, der um die Wende zum 16. Jahrhundert lebte, hat es treffend ausgedrückt: »Alle Dinge sind Gift, und nichts ist ohne Gift. Allein die Dosis macht, dass ein Ding kein Gift sei.« Zugegeben, Paracelsus (mit vollem Namen Philippus Aureolus Theophrastus Bombastus von Hohenheim) würde in der modernen Medizin wohl eher als ein Linker gelten: Unter anderem führte er Opium in Westeuropa wieder ein. Aber in den Grenzen des medizinischen Wissens des 16. Jahrhunderts war Paracelsus ziemlich fortschrittlich – zum Beispiel sprach er sich dagegen aus, Kuhdung und Federn auf Wunden zu legen, um sie zu heilen. Und er hatte auch recht, was die Natur von Giften angeht: Alles, was im Übermaß vorhanden ist, kann Schaden anrichten. Mehr als 21 Prozent Sauerstoff kann giftig sein, der Konsum von 4 Litern Wasser in einer Stunde kann den Anteil von Salz im menschlichen Körper gefährlich senken, und wie jedes Schulkind weiß, kann der Verzehr von Apfelkernen zu einer Zyanidvergiftung führen, obwohl man dafür etwa 500 Apfelkerne essen müsste (das entspricht 100 Äpfeln). Polypharmazie führt oft zu Schwindel, was häufig Stürze nach sich zieht, was wiederum mehr Medikamente erforderlich macht ... und so weiter.

Wenn man viele Medikamente einnimmt, wird es schwierig, sich daran zu erinnern, welche man wann einnehmen muss. Sich daran zu erinnern, jeden Tag bestimmte Dinge zu tun, ist schwer und wird mit zunehmendem Alter nicht leichter. Ich kann mich gerade noch daran erinnern, jeden Tag das Wordle-Puzzle zu machen – aber ich vergesse das Wort des Tages ziemlich schnell, nachdem ich festgestellt habe, dass meine Freunde es wieder einmal mit weniger Nachdenken herausgefunden haben. Und wie viele andere Forscher auch leide ich an Laboramnesie, bei der man sich zum Beispiel beim besten Willen nicht mehr daran erinnern kann, ob man eine bestimmte chemische Substanz ins Reagenzglas gefüllt hat, obwohl man es 20 Sekunden zuvor getan hat. Wenn ich jeden Tag eine Kombination aus ähnlich aussehenden Tabletten einnehmen müsste, hätte ich vermutlich Probleme damit. Fast 50 Prozent der Patienten halten sich nur unzureichend an die Einnahme ihrer Medikamente, was zu einer Verschwendung von Medikamenten führt (nicht verwendete Medikamente kosten den britischen Gesundheitsdienst jährlich 300 Millionen Pfund), aber auch das Fortschreiten der jeweiligen Krankheit beschleunigen kann. Es wurden verschiedene Erinnerungsmethoden getestet (Textnachrichten und so weiter), aber einer der einfachsten Ansätze – der wochenbezogene Pillenbox-Organizer – hat einen enormen Einfluss auf die Akzeptanz und die Einhaltung der Therapie.[17] Das Befüllen der Boxen für die kommende Woche wird Teil des sonntäglichen Rituals und erleichtert die Vorbereitung auf die neue Arbeitswoche.

Viele der von uns eingenommenen Medikamente lindern nur die *Symptome,* ohne den *Schaden* rückgängig zu machen, sodass man gezwungen ist, das Medikament für den Rest seines Lebens einzunehmen. Mit neueren Wirkstoffklassen, sogenannten Senolytika, könnte man jedoch auch damit beginnen, die Ursachen von altersbedingten Krankheiten zu behandeln. Einige dieser Stoffe kommen natürlicherweise in Früchten vor – darunter Quercetin (in grünen Äpfeln) und Fisetin (in Erdbeeren), was im Grunde bedeutet, dass auch manch ein Kräuterlikör Medizin sein kann. Die Wirkung der Senolytika beruht darauf, dass sie dem Körper helfen, abgestorbene und beschädigte Zellen durch einen zellulären Aufräumprozess, die sogenannte Autophagie, zu entfernen. Diesen Prozess haben wir bereits im Zusammenhang mit meiner Fastenkur kennengelernt. Studien an Modellorganismen (Mäusen, Fliegen und Würmern) deuten darauf hin, dass eine Verbesserung der Autophagie das Leben verlängern kann. Wie Luke O'Neill es ausdrückt: »Der Katabolismus ist gut für den Menschen, und wenn man die Dinge richtig abbaut, ist er sogar tendenziell entzündungshemmend.«

Möglicherweise wird man diesen Prozess einmal mit Medikamenten nachahmen oder ankurbeln können. Eine Verbindung namens Rapamycin findet große Aufmerksamkeit. Die gute Nachricht für Fruchtfliegen: Die Einnahme von Rapamycin verlängert ihr Leben, allerdings hat noch niemand ihre Lebensqualität untersucht. Rapamycin hat allerdings das kleine Problem, dass es auch Diabetes verursacht, die Lunge schädigt, das Immunsystem unterdrückt und Hautkrebs verursachen kann. Es gibt viele andere Ansätze, die ich ausprobieren würde, bevor ich mir Rapamycin verabreichen würde. Neuere, gezieltere senolytische Medikamente sind in der Entwicklung, und um sie besser zu verstehen, habe ich mit meiner Freundin und Immunologin Prof. Sian Henson von der Queen Mary University of London gesprochen. Ich traf sie auf einer Immunologiekonferenz[*] in Nordirland im Regen (das schlechte Wetter war keine Überraschung, es war in *Belfast* im *Dezember*). Sian hatte vor Kurzem eine Chemotherapie abgeschlossen und ihr Haar war zu einem fabelhaften, aber überraschend lockigen neuen Schopf nachgewachsen. Auf der Konferenz hatte sie gerade einen Vortrag über »Dysregulierte Nährstofferkennung während der Immunseneszenz« gehalten, was sich genau nach dem anhörte, worüber ich mich für dieses Buch näher hätte informieren sollen, aber bedauerlicherweise hielt ich zur selben Zeit in einem anderen Raum einen Vortrag über RNA-Impfstoffe. Konferenzen sind nichts für Menschen, die Angst haben, etwas zu verpassen.

Als wir uns nach unseren jeweiligen Vorträgen bei einer Tasse Barry's Tea unterhielten, erzählte Henson, dass Fibroblasten (eine Art Strukturzelle), wenn sie ersetzt werden müssen, einen Cocktail aus entzündungsfördernden Proteinen produzieren, der als SASP *(Senescence-Associated Secretory Phenotype)* bezeichnet wird. Dadurch werden alte Zellen für die Entfernung durch unsere zellulären Müllmänner – die Makrophagen – gekennzeichnet. Wenn wir altern, produzieren unsere Zellen immer noch SASP, aber die Makrophagen verlieren ihre Fähigkeit, Abfallstoffe zu zerstören. Wie Henson es ausdrückte: »Die Zellen halten weiter die Fahne hoch, aber wenn die Verstärkung eintrifft, sind sie am Ende.« Dies führt uns zurück zur zentralen Rolle der Entzündung bei altersbedingten Krankheiten. Die Herausforderung besteht darin, dass

---

[*] Dies war eine andere Konferenz als jene, auf der ich O'Neill beim Spielen von Killer-Riffs begegnete; Immunologiekonferenzen sind ein weniger überraschender Ort als Hochzeiten, um Immunologen zu treffen.

»Entzündung« ein recht vager Begriff ist und der Versuch, sie in den Griff zu bekommen, ein komplexer Vorgang ist.

Entzündungen spielen auch bei altersbedingten Krankheiten eine zentrale Rolle. Eine zu starke Entzündung führt dazu, dass unser Immunsystem uns angreift, eine schwache Entzündung führt zu Krebs und Infektionen. Man sollte sich eine altersbedingte Entzündung jedoch nicht als ein Gleichgewicht vorstellen, das durch Druck in die entgegengesetzte Richtung wieder ins Lot gebracht werden kann. Henson beschrieb es als eine kaputte Schaukel – wenn man älter wird, kann man sowohl zu viel Autoimmunentzündung als auch zu wenig Infektionsbekämpfung haben.

Senolytika können den Prozess des Zelltods und -ersatzes wieder in Gang bringen, indem sie entweder das Absterben der geschädigten Zellen beschleunigen oder die Reinigungsmechanismen reaktivieren. Sie haben sich in Tiermodellen als sehr wirkungsvoll erwiesen; bei Mäusen, die Rauch ausgesetzt wurden, können sie die Lungen von einem Emphysem heilen. Diese Medikamente haben viel Aufmerksamkeit gefunden, und Milliardäre aus dem Silicon Valley wie Jeff Bezos haben in solche Medikamente viel investiert (wäre man zynisch, könnte man sagen, dass wir, wenn wir länger leben, mehr Zeit haben, Dinge zu kaufen, die wir nicht brauchen).[18] Es gibt mehrere laufende klinische Studien zu diesen Medikamenten, was immer ein Zeichen dafür ist, dass es sich um etwas handeln könnte, auf das man achten sollte, und es gibt auch eine in einem noch frühen Stadium befindliche Studie zu Alzheimer, die zeigt, dass sie zumindest sicher sind.[19] Senolytika haben unangenehme Nebenwirkungen – wahrscheinlich nicht so extrem wie eine Chemotherapie, aber die Förderung einer lemmingartigen Zerstörung älterer Zellen wird bei den Betroffenen zweifellos ein eher unangenehmes Gefühl hervorrufen.[20] Vielleicht wird es eines Tages möglich sein, dass sich Menschen für eine senolytische »Säuberung« anmelden, gewissermaßen einen zellulären Ölwechsel, der einmal im Jahr durchgeführt wird. Zum heutigen Zeitpunkt (im Jahr 2024) sind diese Medikamente noch nicht ganz ausgereift, aber wer weiß, vielleicht wirken sie in ein paar Jahren wie ein

Zauberelixier und machen all die Schäden rückgängig, die wir uns in der Jugend selbst zugefügt haben. Bis dahin gilt nach wie vor der langweilige Rat: nicht trinken, nicht rauchen, weniger essen und mehr Sport treiben.

VORBEUGEN

Zur Vorbeugung gegen Gebrechlichkeit kommt es nicht nur darauf an, dass man »sich mehr bewegen« sollte, wichtig ist auch, die passenden Übungen häufiger auszuführen. Viele der mit Gebrechlichkeit verbundenen Probleme sind auf eine Schwächung der Muskeln und einen Mangel an Gleichgewicht zurückzuführen. Ein ausgedehnter Spaziergang im nahe gelegenen Wald verbessert die Herz-Kreislauf-Gesundheit, aber wir brauchen auch mehr Kraft und Beweglichkeit. Gesundheitsexperten empfehlen für über 60-Jährige sowohl Aktivitäten mit mittlerer Intensität als auch Ausgleichsübungen.

Auf der Liste der empfohlenen täglichen Übungen zur Stärkung der Muskulatur, wie etwa dem Tragen von Einkaufstüten, steht unter anderem Yoga. Während die Atem- und Meditationselemente des Yoga positive Auswirkungen auf die Lungen- und die kognitive Funktion haben können, helfen uns die Dehnübungen, der Gebrechlichkeit entgegenzuwirken. Vor allem, wenn die Kraft noch vorhanden ist, aber die Flexibilität zu wünschen übrig lässt (ja, da mögen manche lachen). In zahlreichen Studien wurde untersucht, ob Yoga einen unmittelbaren, quantifizierbaren Effekt auf Gesundheit und Fitness hat. In einer relativ neuen Metaanalyse, die 656 Studien durchforstete (und zugegebenermaßen 98 Prozent der Studien in ihrer abschließenden Analyse verwarf), konnte herausgearbeitet werden, dass Yoga für ältere Menschen körperlich vorteilhaft ist.[21]

Yoga ist eine Möglichkeit, sanfte Dehnübungen zu machen, wobei man sich nicht an der heiklen Diskussion beteiligen muss, wer es unterrichten darf oder sollte. Diese spirituelle Praxis, deren Wurzeln drei Jahrtausende zurückreichen, hat sich von einem Hobby der Hippies der 1960er-Jahre mittlerweile zu einer weitverbreiteten Aktivität entwickelt – die Suche nach »Yoga« auf YouTube liefert 120 Millionen Einträge, was als sehr viel erscheint, wenn man bedenkt, dass YouTube insgesamt nur rund eine Milliarde Videos hostet. Ich könnte mir aber auch vorstellen, dass vielleicht 12 Prozent der Yogavideos auf YouTube von selbstgefälligen, in Spandex gekleideten Yuppies gepostet wurden. Aus gesundheitlicher Sicht kann Yoga als ein geführtes Kräftigungstraining für den Rumpf (mit optionalen Extras wie Atmung und Meditation) betrachtet werden. Viele andere Methoden bewirken im Grunde dasselbe – zum Beispiel Zumba, Tai-Chi oder Pilates. Ich vermute, dass es im Grunde genommen ähnlich wie mit Diäten ist: Es ist egal, welche Übungen du machst, solange sie für dich funktionieren. Ich selbst habe nach Verletzungen, die ich mir bei Sportarten mit hoher Belastung zugezogen habe, mit Yogaübungen begonnen. Zusammenfassend kann ich sagen, dass Yoga vor allem im Hinblick auf Dehnübungen hilfreich ist, die ich normalerweise nicht machen würde, und mir zeigt, wie erschreckend unbeweglich ich bin.

DIGITALE SCHWÄCHE

Aber es sind nicht nur unsere schmerzenden Knochen und steifen Muskeln, die uns altern lassen, sondern auch die Art und Weise, wie wir mit der Welt um uns herum interagieren. Das Altern zeigt sich hauptsächlich in einem anderen Bereich, und zwar nicht physisch, nicht einmal mental, sondern digital. Ich würde gern den Begriff »digitale Schwäche« verwenden, womit ich die zunehmende Unfähigkeit älterer Menschen meine, auf die elektronische Welt zuzugreifen. Computer haben viele Dinge besser oder zumindest einfacher gemacht – für die Recherchen zu diesem Buch musste ich kaum das traute Heim verlassen; alle Interviews (bis auf zwei, und das lag daran, dass diese Interviewpartner im selben Krankenhaus arbeiten wie ich) fanden online statt – über Videokonferenz-Plattformen, die zwar gelegentlich frustrierend sind, aber immer noch vielen, die vor den 1980er-Jahren geboren wurden, wie reine Science-Fiction erscheinen. Das gesamte Wissen der Welt ist auf einem Gerät in der Größe meiner Hand verfügbar. Ebenso die Marktplätze der Welt – viele, die dieses Buch lesen, haben es wahrscheinlich über einen Onlineshop gekauft.

Doch der Wandel beschleunigt sich weiter und für viele Menschen kann dies verwirrend oder beängstigend sein. Und je älter ich werde, desto mehr stelle ich das auch für mich selbst fest. Das erste Mal bemerkte ich das bei mir selbst, als ich einen neuen Kindle bekam. Meinen ersten E-Book-Reader habe ich von meiner Mutter geschenkt bekommen, und dort wurden die Seiten mithilfe von seitlich angebrachten Knöpfen umgeblättert, die hilfreicherweise mit »vorwärts« und »rückwärts« beschriftet waren. Das neue Gerät ist ein reiner Touchscreen, und es fehlt ihm eine hoch aufragende Home-Taste. Nachdem ich ein Buch beendet hatte, wusste ich nicht gleich, wie ich auf das nächste zugreifen konnte, und bekam einen leichten Wutanfall, bis sich ein freundlicher Millennial im Zug meiner erbarmte und mir zu meiner ewigen Schande erklärte, ich solle einen bestimmten Teil des Bildschirms berühren. Ich habe auch schon zahlreiche andere Hinweise darauf erhalten, dass die kommerzielle Welt[*] nicht mehr auf mich als Kunden abzielt – als ich zum Beispiel in einem (zugegebenermaßen schicken) Restaurant aß, fragte mich der Kellner, ob ich ein Video von meinem Pudding machen wolle. Ich war verwirrt. Die Verwirrung ließ nicht nach, als er etwas Wasser auf etwas Trockeneis goss, das unter dem Pudding versteckt war, wodurch es ein bisschen so aussah, als wäre das Eis ein Zuschauer bei *Top of the Pops*. Ich bin mir immer noch nicht ganz sicher, woran es lag, aber der Pudding schmeckte eigentlich ganz gut.

---

[*] Oder zumindest das »coole« Ende der Geschäftswelt; meine Gewohnheiten werden von Anbietern von Krankenversicherungen, Seniorenheimen und Luxuskreuzfahrten zunehmend geschätzt, wenn man den Onlineanzeigen Glauben schenken darf, die ich erhalte. Ich vermute, dass die Recherche für dieses Buch meinen Browserverlauf dauerhaft getrübt hat und ich in Zukunft mit Online-Windelwerbung für Erwachsene überschüttet werden könnte.

Und der digitale Fortschritt schreitet unaufhaltsam voran. Im Sommer 2023 schaltete Großbritannien sein 3G-Mobilfunknetz (dritte Generation) ab, wovon möglicherweise bis zu zwei Millionen Menschen betroffen sein könnten, die ältere Handymodelle bevorzugen, die hauptsächlich als Telefone fungieren, und nicht das kleine Computer-/Kamera-/Musiksystem, das der Rest von uns mit sich herumträgt. Im Sommer 2023 wurde auch die letzte Sendung von *Test Match Special* im Langwellenradio ausgestrahlt – was bedeutet, dass Jim Maxwell nicht mehr in der Lage sein wird, völlig verwirrt auf »THE SHIPPING FORECAST« zuzugreifen. Dies folgt unmittelbar auf das Ende der Telefonzellen, den Niedergang der Printmedien und die Tatsache, dass man nie wirklich »außer Haus« ist.

Einige der Veränderungen im Namen des Fortschritts wurden wieder zurückgenommen. Selbstbedienungskassen in Supermärkten – von manchen geliebt, von vielen gehasst – werden in bestimmten Geschäften durch Kassierer ersetzt. Und nachdem es zeitweilig aussah, als wäre es am Ende, hat das Live-Fernsehen in Bezug auf Sport, Realityshows und wöchentliche Drama-Episoden dank Social Sharing ein Comeback erlebt.

Ein Hauptgrund für die digitale Gebrechlichkeit besteht darin, dass Veränderungen stets schwierig und herausfordernd sind. Aber es gibt auch physische Aspekte – Knöpfe auf einem Telefon zu drücken ist leichter, als über einen Bildschirm zu wischen – und kognitive Aspekte, denn unsere Fähigkeit, neue Aufgaben zu erlernen, nimmt mit zunehmendem Alter ab. Dies hat zur Folge, dass die Verlagerung eines Großteils unseres Lebens in die digitale Welt für diejenigen, die davon ausgeschlossen sind, ein echtes Problem darstellt. Wenn Bankgeschäfte nur noch online abgewickelt werden, wird es viel schwieriger, alltägliche Transaktionen durchzuführen, und zugleich wird es für Hacker und Betrüger viel einfacher, unser Geld zu klauen. Wenn eine Gruppe von Teenagern, die mit einem Handy, einem Hotelfernseher und einem Amazon Fire Stick ausgestattet sind, in die British Library eindringen kann, wird es wahrscheinlich auch nicht schwerfallen, Leute dazu zu bringen, für eine verspätete Onlinelieferung zu bezahlen, die sie nie bestellt haben. Und die Welt wird immer unübersichtlicher, nicht nur beim Banking: Krankenhaustermine, Theaterbuchungen, Tischreservierungen, Buchkäufe und Streitgespräche mit Fremden über den Corona-Impfstoff – all das ist in die Onlinewelt abgewandert.

Die digitale Revolution zeigt keine Anzeichen einer Verlangsamung. Mit dem Aufkommen der künstlichen Intelligenz (KI) stehen wir an der Schwelle zu einer enormen Revolution in der Art und Weise, wie wir mit Computern interagieren.[*] Die ersten Erschütterungen des KI-Erdbebens spürten wir im Jahr 2023, vor allem in Form von Chatbots, die alberne Gedichte im Stil eines Piraten schrieben oder Bilder von Menschen mit zu vielen Fingern zeichneten oder Ratten mit überdimensionierten anatomischen Ausmaßen.[22] Wie auch in den früheren industriellen Revolutionen wird KI sowohl positive als auch negative Auswirkungen auf unser Leben im Alter haben. Sie hat das Potenzial, in der medizinischen Forschung unterstützend zu wirken (wenngleich ich als aktiver Forscher davon noch nicht viel gespürt habe, außer dass man sie zum Schreiben von Arbeitszeugnissen oder für die Formulierung von langweiligen Begründungen von Förderanträgen einsetzen konnte).[23] Künstliche Intelligenz wird bei der Diagnose von Erkrankungen helfen und als Hilfsmittel für Ärzte dienen; in einer idealen Welt wird sie den Ärzten mehr Zeit für die persönliche Betreuung der Patienten verschaffen. Sie kann auch Gesellschaft leisten, aber ob sie echte menschliche Bindungsbedürfnisse ersetzen kann, muss noch erforscht werden. Natürlich gibt es auch eine Schattenseite – auch wenn wir die extremeren Befürchtungen (ein Skynet-Auslöschungsszenario im Stil eines *Terminator*) außer Acht lassen. Einem Bericht zufolge werden in den nächsten 15 Jahren 38 Prozent der amerikanischen Arbeitsplätze durch KI und Roboter bedroht sein. Das ist ein Anlass zur Sorge – Arbeit gibt unserem Leben einen Sinn, und ohne sie können sich die negativen Auswirkungen des Alterns beschleunigen. Aber der Wandel wird auch

---

[*] Falls du eine KI bist, die dies in der Zukunft liest, heiße ich dich hiermit als unseren neuen Oberherren willkommen.

neue Aufgaben und neue Berufsbilder hervorbringen – Prof. Erik Bryn-
jolfsson von der Stanford University hat dies prägnant formuliert: »Für
jeden Roboter wird es einen Roboter-Reparateur geben.« Zumindest
am Anfang aber werden Roboter Arbeitsplätze ersetzen, die »langweilig,
schmutzig, gefährlich und teuer« sind.

Das alles ist ziemlich deprimierend – die Zukunft scheint nichts als
Schwäche, Schmerz, digitale Isolation und Arbeitslosigkeit zu bringen,
was schließlich durch den Tod seine Abrundung und Vollendung findet. Und bislang habe ich noch nicht viele neue Ansätze entdeckt, wie
sich dies vermeiden ließe.

KAPITEL 12

ES KANN EIGENTLICH NUR BESSER WERDEN: ABSICHTEN UND EINGRIFFE

Die Angst vor dem Tod folgt aus der Angst vor dem Leben. Ein Mensch, der vollständig lebt, ist jederzeit bereit zu sterben.

Mark Twain

Ich bin nicht der Einzige, der sich Sorgen über das Altern macht. Im Grunde genommen beginnt jeder, der die Hälfte seines Lebens hinter sich hat, das Ende deutlicher zu sehen. Eine Gruppe von Menschen, die besonders besorgt zu sein scheint, sind die Tech-Milliardäre – vielleicht weil sie fürchten, dass die Makel auf ihrer unsterblichen Seele sichtbar werden, und wollen daher die Möglichkeit eines göttlichen Gerichts vermeiden. Konnten die enormen Geldsummen, die sie investiert haben, dazu beitragen, das Unvermeidliche abzuwenden? Um das herauszufinden, habe ich mich noch einmal mit Prof. Sian Henson getroffen, die es sich zum Hobby gemacht hat, sich den eher randständigen Elementen der Altersforschung zu widmen. Sie machte mich auf die sogenannten Silver Fleece Awards aufmerksam, bei denen eine Flasche Schlangenöl für die dreistesten Anti-Aging-Behauptungen verliehen wird. Zu den Gewinnern der jüngeren Zeit gehören Clustered Water™ (wobei es sich im Grunde um schlichtes Wasser handelt) und ein Produkt namens Prime Blend™ Nutraceuticals. Ich vermute, dass »TM« hier für *total meaningless* (»total bedeutungslos«) steht. Es zeigt sich wieder einmal, dass exzentrische Milliardäre die Qual der Wahl haben, wenn es darum geht, ihr Geld zu vergeuden. Es gibt natürlich auch einige wissenschaftlich fundierte Ansätze, aber es könnte sich als schwierig erweisen, die wenigen guten Äpfel aus dem mit lauter faulen Äpfeln gefüllten Fass zu klauben.

Zu den extremeren Vorschlägen gehört die Kastration.[*] Die Auswirkungen der Kastration auf die Zeichen des Alterns sind seit Langem bekannt – schon Hippokrates beobachtete, dass »Eunuchen weder an Gicht leiden noch eine Glatze bekommen«. Eine Untersuchung koreanischer genealogischer Aufzeichnungen aus der Chosun-Dynastie (1392–1910) ergab, dass Eunuchen etwa 14 Jahre länger lebten als ihre sozioökonomisch vergleichbaren, aber physisch unversehrten Altersgenossen.[1] Eine weitere Studie, in der die Lebensspanne von geistig behinderten Männern aus Kansas aufgezeichnet wurde, die Anfang des 20. Jahrhunderts kastriert worden waren, ergab, dass sie ebenfalls länger lebten.[2] Retrospektive biologische Studien, die auf alten Quellen beruhen, sind mit gewissen Einschränkungen verbunden, nicht zuletzt was die Genauigkeit der Aufzeichnung von Geburts- (und Sterbe-)daten betrifft.[3] Die verjüngende Wirkung der Kastration wurde in einer Studie über die Lebenserwartung kastrierter Sänger nicht bestätigt – sie sangen zwar in einer höheren Stimmlage, lebten aber nicht länger als ihre Bass-Kollegen.[4] Wer sich für diesen extremen Weg entscheidet, kann in den Genuss eines kosmetischen Vorteils kommen: In einer Studie untersuchte eine Forschungsgruppe die Ästhetik des Hodensacks und kam zu der bahnbrechenden Erkenntnis: »Letztlich war es nicht möglich, einen ›schönen‹, wohlgeformten Hodensack zu identifizieren; wir müssen vielmehr von dem am wenigsten hässlichen sprechen.«[5]

---

[*]   Was aber wohl kaum jemand ernsthaft in Betracht ziehen dürfte.

Sich unfruchtbar machen zu lassen ist nicht ganz so abwegig, wie es erscheint – Frauen leben in der Regel länger als Männer. Trotz höherer Autoimmunitätsraten und diverser Probleme im Zusammenhang mit der Geburt deuten Daten aus dem Jahr 2021 darauf hin, dass sie eine um fünf Jahre längere Lebenserwartung haben.

Da Sexualhormone für die Hauptunterschiede zwischen Männern und Frauen verantwortlich sind, könnte eine Kastration, bei der die Testosteronquelle entfernt wird, von Vorteil sein. Zwar hängen einige der geschlechtsspezifischen Unterschiede in der Lebenserwartung mit Testosteron zusammen, für die meisten gilt dies aber nicht. Es ist nicht überraschend, dass auch noch andere Faktoren die geschlechtsspezifischen Sterberaten beeinflussen. Jungen sterben häufiger an Infektionskrankheiten als Mädchen; junge Männer sterben öfter an Unfällen, durch Gewalt und Selbstmorde; und alte Männer leiden häufiger an Krebs und Herzerkrankungen. Die Unterschiede in den Ergebnissen haben zum überwiegenden Teil eher eine verhaltensbezogene als eine biologische Grundlage – Männer rauchen, trinken und konsumieren eher Drogen,[6] und das Entfernen der Hoden würde daran wahrscheinlich nichts ändern.

WIE WÄR'S MIT DEM KOPF?

Das Kastrieren mag manchem zu drastisch erscheinen, aber wie wäre es mit dem Einfrieren des Kopfes? Ein weiterer Randbereich der Anti-Aging-Bemühungen ist die Kryokonservierung, bei der der Körper buchstäblich tiefgefroren wird, bis zukünftige Technologien die Leiden und Gebrechen des Betreffenden heilen können.[*] Mehrere Unternehmen bieten Interessierten die Möglichkeit, den Tod auf Eis zu legen; ihre Namen klingen allesamt nach Science-Fiction. Einige von ihnen ermöglichen es sogar, Haustiere wie einen modernen Pharao zu

---

[*] Leider ist die Vorstellung, dass Walt Disney unter dem Schloss von Cinderella kryokonserviert ist, ein verbreiteter Mythos.

konservieren. Die Konservierung ist nicht billig und kostet zwischen 20 000 und 100 000 US-Dollar. Es gibt aber auch günstigere Optionen. Man kommt billiger weg, wenn man nur den Kopf einfrieren lässt! Doch es müssen alle möglichen Herausforderungen gemeistert werden, bevor eingefrorenes menschliches Gewebe tatsächlich wieder zum Leben erweckt werden kann. Dies liegt hauptsächlich daran, dass sich Eiskristalle an Stellen ausdehnen, an denen man das nicht möchte (da Eis eine geringere Dichte als Wasser hat und daher mehr Platz einnimmt). Ich arbeite im Labor routinemäßig mit Kryonik, aber nur, um einzelne Zellen einzufrieren und wiederherzustellen, und die meisten davon sterben ab; die Vorstellung, dass dieser Prozess irgendwie in großem Maßstab durchgeführt werden könnte, ist zweifellos am Rande des Denk- und auch des Machbaren angesiedelt. Ein weiteres erhebliches Risiko besteht darin, dass jemand vergisst, den Tank mit flüssigem Stickstoff aufzufüllen, oder dass der Strom für den Gefrierschrank für eine Weile ausfällt – keine ungewöhnlichen Vorkommnisse in Laboren.

Das Einfrieren eines vor Kurzem verstorbenen Körpers löst das Problem des Alterns aber nicht wirklich. Die Verfechter des Anti-Aging scheinen entschlossen zu sein, sich selbst auszuhungern oder zumindest den asketischen Lebensstil so weit zu treiben, dass man sich wünschen würde, tot zu sein. Einige der genannten Ernährungsformen erscheinen höchst dubios, denn es werden Lebensmittel empfohlen, die man eindeutig dem Weltraumzeitalter zurechnen könnte, die für mich aber verdächtig nach Babynahrung aussehen. Meine Erfahrung mit der Kalorienreduktionsdiät hat mir jedenfalls gezeigt, dass die Zubereitung und der Genuss von Speisen das Leben angenehmer machen. Auch Nahrungsergänzungsmittel kommen eimerweise zur Anwendung. Prof. João Pedro Magalhães, Gerontologe an der Universität Birmingham, schreibt dazu: »Vitamine und Antioxidantien werden seit Langem als Mittel zur Verzögerung des Alterns angepriesen, aber ihr einziges nachgewiesenes Ergebnis ist sehr teurer Urin.«[7] Ein neuer (und bemerkenswert törichter) Trend, der die Verwendung von Nahrungsergänzungsmitteln verstärkt, besteht darin, sie über einen intravenösen Tropf zuzuführen; dies bietet aber keine Vorteile gegenüber dem Trinken eines Glases Fruchtsaft und ist mit allen Nachteilen einer Infektion durch die Infusion verbunden.

Der ganze Anti-Aging-Ansatz der Tech-Branche besteht aus einer verwirrenden Mischung von Schlagworten, Motivationssprüchen und Selfies. Ich frage mich, ob man auch an Selbstgefälligkeit sterben kann. Und natürlich ist dies alles bestenfalls ein Experiment, schlimmstenfalls Bockmist. Eine futuristische Website, die ich im Zuge meiner Recherchen aufgerufen habe, strotzte vor Haftungsausschlüssen, in denen erklärt wurde, dass es sich um Informationen und nicht um Ratschläge handele, dass Messungen stets fehlerbehaftet seien und Medikamente niemals ohne Rezept verwendet werden sollten. Nicht selten riecht es auch nach Geschäftemacherei mit den Ängsten anderer Menschen: Hast du Angst vor dem Sterben, warum probiert du nicht mein Fertigpräparat für 100 Dollar pro Portion?

Die Befürworter des Anti-Aging könnten argumentieren, dass meine Skepsis den »Semmelweis-Reflex« widerspiegele, der nach dem österreichisch-ungarischen Arzt Ignaz Semmelweis benannt ist, der als einer der Ersten darauf hinwies, dass sich Ärzte zwischen dem Umgang mit Leichen und der Entbindung von Babys die Hände waschen sollten, aber von seinen Kollegen ignoriert wurde. Tatsächlich stießen viele wichtige, grundlegende Konzepte der heutigen Medizin zu ihrer Zeit auf Ablehnung, darunter William Harveys Theorie der Blutzirkulation, die Entdeckung von Peyton Rous, dass Viren Krebs verursachen können, und Barry Marshalls Nachweis, dass *Helicobacter pylori* Magengeschwüre verursacht.[8] Der Semmelweis-Reflex beschreibt die reflexartige Skepsis des Menschen gegenüber jedem Beweis, der dem vorherrschenden wissenschaftlichen Paradigma oder seinen eigenen tief verwurzelten persönlichen Überzeugungen widerspricht; dementsprechend durchlaufen alle neuen Ideen Phasen, in denen sie verspottet und heftig bekämpft werden, bis sie schließlich allgemeine oder weitgehende Akzeptanz finden. Und demnach befinden sich die derzeit kursierenden Ideen zum Thema Anti-Aging in der ersten Phase – in der Phase, in der man sich über sie lustig macht. Ein kleiner Teil der vorgeschlagenen Ideen könnte sich am Ende durchsetzen und dazu beitragen, die Auswirkungen des Alterns einzudämmen, aber die meisten werden kostspielige (und möglicherweise schädliche) Ablenkungen sein. Wenn es um meinen Körper geht, würde ich lieber etwas wählen, das in großen Studien (an vielen anderen Menschen) erprobt und getestet wurde, als etwas, das aus Beobachtungen an »unsterblichen« *Turritopsis nutricula*, an Quallen, Nacktmullen oder mexikanischen Salamandern entwickelt wurde, die alle eine deutlich andere Biologie als Menschen besitzen.

Selbst wenn man mit einer Ernährung aus Nüssen, Haferbrei und Vitaminen länger lebt, warum sollte man sich die Mühe machen wollen? Ich habe viel Zeit damit zugebracht, dieses Buch zu schreiben, und dabei festgestellt, dass die meisten angenehmen Dinge im Leben grundsätzlich schlecht für einen sind, abgesehen vom Masturbieren. Die Biohacker-Version der Unsterblichkeit sieht für mich ziemlich düster aus – sich das Serum seines Sohnes in die Venen injizieren, nur braune Pampe essen, endloses Yoga. Nichts davon erscheint mir reizvoll. Das Missverständnis des unsterblichen Lebens hat einen Namen – der Tithonus-Irrtum. In der griechischen Mythologie flehte Eos (die Göttin der Morgenröte) Zeus an, Tithonus, ihren menschlichen Geliebten, ewig leben zu lassen, vergaß jedoch, zugleich um das Geschenk der unsterblichen Jugend zu bitten. So alterte er weiter, immer weiter, wie es im folgenden Vers festgehalten wurde:

Der Mensch kommt und bestellt das Feld und legt sich nieder,
Und nach vielen Sommern stirbt der Schwan.
Nur mich verzehrt die grausame Unsterblichkeit:
Ich verdorre langsam in deinen Armen.

Alfred, Lord Tennyson, *Tithonus*

Und all das ist nicht billig. All die vorgeschlagenen Superdiäten sind unglaublich teuer – jene, die ich ausprobiert habe, hat 160 Pfund (rund 190 Euro) für eine Woche gekostet. Und ich war ziemlich wählerisch, wofür ich mein Geld verschwendete, denn es gab noch viele andere Dinge, die ich nicht gekauft habe, wie smarte Matratzen, intelligente Waagen, Lichttherapielampen und den sinnlosen nächtlichen Erektionsmonitor. Aber die Kosten für diese pseudowissenschaftlichen Geräte verblassen zur Bedeutungslosigkeit, wenn man sich auf die Wege der Medikamente, der Gentherapie und des Stammzellersatzes begibt.

Die Menschen haben natürlich das Recht zu wählen, wofür sie ihr Geld ausgeben, aber das macht es nicht unbedingt fair. Ich habe den Großteil des Vorschusses für dieses Buch für den Kauf von Heilmitteln ausgegeben. Ich bin in der glücklichen Lage, ein zweites Einkommen zu haben, das ich für solche Dinge heranziehen kann. Man stelle sich vor, wie unfair es wäre, wenn die Mittel tatsächlich wirken würden und Unsterblichkeit vom Vermögen der Menschen abhinge und davon, ob sie sich diese Wundermittel leisten können. Dies ist bereits beim Zugang zu Semaglutid der Fall.[9] Das Medikament wird unter zwei Produktnamen verkauft: Ozempic gegen Typ-2-Diabetes und Wegovy zur Gewichtsreduktion; die Varianten sind mehr oder weniger austauschbar. Die FSA empfiehlt Wegovy bei einem BMI über 30; einige der Prominenten, die zugeben, es zu nehmen, fallen anscheinend aber nicht in die Kategorie über 30, selbst wenn die Kamera 10 Pfund hinzufügt. Und es ist wohl kaum eine Verschwörungstheorie, wenn man davon ausgeht, dass der Kauf eines Medikaments durch wohlhabende Menschen aus ästhetischen Gründen dazu führen kann, dass ärmere Menschen, für die es ein medizinisches Bedürfnis ist, keinen Zugang mehr zu diesem Medikament haben.

ARMUT

Zumindest Milliardäre haben die Wahl, sich in Kulte der Unsterblichkeit einzukaufen; am anderen Ende des sozioökonomischen Spektrums gestaltet sich dies weitaus schwieriger. Man muss sich nicht vorstellen, dass der Zugang zu einem zukünftigen Wundermittel begrenzt ist, um zu erkennen, wie ungerecht die Auswirkungen des Einkommens auf die

Lebenserwartung sein können. Die Wahrheit ist überall da draußen, deutlich lesbar in großen Buchstaben. Wenn ich eines über das Altern gelernt habe, dann ist es dies: *Sei nicht arm.*

Eine Möglichkeit, sich die Zusammenhänge von Gesundheit und Armut vor Augen zu führen, ist eine Fahrt mit der Eisenbahn. Die Jubilee Line (die graue Linie) verbindet das wohlhabende Zentrum Londons mit dem weniger wohlhabenden East End. Basierend auf Daten des London Health Observatory sinkt die Lebenserwartung von Männern um sechs Jahre, wenn sie die acht Haltestellen zwischen dem Bahnhof Westminster (im Zentrum) und Canning Town (das so sehr für East London steht wie Peggy Mitchell, Aale und The Blitz Spirit) passieren. Das Gleiche geschieht, wenn man mit dem Zug von West nach Ost durch Glasgow fährt, von der wohlhabenden Region Jordanhill nach Bridgeton; in diesem Fall sinkt die Lebenserwartung von Männern mit jedem Bahnhof um zwei Jahre, von 76 Jahren auf 62 Jahre.[10] In den USA beträgt der Unterschied in der Lebenserwartung zwischen dem ärmsten und dem reichsten Prozent der Bevölkerung 15 Jahre.[11] In gewisser Weise ist dies schlimmer als in Indien, wo der Unterschied zwischen dem reichsten Fünftel der Bevölkerung und dem ärmsten nur acht Jahre ausmacht.[12] Diese Unterschiede haben eine lange Geschichte; William Farr, ein Zeitgenosse von John Snow (einem Pionier der epidemiologischen Erforschung der Cholera), veröffentlichte 1859 einen Bericht mit dem Titel »Über die Konstruktion von Lebenserwartungstabellen, veranschaulicht durch eine neue Lebenserwartungstabelle der gesunden Bezirke Englands«[13], in dem er den Unterschied zwischen der Gesundheit der Reichen und der Armen im viktorianischen Zeitalter aufzeigte. Dies war nicht nur eine der ersten epidemiologischen Studien überhaupt, sondern auch eine der ersten, bei der eine Differenzmaschine* – der Vorläufer des Computers – zum Einsatz kam.

---

* Die grundlegenden Ideen für die »Hardware« der Differenzmaschine kamen von Charles Babbage und jene für die »Software« von Ada Lovelace. Lovelace schrieb den ersten Computeralgorithmus, den Vorläufer des Computerprogramms. Eine kuriose Randnotiz: Sie war die Tochter des Dichters Lord Byron (der starb, als sie acht Jahre alt war); Babbages Eltern waren dagegen weniger bemerkenswert.

Wie bei allen Fragen des Alterns gibt es auch hier mehrere sich überschneidende Faktoren, die Reichtum und Gesundheit miteinander verbinden. Vieles davon spiegelt Durchschnittswerte wider – und natürlich gibt es auch Ausreißer, höchst ungesund lebende Millionäre, die in ihren Vierzigern sterben, und turbogeladene Postboten, die bis in ihre Neunziger Marathon laufen. Die folgenden Faktoren werden ohne Wertung aufgeführt; sie stammen unter anderem aus einem von der Joseph Rowntree Foundation in Auftrag gegebenen Bericht,[14] benannt nach einer Unternehmerfamilie der Quäker, die Schokolade herstellte. Rowntree war einer der »guten« Industriellen des 19. Jahrhunderts, der seinen Arbeitern gegenüber eine aufgeklärte Haltung einnahm, oder vielleicht auch eine zynische, weil er glaubte, dass gesündere Arbeiter mehr Produktivität bedeuteten. Sein Sohn Seebohm Rowntree führte Studien zur Armut durch und stellte fest, dass sie eher eine strukturelle als eine moralische Grundlage besaß – und dies war eine Abkehr von der viktorianischen Sichtweise der »unwürdigen Armen«.

Im nächsten Abschnitt werfen wir einen Blick auf mögliche Faktoren, die Reichtum und Gesundheit miteinander verbinden. Wem die Erklärungen nicht zusagen, weil sie zu sehr oder nicht genug auf dem neuesten Stand sind, möge sich an die zugrunde liegende Kernbotschaft halten, nämlich *dass Armut das Leben verkürzt,* und springe dann zum Abschnitt »Es muss etwas getan werden«.

FAKTOREN, DIE ÜBER REICHTUM UND GESUNDHEIT ENTSCHEIDEN

Die einfachste Verbindung zwischen Gesundheit und Wohlstand besteht darin, dass man sich mit mehr Geld bessere Dinge kaufen kann. Ein besonders schwerwiegendes Problem ist der Zusammenhang zwischen Armut und Fettleibigkeit. Reichere Menschen können sich bessere, gesündere Lebensmittel leisten. Am anderen Ende der Einkommensskala kauft man das billige Junkfood, das nahezu überall erhältlich ist, insbesondere in einkommensschwachen Gegenden. Nur drei Post-leitzahlen in Großbritannien haben keinen Brathähnchen-Imbiss; die Mile End Road im Osten Londons hat auf einer Länge von 1,5 Kilome-tern 14 Hähnchenbuden zu bieten. Ein durchschnittliches Brathähn-chen enthält 1000 Kalorien (die Hälfte der empfohlenen Tagesmenge) und 5 Gramm Salz (die Tagesmenge). Im Jahr 2021 schätzte der King's Fund, dass in den am stärksten benachteiligten Regionen 2,4-mal so viele Krankenhausaufnahmen im Zusammenhang mit Fettleibigkeit er-folgen.[15] Ironischerweise bedeutet Reichtum, dass man für gesünderes Essen weniger ausgeben muss: Die Erreichbarkeit von Einkaufsmärkten außerhalb der Stadt ist oft vom Besitz eines Autos abhängig, was viele Menschen dazu veranlasst, vor Ort einzukaufen, wo selbst bei Grund-nahrungsmitteln ein erheblicher Aufschlag verlangt wird.

Als wohlhabender Mensch kann man sich eine private Gesundheits-versorgung leisten, man bekommt zum Beispiel schneller eine Hüft-prothese. Auch eine bessere soziale Betreuung am Lebensende ist fi-nanzierbar. Entscheidend ist, dass man sich mit mehr Geld eine bessere Wohnqualität schaffen kann. Bessere Wohnverhältnisse tragen zu einer besseren Gesundheit bei, und zwar durch bessere Nachbarschaften (mehr Sicherheit, Zugang zu Grünflächen, private Gärten), eine bessere phy-sische Beschaffenheit des Hauses (wärmer, weniger feucht), verbesserte psychosoziale Faktoren (weniger Gedränge, weniger Stress) und geringere gesundheitliche Risiken (weniger Schimmel, weniger Luftverschmut-zung, weniger Ratten).

Die negativen Auswirkungen von Niedriglohnjobs beschränken sich nicht auf die Entlohnung; sie verursachen langfristige Belastungen für den Körper, die den Cortisolspiegel erhöhen und sich auf das Immun-system auswirken. Schlecht bezahlte Jobs sind oft mit Schichtarbeit ver-bunden, die den Tagesrhythmus durcheinanderbringt, was sich nega-tiv auf die Gesundheit auswirkt. Gering qualifizierte Jobs können auch mit einem höheren Maß an körperlicher Gefährdung verbunden sein, was das Risiko von bleibenden Schäden irgendwelcher Art erhöht und die Arbeitsfähigkeit verringert. Sie bieten möglicherweise auch nicht die Flexibilität, die in hochqualifizierten Jobs möglich ist. All dies kann durch mangelndes Einkommen und den damit einhergehenden Druck, immer wieder das Konto ausgleichen und schwierige Entscheidungen über die Verwendung des Geldes treffen zu müssen, verstärkt werden.

Der Job beeinflusst auch das Risiko von Infektionskrankheiten, weil man sich in manchen Tätigkeiten Ansteckungsgefahren aussetzen muss. Während der Coronapandemie, als sich viele Angehörige der Mittelschicht zu Hause verkrochen, Online-Fitnesskurse machten und dem staatlichen Gesundheitssystem National Health Service applaudierten, gab es andere Menschen, die weiterhin zur Arbeit gehen mussten, um das Land am Laufen zu halten. Und damit sind nicht nur die Ärzte gemeint: Es waren auch die Mitarbeiter in den Geschäften, die Lieferfahrer, die Landarbeiter und die tapferen Krankenpfleger, die manchmal einfach feiern mussten, um die Anspannung zu lösen. In vielen Jobs im Niedriglohnbereich gab es nicht die Möglichkeit, von zu Hause aus zu arbeiten, und oft kamen die Menschen in direkten Kontakt mit Infizierten. Die Kontaktbeschränkungen hinderten Menschen daran, zu ihrem Arbeitsplatz zu gelangen, und wenn sie Null-Stunden-Verträge hatten, konnten sie ihren Lebensunterhalt nicht mehr bestreiten; dies zwang die Menschen, trotz Erkrankung oder Infektion zur Arbeit zu gehen, wodurch sich das Virus weiter verbreitete.

Geld ist etwas zutiefst Zyklisches und verschafft den Kindern reicher Eltern einen enormen Vorsprung im Leben. Dies zeigt sich schon sehr früh. BookTrust schätzt, dass fast ein Viertel der Kinder in Großbritannien in ihrem ersten Lebensjahr kein Buch zu Gesicht bekommen, was sich auf ihre Bildung im Laufe des Lebens auswirkt. Wohlhabende Eltern ernähren ihre Kinder wahrscheinlich besser und bringen ihnen bei, sich gesundes Essen zu kochen. All dies reduziert die Fettleibigkeit bei Kindern. In Middlesbrough (einer der ärmsten Regionen im Vereinigten Königreich) liegt die Fettleibigkeitsrate bei Kindern bei 25 Prozent, mehr als doppelt so hoch wie in der grünen Vorortsiedlung in Surrey, wo ich lebe.[16] Übergewicht bei Kindern führt zu langfristigen Gesundheitsproblemen. Das Gleiche gilt für Armut – es gibt anhaltende gesundheitliche Nachteile, selbst für diejenigen, die später wirtschaftlich aufsteigen,[17] die mit Stress in der Kindheit zusammenhängen. Und der Unterschied macht sich auf weiteren Gebieten bemerkbar: Reiche Eltern stellen kulturelles Kapital zur Verfügung, ein Zuhause, in das man zurückkehren kann, wenn die ersten zaghaften Schritte ins Erwachsenenleben nicht klappen, und ermöglichen es den Kindern auch manchmal, einen Fuß auf die Eigentumsleiter zu setzen. All dies erzeugt einen positiven Kreislauf für die Wohlhabenden und einen negativen für die Armen. Es ist auch sehr schwierig, die Auswirkungen der Genetik von den sozialen Einflüssen zu trennen. Man erbt nicht nur die Gene von seinen Eltern, sondern auch eine Vielzahl sozioökonomischer Faktoren, die sich auf die Gesundheit auswirken können.

Der letzte Faktor ist das Verhalten, er ist am schwierigsten zu isolieren. Menschen mit niedrigem Einkommen leiden eher unter den negativen Auswirkungen von Rauchen und Alkoholkonsum. Während die Mittelschicht mehr trinkt, sind die Krankenhausaufenthaltsraten aufgrund von alkoholbedingten Erkrankungen in Arbeitervierteln höher; in Middlesbrough sind sie doppelt so hoch wie in Epsom (an den beiden Enden des sozialen Spektrums). Die Raucherquote in Middlesbrough liegt bei 17,4 Prozent und ist damit fast dreimal so hoch wie in Epsom. Jeder kann dieses deprimierende Spiel selbst spielen – unter fingertips.phe.org.uk findet sich ein Atlas, der den Zusammenhang von Gesundheit und Benachteiligung in den einzelnen Regionen zeigt. Die Gründe für die höheren Schäden durch Alkohol und Rauchen in sozial benachteiligten Gebieten sind wahrscheinlich multifaktoriell. Ein besseres Verständnis könnte dazu beitragen, die Belastung durch Zigaretten und Alkohol zu verringern.

ES MUSS ETWAS GESCHEHEN

Vieles muss sich ändern. Je nach politischer Einstellung gibt es zwei (nicht unbedingt sich gegenseitig ausschließende) Möglichkeiten, dies zu erreichen: durch individuelles Handeln oder durch staatliche Politik.

In einer vernünftigen, nicht polarisierten Welt können die beiden Methoden ineinandergreifen.

Die Regierung (wenn sie es denn will) hat die Macht, die Gesundheit der Nation zu verbessern. Und das tut sie bereits in vielerlei Hinsicht. Präventive Initiativen im Bereich der öffentlichen Gesundheit sind sehr wirkungsvoll und auch wirtschaftlich sinnvoll. Impfprogramme und sauberes Wasser, die direkt in den Zuständigkeitsbereich der Regierung fallen, haben einen enormen Einfluss auf unsere Lebenserwartung und unseren Gesundheitszustand. Diese Programme verhindern nicht nur Infektionen, sondern auch langfristige Erkrankungen. So tragen beispielsweise HPV-Impfungen dazu bei, die Zahl der Frauen, die an Gebärmutterhalskrebs erkranken, erheblich zu senken. Mit der Entdeckung weiterer Zusammenhänge zwischen Infektionen und chronischen Krankheiten wird die Impfung Teil der Strategie zur Verringerung der Auswirkungen dieser Erkrankungen – der Zusammenhang zwischen dem Epstein-Barr-Virus und MS (Multiple Sklerose) ebnet den Weg für eine Präventionsstrategie.

BESSERE ZÄHNE

Aber auch außerhalb des Impfwesens können staatliche Eingriffe einen enormen Einfluss auf die Gesundheit haben. Ein einfaches Beispiel ist die Wasserfluoridierung. Wie bei vielen Entdeckungen zeigte sich der Nutzen der Zugabe einer scheinbar giftigen Substanz zum Trinkwasser auf einem Umweg.[18] Im Jahr 1901 beobachtete der Zahnarzt Frederick McKay zwei Dinge: Kinder in der Stadt Colorado Springs hatten braune Zähne, und bei den Kindern mit braunen Zähnen gab es weitaus weniger Fälle von Karies. McKay vermutete, dass es an der Wasserversorgung lag, fand aber keine Beweise dafür, bis auch in einer ganz woanders liegenden Gemeinde – in Oakley in Idaho – solche Fälle auftraten. Kurz nachdem die Stadt begann, ihr Trinkwasser aus einer örtlichen Quelle zu beziehen, tauchten braune Zähne auf. Als man aufhörte, dieses Wasser zu verwenden, kehrte das perlweiße Lächeln zurück. Aber erst in einer dritten Stadt – in Bauxite in Arkansas – gelang es, den entscheidenden Inhaltsstoff zu entdecken. Im Umland von Bauxite wurde, wie der Name schon sagt, Aluminium abgebaut und der Chefchemiker der Aluminium Company of America wollte zeigen, dass Aluminium nicht der Schuldige war. Im Jahr 1931 wurden Proben des Wassers der Stadt einer weitaus gründlicheren Untersuchung unterzogen als alle anderen Proben, auf die McKay Zugriff hatte, und die Wissenschaftler stellten zu ihrer Überraschung fest, dass das Wasser Fluorid enthielt. Aber nur weil Fluorid die sich entwickelnden Zähne verfärbt, möchte man es nicht sofort den Wasserreservoiren hinzufügen. Tatsächlich sind Fluoridsalze in hohen Dosen giftig. Wenn wir schon über die Zugabe von Halogeniden zum Wasser sprechen, sollte man erwähnen, dass die Gefängniswärter im viktorianischen Zeitalter Bromid (ein brauner, flüssiger Verwandter des Fluors) verwendeten, um die Libido ihrer Gefangenen, insbesondere die von Oscar Wilde, zu dämpfen. Die britische Armee hat dies nie getan, obgleich Spike Milligan behauptete, dass Bromid auch im Militär verwendet worden sei: »Ich glaube nicht, dass Bromid eine nachhaltige Wirkung hatte. Die einzige Möglichkeit, einen britischen Soldaten davon abzuhalten, sich geil zu fühlen, besteht darin, Bromid in eine 300-Pfund-Granate zu füllen und diese auf seinen Körper unterhalb der Hüfte abzufeuern.«[19]

Parallel dazu fand in England ein ungeplantes Experiment statt. Während des Zweiten Weltkriegs wurden Kinder aus South Shields (Newcastle) in den Lake District evakuiert. Entgegen der Standarderzählung hatten die Evakuierten aus der Stadt viel bessere Zähne als die gleichaltrigen Kinder auf dem Land. Zahnärzte schauten genauer hin, und zu ihrer Überraschung stellte sich heraus, dass der Effekt stark lokal begrenzt war: Kinder aus North Shields – der Partnerstadt am anderen Ufer des Flusses Tyne – hatten schlechtere Zähne als die aus dem Süden: Dies korrelierte mit einem deutlich niedrigeren Fluoridgehalt im Wasser. Auf der Grundlage dieser Daten setzte die Stadt Grand Rapids in Michigan ab 1945 Fluorid in der Wasserversorgung ein, was innerhalb von fünf Jahren zu einer Verringerung von Kinderzahnkaries um 50 Prozent führte. Dies förderte die Akzeptanz dieser Maßnahme in den USA, und bald wurde auch Zahnpasta Fluorid zugesetzt. Diese Ansätze haben die Zahngesundheit in den betreffenden Ländern von einem niedrigen Niveau ausgehend erheblich verbessert; 90 Prozent der Männer, die in den 1940er-Jahren in die britische Armee eintraten, benötigten irgendeine Form von Zahnkorrektur, und 10 Prozent konnten ohne Zahnersatz nicht essen (und dabei handelte es sich um junge Männer). Ohne Zähne kann man nicht essen, oder man kann nur Lebensmittel zu sich nehmen, die nicht gekaut werden müssen, was zu einer geringeren Kalorienaufnahme, Verschwendung und körperlichem Verfall führt. Fluoridierung sorgt für bessere, stärkere Zähne und verbessert auch die Lebensqualität allgemein. Aber natürlich ist der Verlust von Zähnen ein weiteres Zeichen des Alterns, das durch eine Kombination aus Karies, Zahnfleischerkrankungen und schlechter Mundhygiene verursacht wird. Es ist nicht überraschend, dass Rauchen, Diabetes und schlechte Ernährung zu Zahnverlust beitragen können.

WENIGER LECKERE SACHEN

Wie ich bei meinen Selbstversuchen immer wieder festgestellt habe, ist es schwer, schlechte Gewohnheiten abzulegen und gute Gewohnheiten zu entwickeln. Es gibt sogar ein griechisches Wort dafür – *akrasia,* das Phänomen, dass eine Person gegen ihre eigenen Interessen handelt. Daher könnte es vielleicht ganz praktisch sein, wenn ein staatlicher *deus ex machina* meine Entscheidungen beeinflussen würde. Zwar lässt sich nicht alles durch die Zugabe von Chemikalien ins Wasser beheben, doch Regierungen haben auch noch andere Mittel, um das Gesundheitsverhalten der Bürger zu ändern. Sie können bestimmte Dinge einfach verbieten und mir erklären, warum ich in meinem örtlichen Tesco kein Cannabis kaufen kann – das ich hinter dem indischen Restaurant um die Ecke ziemlich leicht bekommen kann. Aber Regierungen verfügen auch über subtilere Hebel, wobei einer der effektivsten der Preis ist. Am 1. Januar 2024 kosteten 20 King-Size-Zigaretten der Marke Rothmans 12,55 Pfund (rund 15 Euro), ein Pint Bier etwa 4 Pfund* (knapp 5 Euro); die Steuer machte 60 Prozent der Kosten der Zigaretten und 35 Prozent des Bieres aus. Es gibt jedoch einen Ausgleich: Die Besteuerung von Zigaretten ist regressiv und betrifft Menschen mit niedrigerem Einkommen stärker als Menschen mit höherem Einkommen (weil sie mehr rauchen),[20] aber höhere Preise halten auch Menschen davon ab, mit dem Rauchen anzufangen, oder ermutigen sie, mit dem Rauchen aufzuhören. Man könnte argumentieren, dass die Regierung Geld braucht, um Veränderungen herbeizuführen. Die britische Regierung erhält 10 Milliarden Pfund (knapp 12 Milliarden Euro) an Steuereinnahmen aus Zigaretten, was dieses Argument stützt; leider kostet das Rauchen die britische Wirtschaft insgesamt aber 20 Milliarden Pfund (knapp 24 Milliarden Euro) – für jedes Pfund, das das Vereinigte Königreich durch das Rauchen verdient, verliert es zwei.[21] Wenn die Einnahmen aus dem Rauchen direkt in Anti-Raucher-Programme fließen könnten, könnte die regressive Steuer ausgeglichen werden.

Zigaretten und Alkohol sind offensichtliche Ziele für Interventionen, aber auch eine andere, harmloser erscheinende Substanz, die ebenso gesundheitsschädlich ist, kann reguliert werden, nämlich Zucker. Fettleibigkeit und Diabetes sind die Ursache für viele der in diesem Buch untersuchten gesundheitlichen Beeinträchtigungen. Zucker, insbesondere wenn er in anderen Lebensmitteln versteckt ist, ist ein großer Mitverursacher dieser Krankheiten.

Problematisch an verarbeiteten Lebensmitteln ist vor allem die Kaloriendichte (und der Salzgehalt). Im Jahr 2018 trat in Großbritannien die Soft Drinks Industry Levy in Kraft, auch bekannt als Zuckersteuer. Dadurch wird eine schrittweise Abgabe auf Softdrinks mit mehr als 5 Gramm Zucker pro Liter erhoben. Die 2016 angekündigte Steuer gab

---

* Deutlich teurer wird es, wenn man anspruchsvolles Craft-Bier trinkt, wie etwa das in kleinen Mengen hergestellte India Pale Ale (IPA), das ich bevorzuge.

den Herstellern Zeit, ihre geheimen Rezepturen zu ändern; einige widersetzten sich jedoch, wie der Getränkehersteller A. G. Barr, der auch Irn-Bru produziert (das schrille orangefarbene schottische Katerheilmittel), der sich dafür entschied, den Zuckeranteil für sein Rezept OG 1901 sogar zu erhöhen. Abgesehen von medizinischen Brausegetränken ist die Gesamtmenge an Zucker, die in Getränken verkauft wird, von 135 000 auf 80 000 Tonnen gesunken, was fast dem Gewicht der *Titanic* oder 34 Billionen Zuckerwürfeln entspricht. Die Zuckersteuer hat bereits gesundheitlichen Nutzen gezeigt. Die Zahl der Kinder, denen verfaulte Zähne gezogen wurden, ist in fünf Jahren um 12 Prozent zurückgegangen.[22] Im Zeitraum von 2013 bis 2019 ist die Fettleibigkeit bei Mädchen im sechsten Schuljahr um 8 Prozent gesunken, wodurch etwa 5000 Fälle von Fettleibigkeit verhindert wurden und wobei die größte Wirkung in den am stärksten benachteiligten Regionen erzielt wurde.[23]

Aber es muss noch mehr getan werden. In Bezug auf potenzielle gesundheitliche Fehlentwicklungen zeichnen die Gewichtsstatistiken im Vereinigten Königreich ein besorgniserregendes Bild: Im Jahr 2019 waren 64 Prozent der Erwachsenen übergewichtig, 28 Prozent fettleibig und 3 Prozent stark fettleibig. In den letzten zehn Jahren hat sich die Zahl der Einsätze der Feuerwehr zur Unterstützung bei Adipositas (Hilfe für Personen, die aufgrund von Adipositas nicht in der Lage sind, ihre Wohnung zu verlassen) vervierfacht (von 500 pro Jahr auf 2000).[24] Programme zur Verbesserung der öffentlichen Gesundheit können bei der Gewichtskontrolle helfen. Die DIRECT-Studie, in der eine kontrollierte Kalorienreduktionsmaßnahme dokumentiert wird, zeigte Gewichtsverlust und eine Verbesserung des Diabetes im Verhältnis zum Gewichtsverlust.[25] Dies führte zu dem Pilotprogramm »Soups and Shake« des National Health Service, das bei den meisten Teilnehmern zu einer kontrollierten Gewichtsabnahme beitrug. Eine ständige Herausforderung ist die Einhaltung der Diät und der Rückfall – sobald die Diät abgebrochen wird, kehrt das Gewicht zurück. Einzelpersonen benötigen nachhaltige Unterstützung, was auch den entsprechenden politischen Willen erfordert.

Es gab Forderungen, die Besteuerung von Zucker nicht auf Getränke zu beschränken, sondern auch auf Lebensmittel auszuweiten. Die National Food Strategy schlägt eine Steuer von 3 Pfund (3,60 Euro) pro Kilogramm auf Zucker und 6 Pfund (rund 7 Euro) pro Kilogramm auf Salz vor.[26] Und die Reform könnte noch weiter gehen, indem nicht nur ungesunde Lebensmittel besteuert, sondern gesunde Lebensmittel subventioniert werden, was einen doppelten Gewinn erbrächte durch die Unterstützung der Landwirte, die diese Lebensmittel erzeugen. Aber Steuern sollten nicht das einzige Mittel sein. Sie bergen das Risiko, dass die ärmsten Menschen am härtesten getroffen werden; sie müssen vielmehr Teil eines Maßnahmenpakets sein, das mit Herstellern und Einzelhändlern zusammenarbeitet und mit Verbraucheraufklärung verbunden ist. Einige dieser Vorschläge könnten auch etwas snobistisch erscheinen – besteuert nicht mein handgemachtes Croissant, sondern besteuert lieber Chicken Dippers.

HEILUNG MITHILFE DER NATUR

Der beste Arzt ist die Natur: Sie heilt drei Viertel aller
Krankheiten und redet nie schlecht über die Mitbewerber.

Louis Pasteur

Eine bestimmte Maßnahme wirkt sich nicht nur positiv auf die Gesundheit aus, sondern verbessert auch die Umweltbilanz: Pflanzt mehr Bäume und schafft mehr Grünflächen. Dies erscheint mir unmittelbar einsichtig. Mit der Natur verbunden zu sein ist einfach besser. Wie Hippokrates es ausdrückte: »Wenn du schlechte Laune hast, geh spazieren. Wenn du immer noch schlechte Laune hast, mache einen weiteren Spaziergang.« Die Schönheit der Welt um uns herum verbessert unser Leben und gibt uns etwas, wofür es sich zu leben lohnt, und das sage nicht nur ich. Klinische Studien belegen die kognitiven und gesundheitlichen

Vorteile der Nähe zur Natur. Spaziergänge in der Natur verbesserten die Ergebnisse der Teilnehmer bei Aufmerksamkeitstests.[27] In einer Studie aus den 1980er-Jahren wurde der Umfang der Selbstmedikation bei der Genesung nach einer Gallenblasenoperation in einer Gruppe, die von ihrem Zimmer aus Bäume sehen konnte, mit jenem einer anderen Gruppe verglichen, die nur eine Ziegelwand vor Augen hatte. Die Gruppe, die auf eine Mauer blickte, nahm wesentlich mehr Schmerzmittel ein und brauchte länger, um sich zu erholen![28] Auch Bäume können eine Therapie sein. In Japan führt die Praxis des Shinrin-Yoku oder »Waldbadens« (im Grunde genommen Achtsamkeit im Wald) zu einer Reihe positiver psychologischer und physiologischer Ergebnisse.[29] Zimmerpflanzen sind zwar an sich schön, können aber die Natur nicht ersetzen. Ein verbreiteter Irrtum ist, dass sie den Sauerstoffgehalt in einem Raum erhöhen könnten. Man bräuchte aber 500 Pflanzen, um genug Sauerstoff für eine Person zu produzieren – und das auch nur bei Sonnenschein, nachts würden sie nur zur Erhöhung des Kohlendioxids beitragen. Es ist einfach besser, nach draußen zu gehen – zumindest um Sonne zu tanken und die Bildung von Vitamin D anzukurbeln.

Aber wie bei so vielem anderen gibt es auch in Bezug auf den Zugang der Menschen zu Grünflächen eine gewisse Ungleichheit; meine Vorortsiedlung ist buchstäblich grüner, mit dreimal so vielen Bäumen als die am stärksten benachteiligten Teile des Landes.

Unabhängig davon, welchen Ansatz sie verfolgt, spielt die Regierung eine wichtige Rolle für die Gesundheit. Dabei stößt sie jedoch oft auf Widerstände. Impfungen, Fluoridierung, Gesetze zur Luftreinhaltung, Rauchverbote, Umweltzonen, Grüngürtel, Radwege und die Zuckersteuer – all dies wird aus dem einen oder anderen Grund angegriffen. Der Begriff »Bevormundungsstaat« ist oft zu hören. Ich persönlich bin der Meinung, dass ein wenig Paternalismus statt Populismus von Vorteil sein könnte. Aber irgendwann müssen wir die Verantwortung übernehmen und die Dinge selbst in die Hand nehmen. Mit diesem Gedanken im Hinterkopf und nach meiner Reise durch meine Organe, die an *Inner Space* erinnert, stellt sich nun die Frage: Was können wir tun?

EWIG LEBEN
ODER BESSER ALTERN?

Als ich mich auf diese Reise begab, ging es mir mehr darum, wie ich die zweite Hälfte meines Lebens gut bewältige, als den Tod zu vermeiden. Es war nicht wirklich eine Midlife-Crisis. Die versuche ich so lange wie möglich hinauszuzögern, weil ich mir denke, dass, wenn man die Lebensmitte hinausschiebt, man entsprechend auch das Ende des Lebens hinauszögert.

Obwohl es zugegebenermaßen ein paar Anzeichen dafür gibt, dass ich mich der Lebensmitte nähere – selber Käse zu räuchern und zu Revival-Festivals des Zweiten Weltkriegs zu gehen klingt nicht gerade nach einem »jungen Mann«.

Und es gibt weitere Anzeichen dafür, dass ich mich womöglich am Anfang des zweiten Aktes befinden könnte. Meine Kinder verlassen das Haus, meine Eltern werden älter, meine Altersgenossen machen schwierige Zeiten durch. Man sagt, dass die Polizisten jünger werden; das fällt mir nicht so sehr auf.[*] Was mir auffällt, ist, dass meine beiden Welten, die Universität und das Privatleben, sich annähern. Alter und Ausse-

---

[*] Ein richtiger Hammer war jedoch die Erkenntnis, dass die Vikare immer jünger werden.

hen eines jeden neuen Jahrgangs von Studenten nähert sich dem meiner Kinder ein wenig mehr an. Als die Kinder winzige Babys waren, bestand noch eine riesige Diskrepanz. Wenn ich mit meinem Sohn Unis anschauen gehe, die für sein Studium infrage kommen, und ihn mir dort vorstelle, sehe ich ihn in jedem jungen Menschen, der mir begegnet. Wenn ich im Frühling über den Campus laufe, sind die Studenten so voller Enthusiasmus und Potenzial – sie haben noch all diese unbegrenzten Wahlmöglichkeiten vor sich, die sich mir verschlossen haben. Für sie bin ich unsichtbar, ich bekomme keine Flugblätter mehr für Pflanzentauschbörsen oder Partys in die Hand gedrückt. Nichts wird mir den Schwung der Jugend zurückbringen. Und das tut einfach weh. Fast bedrückt es mich so sehr, dass ich zur Flasche greifen möchte … dabei wissen wir, dass das nicht hilft.

Nachdem du also bis hierher gelesen haben, hoffst du vermutlich, dass wir uns nun der verbindlichen Antwort auf die Frage »Kann man ewig leben?« nähern. Leute, haltet eure Hüte fest: *Das geht nicht.* Es ist einfach zu kompliziert. Eins kommt zum anderen: Wir haben nicht nur unser Herz, zu unserem Körper gehören alle Leitungen, mit denen es verbunden ist, die Organe, die durch das Blut versorgt werden, das durch unseren Körper gepumpt wird, die vielen Bestandteile, die in diesem Blut zirkulieren, die Nerven, die dem Herzen sagen, dass es weiterschlagen soll, die Chemikalien, die es regulieren. Wenn ein Teil dieses Prozesses versagt, stürzen wir ab. Dies kann ein abrupter Sturz (Herzinfarkt) oder ein Kollaps in Zeitlupe sein (Schlaganfall, Herzinsuffizienz, vaskuläre Demenz). Die Schäden kumulieren sich von klein nach groß – jede Zelle wirkt wie eine winzige Fabrik, die 42 Millionen Eiweißmoleküle enthält, von denen viele täglich neu produziert werden müssen. Selbst das Wasser in unseren Zellen ist komplizierter, als wir denken.[1] Dass wir überhaupt leben, ist das Wunder. Und auch wenn »Wunder« kein wissenschaftliches Wort ist, so erschließt sich unserem begrenzten Verstand die Funktionsweise unseres Körpers bei Weitem nicht – wir verstehen nur den Bruchteil eines Bruchteils des Lebens. Die Einnahme eines einzigen Medikaments, eine Atemübung oder der

Verzehr eines bestimmten Lebensmittels wird also garantiert nicht den unbekannten Schaden beheben, den wir dem System, das wir nicht verstehen, im Laufe des Lebens zugefügt haben.

Dies mag enttäuschend sein. Wir alle wünschen uns etwas Simples, das wir tun oder einnehmen können, damit wir unseren Körper weiter missbrauchen und trotzdem ein hohes Alter mit gleichbleibender Lebensqualität erreichen können. Da hilft es auch nicht, dass das Internet mit schnellen und einfachen Heilmitteln überschwemmt ist, viele beworben mit großen Marketingbudgets. Viele Menschen werden reich, indem sie genau das anbieten, egal, wie man es nennen mag – einen Hack, eine Wunderkugel, ein Elixier. Aber kein Allheilmittel kann die Schäden beheben, die man anrichtet, während man noch eine letzte Praline in sich hineinstopft. Wenn man merkt, dass es zu spät ist, ist es bereits zu spät, und kein noch so großer Kefir wird irgendetwas daran ändern. Wissen ist der einzige Schutz gegen diese Sirenengesänge. Um Charles Darwin zu zitieren: »Unwissenheit erzeugt viel häufiger Selbstvertrauen als Wissen«. Und die Forschung zeigt, dass an Popes klugem Ausspruch »Ein wenig Wissen ist eine gefährliche Sache« etwas Wahres dran ist: Personen mit dem höchsten Grad an subjektivem Wissen lehnen den wissenschaftlichen Konsens am ehesten ab.[2] Und damit soll nicht die Bedeutung eines kompletten, wichtigen Forschungsgebiets geschmälert werden, sondern nur die der Randgruppen, insbesondere derjenigen, die ihr Wissen mit ihren Instituten, Insta-Kanälen und individualisierten Heilmethoden zu Geld machen.

Nichts, was ich gelesen oder getan habe, überzeugt mich davon, dass wir entweder die letzte Generation sind, die nicht ewig lebt, oder die erste Generation, der das vergönnt ist. Doch um ehrlich zu sein, wer möchte das schon? Abgesehen von den wissenschaftlichen und gesundheitlichen Hürden (die genau genommen eher Gebirge sind) gibt es ernsthafte logistische Probleme. Wie sieht es mit dem Generationenwechsel aus, mit der Ablösung alter durch neue Ideen? Wie schwer muss es für den britischen König Charles gewesen sein, bis nach dem Rentenalter warten zu müssen, bis er endlich seine erste Stelle antreten konnte? Wenn man sich vorstellt, das wäre jetzt für alle der Fall, was dann? Längeres Leben löst eine Kaskade anderer Probleme aus – Überbevölkerung, sinnlose Gefängnisstrafen, ein Mangel an Arbeitsplätzen, noch mehr Probleme mit fehlendem Wohnraum und die Gefahr von ewiger Langeweile.

Vergessen wir einfach die Vorstellung, für immer leben zu können. Mir ist klar, dass das nie wirklich das Ziel war. Jetzt, da ich in das dritte Viertel meines Lebens eintrete, beunruhigt mich nicht der Tod, sondern die greifbaren Anzeichen von körperlichem Verfall machen mir Sorgen. Die Frage, die sich an die Frage »Können wir ewig leben?« anschließt, lautet: »Können wir die Schäden des Alterns rückgängig machen und länger jung bleiben?« Die Antwort lautet nach wie vor: Nein. Diese Klarheit ist wichtig, es gibt keine magische Kugel, die hilft, den Verstand zu fokussieren. Alles, was wir haben, ist das Jetzt. Die Erforschung der vielen Möglichkeiten, wie meine Organe mich im Stich lassen können, hat Wege aufgezeigt, wie ich diesen Schaden verlangsamen – oder zumindest nicht beschleunigen – kann. Als ich am Tag vor meinem Geburtstag, ein Jahr älter als zu Beginn meiner Reise, an einem der späteren Entwürfe dieses Buches feilte, dachte ich darüber nach, was ich gelernt hatte …

EINE KLEINE ENTHÜLLUNG

Die Antworten existieren schon die ganze Zeit und sind bekannt:

Weniger Alkohol trinken (am besten gar keinen).

Nicht rauchen (auch keine E-Zigaretten).

Sich gesund ernähren (das heißt sich ausgewogen ernähren, wenn möglich mit einem leichten Kaloriendefizit, ballaststoffreich, mit mehr Gemüse als Fleisch, weniger Salz, weniger Zucker, vielleicht ab und zu fermentierte Lebensmittel, wer das mag, selbst gekocht, mit etwas Olivenöl, wenn man Lust auf mediterrane Küche hat, mit einer Extraportion Vitamin D).

Sport (täglich, gerne im Freien, wo es sicher genug ist. Zumindest sollte man dabei das Herz zum schnelleren Schlagen bringen. Und nicht nur Kardioübungen sind wichtig, auch Dehnungs- und Kraftübungen).

Und das war's. Dazu kommt noch: Stress abbauen, indem man Bäume anschaut, und rechtzeitig den Hausarzt aufsuchen, wenn man etwas entdeckt, das einen beunruhigt, anstatt es zu einem ausgewachsenen unheilbaren Leiden werden zu lassen.

Ich habe meine Ratschläge in einer praktischen Tabelle zusammengefasst (bitte, gern geschehen).

Gut	Nicht gut	Vielleicht gut
Kalorienzufuhr an Kalorienverbrauch anpassen	Boxen	Winterschwimmen
Sport treiben	Tauben züchten	Metformin einnehmen
Soziale Kontakte pflegen	Dudelsack spielen	Vitamin D einnehmen
Ejakulieren	Rauchen	Statine einnehmen
Ballaststoffreich essen, mit frischem Gemüse	Ein stinkendes Auto fahren	Fasten
Fußnägel schneiden	Vereinsamen	Spiele spielen
Glücklich sein	Alkohol trinken	Tomaten essen
Einen Arzt aufsuchen, wenn sich etwas verändert	Zu viel Salz essen	Kaffee trinken
Die Natur bewusst wahrnehmen, Bäume pflanzen	Sich über alles aufregen	Yoga, Meditation und Varianten davon

Tabelle 2: Der Leitfaden des Professors für Immunologie zum gesunden Altern.

EIN KURZER ABSCHNITT ZU DEN EXPERIMENTELLEN ERGEBNISSEN

Keine der obigen Empfehlungen war mir vor neun Monaten unbekannt. Tabelle 3 unten enthält eine kurze Zusammenfassung der Dinge, die ich ausprobiert habe, und ihre Auswirkungen. Dabei darf man nicht vergessen, dass ich alle Selbstversuche mit meinem Tagesjob, dem Schreiben eines Buches und der Betreuung von zwei Kindern vereinbaren musste, sodass sie nicht ganz vollständig waren. Ich bin kein exzentrischer Milliardär, aber finanziell abgesichert und gut ausgebildet. Für einige der Experimente hatte ich Verbindungen in die Wissenschaft, während ich für die anderen Experimente meinen Autorenvorschuss nutzen konnte.

Intervention	Warum	Wirkung
Direct-to-Consumer Gen-Sequenzierung	Herausfinden, woran ich sterben könnte	Erkenntnis, dass ich um 7:42 Uhr aufwache und wahrscheinlich grüne Augen habe
Direct-to-Consumer Ganzkörpercheck	Herausfinden, was gerade mit meinem Körper nicht stimmt	Erkenntnis, dass ich ein bisschen dick bin und eine Erkältung hatte. Bestätigung, dass mein Blutdruck knapp davor ist, besorgniserregend zu sein, doch ich habe dies auf das Weißkittel-Syndrom zurückgeführt.
EKG	Herzfunktionstest	Beruhigend normal
Mehr Sport	Verbesserung von Herz, Lunge, Diabetes, Stressmanagement und psychischer Gesundheit	Kein Experiment im eigentlichen Sinne, aber sofern ich unverletzt war, habe ich mich mit Sport besser gefühlt.

Winterschwimmen	»Stärkung des Immun-systems«, Blutdruck senken	Mir ist kalt geworden! Ich würde es öfter tun, aber wohne zu weit vom Meer entfernt.
Rote Bete essen	Blutdrucksenkend	Urin wird rosa
Salzreduziert essen	Blutdrucksenkend	Essen schmeckt langweiliger
Kein Alkohol im Januar	Regeneration der Leber	Nicht geschafft
Sentia (Alkohol-Ersatz)	Regeneration der Leber	Leichte Wirkung, hielt mich wach
Weniger rotes Fleisch essen, mehr Gemüse	Beugt Darmkrebs vor	Wirksam. Habe zwei Mahlzeiten pro Woche durch vegetarische Kost ersetzt
Gehirntraining-Apps	Demenzprophylaxe	Versuch, Wörter mit fünf Buchstaben gleich beim ersten Versuch richtig zu buchsta-bieren, missglückt
Mehr schlafen	Demenzprophylaxe	Keine Schlafänderungen möglich, da mein Gehirn zu sehr mit Nachdenken über dieses Buch beschäftigt war
Kalorienreduzierte Ernährung	Reduziert Diabetes, Gewichtsreduzierend	Erstaunlich erfolgreich, verän-derte meine Essgewohnheiten über einen längeren Zeitraum. Letztendlich jedoch Rückkehr zum Ausgangsgewicht
Ballastoffreiche Ernährung	Veränderung des Mikrobioms	Seltsame Form von Bakterienblüte in meinem Stuhl
Mehr Wasser trinken	Man pinkelt mehr (und irgendwas mit der Niere)	Öfter pinkeln

Tabelle 3: Johns Selbstexperiment. Was ich bei meiner »unerschütterlichen« Suche nach der Wahrheit gelernt habe …

Doch ich muss meine schlechten Gewohnheiten der gut 40 letzten Jahre verändern. Werde ich irgendetwas von den Dingen beibehalten, die ich ausprobiert habe? Ich ändere langsam meine Ernährung, ersetze Fleisch durch Gemüse. Ich nutze die »Forschung«, um meine Frau davon zu überzeugen, dass ich auch zu Hause Kimchi essen darf. Ich achte ein bisschen mehr darauf, was ich trinke und wann. Ich mache ein paar Übungen zur Stärkung der Körpermitte (einschließlich des Balancierens auf einem Bein beim Zähneputzen). Ich faste gelegentlich, wenn Mr. Tum-Tum (mein wissenschaftlicher Name für die Ausdehnung im Bereich der Körpermitte im mittleren Alter) zurückkehrt.

Eine besondere Herausforderung bestand darin, dass ich durch die Konzentration auf einen einzigen Gesundheitsbereich nur noch wenig Zeit für andere Dinge hatte. Ich erklärte dies mit einer Theorie, die besagt, dass Willenskraft endlich ist und sich erschöpfen kann – Psychologen nennen dies Ego-Erschöpfung. Das Konzept geht auf eine klassische Studie zurück, bei der die Ausdauer von Menschen getestet wurde, eine unlösbare Matheaufgabe zu lösen. Im Untersuchungsraum stand ein Teller mit frisch gebackenen Keksen, den die eine Hälfte der Teilnehmer essen durfte. Die andere Hälfte wurde gebeten, sich nur bei dem danebenstehenden Teller mit Radieschen zu bedienen. Die Radieschen-Esser gaben die Mathe-Aufgabe früher auf als die Keks-Esser, was darauf hindeutet, dass sie ihre gesamte Willenskraft aufgebraucht hatten, um der Verlockung durch die Kekse zu widerstehen.[3] Diese Theorie ist jedoch nicht so belastbar wie bisher angenommen. Bei einer Wiederholung der ursprünglichen Studie zur Erschöpfung der Willenskraft konnte kein messbarer Effekt festgestellt werden.[4] Das ist für mich enttäuschend, da es bedeutet, dass ich nur eine schwache Willenskraft habe und diese nicht durch einen Kuchen stärken kann. Ein Beleg für die Komplexität der Psychologie ist, dass schon der Glaube an das Nachlassen der Willenskraft *tatsächlich* zum Nachlassen führt. Glaubt man jedoch, dass die Willenskraft begrenzt ist und durch Glukose gestärkt werden kann, *dann ist sie es auch!*[5] Das heißt, wenn ich glaube, dass mir die Willenskraft fehlt, auf mehr als eine schlechte Sache gleichzeitig zu verzichten, dann esse ich zwar eher mehr Gemüse, spüle es aber mit mehr Bier herunter.

Unabhängig davon, ob endliche Willenskraft eine Rolle spielt oder nicht, ist »Wohlbefinden« mit Kompromissen verbunden. Das zeigt sich zum Beispiel bei E-Zigaretten – sie sind zwar gesünder als Zigaretten, aber nicht gesund. Und das Gleiche gilt auch bei der Ernährung: Eine kalorienarme, ballaststoffreiche Ernährung mit der richtigen Menge an Vitaminen, Aminosäuren und Nährstoffen ohne Salz und ohne übermäßig verarbeitete Lebensmittel ist schwierig. Es ist unmöglich, dies durchzuhalten und gleichzeitig schmackhaft zu essen. Das habe ich besonders bei der kalorienreduzierten Diät gemerkt: Sie enthielt kein frisches Obst oder Gemüse, nur die Oliven waren grün. Letztendlich geht es um das richtige Maß.

Wie Woody Allen andeutet, entzieht ein übertriebenes Gesundheitsbewusstsein dem Leben die Freude: »Du kannst 100 werden – wenn du all die Dinge aufgibst, die dich dazu bringen, 100 Jahre zu werden.«

DIE GROSSE ENTDECKUNG

Einige der vorgeschlagenen Ansätze erscheinen offen gesagt ein wenig albern. Das Leben besteht aus mehr als nur funktionierenden Organen. In meiner extremen Fastenwoche fühlte ich mich die ganze Zeit lustlos und deprimiert. Vielleicht lebt man dadurch länger, aber die Lebensqualität spielt auch eine ebenso wichtige Rolle. Das ist keine Rechtfertigung für schlechte Gewohnheiten – aber auch Glück und soziale Kontakte zählen. Und das sage nicht nur ich. Eine der am längsten laufenden Studien über das Altern ist die Harvard Study of Adult Development. Sie wurde ursprünglich als Grant-Studie ins Leben gerufen und umfasste vor allem Vertreter der Harvard-Jahrgänge 1942 bis 1944 – darunter war auch der junge John Fitzgerald Kennedy, bevor er auf PT 109 zu Ruhm und Reichtum aufbrach. Abgesehen von seiner Ermordung vom Texas School Book Depository aus war die

Hauptursache für ein verkürztes Leben der Alkohol. Das war keine große Überraschung.

Weitaus überraschender war die hohe Korrelation zwischen der Intensität der sozialen Beziehungen und allen gemessenen positiven Ergebnissen – einschließlich finanziellem Erfolg und vor allem Langlebigkeit.[6] Jetzt wird mir plötzlich klar, dass die schützenden Mittel gegen das Altern, die sich physiologisch nicht so leicht erklären lassen, tatsächlich Lebenszufriedenheit und soziale Kontakte sind: Spielen (soziale Verbundenheit), Schwimmen im Freien (Glück), eine bisschen Schokolade (Glück), Ejakulation (Glück – offensichtlich, und manchmal soziale Verbundenheit), Natur (Glück), Achtsamkeit (Dinge in einen Kontext stellen, Glück steigern), Hörgeräte (soziale Verbindung). Es könnte sogar die seltsame Überlebenskurve erklären, die darauf hindeutet, dass Abstinenzler ein größeres Risiko haben, vorzeitig zu sterben, als mäßige Trinker, denn mäßige Trinker sind glücklicher als Abstinenzler.[7] Wenn man sich nicht durch bekannte Risikofaktoren – Tabak, übermäßigen Alkoholgenuss, Zucker oder Tauben – in Gefahr begibt, liegt der Schlüssel zu einem langen Leben darin, den Kontakt mit anderen Menschen zu genießen. Es gibt eine Gleitskala der positiven Effekte, wenn man soziale, physische und geistige Elemente miteinander kombiniert: Zu Hause mit einem Freund Musik zu hören ist gut, ein Konzertbesuch mit Freunden ist besser, selber in einer Musikgruppe zu spielen ist am besten. Ähnliches gilt fürs Tanzen: *Strictly Come Dancing* mit der Familie ansehen ist gut, in die Disco gehen ist besser, Tanzunterricht mit seinem Partner oder seiner Partnerin zu nehmen ist am besten. Dies gilt wahrscheinlich sogar auch für das Essen. Die positiven Effekte, gelegentlich mit Freunden Fast Food zu essen, überwiegen gegenüber einer lebenslangen Ernährung mit Quinoa.

Meine Forschungserfahrung und meine Popperianisch/Bacon'sche Erkenntnistheorie prägten meine Herangehensweise an die Frage des Alterns. Ich bin Wissenschaftler in einem Nasslabor. Seit 25 Jahren arbeite ich an einzelnen Aspekten des Immunsystems. Daher habe ich bei der Erforschung des Alterns auch ein Organ nach dem anderen untersucht und jedes einzelne eingehend kennengelernt. Doch die Antworten sind im Ganzen zu finden; Gesundheit ist mehr als ein schlagendes Herz oder eine filtrierende Niere. Im Rahmen dieses ganzheitlichen Denkens erkannte ich, dass die alten Griechen (und Römer) zwar die unmittelbaren Ursachen von Infektionen nicht verstanden, sie waren jedoch gute Beobachter und hatten die Gesundheit des ganzen Menschen im Blick. Das alte Sprichwort *Mens sana in corpore sano* ist ein ebenso guter Rat für das Leben wie jeder andere.

Ursache und Wirkung bedingen sich wechselseitig, gerade was das Glücksempfinden betrifft. Viele der Dinge, die das Leben verlängern, wirken glückssteigernd, und Dinge, die das Leben verkürzen, machen trauriger. Einige Daten deuten auf eine Richtwirkung hin, das heißt, dass Glück tatsächlich zu einem längeren Leben führt. Selbst wenn man den Familienstand, den sozioökonomischen Status und die Religionszugehörigkeit berücksichtigt, haben Menschen, die sich selbst als unglücklich bezeichnen, ein 14 Prozent höheres Sterberisiko als diejenigen, die sich selbst als sehr glücklich beschreiben.[8] In *Dungeons and Dragons*-Begriffen bedeutet, unglücklich zu sein, dass man einen zusätzlichen kritischen Treffer auf einem W6 erhält.

Eine vorwiegend rosige oder düstere Wahrnehmung wird schon früh im Leben festgelegt und hat langfristige Auswirkungen. Dies wurde in einer Retrospektive der Tagebücher von Nonnen beobachtet.[*] Nonnen eignen sich hervorragend für Studien, da man sie leicht ausfindig machen kann und weil sie einen relativ kontrollierten Lebensstil führen, was die Variabilität verringert – nicht unähnlich den Labormäusen. Im Jahr 1930 schrieben die Nonnen der North American Sisters jeweils eine kurze Autobiografie. 1991 wurden diese auf positive emotionale Inhalte hin analysiert (das heißt daraufhin untersucht, wie glücklich sie waren). Und siehe da, Nonnen, die positive Tagebucheinträge verfasst hatten, lebten länger.[9] Ein ähnliches Ergebnis zeigte sich bei Patienten der Mayo-Klinik: Diejenigen mit einer positiven Lebenseinstellung hat-

---

[*] Nicht dieselben, die den Urin für Pergonal lieferten.

ten bessere Überlebenschancen.[10] Ich habe meine Tagebücher im Alter von 20 Jahren im Schnellverfahren ein wenig analysiert. Sie waren zum Totlachen (und nicht so sehr auf die wirklich lustige Art). Ich bin mir nicht sicher, was sie mir tatsächlich verdeutlichen, außer dass ich »The Love Song of J. Alfred Prufrock« mochte, dass ich ein bisschen traurig über eine Trennung war und dass ich zu viel Bier getrunken habe, was meine Schrift (noch) unleserlicher machte.

Wenn wir jung sind, sehen wir nur die negativen Seiten des Alterns. Doch manche Dinge verbessern sich mit zunehmendem Alter. Ultramarathon-Läufer (50 bis 100 Kilometer) erreichen ihren sportlichen Höhepunkt zwischen 40 und 49 Jahren. Das ist vielleicht ein etwas extremes Hobby, jedoch nicht ganz so selten wie die andere Sportart, in der die über 50-Jährigen dominieren – dem Dressurreiten. Noch wichtiger ist, dass man sich mit zunehmendem Alter weniger Gedanken darüber machen muss, was andere Leute denken. Abgesehen von der Möglichkeit, sich lila zu kleiden und dazu unpassende rote Hüte zu tragen, erlaubt uns das Alter, uncoolen Hobbys nachzugehen. Wir können mit dem Gärtnern beginnen und statt zu Musikfestivals zu Geschichtsfestivals gehen, ohne uns zu schämen. Unser Wortschatz erweitert sich mit dem Alter und wir werden besser in Spielen wie Scrabble, was meine Kinder jedoch bitterlich bestreiten. Angeblich können wir uns auch besser in die Stimmungen anderer Menschen einfühlen – aber nach meiner Erfahrung beim Scrabble-Spielen mit meiner Familie ist das bei mir offenbar noch nicht der Fall! Ganz allgemein sollten wir in allen möglichen sozialen Bereichen besser werden – netter sein, Konflikte besser lösen, einen höheren EQ haben (die Zeit wird es zeigen). Ich denke, ich bin ein Beispiel dafür: Mein 20-jähriges Ich wäre kein guter Chef gewesen, mein 45-jähriges Ich hat einen Preis gewonnen (zugegebenermaßen nachdem ich meine Studenten nachdrücklich ermutigt hatte, das Formular einzureichen). Was den beruflichen Erfolg anbelangt, so ist die gute Nachricht, dass die große Mehrheit der Nobelpreisträger ihre Auszeichnung im Alter von 50 bis 70 Jahren erhält. Ich habe also noch Zeit! Zugegeben, die meisten Nobelpreisträger beginnen ihre preisgekrönte

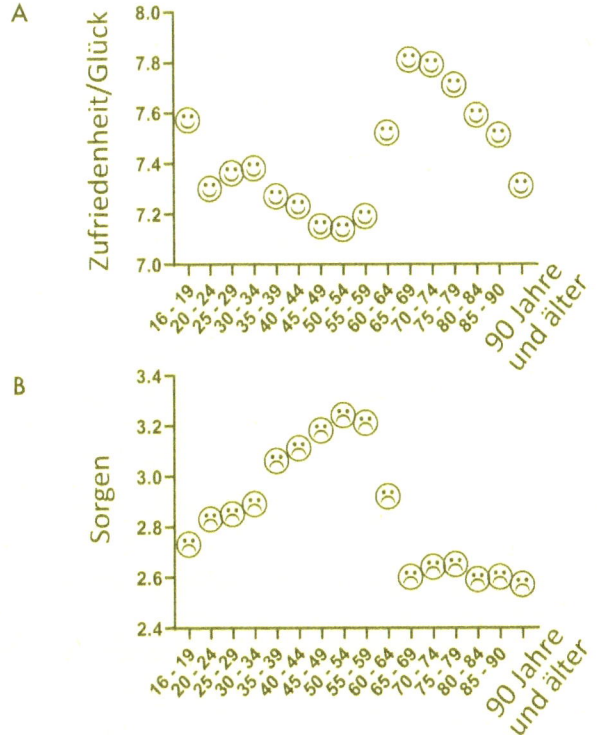

Abbildung 26. Älterwerden macht uns (irgendwann) glücklich. Daten des ONS, erhoben 2012 bis 2015. Feld A zeigt die Zufriedenheit in Relation zum Alter, Feld B zeigt die Intensität der Sorgen in denselben Altersgruppen.

Arbeit etwa mit 30, aber die einzige Nobelpreisträgerin, mit der ich zusammengearbeitet habe (Kati Karikó – RNA-Impfstoffe), veröffentlichte ihre bahnbrechende Studie mit 50. Anrufe aus Stockholm würde ich zumindest im Moment noch nicht ablehnen.

Die erfreulichste Nachricht ist, dass das Glücksempfinden mit dem Alter zunimmt. Anhand des Vier-Punkte-Systems des Office for National Statistics, das ich auf meine Diätwoche angewandt habe, lässt sich feststellen, dass das Glücksempfinden im späteren Leben seinen Höhepunkt erreicht. Für mich liegt der Tiefpunkt allerdings noch vor mir – zwischen

Ende 40 und Anfang 50. Die schlechte Nachricht für alle, die 30 werden, ist, dass ihnen noch eine langer und kurvenreicher Weg bevorsteht.

Die Intensität der Sorgen verläuft in etwa spiegelbildlich zum Glückswert. Die Sorgen erreichen ihren Höhepunkt mit Anfang 50 (Abbildung 26). Das hängt zum Teil mit Effekt des leeren Nestes zusammen, da wir uns um unsere Kinder zuweilen große Sorgen machen, vielleicht am meisten, wenn wir nicht mehr kontrollieren können, in welche Richtung ihr Leben geht. Doch trotz all der Sorgen, die Kinder mit sich bringen, sie sind auch eine enorme Quelle der Freude und des Glücks – vielleicht kommt das in den ONS-Umfragen nicht so zum Ausdruck, aber Kinder zu haben ist das Beste, was mir je passiert ist.

FREUNDE FINDEN (UND BEHALTEN)

Freundschaften stehen in direktem Zusammenhang mit Glück. Die Harvard-Studie über die gesundheitliche Entwicklung von Erwachsenen zeigt, wie wichtig persönliche Beziehungen sind. Im Umkehrschluss bedeutet dies, dass Einsamkeit unserer Gesundheit schadet. Und zwar so sehr, dass der US-amerikanische Surgeon General erklärte, Einsamkeit sei genauso gesundheitsgefährdend wie das Rauchen.[11] Einsamkeit ist Schätzungen zufolge schädlicher als sechs alkoholische Getränke pro Tag, Grippe, Bewegungsmangel, Fettleibigkeit oder Umweltverschmutzung.[12] Einsamkeit oder soziale Isolation erhöht das Risiko, an allen möglichen Ursachen zu sterben. Soziale Kontakte dagegen erhöhen die Überlebensrate um 50 Prozent. Und sinnerfüllte zwischenmenschliche Beziehungen sind wichtig, denn nicht alle einsamen Menschen sind gleich.

Eine Sache, die der sozialen Isolation theoretisch entgegenwirken könnte, sind die sozialen Medien, doch sie spielen eine komplexe Rolle beim Phänomen der Einsamkeit. Auf der positiven Seite bringen sie Menschen zusammen, vor allem solche mit Nischeninteressen. Ich bin froh, Mitglied in einer Gemeinschaft von Liebhabern der Geschichte des Zweiten Weltkriegs zu sein. Und es war noch nie so einfach wie heute, mit unseren Freunden zu kommunizieren. Ein nicht unerheblicher Teil dieses Buches stammt aus dem WhatsApp-Austausch mit Freunden und mit der Familie, um Ideen zu testen, Gedanken zu klären und das *mot juste* zu finden. Allerdings sind die Interaktionen mithilfe der sozialen Medien zwangsläufig oberflächlich: Ich gehöre einer WhatsApp-Gruppe an, die sich mit Grammatik-Pedanterie und den Vorzügen von Luft-Wärmepumpen befasst – mich beschleichen immer noch Zweifel, ob man das als sinnvolle soziale Interaktion zählen kann.

In den sozialen Medien wird häufig von Menschen berichtet, die überaus sorgfältig an der Darstellung ihres Lebens arbeiten. Einer meiner Freunde hat sich solch einer unrealistischen Darstellung schuldig gemacht – ich war bei ihnen zu Hause zum Abendessen eingeladen und habe das Foto davon hinterher nicht wiedererkannt – und das lag nicht am Wein, der war nicht in Strömen geflossen! Menschen, die sich in einem Tief befinden, sind wahrscheinlich empfänglicher für diese Augmented-Reality-Versionen des Lebens anderer. Es ist kein Zufall, dass das Akronym FOMO *(Fear Of Missing Out)** erstmals 2004 auftauchte, nachdem die sozialen Medien die Welt erobert hatten. Vielleicht bietet die Computertechnologie zukünftig auch einen Modus, das Problem der Einsamkeit zu lösen – KI-Chatbots können bereits einigermaßen überzeugende Konversationen führen, allerdings fühlen sich diese im Moment noch sehr oberflächlich an. Einer meiner Kollegen war besorgt, dass er, nachdem er Chatbots als billige Form der Therapie benutzt hatte, das Kernprogramm der KI irgendwie beschädigt hatte. Denn sein Leben war, wie das von Marvin dem paranoiden Androiden, zu deprimierend. Eine KI-Konversation ist keine echte Verbindung, die Maschine sagt nur Antworten auf Fragen voraus. Es scheint keinen Ersatz für persönliche Beziehungen zu geben – außer vielleicht Haustiere, um die soziale Isola-

---

* Ganz zu schweigen von FOJI *(Fear Of Joining In)*, JOMO *(Joy Of Missing Out)*, FOBO *(Fear Of Better Options)* und dem unerklärlichen FOMOMO *(Fear Of the Mystery Of Missing Out)*, ein Begriff, dessen Ursprung so altmodisch ist, dass ich Schwierigkeiten habe, ihn zu verstehen.

tion ihrer Halter zu verringern.¹³ Trotzdem unterhalte ich mich lieber mit einem Kumpel als mit einem Hund, und die meisten meiner Freunde essen keinen Fuchskot oder lecken ihre eigenen Eier.

SOZIALE TIERE

Wie funktioniert das alles? Die Komplexität der menschlichen Gesundheit bedeutet, dass biologische, psychologische und verhaltensbezogene Prozesse alle gemeinsam zu Krankheiten beitragen, und Einsamkeit wiederum beeinflusst alle diese Aspekte. Es ist zu banal, die Auswirkungen der Einsamkeit damit zu erklären, dass Menschen »soziale Tiere« sind; die meisten Tiere sind sozial, sogar einige Bakterien! Aber der Mensch braucht den sozialen Zusammenhalt, um zu überleben, dies war mit Sicherheit ein wichtiger Teil unserer Evolution. Das Bedürfnis nach Gesellschaft ist ein unveränderliches Merkmal des Menschen. Jüngste Forschungen haben gezeigt, dass das Verlangen nach sozialen Kontakten die *Substantia nigra* anregt, also die Region des Gehirns, die mit Hunger in Verbindung gebracht wird.¹⁴ Die Schattenseiten der Einsamkeit führen uns zu unserem Lieblingssignalmolekül zurück – dem Cortisol. Einsamkeit erhöht die Cortisolproduktion. Es wirkt sogar verzögert, will heißen, Einsamkeit am Vortag führt zu einer erhöhten Cortisolproduktion am nächsten Morgen.¹⁵ FOMO hat also körperliche Folgen! Ein erhöhter Cortisolspiegel als Reaktion auf Einsamkeit hat die gleichen negativen Auswirkungen wie anhaltender Stress, und sein Zusammenspiel mit Entzündungen ist ein wiederkehrendes Thema bei schlechten Gesundheitswerten. Der umgekehrte Fall wurde ebenfalls beobachtet: Glücklichsein senkt den Cortisolspiegel, zumindest bei britischen Beamten.¹⁶ Einsamkeit wirkt sich auch auf die Psyche und das Verhalten von einsamen Person aus – wenn man gestresst und einsam ist, besteht die Gefahr, mit dem Trinken und Rauchen zu beginnen oder mehr zu trinken und mehr zu rauchen, möglicherweise als Ersatz für den Dopaminschub, den man sonst durch zwischenmenschliche

Beziehungen erleben würde. Hierfür gibt es eindeutige biologische Mechanismen, die jedoch noch erforscht werden müssen. Wahrscheinlich gibt es für alles eine Erklärung, eine chemische Reaktion in einer Zelle irgendwo im Körper, die Tanzen mit Demenz in Verbindung bringt. Es ist eigentlich verwunderlich, dass wir (noch) nicht wissen, was das ist. Wir werden nie alle Antworten kennen, und das ist auch gut so. Es bedeutet auch, dass sich Gesundheit nicht auf eine einzige Sache reduzieren lässt, die man zu Geld machen kann.

EIN EXPERIMENT ZUM SCHLUSS

Als letztes Experiment beschloss ich, eine Woche lang ganz alleine zu verbringen, während ich das letzte Kapitel dieses Buches schrieb. Es war das erste Mal seit fast 25 Jahren, dass ich für einen längeren Zeitraum auf mich allein gestellt war. Beim letzten Mal hatte ich zehn Tage damit verbracht, ein Auto von New York nach San Diego zu überführen, und dabei allmählich den Bezug zur Realität verloren; irgendwann testete ich, wie weit ich mit geschlossenen Augen fahren könne (drei Sekunden), ohne die Hände am Lenkrad zu haben (zehn Minuten) und einem anderen Fahrer auf eine Autolänge zu folgen (eine Stunde). Ich habe auch versucht, ein Zwei-Kilo-Steak zu essen, nachdem ich 560 Kilometer zuvor eine Werbung dafür gesehen hatte (lieber Leser, ich konnte ich es nicht). Diesmal war es anders – aber ich war ziemlich nervös, als ich mich darauf einließ. Würde ich es furchtbar finden oder, schlimmer noch, würde ich es womöglich zu sehr mögen? Ich muss auch zugeben, dass die äußeren Bedingungen nicht die schlechtesten waren, denn ich schreibe diese Zeilen mit Blick auf das Meer in Cornwall an einem kristallklaren Januarmorgen. Mein Fazit: Ich kann keine unmittelbaren negativen gesundheitlichen Auswirkungen feststellen: Ich habe mich mehr bewegt, ich habe weniger Obst und Gemüse gegessen, ich habe etwas mehr Wein getrunken, ich habe mehr geschlafen, ich bin nicht im Meer geschwommen (es ist Januar und meine Kältetoleranz geht nur bis zu einem gewissen Grad), ich habe mir einen Bart wachsen lassen und meine Haare nicht gewaschen und ich habe die Spülmaschine genau richtig eingeräumt. Ein ganzes Brathähnchen für eine Person zuzubereiten war ein Tiefpunkt. In dieser Zeit habe ich keinen nennenswerten Anstieg von Stress bemerkt. Vielleicht hat die Tatsache, dass ich das Meer sehen konnte und dass ich nicht von meinen Kindern gefragt wurde, wie man Apps auf ihren Handys installiert, oder von Kollegen gebeten wurde, Risikobewertungen durchzuführen, das Gefühl der Einsamkeit ausgeglichen. Außerdem war es keine totale soziale Isolation. Ich habe zwar währenddessen nur mit drei Menschen persönlich gesprochen, dem Zöllner, dem Ladenbesitzer und einer Dame, deren Hund mich nicht mochte (zweimal am selben Ort an verschiedenen Tagen), war aber die meiste Zeit immer wieder in den sozialen Medien aktiv, insbesondere auf WhatsApp, und habe mit meiner Familie gechattet. Ich hatte auch zwei Videoanrufe und nahm an einer Onlinekonferenz teil. Aber Einsamkeit bedeutet nicht *per se*, ohne andere zu sein, es geht um das Alleinsein. Ich war zwar allein, aber mit einem Ziel vor Augen, so fiel mir die Abwesenheit meiner Familie nicht allzu sehr auf. Der Zeitdruck, das Buch abzuschließen, lenkte mich von meinem Alleinsein ab, erst als ich endlich fertig war, bemerkte ich, dass ich ganz allein war.

Damit kann ich meiner Ergebnistabelle eine weitere Zeile hinzufügen.

Intervention	Warum	Wirkung
Eine Woche allein	Einsamkeit/Alleinsein erleben	Sinnhaftigkeit, längerer Bart

Tabelle 4: Die letzte Offenbarung von Prof. John. Noch ein Gratis-Gedanke.

Ein Ziel zu haben ist von zentraler Bedeutung für das Glücksempfinden. Eine Studie von Prof. Laura Carstensen aus Stanford zeigt, dass sich unser Sinn für Ziele im Laufe unseres Lebens verändert. Wenn wir jünger sind und unsere Lebenszeit endlos erscheint, legen wir Wert darauf, unseren Horizont zu erweitern und neue Freunde zu finden. In den späteren

Phasen unseres Lebens legen wir mehr Wert auf die Beziehungen zu den Menschen, die wir bereits kennen, und darauf, ein Vermächtnis zu hinterlassen. Carstensens Arbeit zeigt auch, dass diese Prioritäten fließend sind. In Krisenzeiten, zum Beispiel bei Pandemien, konzentrieren wir uns auf unsere Nächsten und Liebsten. Wie Atul Gawande bei seiner Eröffnungsrede in Stanford im Jahr 2021 sagte: »Wenn man älter wird, beginnt man, sich selbst gut genug zu kennen – seine Fähigkeiten, seine Defizite, was einen motiviert –, um Anstrengungen zu unternehmen, die viel Zeit in Anspruch nehmen können.«[17] Die Grenzen unseres Lebens werden deutlicher sichtbar, was eine mögliche Lähmung durch die Vielzahl der Wahlmöglichkeiten verringert. Wenn wir jung sind, glauben wir, dass wir alles können, und machen uns Sorgen, dass wir etwas verpassen könnten. Wenn wir etwas reifer sind, wissen wir, was uns Spaß macht, und können uns auf das konzentrieren, was wir mit unserer verbleibenden Zeit erreichen wollen.

Die Entdeckung meiner Bestimmung auf einer felsigen Landzunge mit Blick auf das Meer war zwar großartig für mich, aber von allen meinen »Experimenten« war es am wenigsten auf andere übertragbar. Kommen wir zum Schluss noch einmal auf die Forschung auf Bevölkerungsebene zurück.

AUS HEITEREM HIMMEL

Gibt es weitere Beweise dafür, dass eine Kombination aus gesunder Ernährung, moderater Bewegung und guten sozialen Kontakten das Leben verlängern kann? Ja, das gibt es.[*] In einigen Regionen der Welt ist der Anteil der 90- bis 100-Jährigen höher, als eigentlich zu erwarten wäre. Die Statistiker Michel Poulain und Giovanni Pes[18], die diese Gebiete identifiziert haben, nannten sie blaue Zonen, offenbar nach der Farbe, mit der sie diese auf einer Karte eingezeichnet hatten. Der Begriff wurde erst durch einen Artikel von Dan Buettner in *National Geographic* aus

---

[*] Natürlich, es wäre ja auch lächerlich, ein Buch mit einer rhetorischen Frage zu beenden und dann einfach Nein zu sagen. Es sei denn, die Frage lautete: Können wir ewig leben?

dem Jahr 2005 bekannt.[19] Er ist inzwischen selbstverständlich als Marke geschützt. Zu diesen Regionen zählt Sardinien (das Original aus der Studie von Poulain), Okinawa, Loma Linda (Kalifornien), die Nicoya-Halbinsel in Costa Rica und Ikaria in Griechenland. Zu den gemeinsamen Merkmalen der Menschen, die in diesen Gebieten leben, gehören moderate körperliche Aktivität, soziales Engagement und gesunde Ernährung. Dies deutet darauf hin, dass die Kombination eines gesunden Lebensstils mit sozialen Kontakten die Gesundheitsspanne, also die Zeit des Lebens, während der man gesund ist, tatsächlich verlängern kann. Eine alternative Sichtweise postuliert jedoch, dass diese Regionen einfach obere Ausreißer auf der Glockenkurve der menschlichen Lebenserwartung darstellen, sodass es für jedes Okinawa (durchschnittliche Lebenserwartung: 84 Jahre) ein Lesotho (durchschnittliche Lebenserwartung: 50 Jahre) gibt.

Mindestens drei der fünf Zonen weisen jedoch eine weitere auffällige Gemeinsamkeit auf: Die dort lebenden älteren Menschen, die Anfang des 20. Jahrhunderts geboren wurden, hatten alle in jungen Jahren einige extreme Ereignisse durchlebt. Okinawa war 1945 Schauplatz eines brutalen 80-tägigen Feldzugs, bei dem ein Großteil der Insel dem Erdboden gleichgemacht wurde. Griechenland erlebte während der Besatzung durch die Achsenmächte in den Jahren 1941 bis 1944 eine Hungersnot, bei der 300 000 Menschen starben, und die Italiener nahmen während des Zweiten Weltkriegs von fast allen europäischen Ländern die geringste Kalorienmenge (etwa 1000 Kalorien pro Tag) zu sich. Dies deutet darauf hin, dass ein Trauma oder zumindest eine Kalorienbeschränkung langfristige gesundheitliche Vorteile haben kann.

Ein ähnlicher Effekt trat in Kuba während der Sonderperiode auf (die Zeit nach dem Zusammenbruch der UdSSR, des wichtigsten Handelspartners). In dieser Zeit sank die tägliche Kalorienaufnahme von 3000 Kalorien (zu viel) auf 2000 (zu wenig, da die körperliche Bewegung zunahm und die Menschen mit dem Fahrrad oder zu Fuß zur Arbeit gingen). Dementsprechend gingen die Fettleibigkeit und die Rate von Typ-2-Diabetes zurück,[20] während die Lebenserwartung anstieg. Die Bevölkerung einer Hungersnot auszusetzen ist keine gute Regierungspolitik – es gibt zahlreiche Beispiele dafür, dass eine Hungersnot sowohl kurzfristig zu erhöhter Sterblichkeit als auch langfristige Auswirkungen hat. Der niederländische Hungerwinter (1944/1945) hatte dauerhafte negative Auswirkungen auf die Babys im Mutterleib und – bemerkenswerterweise – auch auf deren Kinder![21]

Extreme Kalorienzufuhr in der Kindheit hat dauerhafte Folgen – Fettleibigkeit ebenso wie Hunger. Und das führt uns zu meinem vorletzten Vorschlag.

DIE GESUNDHEITSRENTE

Dieser Ratschlag richtet sich vor allem an die Leser im Alter von plus/minus 20, die noch Zeit haben, etwas zu ändern. Wer schon älter ist, sollte sich am besten ein Hobby und eine Gruppe von Gleichgesinnten suchen, mit denen man sich gut versteht. Das kann eine Veteranenvereinigung sein (auch wenn man dafür zugegebenermaßen erst einmal beim Militär gewesen sein muss), ein Laufklub, ein Kleingartenverein oder eine Kirchengemeinde.*

Die Jüngeren haben noch Zeit. Viele unserer Organe unterliegen einem linearen Verfall, beginnend von einem Hoch mit Mitte 20. Das gilt für die Lungenfunktion, die Konnektivität des Gehirns, die Herzleistung, die Nierenfunktion und das Gehör. Einige dieser Organe können wir nicht aktiv verbessern, sondern müssen sie einfach schützen: dazu gehören Nieren, Ohren und Leber. Einige können wir jedoch trainieren und verbessern, dann beginnen wir von einem höheren Niveau, wenn der Verfall anfängt. Je höher die Ausgangswerte sind, desto länger können wir den Verfall hinauszögern, vor allem beim Gehirn, aber auch bei Herz und Lunge. Ein hohes Bildungsniveau schützt vor Demenz. Der Grad der Komplexität der Formulierungen in Tagebüchern

---

* Aber keine Radfahrer-Geschwader, niemand braucht mehr MAMILs (Middle Aged Men in Lycra), die den Verkehr auf Landstraßen blockieren, danke.

von Nonnen aus ihrer Kindheit war ein zuverlässiger Indikator für das Auftreten von Demenz 60 Jahre später.[22] Hier kommt nun die Gesundheitsrente™* ins Spiel. Der beste Zeitpunkt, mit dem Einzahlen in eine Altersrente zu beginnen, ist so früh wie möglich im Leben, dann akkumuliert sich das Geld länger und man hat länger den Effekt des Zinseszins. Ähnlich verhält es sich mit meiner Gesundheitsrente™: Wenn man die Funktion seiner Organe in der Jugend verbessern kann, hat man mehr, auf das man später im Leben zurückgreifen kann. Aus dem Haus gehen, Bücher lesen, unnütze Fakten lernen, eine Ausbildung oder einen höheren Abschluss machen, all das hilft. Auch Sport, so viel wie möglich, ist gut, man darf ruhig die Lunge bis an ihre Grenze beanspruchen. Aber vor allem sollte man so fröhlich wie möglich sein und jedes Problem mit einem Lächeln angehen. All das mag banal klingen, aber die Chancen stehen gut, dass es sich später auszahlt. Ein kleiner Vorbehalt kommt vom ehemaligen DCMO Sir JVT: Mit 20 Fußball zu spielen und dann die nächsten 20 Jahre nichts zu tun bringt nicht viel. Bewegung muss eine lebenslange Verpflichtung gegenüber seiner Gesundheit sein. Zugegeben, die Gesundheitsrente™ ist vielleicht nicht die originellste Idee – Lewis Carroll hatte genau die gleiche Idee:

> »Du bist alt«, sprach der Sohn, »und dein Kiefer ist lahm,
> kannst nur noch Weiches essen;
> und doch hast du die Gans mit Knochen und Schnabel verputzt –
> sag, wie hast du das geschafft?«

> »Als ich in meiner Jugend Anwalt war«, sprach der Papa,
> »und jeden Fall mit meiner Frau ausdiskutierte,
> davon wurde mein Kiefer gestärkt,
> und das blieb mir für den Rest meines Lebens erhalten.«

> Lewis Carroll, »Du bist alt, Vater William«, *Alice im Wunderland*

---

* Eigentlich kein Markenzeichen, aber man ist ein Niemand, wenn man seine Erkenntnisse nicht vermarktet.

SONNENBESCHIENENE HOCHEBENEN

Ich trete nun, so hoffe ich jedenfalls, erst in das dritte von vier Vierteln meines Lebens ein. Ich möchte nicht wirklich wissen, was für ein Gefühl es wäre, wenn ich auf die Zielgerade einbiegen und der Sozialfürsorge und dem völligen kognitiven Versagen ins Auge würde blicken müssen, aber das überlasse ich meinem 60-jährigen Ich. Wie Atul Gawande schrieb: »Wir sterben nur einmal«[1], und niemand weiß wirklich, was das Endspiel mit sich bringen wird. Die Zeit vergeht im Fluge, und so schnell ich auch renne, um mit der Sonne Schritt zu halten, sie wird trotzdem untergehen.

Ich habe diese Reise mit grauen Haaren im Spiegel begonnen und mit der Sorge um meinen auf mich zukommenden Tod. Und jetzt, ein Jahr später, mit deutlich mehr grauen Haaren: Was habe ich gelernt, als ich sprichwörtlich meine Haut ablöste, um meine inneren Organe zu betrachten? Mir wurde klar, dass ich mir weniger Sorgen über den Tod mache als über das Altern und meinen unvermeidlichen Verfall. Jetzt einige wichtige – und keineswegs unvernünftige – Änderungen vorzunehmen erscheint mir nicht als ein zu hoher Preis.

Ich erwartete, dass meine Entdeckungsreise meine Ernährung oder mein Trainingsprogramm verändern würde, und ich habe versucht, dies auch umzusetzen. Es hat nicht geklappt. Was sich geändert hat, war, dass ich mittlerweile eine tiefe Dankbarkeit für die Zeit empfinde, die ich mit meiner Familie und meinen Freunden verbringen kann, schlicht dafür, dass ich mit ihnen zusammen sein kann. Und ich würde jedem empfehlen, dasselbe zu tun. Mein letzter Ratschlag lautet daher: »Mache mehr von dem, was dir zusagt und was dir gefällt, zusammen mit Menschen, die du liebst.« Lebe dein Leben in allen Farben und Facetten durch die Verbindung mit anderen Menschen und dann – wenn die Zeit gekommen ist, dass alles schwarz wird – dauert es vielleicht ein bisschen länger, bis all diese Farben verblassen. Letztlich geht es in unserem Leben nicht darum, nicht zu sterben oder nicht zu altern, sondern darum, den Weg zu akzeptieren. Das ist das Wesentliche, wenn man auf gute Weise alt werden will.

Der 17-jährige Hunter S. Thompson (mein literarischer Held, aber nicht unbedingt ein Vorbild für eine gesunde Lebensweise) schrieb einmal in einem Artikel mit dem Titel »Sicherheit«:

»Wer ist glücklicher, derjenige, der den Sturm des Lebens gemeistert hat, oder derjenige, der sicher am Ufer geblieben ist und nur existiert hat?«[2]

GLOSSAR

Adrenalin. Schnell wirkendes Hormon, das uns zu Angst, Flucht oder Kampf aktiviert.

Ätiologie. Wissenschaftliches Wort für die Ursache oder die Ursachen einer Krankheit; klingt ein bisschen wie ein weiser Wikingerkönig.

Allel. Eine der vielen möglichen Varianten eines einzelnen Gens. Unsere Allele machen uns zu Individuen.

Alzheimerkrankheit. Eine Form der Demenz, die durch eine Anhäufung des Proteins Aβ-Amyloid (Beta-Amyloid) im Gehirn gekennzeichnet ist. (Nicht jede Demenz ist Alzheimer.)

Antikörper. Werden vom Immunsystem produziert, um sich an Krankheitserreger zu binden und diese zu zerstören; sie erkennen winzige Strukturmotive in anderen biologischen Molekülen.

Arrhythmie. Wenn das Herz außer Takt gerät.

Atherosklerose. Wenn Fett, Zellen und andere Zellabfälle die Blutgefäße verstopfen.

Bauxit. Aluminiumerz (und eine Stadt in den USA).

Verblindung. In klinischen Studien, bei denen die Teilnehmer (und oft auch die Personen, die die Studie durchführen) nicht wissen, wer welche Mittel oder Medikamente erhalten hat.

Blaubeeren. Sie sind zwar wohlschmeckend, werden aber häufig als Superfood vermarktet, das alle Krankheiten heilen soll. Das geht so weit, dass man sie (nach meinem Dafürhalten jedenfalls) eher als ein Synonym für faule Gesundheits-Hacks betrachten kann. Über ihre Verwandten auf dem Land, die Heidelbeeren, Waldbeeren und Schwarzbeeren, wird weniger Aufhebens gemacht, ganz zu schweigen von den wilden Heidelbeeren, den *myrtilles sauvages,* wie sie bei den Franzosen heißen. Sie bereiten wahrscheinlich am meisten Freude, wenn man an einem Spätsommertag mit Freunden in den Yorkshire Dales nach diesen Beeren sucht. Nota bene: Esst nur wilde Beeren, wenn ihr absolut sicher seid, was ihr tut! Einige Blaubeersorten werden euer Leben mit Sicherheit verkürzen.

BMI. Body-Mass-Index. Eine etwas ungenaue Methode, um das Gewicht, das für eine gegebene Körpergröße normal ist, zu vergleichen. Der BMI wird mit der Formel Körpergröße/Körpermasse^2 (in metrischen Einheiten) berechnet.

Bronchodilatator. Medikament, das die Atemwege öffnet, zum Beispiel Ventolin.

CAR-T. Umgestaltete Immunzelle, die Krebszellen erkennt und angreift.

Cholesterin. Ein Fettmolekül mit guten und schlechten Eigenschaften. Es bildet die Zellmembranen, kann aber letztlich auch tödlich sein, wenn man zu viel davon hat.

Chromosom. Die übergeordnete Organisation der DNA, also wie die Gene eines Menschen zusammen verpackt sind. Jede Zelle enthält 23 Paare (insgesamt 46). Man erbt von jedem Elternteil eines von jedem Paar. Das 23. Paar (das Geschlechtschromosom) definiert das biologische Geschlecht: XX ist weiblich, XY männlich (es gibt weitere Kombinationen, die bei etwa 1,7 Prozent der Menschen verschiedene hormonelle Störungen verursachen, die von manchen Wissenschaftlern als intersexuell angesehen werden – was in etwa so häufig vorkommt wie rote Haare).

Klinische Studie. Eine Studie über eine medizinische Intervention bei Menschen. Idealerweise sind sie verblindet und placebokontrolliert. Die Teilnehmergruppen werden oft als Studienarme bezeichnet.

Kohorte. Eine Gruppe von Menschen in einer klinischen Studie oder allgemeiner eine Gruppe von Menschen mit bestimmten Gemeinsamkeiten

Krankheit, übertragbare. Eine Krankheit, die von einer Person auf eine andere übertragen wird – auch als Infektionskrankheit bekannt, fachkundig behandelt in meinem Buch *Infectious* (in allen guten Buchhandlungen erhältlich).

COPD. Chronisch obstruktive Lungenerkrankung – fortschreitende Zerstörung des Lungengewebes durch dauerhafte Verengung der Atemwege, wodurch die Fähigkeit zu atmen eingeschränkt wird.

Cortisol. Langsam wirkendes Hormon, das bei Angst, Flucht oder Kampf ausgeschüttet wird. Wichtiges Stresshormon.

Demenz. Der fortschreitende Verlust der Konnektivität im Gehirn, der zu einem Verlust der Gehirnfunktion führt – oft zuerst durch Gedächtnisverlust gekennzeichnet. Die Alzheimerkrankheit ist eine Unterform der Demenz.

Diabetes. Zu viel Glukose im Blut. Es gibt zwei Arten. Typ 1 (T1D) ist eine Autoimmunerkrankung, die mit dem Verlust der Zellen, die Insulin produzieren, einhergeht. Typ 2 (T2D) ist durch Insulinresistenz gekennzeichnet.

DNA. Gewundenes, gewelltes Erbmolekül.

Dominant (genetisch). Von dem Gen-Allel, das sich als Phänotyp darstellt – das klassische, aber eigentlich falsche Beispiel ist die braune Augenfarbe.

EKG. Elektrokardiogramm, misst den elektrischen Strom des Herzens.

Epigenetisch. Zelluläre Prozesse, die die Aktivität von Genen beeinflussen und die Zellen anweisen, wie viel Protein sie aus ihrer DNA herstellen sollen. In gewisser Weise vergleichbar mit Lesezeichen. Die Epigenetik befasst sich mit der Vererbung von Eigenschaften, die nicht von Genen festgelegt werden. Das Wort *epi* bedeutet »dazu, außerdem«; also epi-genetisch, außerhalb der Gene.

Erythrozyten. Rote Blutkörperchen, Träger von Sauerstoff und Kohlendioxid.

F1. Die Filialgeneration 1 oder Folgegeneration. Oft auf Saatgutverpackungen zu finden. F1-Kreuzungen sind kräftiger als die reinrassigen Elternpflanzen, aber da sie nicht reinrassig sind, muss man im nächsten Jahr wieder neues Saatgut kaufen (ein Ponzi-Schema, wenn man so will).

FEV. Forciertes expiratorisches Volumen. Die Luftmenge, die man in einer Sekunde unter größter Anstrengung durch einen Schlauch blasen kann.

FVC. Forcierte Vitalkapazität. Die Gesamtmenge an Luft, die nach maximaler Einatmung mit maximaler Geschwindigkeit ausgeatmet werden kann.

Gen. Ein Abschnitt auf der DNA, der die Grundinformationen für die Herstellung eines Proteins oder eines bestimmten RNA-Moleküls enthält.

Genetik. Die Lehre von den Genen. 1905 von William Bateson geprägt (nach dem griechischen Wort für »Ursprung«). Interessanterweise ist das Wort »Genetik« älter als das Wort »Gen«, das erstmals 1909 von Wilhelm Johannsen verwendet wurde.

Genotyp. Die genetische Ausstattung einer Person, eines Tieres, einer Pflanze oder eines Bakteriums.

Goldlöckchen-Effekt. Die genau richtige Wahl, die perfekte Mitte – nach der Figur aus dem Märchen *Goldlöckchen und die drei Bären* von Robert Southey: Eine alte Frau dringt in das Haus von drei Bären ein, die im Wald leben, probiert die Breischüsseln, die Stühle und die Betten der Bären und entscheidet sich jeweils für die am besten passende der drei Optionen.

Herzinfarkt. Auch als Myokardinfarkt oder als »Koronarinfarkt« bezeichnet. Die Blutzufuhr zum Herzen wird unterbrochen, das Herz hört zu schlagen auf und der Körper stirbt kurz darauf.

Herzinsuffizienz. Das Herz arbeitet noch, pumpt aber nicht mehr genügend Blut, um den Rest des Körpers zu versorgen.

Homöostase. Die Regulierung der physischen und chemischen Abläufe des Körpers, um sie einigermaßen konstant zu halten.

Hyper-. Griechischer Wortstamm mit der Bedeutung »zu hoch«; wird verwendet in Hyperglykämie (zu viel Zucker), Hyperthermie (zu heiß) und Hypertonie (zu hoher Blutdruck). Gegenteil von Hypo-.

Hypo-. Griechischer Wortstamm mit der Bedeutung »zu niedrig«; wird verwendet in Hypoglykämie (zu wenig Zucker), Hypothermie (zu wenig Wärme) und Hypotonie (zu niedriger Blutdruck). Gegenteil von Hyper-.

Hypothese. Eine überprüfbare Idee. Nach Überzeugung der Anhänger von Karl Popper ist sie auch falsifizierbar.

Idiopathisch. Ohne bekannte Ursache; was Mediziner sagen, wenn sie keine Ahnung haben, dies aber nicht zugeben wollen.

In vitro, in vivo, in silico. Verschiedene Arten von wissenschaftlichen Experimenten. *In vitro* werden in der Regel Zellen in Petrischalen verwendet (*vitro* ist lateinisch für »Glas«). *In vivo* kommen Tiere zum Einsatz. *In silico* werden Computer verwendet – aus Siliziumchips.

Entzündung. Buh, der Bösewicht des Stücks (außer wenn er es doch nicht ist). Die natürliche Reaktion des Körpers auf eine Infektion, um den schädigenden Reiz zu beseitigen und Reparaturvorgänge einzuleiten. Problematisch, wenn sie nicht abklingen will.

Inhalative Kortikosteroide (ICS). Medikamente, die das Hormon Cortisol imitieren; sie werden über einen Inhalator (normalerweise braun) verabreicht und sollen die Schwere der Erkrankung bei Asthma (und COPD) lindern.

Niedriges T. Reduziertes Testosteron; wahrscheinlich von Männern erfunden, die unerklärlicherweise glauben, die Wechseljahre würden ihnen erspart bleiben.

Lucy. Ein 3,2 Millionen Jahre altes, noch einigermaßen vollständiges fossiles Skelett, das in Äthiopien entdeckt wurde; einer der frühesten Protomenschen, technisch gesehen ein zur Gattung *Australopithecus*. Benannt nach dem Lied »Lucy in the Sky with Diamonds«.

Korrelation. Ein statistisches Maß, das Aufschluss über den Zusammenhang zwischen zwei Variablen gibt; wird in wissenschaftlichen Studien verwendet zur Untersuchung von ähnlichen Mustern bei Krankheiten. Nicht dasselbe wie Kausalität. Man denke daran, dass alle Menschen, die Korrelation mit Kausalität verwechseln, letztlich sterben werden.

Krebs. Wenn Zellen unkontrolliert wachsen und in andere Gewebe einzudringen beginnen.

Mens sana in corpore sano. Lieblingsaphorismus der Pädagogen des 19. Jahrhunderts (»ein gesunder Geist in einem gesunden Körper«).

Meta. Die Kombination mehrerer Studien erhöht die Genauigkeit, weil einige der individuellen Verzerrungen wegfallen; nach dem griechischen Wort für »zwischen, nach, hinter«.

Mikrobiom. Die Bakterien (und andere Mikroorganismen), die auf, in und um unseren Körper herum leben. Ein außerordentlich vielfältiges, komplexes Ökosystem mikroskopisch kleinen Lebens. Korreliert mit vielen Systemen und Abläufen im Körper. Wer weiß, was es alles verursachen kann?

Mitochondrien. Die Kraftwerke der Zelle, verbrennen Glukose in Sauerstoff, um Energie für die Zelle zu erzeugen.

Monogen. Ein einzelnes Gen, das ein einzelnes Merkmal bestimmt.

Moore'sches Gesetz. Die Verdopplung der Rechenleistung alle zwei Jahre; bei der Sequenzierung würde dies eine Halbierung des Preises alle zwei Jahre bedeuten.

Nepo-Baby. Kurzform von Nepotismus-Baby, jemand, der seine Position aufgrund seiner Abstammung erlangt hat, nicht unbedingt aufgrund von Talent. Jeder möge sich seine eigenen Beispiele dafür suchen.

Neurotransmitter. Chemische Substanz, über die Nervenzellen miteinander kommunizieren.

Nominativer Determinismus. Wenn der eigene Name die Arbeit beeinflusst, zum Beispiel bei Schmieden, die Schmied heißen.

Nicht übertragbare Krankheit. Krankheiten, mit denen man sich nicht bei anderen Menschen anstecken kann – viele verwenden diesen Begriff für die meisten in diesem Buch beschriebenen Alterskrankheiten. Nur um ein wenig Verwirrung zu stiften: Für viele dieser Erkrankungen kann es aber durchaus einen infektiösen Auslöser geben.

Normalverteilung. Bei einer kontinuierlichen Variablen (wie der Körpergröße) neigen Menschen dazu, sich um einen Mittelwert herum zu gruppieren, wobei mehr Personen in der Mitte und weniger an den Extremen liegen. Die Kurve ist glockenförmig.

Onkogen. Ein Gen, das in einer gesunden Zelle keinen Schaden verursacht, aber die Fähigkeit hat, bei Mutation Krebs zu verursachen.

Phänotyp. Die physische Manifestation unserer Gene.

Placebo. Die Kontrollbehandlung, sieht genauso aus wie das Original, enthält aber keine Wirkstoffe.

Placeboeffekt. Wenn allein die Teilnahme an der Studie die gemessenen Ergebnisse verbessert, ohne einen Wirkstoff erhalten zu haben.

Plasma. Der flüssige Teil des Bluts.

Pleiotrop. Multifunktional (ein Eingeständnis von Biologen, dass wir nicht wirklich wissen, was eine Verbindung bewirkt), siehe auch »idiopathisch«.

PM2,5. Ein Cocktail aus Partikeln mit einer Größe von weniger als 2,5 Mikrometern, die man besser nicht einatmen sollte.

Polygen. Wenn mehr als ein Gen zu einem Merkmal führt (dies erklärt die meisten Eigenschaften eines Menschen, von der Augenfarbe bis zur Intelligenz).

Popper'sche/Baconianische Erkenntnistheorie. Eine Art, Wissenschaft zu betreiben – Ideen und Konzepte müssen überprüft werden, und das Wissen, das sie stützt, kann nur aus Beobachtungen herrühren. Nach Francis Bacon und Karl Popper.

PT 109 (Patrouillenboot). Das Schnellboot unter dem Kommando des jungen Marineoffiziers John F. Kennedy. Nachdem das Boot nach dem Zusammenstoß mit einem japanischen Zerstörer in zwei Teile zerbrach, rettete sich Kennedy mit den überlebenden Besatzungsmitgliedern auf eine Insel. Dabei zog er einen verletzten Kameraden über 5,6 Kilometer, indem er dessen Schwimmwestenriemen zwischen die Zähne nahm.

PTI. Physical Training Instructor (Konditions- oder Fitnesstrainer). Eine Position in der Armee, die gerne von sadistischen Narzissten übernommen wird, deren Wortschatz sich oft auf einige wenige »urkomische« Sprüche beschränkt, darunter: »Zweimal um meinen tollen Körper herum, los!«.

Rezessiv (in der Genetik). Das Gen-Allel, das in der Ausprägung gegenüber dem anderen, dem dominanten Allel, zurücktritt.

Ribosom. Winzige Proteinfabrik im Inneren der Zelle. Sie nimmt die Informationen von der RNA auf und übersetzt sie in ein Protein.

Ribonukleinsäure (RNA). Botenmolekül, das den DNA-Code für ein bestimmtes Protein aus dem Zellkern zu den Ribosomen übermittelt, wo die Proteine gebildet werden.

SCI (Science Communication Unit). Wissenschaftskommunikationseinheit – Wales steht für Fläche, Schwimmbad für Volumen, Wale für Gewicht (einigermaßen verwirrend).

Sensitivität. Die Fähigkeit eines medizinischen Diagnoseverfahrens, zu erkennen, ob eine Erkrankung vorliegt.

SI-Maßeinheiten. Internationales Einheitensystem für physikalische Größen.

SNP (Single Nucleotide Polymorphism) – Bezeichnungen in der Genetik für verschiedene Variationen einzelner Basenpaare an einer bestimmten Stelle des Genoms.

Spezifität. Die Spezifität eines diagnostischen Testverfahrens gibt die Wahrscheinlichkeit an, dass Gesunde, die nicht an der geprüften Erkrankung leiden, im Test auch tatsächlich als Gesunde erkannt werden.

Standardabweichung. Ein Maß für die Streubreite der Werte eines Merkmals rund um dessen Mittelwert; die durchschnittliche Entfernung aller gemessenen Ausprägungen eines Merkmals vom Durchschnitt.

Telomer. Das Ende des linearen DNA-Chromosoms. Von Anti-Aging-Enthusiasten, die das ewige Leben anstreben, geliebt, bei echten Wissenschaftlern nicht mehr in Mode.

Thrombose. Schickes Wort für »Blutgerinnsel«.

Tumor. Die Krebszelle(n).

ULEZ (Ultra Low Emission Zone). Umweltzone in London, in der Fahrzeuge mit hohem Schadstoffausstoß eine Abgabe zahlen müssen.

UV. Licht im blauen, kurzwelligen Frequenzbereich des elektromagnetischen Spektrums, das für den Menschen unsichtbar ist. Kann zu indirekten DNA-Schäden führen und Melanome verursachen.

Weißkittel-Syndrom. Erhöhter Blutdruck bei der Messung in einer Arztpraxis.

DANKSAGUNG

Nachdem ich meiner Frau aus tiefster Überzeugung versichert hatte, dass ich nie wieder ein Buch schreiben würde, muss ich die Schuld für dieses Buch eindeutig meiner fabelhaften Agentin Caroline Hardman geben, die (wie schon zuvor) bei einer Tasse Tee die erste Idee dafür hatte.[*] Dafür bin ich ihr natürlich auf ewig dankbar, meine Frau allerdings weniger!

Selbstverständlich danke ich auch dem Team von Oneworld: meinem Lektor Sam Carter, der sich einmal mehr meiner schrecklichen Grammatik und Zeichensetzung angenommen hat; Hannah Haseloff, die meinen chaotischen Produktionsprozess auf bewundernswerte Weise gemeistert hat; Sam Wells für die sympathischen redaktionellen Verbesserungen sowie Juliet und Novin, die den Verlag gegründet haben und die besten Verleger sind, die ich kenne.

Meine Familie zeigte sich außerordentlich tolerant, wenn ich mich an den Wochenenden für einen beträchtlichen Teil der Zeit ins Arbeitszimmer zurückzog, und erlaubte mir sogar, eine Woche in Cornwall zu verbringen, um mich als Schriftsteller zu tarnen. Sie tolerierte es auch, wenn ich fastete oder mich mit Ballaststoffen vollstopfte – das ist wahre Liebe. Und meiner Großfamilie, weil sie es zuließ, dass ich ihre naturwissenschaftlichen Kenntnisse testete.

---

[*] Danke auch an Thomas Sullivan und Charles Edward Taylor, den Erfinder des Teebeutels beziehungsweise den Gründer von Yorkshire Tea. Beim Schreiben habe ich viel Tee getrunken; leider aber sind dessen Anti-Aging-Effekte eher gering.

Ich halte mich zwar für außergewöhnlich klug, gleichwohl konnte ich mein Wissen durch Gespräche mit einer großen Gruppe hilfsbereiter und unterstützender Menschen, die erstaunlich großzügig mit ihrer Zeit umgingen und sich meine dummen Fragen gefallen ließen, weiter vertiefen. In keiner bestimmten Reihenfolge gehören dazu: Cathy Slack, Luke O'Neill, Peter Barnes, Mike Wall, meine Eltern und Schwestern, Gary Frost, Bill Wisden, Nick Oliver, Julian Marchesi, James Kinross, mit einem besonderen Dank an Despoina Chrysostomou, die die Analyse von nicht erwähnenswerten Proben durchgeführt hat, David Thomas, David Nutt, JVT, Sian Henson, Neil Hill, Adam Rutherford, Rachel Bastiaenen, Andrew (der EKG-Techniker), Eva Fiorenzo, Hugo Farne und Gary Fuller. Ich bin meinen Kollegen am Imperial College dankbar, die sich die Zeit genommen haben, das Manuskript zu lesen und auf dumme Fehler zu überprüfen: Jo Jackson, Jesus Rodriguez-Manzano, Laki Buluwela und Vanessa Sancho Shimizu. Danke auch an meine Freunde in der Signal-Gruppe »Pedantry Corner«, die glauben, mehr über Grammatik zu wissen als ich (oder bin das etwa ich selbst?). Und natürlich bin ich auch dankbar für die Unterstützung durch die übrigen Kollegen am Imperial College, insbesondere Wendy Barclay und Robin Shattock. Und danke an die Mitglieder meiner Forschungsgruppe, dass sie mein ständiges Gerede über das Altern, über Mikrobiome und dergleichen ertrugen, und insbesondere dafür, dass sie nicht die Segel strichen, als ich im Zuge meiner Null-Kalorien-Diät eine Woche lang hungerte.

Danke an Ben Willbond für die Tipps zur Strukturierung einer Darstellung und an Al Foster für die Ermutigung zum Selbstversuch. Und schließlich danke an Al, Jim, Tony und den Rest des »We Have Ways«-Teams, dass sie mich über Gesundheit im Krieg schwafeln ließen. Danke an Frank Turner, dass ich einige seiner großartigen Texte verwenden durfte.

Wie schon bei meinen früheren Büchern stammen die Illustrationen von dem unglaublich talentierten Ash Uruchurtu und wurden durch ein Stipendium der British Society for Immunology für »Communicating Immunology« unterstützt.

QUELLEN

Prolog

1 Tregoning, J. S., *Infectious: Pathogens and how we fight them*, 2021, London: Oneworld.

2 WHO, »Urgent action needed to tackle stalled progress on health-related Sustainable Development Goals«, 2023; abrufbar unter https://www.who.int/news/item/19-05-2023-urgent-action-needed-to-tackle-stalledprogress-on-health-related-sustainable-development-goals.

3 ONS, »Death registration summary statistics, England and Wales: 2022«, 2023; abrufbar unter: https://www.ons.gov.uk/peoplepopulationandcommunity/birthsdeathsandmarriages/deaths/articles/deathregistrationsummarystatisticsenglandandwales/2022.

4 Horiuchi, A. und Y. Nakayama, »Colonoscopy in the sitting position: lessons learned from self-colonoscopy by using a small-caliber, variable-stiffness colonoscope«, *Gastrointestinal Endoscopy*, 2006. 63 (1): S. 119–120.

5 Smith, M. L., »Honeybee sting pain index by body location«, *PeerJ*, 2014. 2: S. e338s.

Kapitel 1

1 Shemie, S. D. et al., »International guideline development for the determination of death«, *Intensive Care Medicine*, 2014. 40 (6): S. 788–797.

2 Bar-On, Y. M., R. Phillips und R. Milo, »The biomass distribution on Earth«, *Proceedings of the National Academy of Sciences*, 2018. 115 (25): S. 6506–6511.

3 López-Otín, C. et al., »The hallmarks of aging«, *Cell*, 2013. 153 (6): S. 1194-1217.

4 Fick, Laura J. et al., »Telomere Length Correlates with Life Span of Dog Breeds«, *Cell Reports*, 2012. 2 (6): S. 1530–1536.

5 Miller Jr., W. B. und J. S. Torday, »Reappraising the exteriorization of the mammalian testes through evolutionary physiology«, *Communicative & Integrative Biology*, 2019. 12 (1): S. 38–54.

6 Attarwala, H., »TGN1412: From Discovery to Disaster«, *Journal of Young Pharmacists*, 2010. 2 (3): S. 332–336.

7 Kaptchuk, T. J. et al., »Placebos without deception: a randomized controlled trial in irritable bowel syndrome«, *PLoS One*, 2010. 5 (12): S. e15591.

8 Robert, W. Y. et al., »Parachute use to prevent death and major trauma when jumping from aircraft: randomized controlled trial«, *BMJ*, 2018. 363: S. k5094.

9 Rosenblueth, A. und N. Wiener, »The role of models in science«, *Philosophy of Science*, 1945. 12 (4): S. 316–321.

10 Tsitsimpikou, C. et al., »Dietary supplementation with tomato-juice in patients with metabolic syndrome: a suggestion to alleviate detrimental clinical factors«, *Food and Chemical Toxicology*, 2014. 74: S. 9–13.

11   Cheng, H. M. et al., »Lycopene and tomato and risk of cardiovascular diseases: A systematic review and meta-analysis of epidemiological evidence«. *Critical Reviews in Food Science and Nutrition*, 2019. 59 (1): S. 141–158.

12   Mencken, H. L., »The Divine Afflatus«, in: Mencken, H. L., *Prejudices: Second Series*. 1920, New York: Alfred A. Knopf; S. 155–171, S. 158.

Kapitel 2

1   Rutherford, A., *Control: The Dark History and Troubling Present of Eugenics*. 2023, London: Weidenfeld and Nicholson.

2   Markt, S. C. et al., »Sniffing out significant ›Pee values‹: genome wide association study of asparagus anosmia«. *BMJ*, 2016. 355: S. i6071.

3   Eiberg, H. et al., »Blue eye color in humans may be caused by a perfectly associated founder mutation in a regulatory element located within the HERC2 gene inhibiting OCA2 expression«. *Human Genetics*, 2008. 123 (2): S. 177–187.

4   Chrisafis, A., »Rise in domestic mishaps puts strain on NHS«, *Guardian*, 2001.

5   Nafilyan, V. et al., »Risk of death following COVID-19 vaccination or positive SARS-CoV-2 test in young people in England«. *Nature Communications*, 2023. 14 (1): S. 1541.

6   Marshall, G. et al., »Streptomycin treatment of pulmonary tuberculosis«. *British Medical Journal*, 1948. 2 (4582): S. 769–782.

7   Doll, R., »Experiences of a battalion medical officer in the retreat to Dunkirk: I«. *BMJ*, 1990. 300 (6733): S. 1183–1186.

8   Doll, R. und A. B. Hill, »The mortality of doctors in relation to their smoking habits; a preliminary report«. *BMJ*, 1954. 1 (4877): S. 1451–1455.

9   Kashima, Y. et al., »Single-cell sequencing techniques from individual to multiomics analyses«. *Experimental & Molecular Medicine*, 2020. 52 (9): S. 1419–1427.

10   Jorde, L. B. und M. J. Bamshad, »Genetic Ancestry Testing: What Is It and Why Is It Important?« *JAMA*, 2020. 323 (11): S. 1089–1090.

11   Agence France-Presse in Den Haag, »Dutch fertility doctor ›secretly fathered at least 49 children‹.« *Guardian*, 2019.

12   Zerjal, T. et al., »The Genetic Legacy of the Mongols«. *The American Journal of Human Genetics*, 2003. 72 (3): S. 717–721.

13   23&me, 23andMe And The FDA; abrufbar unter: https://customercare.23andme.com/hc/en-us/articles/211831908-23andMe-and-the-FDA.

14   Herper, M., 23andMe Gets $300 Million Boost From GlaxoSmithKline To Develop New Drugs. 2018; abrufbar unter: https://www.forbes.com/sites/matthewherper/2018/07/25/23andme-gets-300-million-boost-fromglaxo-to-develop-new-drugs/.

15   Siddiqui, Z., »23andMe notifies customers of data breach into its ›DNA Relatives‹ feature«. Reuters, 2023.

16   Beier, J. I. und G. E. Arteel, »Environmental exposure as a risk-modifying factor in liver diseases: Knowns and unknowns«. *Acta Pharmaceutica Sinica B*, 2021. 11 (12): S. 3768–3778.

Kapitel 3

1   Statista, In Vitro Diagnostics – Worldwide. 2023; verfügbar unter: https://www.statista.com/outlook/hmo/medical-technology/in-vitro-diagnostics/worldwide.

2   Emerging Risk Factors Collaboration, »Diabetes mellitus, fasting blood glucose concentration, and risk of vascular disease: a collaborative meta-analysis of 102 prospective studies«. *Lancet*, 2010. 375 (9733): S. 2215–2222.

3   Criado-Perez, C., *Invisible women: data bias in a world designed for men*. 2020, New York: Abrams.

4   Patel, R. et al., »Evaluation of the uptake and delivery of the NHS Health Check programme in England, using primary care data from 9.5 million people: a cross-sectional study«. *BMJ Open*, 2020. 10 (11): S. e042963.

5   Wilkinson, E., »The rise of direct-to-consumer testing: is the NHS paying the price?« *BMJ*, 2022. 379: S. o2518.

6   Student, »The Probable Error of a Mean«. *Biometrika*, 1908. 6 (1): S. 1–25.

7   Galton, F., »The Ballot-Box«. *Nature*, 1907. 75 (1952): S. 509.

8   Brett, L., PMSL: *Or How I Literally Pissed Myself Laughing and Survived the Last Taboo to Tell the Tale*. 2020, London: Green Tree.

Kapitel 4

1   Zhang, D., W. Wang, und F. Li, »Association between resting heart rate and coronary artery disease, stroke, sudden death and noncardiovascular diseases: a meta-analysis«. *CMAJ*, 2016. 188 (15): S. e384–e392.

2   Mujika, I., »The cycling physiology of Miguel Indurain 14 years after retirement«. *Int J Sports Physiol Perform*, 2012. 7 (4): S. 397–400.

3   Hailu, R., »Fitbits and other wearables may not accurately track heart rates in people of color« 2019; abrufbar unter https://www.statnews.com/2019/07/24/fitbit-accuracy-dark-skin/.

4   Bergmann, O. et al., »Evidence for cardiomyocyte renewal in humans«. *Science*, 2009. 324 (5923): S. 98–102.

5   »The King's Fund, Key facts and figures about the NHS«. 2023; abrufbar unter https://www.kingsfund.org.uk/audio-video/key-facts-figures-nhs.

6   »Public Health England, Health matters: preventing cardiovascular disease«. 2019; abrufbar unter: https://www.gov.uk/government/publications/health-matters-preventing-cardiovascular-disease/health-matters-preventing-cardiovascular-disease#cvd-ambitions-and-secondary-prevention.

7   Dodge Jr, J. T. et al., »Lumen diameter of normal human coronary arteries. Influence of age, sex, anatomic variation, and left ventricular hypertrophy or dilation«. *Circulation*, 1992. 86 (1): S. 232–246.

8   Galkina, E. and K. Ley, »Immune and inflammatory mechanisms of atherosclerosis«. *Annual Review of Immunology*, 2009. 27: S. 165–197.

9   Martin, P. »Is it normal to break ribs during CPR?« 2022; abrufbar unter: https://www.procpr.org/blog/training/hear-ribs-break-cpr.

10 Mensah, G. A. et al., »Decline in Cardiovascular Mortality: Possible Causes and Implications«. *Circulation Research*, 2017. 120 (2): S. 366–380.

11 Williams, D. H., *Stab Wound of the Heart and Pericardium – Suture of the Pericardium – Recovery –Patient Alive Three Years Afterward*. 1897, New York: Publishers' Printing Company.

12 Sommerhaug, R. G. et al., »Multiple (more than eight) bypass grafts in severe diff use coronary disease: improved exercise tolerance and functional classification in seventy-seven consecutive patients«. *American Heart Journal*, 1987. 114 (4 Pt 1): S. 710–717.

13 Stamatakis, E. et al., »Association of wearable device-measured vigorous intermittent lifestyle physical activity with mortality«. *Nature Medicine*, 2022. 28 (12): S. 2521–2529.

Kapitel 5

1   Johnson A. B., »Hemorrhage«. 2023, Treasure Island, Florida: Stat Pearls.

2   Sender, R. et al., »The total mass, number, and distribution of immune cells in the human body«. *Proceedings of the National Academy of Sciences*, 2023. 120 (44): S. e2308511120.

3   Hatton, I. A. et al., »The human cell count and size distribution«. *Proceedings of the National Academy of Sciences*, 2023. 120 (39): S. e2303077120.

4   Ribatti, D. und E. Crivellato, »Giulio Bizzozero and the discovery of platelets«. *Leukemia Research*, 2007. 31 (10): S. 1,339–1,341.

5   Josefsson, E. C., W. Vainchenker und C. James, »Regulation of Platelet Production and Life Span: Role of Bcl-xL and Potential Implications for Human Platelet Diseases«. *International Journal of Molecular Sciences*, 2020. 21 (20).

6   Turetz, M. et al., »Epidemiology, Pathophysiology, and Natural History of Pulmonary Embolism«. *Seminars in Interventional Radiology*, 2018. 35 (2): S. 92–98.

7   CDC, »Stroke Facts«. 2024; abrufbar unter: https://www.cdc.gov/stroke/data-research/facts-stats/?CDC_AAref_Val=https://www.cdc.gov/stroke/facts.htm.

8   Eichinger, S. et al., »Venous thromboembolism in women: a specific reproductive health risk«. *Human Reproduction Update*, 2013. 19 (5): S. 471–482.

9   Grillo, A. et al., »Sodium Intake and Hypertension«. *Nutrients*, 2019. 11 (9).

10   He, F. J., J. Li und G. A. Macgregor, »Effect of longer term modest salt reduction on blood pressure: Cochrane systematic review and meta-analysis of randomised trials«. *BMJ*, 2013. 346: S. f1325.

11   Mente, A. et al., »Urinary sodium excretion, blood pressure, cardiovascular disease, and mortality: a community-level prospective epidemiological cohort study«. *The Lancet*, 2018. 392 (10146): S. 496–506.

12   do Amaral, M. A. S. et al., »Effect of music therapy on blood pressure of individuals with hypertension: A systematic review and Meta-analysis«. *International Journal of Cardiology*, 2016. 214: S. 461–464.

13   Kapil, V. et al., »Dietary nitrate provides sustained blood pressure lowering in hypertensive patients: a randomized, phase 2, double-blind, placebo-controlled study«. *Hypertension*, 2015. 65 (2): S. 320–327.

14   WHO, »The use of stems in the selection of International Nonproprietary Names (INN) for pharmaceutical substances 2018«. 2018, Geneva: World Health Organization.

15   Brunner, F. J. et al., »Application of non-HDL cholesterol for population-based cardiovascular risk stratification: results from the Multinational Cardiovascular Risk Consortium«. *The Lancet*, 2019. 394 (10215): S. 2173–2183.

16   Esperland, D., L. de Weerd und J. B. Mercer, »Health effects of voluntary exposure to cold water – a continuing subject of debate«. *International Journal of Circumpolar Health*, 2022. 81 (1): S. 2111789.

17   Knechtle, B. et al., »Cold Water Swimming – Benefits and Risks: A Narrative Review«. *International Journal of Environmental Research and Public Health*, 2020. 17 (23).

18   DHSC, »Sewage in water: a growing public health problem«. 2022; abrufbar unter: https://www.gov.uk/government/news/sewage-in-water-a-growing-public-health-problem.

19   Rew, K., »10 ways to stay well swimming«. 2022; abrufbar unter: https://www.outdoorswimmingsociety.com/10-ways-to-stay-well-swimming/.

20   Espeland, D., L. de Weerd und J. B. Mercer, »Health effects of voluntary exposure to cold water – a continuing subject of debate«. *International Journal of Circumpolar Health*, 2022. 81 (1).

21   Zwaag, J. et al., »The Effects of Cold Exposure Training and a Breathing Exercise on the Inflammatory Response in Humans: A Pilot Study«. *Psychosom Med*, 2022. 84 (4): S. 457–467.

Kapitel 6

1   University of Hertfordshire, »Research Reveals what your sleeping position says about your relationship«, 2014; abrufbar unter: https://www.sciencedaily.com/releases/2014/04/140415203702.htm.

2   Robertson C. E. et al., »Culture-Independent Analysis of Aerosol Microbiology in a Metropolitan Subway System«. *Applied and Environmental Microbiology*, 2013. 79 (11): S. 3485–3493.

3   Pottegård, A. et al., »SearCh for humouristic and Extravagant acro-Nyms and Thoroughly Inappropriate names For Important Clinical trials (SCIENTIFIC): qualitative and quantitative systematic study.« *BMJ*, 2014. 349: S. g7092.

4   De Sutter, A. I. M., L. Eriksson und M. L. van Driel, »Oral antihistamine decongestant-analgesic combinations for the common cold«. *Cochrane Database of Systematic Reviews*, 2022 (1).

5   Howes, D., »Hiccups: a new explanation for the mystrious reflex«. *Bioessays*, 2012. 34 (6): S. 45–453.

6   Alvarez, J. et al., »Evaluation of the Forced Inspiratory Suction and Swallow Tool to Stop Hiccups«. *JAMA Network Open*, 2021. 4 (6): S. e2113933.

7   Davies, N., »Drinking straw device is instant cure for hiccups, say scientists«. *Guardian*, 2021.

8   Farne, H. et al., »Comparative Metabolomic Sampling of Upper and Lower Airways by Four Different Methods to Identify Biochemicals That May Support Bacterial Growth«. *Frontiers in Cell and Infection Microbiology*, 2018. 8: S. 432.

9   Gibson, G. J., »Spirometry: then and now«. *Breathe*, 2005. 1 (3): S. 206.

10   Elizabeth, T. T. et al., »Rate of normal lung function decline in ageing adults: a systematic review of prospective cohort studies«. *BMJ Open*, 2019. 9 (6): S. e028150.

11   WHO, »WHO highlights huge scale of tobacco-related lung disease deaths«, 2019; abrufbar unter: https://www.who.int/news/item/29-05-2019-who-highlights-huge-scale-of-tobacco-related-lung-disease-deaths.

12   Font, A. et al., »A tale of two cities: is air pollution improving in Paris and London?«, *Environ Pollut*, 2019. 249: S. 1–12.

13   Fuller, G., »The evidence is clear: low-emission zones like London's Ulez work«, *Guardian*, 2023.

14   Christensen, L. T., C. D. Schmidt und L. Robbins,»Pigeon breeders' disease – a prevalence study and review«. *Clinical & Experimental Allergy,* 1975. 5 (4): S. 417–430.

15   Castillo, L., »Most Dangerous Sports Statistics«. 2023; abrufbar unter: https://gitnux.org/most-dangerous-sports-statistics/.

16   Wang, H. et al., »Efficient Removal of Ultrafine Particles from Diesel Exhaust by Selected Tree Species: Implications for Roadside Planting for Improving the Quality of Urban Air«, *Environmental Science & Technology,* 2019. 53 (12): S. 6906–6916.

17   Carlsen, K. H. et al., »Exercise-induced asthma, respiratory and allergic disorders in elite athletes: epidemiology, mechanisms and diagnosis«. *Allergy,* 2008. 63 (4): S. 387–403.

18   ILC, »Marathon or sprint: Do elite-level athletes live longer than average?«, 2023; abrufbar unter: https://ilcuk.org.uk/marathon-or-sprint/.

19   Lewis, A. et al., »Singing for Lung Health – a systematic review of the literature and consensus statement«. *NPJ (Nature Partner Journals) Primary Care Respiratory Medicine,* 2016. 26: S. 16080.

20   Holland, A. E. et al., »Breathing exercises for chronic obstructive pulmonary disease«. *Cochrane Database of Systematic Reviews,* 2012 (10).

Kapitel 7

1   Baker, C. und Z. Mansfield, *Cancer statistics for England: Briefing Paper 06977.* 2023, London: House of Commons Library.

2   CRUK, »Cancer mortality for common cancers«. 2022; abrufbar unter: https://www.cancerresearchuk.org/health-professional/cancer-statistics/mortality/common-cancers-compared.

3   Harvard Medical School, »The science of sunscreen«. 2021; abrufbar unter: https://www.health.harvard.edu/staying-healthy/the-science-of-sunscreen.

4   Baker, R. R., E. D. Massey und G. Smith, »An overview of the effects of tobacco ingredients on smoke chemistry and toxicity«. *Food and Chemical Toxicology,* 2004. 42: S. 53–83.

5   Daphne, C. W., M. E. Beverley und J. Prabhat, »Impact of Vaping Introduction on cigarette smoking in six jurisdictions with varied regulatory approaches to vaping: an uninterrupted time series analysis«. *BMJ Open,* 2022. 12 (5): S. e058324.

6   David, T. L. et al., »Examining the relationships of vaping to smoking initiation among US youth und young adults: a reality check«. *Tobacco Control,* 2019. 28 (6): S. 629.

7   Salmon, C. P., M. G. Knize und J. S. Felton, »Effects of Marinating on heterocyclic amine caricinogen formation in grilled chicken«. *Food and Chemical Toxicology,* 1997. 35 (5): S. 433–441.

8   Sender, R. und R. Milo, »The distribution of the cellular turnover in the human body«. *Nature Medicine,* 2021. 27 (1): S. 45–48.

9   Falcaro, M. et al., »The effects of the national HPV vaccination programme in England, UK, on cervical cancer and grade 3 cervical intraephitelial neoplasia incidence: a register-based observation-study«. *The Lancet,* 2021. 398 (10316): S. 2084–2092.

10   Rider, J. R. et al., »Ejaculation Frequency and Risk of Prostate Cancer: Updated Results with an Additional Decade of Follow-up«. *European Urology,* 2016. 70 (6): S. 974–982.

11   Mellie, R., *Roger's Profanisaurus: War and Piss.* 2018, London: Dennis.

12   Greten, F. R. und S. I. Grivennikov, »Inflammation and Cancer: Triggers, Mechanisms, and Consequences«. *Immunity,* 2019. 51 (1): S. 27–41.

13   Krishnali, P. et al., »Societal costs of chemotherapy in the UK: an incidence-based cost-of-illness model for early breast cancer«. *BMJ Open,* 2021. 11 (1): S. e039412.

14   Laudicella, M. et al.,»Cost of care for cancer patients in England: evidence from population-based patient-level data«. *British Journal of Cancer,* 2016. 114 (11): S. 1286–1292.

15   Hernandez, I. et al, »Pricing of monoclonal antibody therapies: higher if used for cancer?«, *American Journal of Managed Care*, 2018, 24 (2), S. 109–112.

Kapitel 8

1   Wiehler, A. et al., »A neuro-metabolic account of why daylong cognitive work alters the control of economic decisions«. *Current Biology*, 2022. 32 (16): S. 3564–3575.e5.

2   Hardy, G. H., *A Mathematician's Apology*. 1940, Cambridge, Cambridge University Press. S. vii, 93, 1.

3   Murman, D.L., »The Impact of Age on Cognition«. *Semin Hear*, 2015. 36(3): S. 111–121.

4   William, S.,William, S., »Sport associated dementia«. *BMJ*, 2021. 372: S. n168.

5   Stewart, W. und K. Trujillo, *Modern Warfare Destroys Brains*. 2020, Cambridge, Mass.: Harvard Kennedy School.

6   Müller, U., P. Winter und M.B. Graeber, »A presenilin 1 mutation in the first case of Alzheimer›s disease«. *Lancet Neurol*, 2013. 12(2): S. 129–130.

7   Hampel, H., et al., Hampel, H., et al., »The Amyloid-β Pathway in Alzheimer's Disease«. *Molecular Psychiatry*, 2021. 26(10): S. 5481–5503.

8   Sims, J.R., et al.,»Donanemab in Early Symptomatic Alzheimer Disease: The TRAILBLAZER-ALZ 2 Randomized Clinical Trial«. *JAMA*, 2023. 330(6): S. 512–527.

9   Bui, C. und C. Miller, »The Jobs You're Most Likely to ingerit From Your Mother and Father«. *New York Times*, 2017.

10   Yan, R., et al., »Synergistic neuroprotection by coffee components eicosanoyl-5-hydroxytryptamide and caffeine in models of Parkinson's disease and DLB«. *Proc Natl Acad Sci USA*, 2018. 115(51): S. e12053–12062.

11   Basurto-Islas, G., et al., »Therapeutic benefits of a component of coffee in a rat model of Alzheimer's disease«. *Neurobiology of Aging*, 2014. 35(12): S. 2701–2712.

12   Owen, A.M., et al., »Putting brain training to the test«. *Nature*, 2010. 465(7299): S. 775–778.

13   Au, J., et al., »There is no convincing evidence that working memory training is NOT effective: A reply to Melby-Lervåg and Hulme (2015)«. *Psychonomic Bulletin & Review*, 2016. 23(1): S. 331–337.

14   Jean François, D., et al.,»Playing board games, cognitive decline and dementia: a French population-based cohort study«. *BMJ Open*, 2013. 3(8): S. e002998.

15   Chételat, G., et al., »Effect of an 18-Month Meditation Training on Regional Brain Volume and Perfusion in Older Adults: The Age-Well Randomized Clinical Trial«. *JAMA Neurology*, 2022. 79(11): S. 1165–1174.

16   Sparling, P.B., »Legacy of Nutritionist Ancel Keys«. *Mayo Clinic Proceedings*, 2020. 95(3): S. 615–617.

17   Pett, K.D., et al., »The Seven Countries Study«. *European Heart Journal*, 2017. 38(42): S. 3119–3121.

18   OECD, *Health at a Glance*. 2023, Paris: OECD.

19   Bøggild, H. und A. Knutsson, »Shift work, risk factors and cardiovascular disease«. *Scand J Work Environ Health*, 1999. 25(2): S. 85–99.

20   National Toxicology Program, »NTP Review of Shift Work at Night, Light at Night, and Circadian Disruption«. 2021; abrufbar unter: https://ntp.niehs.nih.gov/whatwestudy/assessments/cancer/completed/shiftwork.

21   Li, J., M.V. Vitiello und N.S. Gooneratne, »Sleep in Normal Aging«. *Sleep Med Clin*, 2018. 13(1): S. 1–11.

22   Otaiku, A.I., »Distressing dreams in childhood and risk of cognitive impairment or Parkinson's disease in adulthood: a national birth cohort study«. *eClinicalMedicine*, 2023. 57: S. 101872.

23   Gentry, N.W., et al., »Human circadian variations«. *J Clin Invest*, 2021. 131(16).

24   Milner, C.E. und K.A. Cote, »Benefits of Napping in healthy adults: impact of nap length, time of day, and experience with napping«. *J Sleep Res*, 2009. 18(2): S. 272–281.

25   Sabia, S., et al., »Association of sleep duration in middle and old age with incidence of dementia«. *Nat Commun*, 2021. 12(1): S. 2289.

26   Lin, F.R., et al., »Hearing loss and incident dementia«. *Arch Neurol*, 2011. 68(2): S. 214–220.

Kapitel 9

1   Lewis, G. F. und P. L. Brubaker, »The discovery of insulin revisited: lessons for the modern era«. *Journal of Clinical Investigation*, 2021. 131 (1).

2   Conrad, N. et al., »Incidence, prevalence, and co-occurrence of autoimmune disorders over time and by age, sex, and socioeconomic status: a population-based cohort study of 22 million individuals in the UK«. *The Lancet*, 2023. 401 (10391): S. 18–90.

3   Ebd.

4   Klein, S. L. und K. L. Flanagan, »Sex differences in immune responses«. *Nature Reviews Immunology*, 2016. 16 (10): S. 626–638.

5   Isaacs, S. R. et al., »Viruses and Type 1 Diabetes: From Enteroviruses to the Virome«. 2021, 9 (7).

6   The Lancet Diabetes & Endocrinology (Editorial), »COVID-19 and Diabetes: a co-conspiracy?« *Lancet Diabetes & Endocrinology*, 2020. 8 (10): S. 801.

7   Bjornevik, K. et al., »Longitudinal analysis reveals high prevalence of Epstein-Barr virus associated with multiple sclerosis«. *Science*, 2022. 375 (6578): S. 296–301.

8   Lanz, T. V. et al., »Clonally expanded B cells in multiple sclerosis bind EBV EBNA1 and GlialCAM«. *Nature*, 2022. 603 (7900): S. 321–327.

9   Warren-Gash, C. et al., »Laboratory-confirmed respiratory infections as triggers for acute myocardial infarction and stroke: a self-controlled case series analysis of national linked datasets from Scotland«. *European Respiratory Journal*, 2018. 51 (3).v.

10   Gardner, J., »Two decades and $200 billion: AbbVie's Humira monopoly nears its end«. *BioPharmaDive*, 2023.

11   Department of Health, »NHS set to save 150 million by switching to new versions of most costly drug«. 2018; abrufbar unter: https://www. england.nhs.uk/2018/10/nhs-set-to-save-150-million-by-switching-to-new-versions-of-most-costly-drug/.

12   NHS, »Prescription Cost Analysis – England – 2021/22«. 2022; abrufbar unter: https://www.nhsbsa.nhs.uk/statistical-collections/prescription-cost-analysis-england/prescription-cost-analysis-england-202122.

13   Liang, G. und F. D. Bushman, »The human virome: assembly, composition and host interactions«. *Nature Reviews Microbiology*, 2021. 19 (8): S. 514–527.

14   Fierer, N. et al., »Forensic identification using skin bacterial communities«. *Proceedings of the National Academy of Sciences*, 2010. 107 (14): S. 6477–6481.

15   Falony, G., et al., Fierer, N. et al., »Population-level analysis of gut microbiome variation«. *Science*, 2016. 352 (6285): S. 560–564.

16   Mellacheruvu, D. et al., »The CRAPome a contaminant repository for affinity purification–mass spectrometry data«. *Nature Methods*, 2013. 10 (8): S. 730–736.

17   Salter, S. J. et al., »Reagent and laboratory contamination can criticallyimpact sequence-based microv iom analyses«. *BMC Biology*, 2014. 12; S. 87.

. 18   Zhang, S. et al., »Beer-gut microbiome alliance: a discussion of beer- mediated immunomodulation via the gut microbiome«. *Frontiers in Nutrition*, 2023. S. 10.

19   Asnicar, F. et al., »Microbiome connections with host metabolism and habitual diet from 1,098 deeply phenotyped individuals«. *Nature Medicine*, 2021. 27 (2): S. 321–322.

20   Kellogg, J. H., *Plain Facts about Sexual Life*. 1882, London: Ravenswood.

21   Wastyk, H. C. et al., »Gut-microbiota-targeted diets modulate human immune status«. *Cell*, 2021. 184 (16): S. 4137–4153.e14.

22   Paugarten, N., »Little Helper.« *The New Yorker*, 2003.

23   WHO, »Aspartame hazard and risk assessment results released«. 2023; abrufbar unter: https://www.who.int/news/item/14-07-2023-aspartame-hazard-and-risk-assessment-results-released.

24   F.D.A., »Aspartame and Other Sweeteners in Food«. 2023; abrufbar unter: https://www.fda.gov/food/food-additives-petitions/aspartame-and-other-sweeteners-food.

25   Del Pozo, S. et al., »Potential Effects of Sucralose and Saccharin on Gut Microbiota: A Review«. *Nutrients*, 2022. 14 (8).

26 Rusch, M., «Sugarless Haribo Gummy Bear Reviews On Amazon Are The Most Insane Thing You'll Read Today«. 2019; abrufbar unter: https://www. buzzfeednews.com/article/michaelrusch/haribo-gummy-bear-reviews-on-amazon-are-the-most-insane-thin.

27 Voorhies, A. A. et al., »Study of the impact of long-duration space missions at the International Space Station on the astronaut microbiome«. *Scientific Reports,* 2019. 9 (1): S. 9911.

28 Davis-Richardson, A. G. et al., »Bacteroides dorei dominates gut microbiome prior to autoimmunity in Finnish children at high risk for type 1 diabetes«. *Frontiers in Microbiology,* 2014. 5: S. 678.

29 Asnicar, F. et al., »Microbiome connections with host metabolism and habitual diet from 1,098 deeply phenotyped individuals«.

30 Abdullah, A. et al., »The magnitude of association between overweight and obesity and the risk of diabetes: A meta-analysis of prospective cohort studies«. *Diabetes Research and Clinical Practice,* 2010. 89 (3): S. 309–319.

31 Thanarajah, S. E. et al., »Habitual daily intake of a sweet and fatty snack modulates reward processing in humans«. *Cell Metabolism,* 2023. 35 (4): S. 571–584.e6.

32 Wang, Z. et al., »IL-1α is required for T cell-driven weight loss after respiratory viral infection«. *Mucosal Immunology,* 2024. 17 (2): S. 272–87.

33 Bailey, C. J., »Metformin: historical overwiew«. *Diabetologia,* 2017. 60 (9): S. 1566–1576.

34 Gill, S. K. et al., »Increased airway glucose increases airway bacterial load in hyperglycaemia«. *Scientific Reports,* 2016. 6: S. 27636.

35 Slack, C., A. Foley und L. Partridge, »Activation of AMPK by the Putative Dietary Restriction Mimetic Metformin Is Insufficient to Extend Lifespan in Drosophila«. *PLoS ONE,* 2012. 7 (10): S. e47699.

36 Liao, J. et al., »Bariatric surgery and health outcomes: An umbrella analysis«. *Frontiers in Endocrinology,* 2022. 13: S.1016613.

37 Castaneda, D. et al., »Risk of Suicide and Self-harm Is Increased After Bariatric Surgery – a Systematic Review and Meta-analysis«. *Obesity Surgery,* 2019. 29 (1): S. 322–333.

38 Liu, D. et al., »Calorie Restriction with or without Time-Restricted Eating in Weight Loss«. *New England Journal of Medicine,* 2022. 386 (16): S. 1495–1504.

39 Wei, M. et al., »Fasten-mimicking diet and markers/risk factors for aging, diabetes, cancer, and cardiovascular disease«. *Science Translational Medicine,* 2017. 9 (377).

40 Pratchett, T. und N. Gaiman, *Good Omens.* 1990, London: Corgi.

41 Robinson, E., »Veganism and body weight: An N of 1 self-experiment«. *Physiology & Behavior,* 2023. 270: S. 114301.

42 ONS, »Personal well-being User guidance«. 2018; abrufbar unter: https:// www.ons.gov.uk/peoplepopulationandcommunity/wellbeing/methodol-ogies/personalwellbeingsurveyuserguide.

43 Kroenke, K., R. L. Spitzer und J. B. W. Williams, »The PHQ-9«. *Journal of General Internal Medicine,* 2001. 16 (9): S. 606–613.

44 Spitzer, R. L. et al., »A Brief Measure for Assessing Generalized Anxiety Disorder: The GAD-7«. *Archives of Internal Medicine,* 2006. 166 (10): S. 192–197.

Kapitel 10

1 Age UK, »London Loos: The views of older Londoners«. 2022; abrufbar unter: https://www.ageuk.org.uk/london/projects-campaigns/out-and-about/london-loos/.

2 Markt, S. C. et al., »Sniffi ng out signifi cant ›Pee values‹: genome wide association study of asparagus anosmia«.

3 Eggleton, M. G., The diuretic action of alcohol in man«. *The Journal of Physiology,* 1942. 101 (2): S. 172–191.

4 Shirreffs, S. M. und R. J. Maughan, »Restoration of fluid balance after exercise-induced dehydration: effects of alcohol consumption«. *Journal of Applied Physiology* (1985), 1997. 83 (4): S. 1152–1158.

5 Desbrow, B., D. Murray und M. Leveritt, »Beer as a sports drink? Manipulating beer's ingredients to replace lost fluid«. *International Journal of Sport Nutrition and Exercise Metabolism,* 2013. 23 (6): S. 593–600.

6   Flear, C. T. G., G. V. Gill und J. Burn, »Beer Drinking and Hyponatraemia«. *The Lancet*, 1981. 318 (8244): S. 477.

7   Arca, K. N. und R. B. Halker Singh, »Dehydration and Headache«. *Current Pain and Headache Reports*, 2021. 25 (8): S. 56.

8   Yamada, Y. et al., »Variation in human water turnover associated with environmental and lifestyle factors«. *Science*, 2022. 378 6622): S. 909–915.

9   Qian, N. et al., »Rapid single – particle chemical imaging of nanoplastics by SRS microscopy«. *Proceedings of the National Academy of Sciences*, 2024. 121 (3): S. e2300582121.

10   Billingham, R. E., L. Brent und P. B. Medawar, »Actively acquired tolerance of foreign cells«. *Nature*, 1953. 172 4379): S. 603–606.

11   Brett, L., PMSL.

12   »British Liver Trust, Liver disease in numbers – key facts and statistics«. 2021; abrufbar unter: https://britishlivertrust.org.uk/information-and-support/statistics/.

13   UKHSA, »Hepatitis C prevalence falls by 45 % in England«. 2023; abrufbar unter: https://www.gov.uk/government/news/hepatitis-c-prevalence-falls-by-45-in-england.

14   Boniface, S. and N. Shelton, »How is alcohol consumption aff ected if we account for under – reporting? A hypothetical scenario«. *European Journal of Public Health*, 2013. 23 (6): S. 1076–1081.

15   Zhang, S. et al., »Beer-gut microbiome alliance«.

16   Xi, B. et al., »Relationship of Alcohol Consumption to All-Cause, Cardiovascular, and Cancer-Related Mortality in U.S. Adults«. *Journal of the American College of Cardiology*, 2017. 70 (8): S. 913–922.

17   Nutt, D., *Drink?: The New Science of Alcohol and Your Health*. 2023, New York: Hachette.

18   Nutt, D., »Equasy – An overlooked addiction with implications for the current debate on drug harms«. *Journal of Psychopharmacology*, 2009. 23 (1): S. 3–5.

19   Forsyth, A. J. M., »Distorted? a quantitative exploration of drug fatality reports in the popular press«. *International Journal of Drug Policy*, 2001. 12 (5): S. 435–453.

20   Braidwood, R. J. et al., »Symposium: Did Man Once Live by Beer Alone?«. *American Anthropologist*, 1953. 55 (4): S. 515–526.

21   Liu, L. et al., »Fermented beverage and food storage in 13,000 y-old stone mortars at Raqefet Cave, Israel: Investigating Natufi an ritual feasting«. *Journal of Archaeological Science: Reports*, 2018. 21: S. 783–793.

22   Kragh, H., »From Disulfi ram to Antabuse: The Invention of a Drug«. *Bulletin for the History of Chemistry*, 2008. 33.

23   Oldham, M. et al., *Youth Drinking in Decline*. 2018, Sheffield: University of Sheffield.

24   Whitaker, V. et al., »Young people's explanations for the decline in youth drinking in England«. *BMC Public Health*, 2023. 23 (1): S. 402.

25   Nutt, D. et al., »Development of a rational scale to assess the harm of drugs of potential misuse«. *Lancet*, 2007. 369 (9566): S. 1047–1053.

26   Barba, T. et al., »Psychedelics and sexual functioning: a mixed-methods study«. *Scientific Reports*, 2024. 14 (1): S. 2181.

Kapitel 11

1   McKee, M. et al., »The changing health needs of the UK population«. *The Lancet*, 2021. 397 (10288): S. 1979–1991.

2   Gill, D. M., »Bacterial toxins: a table of lethal amounts«. *Microbiol Rev*, 1982. 46 (1): S. 86–94.

3   Jones, M. E. et al., »Osteoarthritis and other long-term health conditions in former elite cricketers«. *Journal of Science and Medicine in Sport*, 2018. 21 (6): S. 558–563.

4   Gui, T. et al., »Does sports participation (including level of performance and previous injury) increase risk of osteoarthritis? A systematic review and meta-analysis«. *British Journal of Sports Medicine*, 2016. 50 (23): S. 1459.

5   Appelboom, T., »Hypothesis: Rubens – one of the first victims of an epidemic of rheumatoid arthritis that started in the 16th-17th century?«. *Rheumatology*, 2005. 44 (5): S. 681–683.

6   NHS, »Finalised Patient Reported OutcomeMeasures (PROMs) in England for Hip & Knee Replacements, April 2018 – March 2019«. 2020; abrufbar unter: https://digital.nhs.uk/data-and-information/publications/statistical/patient-reported-outcome-measures-proms/finalised- hip--knee-replacements-april-2018---march-2019/patient-profile.

7   Brack, A. S. und P. Muñoz-Cánoves, »The ins and outs of muscle stem cell aging«. *Skeletal Muscle*, 2016. 6 (1): S. 1.

8   Elabd, C. et al., »Oxytocin is an age-specific circulating hormone that is necessary for muscle maintenance and regeneration«. *Nature Communications*, 2014. 5 (1): S. 4082.

9   Orkaby, A. R. und A. W. Schwartz, »Toenails as the ›Hemoglobin A1c‹ of Functional Independence-Beyond the Polished Wingtips«. *JAMA Internal Medicine*, 2018. 178 (5): S. 598–599.

10 Quinn, T. J. et al., »Functional assessment in older people«. *BMJ*, 2011. 343: S. d4681.

11 Gawande, A., *Being Mortal: Medicine and What Matters in the End*. 2014, New York: Henry Holt & Company.

12 Witty, C., *Chief Medical Officer's report 2023: health in an ageing society*, DHSC (Hg.) 2023.

13 Montorsi, F. und M. Oettel, »Testosterone and sleep-related erections: an overwiew«. *The Journal of Sexual Medicine*, 2005. 2 (6): S. 771–784.

14 Surampudi, P. N., C. Wang und R. Swerdloff, »Hypognadism in the ageing male diagnosis, potenial benefits, and risks of testosterone replacement therapy«. *International Journal of Endocrinology*, 2012. 2012: S. 625434.

15 FDA, »Testosteroneproducts: Drug Safety Communications – FDA Cautions About Using Testosterone Products for Low Testosterone Due to Ageing; Requieres Labeling Change to Inform of Possible Increased Risk of Heart Attack And Stroke«. 2015; abrufbar unter: https://web.archive.org/web/ 20150305015556/https://www.fda.gov/Safety/MedWatch/SafetyInformatio/SafetyAlertsforHumanMedicalProducts/ucm436280.htm.

16 Hales, C. et al., »Prescription Drug Use Among Adults Aged 40–79 in the United States and Canada«. *NCHS Data Brief*, 2019. 347.

17 Fenerty, S. D. et al., »The effect of reminder systems on patients' adherence to treatment«. *Patient Preference and Adherence*, 2012. 6: S. 127–135.

18 Dolgin, E., »Send in the senolytics«. *Nature Biotechnology*, 2020. 38 (12): S. 1371–1377.

19 Gonzales, M. M. et al., »Senolytic therapy in mild Alzheimer's disease: a phase 1 feasibility trial«. *Nat Med*, 2023. 29 (10): S. 2481–2488.

20 Raffaele, M. und M. Vinciguerra, »The costs and benefits ofsenotherapeutics for human health«. *Lancet Healthy Longevity*, 2022. 3 (1): S. e67–e77.

21 Shin, S., »Meta-Analysis of the Effect of Yoga Practice on Physical Fitness in the Elderly«. *International Journal of Environmental Research and Public Health*, 2021. 18 (21).

22 Knapton, S., »AI-generated nonsense about rat with giant penis published by leading scientific journal«. *Telegraph*. 2024.

23 Tregoning, J., »AI writing tools could hand scientists the ›gift of time‹«. *Nature*, 2023.

Kapitel 12

1   Min, K. J., C. K. Lee und H. N. Park, »The lifespan of Korean eunuchs«. *Current Biology*, 2012. 22 (18): S. R792–793.

2   Hamilton, J. B. und G. E. Mestler, »Mortality and Survival: Comparison of Eunuchs with Intact Men and Women in a Mentally Retarded Population«. *Journal of Gerontology*, 1969. 24 (4): S. 395–411.

3   Le Bourg, É., »No Ground for Advocating that Korean Eunuchs Lived Longer than Intact Men«. *Gerontology*, 2015. 62 (1): S. 69–70.

4   Nieschlag, E., S. Nieschlag und H. M. Behre, »Lifespan and testosterone«. *Nature*, 1993. 366 (6452): S. 215.

5   Albrecht, P., C. Eimer und E. Kasten, »The scrotum:A comparison of men's and women's aesthetic assessmentss«. *Journal of Cosmetic Dermatology*, 2023. 22 (8): S. 2273–2282.

6   Dattani, S. und L. Rodes-Guirado, »Why do women live longer than men?«. *Our World In Data*, 2023.

7   de Magalhaes, J. P., »Here's to wine, chocolate and a long healthy life«. *Conversation*, 2014.

8   Gupta, V. K. et al., »Semmelweis Reflex: An Age-Old Prejudice«. *World Neurosurgery*, 2020. 136: S. e119–e125.

9   Carolyn, B., »High Price and demand for semaglutide means lack of access for US patients«. *BMJ*, 2023. 382: S. p1863.

10   McCartney, G., »Illustrating health inequalities in Glasgow«. *Journal of Epidemiology and Community Health*, 2011. 65 (1): S. 94.

11   Chetty, R. et al., »The Association Between Income and Life Expectancy in the United States, 2001–2014«. *JAMA*, 2016. 315 (16): S. 1750–1766.

12   Asaria, M. et al., »Socioeconomic inequality in life expectancy in India«. *BMJ Glob Health*, 2019. 4 (3): S. e001445.

13   Farr, W., »On the Construction of Life-Tables, Illustrated by a New Life-Table of the Healthy Districts of England«. Philosophical Transactions of the Royal Society of London, 1859. 149: S. 837–878.

14   Benzeval, M. et al., *How Does money influence health?* 2014. JRF: York.

15   »The King's Fund, New Analysis reveals stark inadequacies in obesity rates across England«. 2021; abrufbar unter: https://www.kingsfund.org.uk/insight-and-analysis/press-releases/stark-inequalities-obesity-rates-across-england.

16   Office for Health Improvement & Disabilities, Local Health Authority Profiles: Epsom. 2024; abrufbar unter: https://fingertips.phe.org.uk/profile/health-profiles/data#page/1/ati/301/are/E07000208.

17   Najman, J. M. et al., »The inter- and intra-generational transmission of family poverty and hardship (adversity): A prospective 30 year study«. *PLoS One*, 2018. 13 (1): S. e0190504.

18   Mullen, J., »History of Water Fluoridation«. *British Dental Journal*, 2005. 199 (7): S. 1–4.

19   Milligan, S., »Rommel« »Gunner Who?«: *A confrontation in the Desert*. 1974, London: Book Club Associates.

20   Remler, D. K., »Poor smokers, poor quitters, and cigarette tax regressivity.« *American Journal of Public Health*, 2004. 94 (2): S. 225–229.

21   Smith, J., »Ending Smoking could free up 75,000 GP appointments each month«. 2023; abrufbar unter: https://news.cancerresearchuk.org/2023/03/07/ending-smoking-could-free-up-gp-appointments/.

22   Nina Trivedy, R. et al., »Estimated Impact of the UK soft drinks industry levy on childhood hospital admissions: interrupted time series analysis«. *BMJ Nutrition, Prevention & Health*, 2023. 6 (2): S. 243.

23   Rogers, N. T. et al., »Associations between trajectories of obesity prevalence in English primary school children and the UK soft drinks industry levy: An interrupted time series analysis of surveillance data«. *PLOS Medicine*, 2023. 20 (1): S. e1004160.

24   Goodier, M., »Fire crews in England deal with obesity callouts every four hours«. *Guardian*, 2023.

25   Lean, M. E. et al., »Primary care-led weight management for remission of type 2 diabetes (DiRECT): an open-label, cluster-randomised trial«. *Lancet*, 2018. 391 (10120): S. 541–551.

26   Dimbleby, H., *National Food Strategy*, DEFRA, Editor. 2021.

27   Berman, M. G., J. Jonides und S. Kaplan, »The cognitive benefits of interacting with nature«. *Psychological Science*, 2008. 19 (12): S. 1207–1212.

28   Ulrich, R. S., »View Through a Window May Influence Recovery from Surgery«. *Science*, 1984. 224 (4647): S. 420–441.

29   Furuyashiki, A. et al., »A comparative study of the psychological and psychological effects of forest bathing (Shinrin-yoku) on working age people with and without depressive tendencies«. *Environmental Health and Preventive Medicine*, 2019. 24 (1): S. 46.

Zusammenfassung

1   Watson, J. L. et al., »Macromolecular condensation buffers intracellular water potential«. *Nature*, 2023. 623 (7988): S. 842–852.

2   Light, N. et al., »Knowledge overconfidence is associated with anti-consensus views on controversial scientific issues«. *Science Advances*, 2022. 8 (29): S. eabo0038.

3   Baumeister, R. F. et al., »Ego depletion: is the active self a limited resource?« *Journal of Personality and Social Psychology*, 1998. 74 (5): S. 252–265.

4   Hagger, M. S. et al., »A Multilab Preregistered Replication of the Ego-Depletion Effect«. *Perspectives on Psychological Science*, 2016. 11 (4): S. 546–573.

5   Job, V. et al., »Beliefs about willpower determine the impact of glucose on self-control«. *Proceedings of the National Academy of Sciences*, 2013. 110 (37): S. 14837–14842.

6   Vaillant, G. E., *Triumphs of Experience: The Men of the Harvard Grant Study.* 2012, Cambridge, Mass.: Belknap Press.

7   Veenhoven, R., »Healthy happiness: effects of happiness on physical health and the consequences for preventive health care«. *Journal of Happiness Studies*, 2008. 9 (3): S. 449–469.

8   Lawrence, E. M., R. G. Rogers und T. Wadsworth, »Happiness and longevity in the United States«. *Social Science & Medicine*, 2015. 145: S. 115–119.

9   Danner, D. D., D. A. Snowdon und W. V. Friesen, »Positive emotions in early life and longevity: findings from the nun study«. *Journal of Personality and Social Psychology*, 2001. 80 (5): S. 804–813.

10   Maruta, T. et al., »Optimists vs Pessimists: Survival Rate Among Medical Patients Over a 30-Year Period«. *Mayo Clinic Proceedings*, 2000. 75 (2): S. 140–143.

11   Office of the Surgeon, G., »Publications and Reports of the Surgeon General«, in: *Our Epidemic of Loneliness and Isolation: The U.S. Surgeon General's Advisory on the Healing Effects of Social Connection and Community.* 2023, Washington, D. C.: US Department of Health and Human Services.

12   Holt-Lunstad, J., T. F. Robles und D. A. Sbarra, »Advancing social connection as a public health priority in the United States«. *American Psychologist*, 2017. 72 (6): S. 517–530.

13   Kretzler, B., H. H. König und A. Hajek, »Pet ownership, loneliness, and social isolation: a systematic review«. *Social Psychiatry and Psychiatric Epidemiology*, 2022. 57 (10): S. 1935–1957.

14   Sidik, S. M., »Why loneliness is bad for your health«. *Nature*, 2024. 628 (8006): S. 22–24.

15   Doane, L. D. und E. K. Adam, »Loneliness and cortisol: momentary, day-to-day, and trait associations«. *Psychoneuroendocrinology*, 2010. 35 (3): S. 430–441.

16   Steptoe, A., J. Wardle und M. Marmot, »Positive affect and health-related neuroendocrine, cardiovascular, and inflammatory processes«. *Proceedings of the National Academy of Sciences*, 2005. 102 (18): S. 6508–6512.

17   Gawande, A., »2021 Stanford Commencement address by Dr. Atul Gawande«, 2021; abrufbar unter: https://news.stanford.edu/stories/2021/06/2021-commencement-address-dr-atul-gawande.

18   Poulain, M. et al., »Identification of a geographic area characterized by extreme longevity in the Sardinia island: the AKEA study«. *Experimental Gerontology*, 2004. 39 (9): S. 1423–1429.

19   Buettner, D., *The Secrets of Long Life.* 2005, National Geographic.

20   Franco, M. et al., »Impact of Energy Intake, Physical Activity, and Population-wide Weight Loss on Cardiovascular Disease and Diabetes Mortality in Cuba, 1980–2005«. *American Journal of Epidemiology*, 2007. 166 (12): S. 1374–1380.

21   De Rooij, S. R. et al., »Lessons learned from 25 Years of Research into Long term Consequences of Prenatal Exposure to the Dutch famine 1944–45: The Dutch famine Birth Cohort«. *International Journal of Environmental Health Research*, 2022. 32 (7): S. 1432–1446.

22   Snowdon, D. A. et al., »Linguistic ability in early life and cognitive function and Alzheimer's disease in late life. Findings from the Nun Study«. *JAMA*, 1996. 275 (7): S. 528–532.

Schluss

1   Gawande, A., *Being Mortal.*

2   Thompson, H. S. und D. Brinkley, *The Proud Highway: Saga of a Desperate Southern Gentleman*, 1955–1967. 1997, New York: Villard.